जीवनसंस्थांचे आरोग्य

डॉ. अविनाश भोंडवे

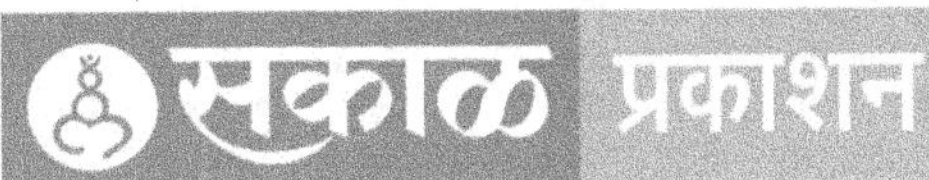

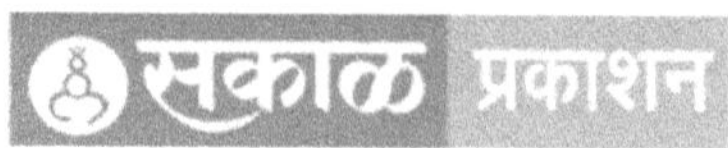

Jivansansthanche Arogya

© Dr. Avinash Bhondwe, 2023

जीवनसंस्थांचे आरोग्य

© डॉ. अविनाश भोंडवे, २०२३

प्रथम आवृत्ती   : ऑक्टोबर २०२३

प्रकाशक   : सकाळ मीडिया प्रा. लि.

                    ५९५, बुधवार पेठ,

                    पुणे ४११ ००२

मुखपृष्ठ   : प्रदीप खेतमर

मांडणी   : अनुज आर्टस्

मुद्रणस्थळ   : विकास प्रिंटिंग अँण्ड कॅरिअर्स प्रा. लि.

                    प्लॉट नं. ३२, एमआयडीसी,

                    सातपूर, नाशिक ४२२००७

ISBN   : 978-93-95139-12-0

संपर्क   : 020-2440 5678 / 88888 49050

                    sakalprakashan@esakal.com

Disclaimer :

Although the author has taken every effort to ensure that the information in this book was conect at the time of printing, the author and publisher do not assume and hereby disclaim any liability to any party, society for any loss, damage, or disruption caused by errors or omissions, whether such errors and omissions are caused due to negligence, accident, amendment in Act Rules Bye laws or any other cause. The views expressed in this book are those of the Authors and do not necessarily reflect the views of the Publishers

आरोग्यमय जीवनाचे वस्तुपाठ आपल्या
नित्य दिनचर्येतून शिकवणाऱ्या आदरणीय
डॉ. जयंत नवरंगे सरांना
सादर, सविनय समर्पित

मनोगत

मानवी शरीर हे एक आश्चर्य आहे. वैद्यकीय अभ्यासकांना त्यातल्या नवलाईचा अनुभव नेहमीच येत असतो. कोणत्याही अत्याधुनिक संगणकापेक्षा मानवी मेंदूची क्षमता अफाट आहे. त्यातील संवेदनांचे ग्रहण, विचार शक्ती, मनात येणाऱ्या आज्ञांचे पालन करून घेणारी इच्छावर्ती संस्था; आपल्याला पत्ताही लागणार नाही तरीही हजारो कार्ये केवळ आपण जागे असतानाच नव्हे, तर आपण झोपेत असतानाही करणारी अनिच्छावर्ती संस्था केवळ अतुलनीय आहे. माणसाची बुद्धी आणि स्मृती या तर चकित करणाऱ्या शक्ती आहेत. डोळा, कान, नाक, त्वचा आणि जिभेसारख्या ज्ञानेंद्रियांचा विचार केला, तर मानवाने निर्माण केलेल्या कोणत्याही संवेदना ग्रहण करणाऱ्या कॅमेरा, टेपरेकॉर्डरपेक्षा अद्भुत आहेत. या दोन उपकरणांनी या संवेदनांचा पुनःप्रत्यय काहीसा येऊ शकतो, पण नाकाचे गंधज्ञान, जिभेची रसवंती आणि त्वचेचे स्पर्शज्ञान यांची पुनरुत्पत्ती करता येणे विज्ञानाला अजूनही शक्य झालेले नाही.

आपल्यापैकी अनेकांना आपल्या शरीरातील या अलौकिक आणि तरीही वास्तव शक्तीचे ज्ञान जवळजवळ नसतेच. त्यामुळे महत्त्वाच्या जीवनसंस्थांची, त्यांच्या कार्याची मूलभूत माहिती करून देणे ही काळाची गरज आहे. या जीवनसंस्थांमध्ये निर्माण होणाऱ्या आजारांना वेसण घालणे, ते बरे करणे आणि आजारांनी पिडले जाणारे आपले जीवन निरामय करणे हेच वैद्यकीय व्यवसायाचे पायाभूत ध्येय असते. या आजारांबाबत प्राथमिक ज्ञान आणि उपचारांच्या दिशा सर्वसामान्य सुशिक्षित वर्गाला माहिती व्हाव्यात यासाठी हा लेखन प्रपंच केला आहे.

हे सारे लेख गेल्या काही काळात 'सकाळ साप्ताहिक' या मराठीतील दर्जेदार नियतकालिकातून प्रकाशित झालेले आहेत. त्यांची पुनर्निर्मिती करण्यास परवानगी दिल्याबद्दल 'सकाळ साप्ताहिक'च्या संपादक मंडळाचा मी आभारी आहे. या लेखसंग्रहाच्या रचनेचे नियोजन, तर्कदृष्ट्या विभागवार विघटन, विषयांप्रमाणे आलेखन आणि मुद्रितशोधन करण्यात पुढाकार घेणाऱ्या दीपाली चौधरी व वर्षा आठवले यांना मी विशेषकरून धन्यवाद देईन.

मुळातच बुद्धिमान असलेल्या मराठी वाचकांना आरोग्याबाबत सजग करण्यासाठी टाकलेले हे पाऊल वाचकांच्या सेवेसाठी सादर करताना विशेष आनंद होतो आहे.

- डॉ. अविनाश भोंडवे

अनुक्रमणिका

परिशिष्ट

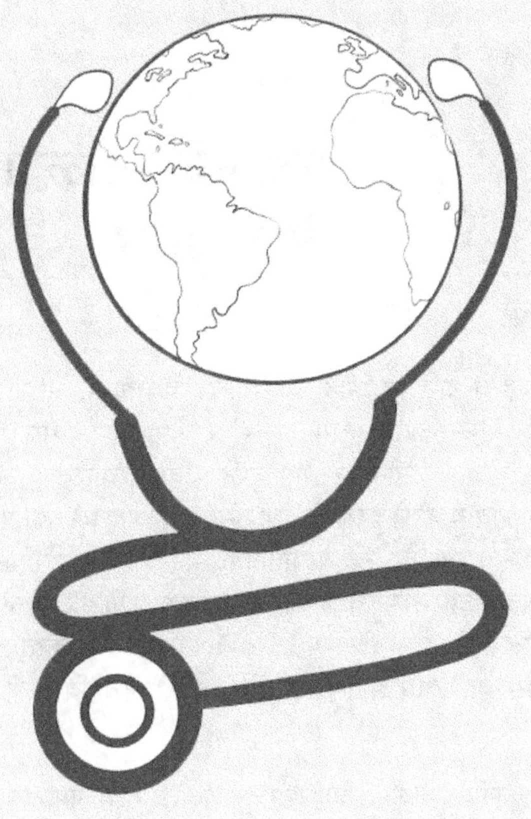

पंचेंद्रिये

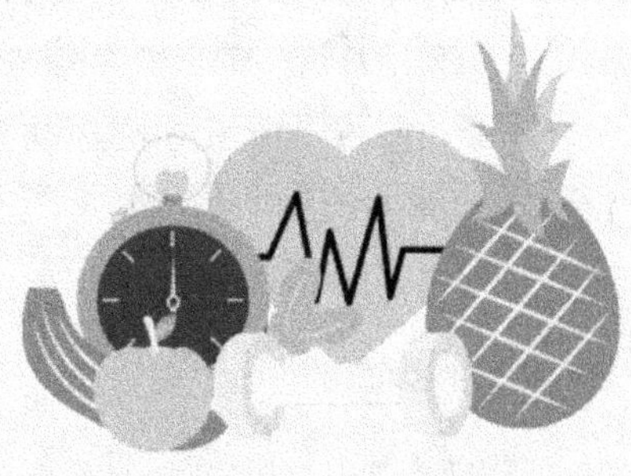

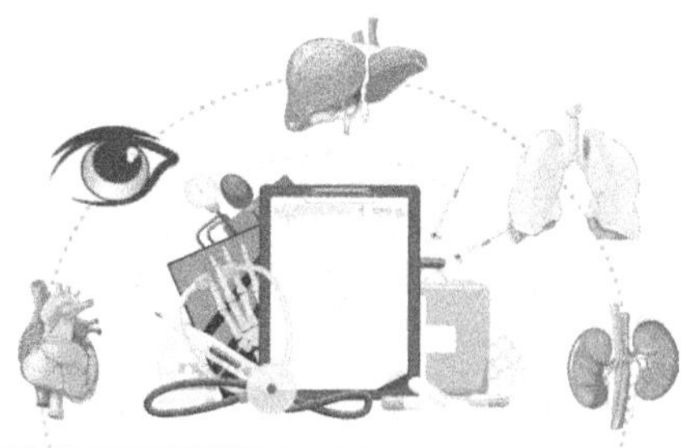

एक नजर डोळ्यांच्या आरोग्यावर

पाच ज्ञानेंद्रियांमध्ये डोळ्यांचे महत्त्व अपरंपार आहे. डोळ्यांच्या हावभावाने अभिनय करणारे अभिनेते आणि अभिनेत्री लाखो रसिकांची मने जिंकून जातात. जगातील सुंदर गोष्टी पाहण्यासाठी प्रत्येकाला दृष्टी लागतेच, पण दैनंदिन शारीरिक स्वच्छता, वाचन, लेखन, रस्त्याने चालणे, वाहन चालवणे, अशा रोजच्या जीवनातल्या साध्या साध्या गोष्टीसुद्धा डोळ्यांशिवाय करणे केवढे कठीण ठरेल ? सूक्ष्मदर्शक यंत्राखाली कार्य करणारे शास्त्रज्ञ, सीमेवर गस्त घालणारे जवान किंवा शेकडो मैलांच्या गतीने विमान चालवणारे पायलट अशा अतिमहत्त्वाच्या व्यवसायात तर नजरेतील किंचितसा दोष असंख्य लोकांच्या आयुष्यात मोठी आपत्ती ओढवू शकतो.

आपण डोळ्यांची निगा, डोळ्यांची तपासणी घेण्याबाबत अक्षम्य दिरंगाई करतो. नजर अधू झाल्याशिवाय किंवा डोळ्यांना काही आजार झाल्याशिवाय आपण डोळ्यांच्या आरोग्याचा विचारही करत नाही.

डोळ्यांची रचना

मानवी कवटीतील बाहेरून रुंद, काहीशा चौकोनी आणि आतून शंकूसारख्या निमुळत्या खोबणीत डोळे असतात. ही खोबण बाहेरून सात हाडांनी वेढलेली असते. प्रत्येक डोळ्याचा व्यास साधारणपणे २.५ सें.मी. असतो आणि त्यांचा आकार जवळपास सारखा असतो.

डोळ्यांच्या खाचेमध्ये नेत्रगोल, डोळ्यांना रक्तपुरवठा करणाऱ्या रक्तवाहिन्या, दृष्टिमज्जातंतू, डोळ्यांची हालचाल करणारे स्नायू असतात. डोळ्याच्या बाहेर असलेल्या उती आणि चरबी यांच्यामुळे डोळा स्थिर राहतो. डोळ्यांच्या पुढील भागात अश्रुपिंड, नासाश्रुवाहिनी आणि पापण्या असतात. वरची पापणी आकाराने मोठी तर खालची पापणी लहान असते.

डोळा तीन थरांनी तयार झालेला असतो. या थरांना बाहेरून आत अनुक्रमे श्वेतपटल, रंजितपटल आणि दृष्टिपटल अशी नावे आहेत.

- **श्वेतपटल :**कोलॅजेन आणि इलॅस्टिन या तंतूंनी तयार झालेला श्वेतपटल पांढऱ्या रंगाचे असून त्याचा बाहेरून दिसणारा भाग पारदर्शक, तर मागचा न दिसणारा भाग अपारदर्शक असतो. श्वेतपटलाच्या पारदर्शक भागाला पारपटल म्हणतात. पारपटलाच्या पुढच्या भागावरील आवरणाला नेत्रश्लेष्म म्हणतात. नेत्रश्लेष्म पापणीच्या आतील भागावर पसरलेले असते.
- **रंजितपटल :** डोळ्याच्या या मध्यथरात रक्तवाहिन्या असतात आणि तो श्वेतपटलाला चिकटलेला असतो. रंजितपटलाच्या मागील बाजूने नेत्रगोलामध्ये दृष्टिमज्जा प्रवेश करते. रंजितपटलाच्या पारदर्शक भागातून दिसणाऱ्या चकतीच्या आकारास बुबूळ म्हणतात. बुबुळाच्या मध्यभागी लहान-मोठ्या होणाऱ्या छिद्राला बाहुली म्हणतात. बुबुळात असलेल्या दोन प्रकारच्या स्नायूंमुळे प्रकाशाच्या तीव्रतेनुसार

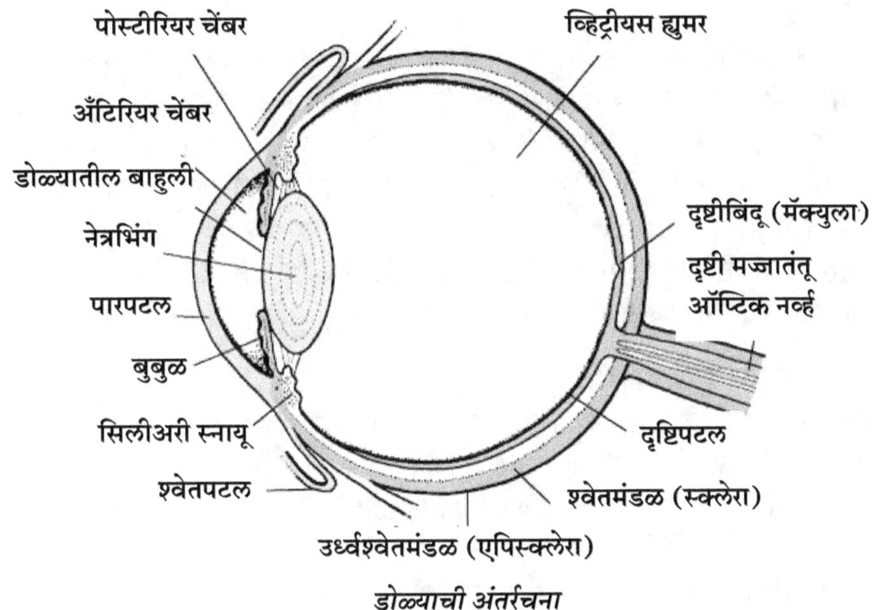

डोळ्याची अंतर्रचना

बाहुलीचा आकार लहान-मोठा होतो. अंधुक प्रकाशात शक्य तेवढा प्रकाश डोळ्यांत शिरण्यासाठी विस्फारक स्नायुंद्वारे डोळ्यांची बाहुली मोठी होते. प्रखर प्रकाशात किमान प्रकाश डोळ्यात शिरण्यासाठी बाहुली लहान होते.

- **नेत्रभिंग :** बुबुळाच्या आतील बाजूस नेत्रभिंगकोष या पातळ व पारदर्शक पिशवीत स्थिर केलेले बहिर्गोल आकाराचे नेत्रभिंग असते. नेत्रभिंगकोषाभोवती असलेले स्नायू आणि तंतू यांमुळे नेत्रभिंगांची जाडी कमी-अधिक होते. या स्नायूंच्या आकुंचन-प्रसरणामुळे नेत्रभिंगाचे केंद्रीय अंतर बदलते आणि प्रतिमा दृष्टिपटलावर स्पष्ट पडते. नेत्रभिंग व बुबळामुळे डोळ्याच्या पोकळीचे दोन कक्ष होतात. पुढील भागातील द्रवाला अॅक्विअस ह्युमर (Aqueous Humor) म्हणतात. मागील भागात असलेल्या द्रवाला व्हिट्रिअस ह्युमर (Vitreous Humor) म्हणतात.

- **दृष्टिपटल :** डोळ्याचा सर्वांत आतील स्तर प्रकाशाचे ग्रहण करू शकणाऱ्या पेशींनी तयार झालेले असतो. दृष्टिपटलाच्या पेशी दोन प्रकारच्या असतात, दंडपेशी आणि शंकुपेशी. मानवी दृष्टिपटलात अंदाजे १२ कोटी दंडपेशी आणि ६० लाख शंकुपेशी असतात. दंडपेशी आणि शंकुपेशींवर प्रकाश पडल्यावर त्या उत्तेजित होतात आणि त्या विद्युत दाब निर्माण करतात.

दृष्टिपटलाच्या ज्या भागातून दृष्टिचेता डोळ्यांमध्ये प्रवेश करते, तेथे दंडपेशी आणि शंकुपेशी नसतात. या भागास अंधबिंदू (ब्लाइंड स्पॉट) म्हणतात. दृष्टिपटलाच्या मध्यभागात सर्वांत जास्त प्रमाणात शंकुपेशी असतात त्याला पीतबिंदू म्हणतात. तिथे दृष्टिसंवेदना उच्च असते. दृष्टिपटलाच्या मध्यबिंदूमधून रंजितपटलाची नीला आणि रोहिणी प्रवेश करतात.

नेत्रगोलाबाहेर सहा स्नायूंमुळे नेत्रगोलाची हालचाल होते. यामुळे डोळ्यांची वर-खाली व तिरकी हालचाल करता येते. या स्नायूंचे नियंत्रण तीन मज्जातंतूंनी होते. डोके व शरीर यांची हालचाल होत असताना नेत्रगोलाच्या हालचालीमुळे नजर स्थिर ठेवता येते.

डोळ्यांचे कार्य

डोळ्यांची रचना कॅमेऱ्यासारखी असते, पण डोळ्यांचे कार्य कॅमेऱ्याहून अधिक संवेदनशील असते. स्कॅनिंग आणि प्रतिमाग्रहण या दोन्ही क्रिया डोळ्यांमध्ये एकाच वेळी घडतात. नेत्रभिंगाद्वारे दृष्टिपटलावर पडलेली प्रतिमा उलटी, लहान व खरी असते. दृष्टिपटलावर प्रतिमा पडली की दंडपेशी आणि शंकुपेशी यांमधील रासायनिक क्रिया विद्युतलहरी निर्माण करतात. त्या मज्जातंतूंद्वारे मेंदूतील दृष्टिकेंद्राकडे जातात आणि तेथे प्रतिमा निर्माण होऊन आपल्याला दिसते. दंडपेशीत ऱ्होडॉप्सीन (Rhodopsin) या रंगद्रव्यामुळे राखाडी रंगाच्या तर शंकुपेशीतल्या सायनोलेब (Cyanolabe), क्लोरोलेब (Chlorolabe) आणि एरिश्रोलेब (Erythrolabe) या रंगद्रव्यांद्वारे अनुक्रमे निळा, हिरवा आणि लाल रंग शोषले जातात. आपले डोळे २०० पेक्षा अधिक रंगछटांतील फरक ओळखू शकतात.

दृष्टिदोष / डोळ्यांचे विकार

दृष्टिदोष म्हणजेच दिसायला कमी लागणे, किंवा चष्मा लागणे. यामध्ये-

- लघुदृष्टी म्हणजे जवळचे दिसते, पण लांबचे कमी दिसते. यात अंतर्गोल भिंगाच्या काचा वापरून दृष्टीदोष दूर केला जातो. हा प्रकार मुख्यत्वे तारुण्यात निर्माण होतो.
- दीर्घदृष्टी म्हणजे लांबचे दिसते पण 'जवळचे कमी दिसते'. यात बहिर्गोल भिंगाच्या काचांचा चष्मा वापरावा लागतो. साधारणपणे हा दोष वयाच्या चाळीशीनंतर निर्माण होतो.
- काही व्यक्तींच्या बुबुळामध्ये वक्रता असते. याला अस्टिगमॅटिझम (Astigmatism) म्हणतात. यात डोळ्यामध्ये स्पष्ट प्रतिमा कोठेच निर्माण होत नाही, त्यामुळे स्पष्ट दिसत नाही. या विकारावर भिंग म्हणजे चष्मा लावावाच लागतो.

चष्म्याऐवजी लघुदृष्टीमध्ये वयाच्या १५ वर्षांनंतर कॉन्टॅक्ट लेन्स वापरता येतात. त्यात सॉफ्ट आणि सेमी सॉफ्ट असे प्रकार आहेत. काही काळ वापरून झाल्यावर टाकून देता येण्याजोगी डिसपोझेबल कॉन्टॅक्ट लेन्स वापरली जाते. लघुदृष्टी किंवा दीर्घदृष्टीवर 'लेसिक' हा लेसर किरणोपचार करून बुबुळाचा आकार सूक्ष्मरित्या बदलता येतो. आणि डोळ्याचा नंबर घालवता येतो. ही शस्त्रक्रिया शारीरिक वाढ पूर्ण झाल्यावर केली जाते.

अंधत्व

साधारणपणे डोळ्यांनी अजिबात न दिसणे म्हणजे आंधळेपणा समजला जातो. मात्र जागतिक आरोग्य संघटनेच्या व्याख्येनुसार, ३/६० अशी दूरची नजर असणे आणि १० अंशांपेक्षा कमी परिघातले दिसणे म्हणजे अंधत्व. आपल्या देशात हीच व्याख्या मानली जाते. सव्वा अब्ज लोकसंख्या असलेल्या आपल्या भारतात सध्या एक टक्का म्हणजे सव्वा कोटी अंध व्यक्ती आहेत. हे प्रमाण ०.३ टक्क्यांपर्यंत आणण्याचे केंद्र सरकारचे लक्ष्य आहे.

अंधत्वाची कारणे

- **मोतीबिंदू :** डोळ्याच्या बाहुलीतले भिंग नेहमीप्रमाणे काचेसारखे पारदर्शक न राहता मोत्यासारखे पांढुरके होते. यामुळे प्रकाशकिरण आत शिरायला अडथळा होतो. सहसा उतारवयात होणाऱ्या या आजाराने भारतात दरवर्षी ७८ लाख २५ हजार लोकांना (६२.६ टक्के) अंधत्व येते. उपचार न घेतल्याने अनियंत्रित राहिलेला मधुमेह हे मोतीबिंदूचे प्रमुख कारण आहे. मोतीबिंदूचे निदान योग्य वेळेत केले आणि त्याची शस्त्रक्रिया करून घेतली तर हे अंधत्व पूर्णपणे टाळता येते आणि दृष्टी पूर्ववत होते. अनेक नवनवीन प्रकारच्या शस्त्रक्रियेमुळे हे बिनधोकरित्या साध्य होऊ शकते.
- **दृष्टिदोष :** सर्वसामान्य दृष्टिदोषाचा योग्य उपचार न केल्याने एकूण अंधत्वामध्ये १९.७ टक्के व्यक्ती दृष्टी

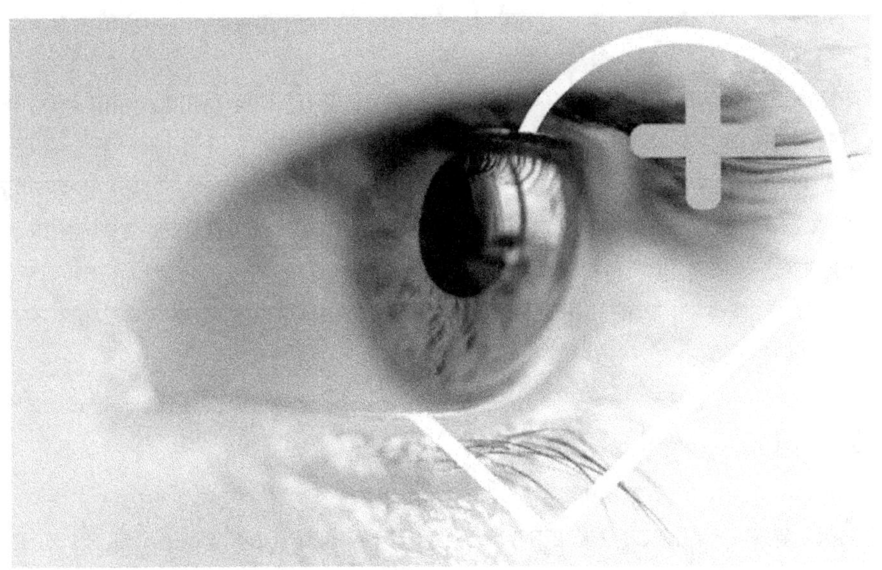

गमावतात. बालपणापासून नियमित नेत्रचिकित्सा केल्यास हे अंधत्व टाळता येऊ शकेल.

- **काचबिंदू :** ज्याप्रमाणे शरीरात रक्तदाब वाढतो त्याप्रमाणे डोळ्यातल्या द्रावाचा दाब वाढणे म्हणजे काचबिंदू. यात डोळा अचानक दुखू लागून दृष्टी अधू होते आणि डोळ्यात लाली येते. तीव्र काचबिंदू आजारात दृष्टी पूर्ण जाते. भारतात ५.८ टक्के एवढे याचे प्रमाण आहे. जलद निदान, शस्त्रक्रिया आणि उपचार याद्वारे यावर नियंत्रण राखता येईल.

- **इतर कारणे :** अंधत्वाच्या इतर कारणांत, दृष्टिपटलातील अंधत्व (०.९ टक्के), पोस्टीरिअर कॅप्सुलर (Posterior Capsular Opacification) ओपॅसिफिकेशन (०.९ टक्के), पोस्टीरिअर सेगमेंट डिसऑर्डर (Posterior Segment Disorder) (४.७ टक्के) येतात.

- **'अ' जीवनसत्त्वाचा अभाव :** डोळ्याच्या आरोग्यासाठी 'अ' जीवनसत्त्वाची आवश्यकता असते. लहान मुलांमध्ये 'अ' जीवनसत्त्वाच्या अभावाने रातांधळेपणा, श्वेतपटलावर पांढरे ठिपके किंवा बिटॉट स्पॉट्स (Bitot spot) निर्माण होणे, बुबूळ आणि नेत्रअस्तराचा कोरडेपणा, बुबुळाचा धुरकटपणा, बुबुळावर जखमा तसेच फूल पडणे (बुबुळावर अपारदर्शक चट्टा निर्माण होणे), नेत्रपटलाची हानी होणे असे विकार होतात.

नेत्रचिकित्सा

डोळे नेहमी नेत्रतज्ज्ञ डॉक्टरांकडूनच तपासून घ्यावेत. अनेकदा चष्म्याच्या दुकानात जाऊन फक्त 'नंबर काढला' जातो. मात्र नेत्रतज्ज्ञ नंबर काढण्यासोबतच दृष्टीचा परीघ, डोळ्यातील भिंगाची पारदर्शकता, डोळ्यातील द्रावाचा दाब तपासतात. त्याचबरोबर डोळ्यात औषधाचे थेंब टाकून, डोळ्याची अंतर्गत तपासणी करतात. त्यात अनेक आजारांचे दोष समजू शकतात. वयाच्या पन्नाशीनंतर, विशेषतः मधुमेह, उच्च रक्तदाब असलेल्या व्यक्तींनी वर्षातून किमान दोनदा ही सर्व तपासणी करून घ्यावी.

नेत्रदान

काही व्यक्ती नेत्रपटलाच्या इजेमुळे किंवा ते अपारदर्शक झाल्यामुळे अंध होतात. त्यांना अन्य व्यक्तीचे नेत्रपटल शस्त्रक्रियेने बसविल्यास दिसू शकते. मृत व्यक्तीच्या डोळ्यांपासून ते मिळविता येतात. म्हणून मृत व्यक्तीचे नेत्रगोल तीन तासांच्या आत नेत्रपेढीमधील तज्ज्ञ काढून घेतात आणि विशिष्ट द्रावणात जतन करून ठेवतात. जेव्हा गरजू अंध व्यक्तीसाठी नेत्रपटल बसवावयाचे असते तेव्हा नेत्रपेढीतील नेत्रपटल वापरता येते. रक्ताचा कर्करोग, कावीळ, एड्स असे आजार नसलेली कोणतीही व्यक्ती नेत्रदान करू शकते. सर्व शासकीय रुग्णालयांत आणि खासगी नेत्ररुग्णालयांत नेत्रदान करण्याची सोय असते. मृत व्यक्तीचे डोळे काढल्यामुळे दोन अंध व्यक्तींना दृष्टी मिळते.

डोळ्यांचे सर्वसाधारण आजार

यात जंतुसंसर्गापासून होणारे आजार आणि अन्य विकार येतात.

- **डोळे येणे :** डोळ्याचा पांढरा भाग झाकणाऱ्या पडद्याचा (कंजक्टायव्हा) दाह होतो, तो लाल होतो आणि खुपू लागतो. सतत डोळे स्वच्छ धुणे आणि नेत्रतज्ज्ञांच्या सल्ल्याने औषधे घेतल्यास ते बरे होतात.

- **रांजणवाडी :** यात पापण्यांच्या केसांच्या मुळाशी गाठ होते किंवा पू येऊन पापणी सुजते, योग्य प्रतिजैविके आणि सूज कमी करणाऱ्या औषधांनी ती बरी होते.

- **लासरू :** डोळ्यांच्या नाकाकडच्या कोपऱ्यांत दोन्ही पापण्यांच्या टोकांशी एकेक छिद्र असते. त्यातून एका नलिकेमार्फत अश्रू नाकात उतरतात. जंतुसंसर्गामुळे हे छिद्र व नलिका बंद होऊन पाणी नाकात उतरण्याचा मार्ग बंद होतो. त्यामुळे डोळ्यांच्या नाकाकडील भागात एक फुगीर गाठ दिसू लागते. हा मार्ग तज्ज्ञांच्या मदतीने मोकळा केल्यावर लासरू बरे होते.

- **वेल वाढणे :** डोळ्याच्या बुबुळावर नेत्रअस्तराचा पडदा वाढत जाऊन हळूहळू बुबुळावर येतो. तो इतका मध्यावर येतो,की त्यामुळे दिसण्यात अडथळा येतो. त्यामुळे बुबुळावर वेल वाढायच्या आधीच यावर शस्त्रक्रिया करणे आवश्यक असते.

- **डोळ्यांच्या जखमा :** कारखान्यामध्ये, वाहनदुरुस्ती करताना, अपघातामध्ये डोळ्यांना जखमा होऊ शकतात. जखमांवर ताबडतोब नेत्रतज्ज्ञाकडून उपचार होणे आवश्यक आहे. वरून किरकोळ वाटणाऱ्या जखमाही अंधत्वास कारणीभूत ठरू शकतात.

- **डोळ्यात कण जाणे :** अनेकदा प्रवासात डोळ्यामध्ये धूलीकण, कचरा किंवा सूक्ष्म पदार्थ जाऊ शकतो. बुबुळाची चांगल्या प्रकाशात काळजीपूर्वक तपासणी न केल्यास बुबुळावरचा कण,जखम लक्षात येत नाही. मात्र दोन-तीन दिवसांत त्या ठिकाणी व्रण व पांढरटपणा येऊन दृष्टी अधू होण्याची शक्यता असते. त्यामुळे नेत्रतज्ज्ञांकडे याचा उपचार करावा.

उपाय आणि डोळ्यांची निगा

- **स्वच्छता :** रोज सकाळी उठल्याबरोबर कोमट अथवा गार पाण्याने डोळे स्वच्छ करावेत. डोळे दिवसातून ४-५ वेळा चांगले धुतले गेले पाहिजेत. त्यानंतर ते स्वच्छ पंचाने कोरडे केले पाहिजेत. डोळ्यांतील घाण, पापण्यांची चिपडे व्यवस्थित काढली पाहिजेत. अनेक स्त्रिया लहान बाळांचे डोळे पुसताना नेहमीच आपल्या पदराचा वापर करतात. त्यामुळे पदरावरील धूळ, जंतू मुलाच्या डोळ्यात जातात.

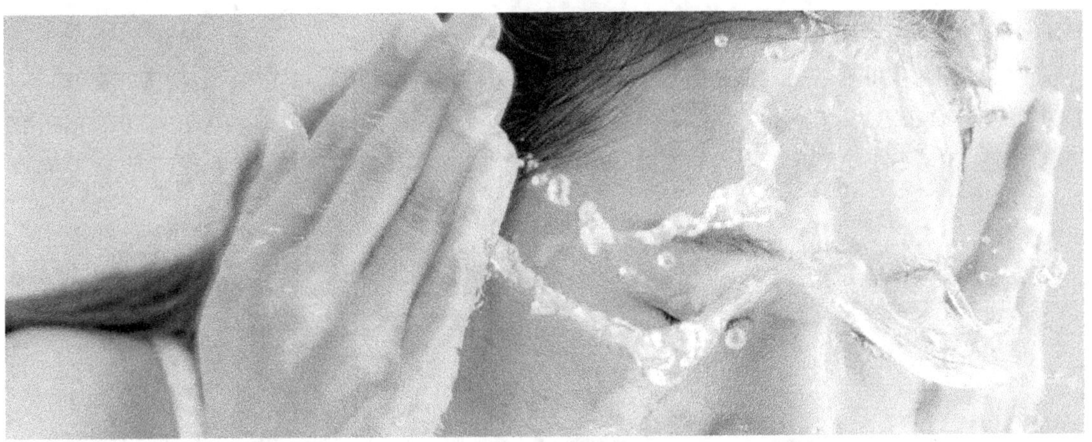

- **कौटुंबिक इतिहास :** ऱ्हस्वदृष्टीचा विकार आनुवंशिक असतो, त्यामुळे ज्या पालकांना चष्मा आहे, त्यांनी आपल्या मुलांचे डोळे वर्षातून दोनदा तपासून घ्यावेत.

- **आहार :** डोळ्यांच्या आरोग्यासाठी आवश्यक असलेले 'अ' जीवनसत्त्व, गाजर, रताळे, बीट, पपई, आंबे यामध्ये असते. त्यांचा योग्य प्रमाणात समावेश असावा. याचबरोबर 'ब' जीवनसत्त्वासाठी हिरव्या पालेभाज्या, फळे आहारात मुबलक असावीत. मांसाहारी व्यक्तींनी मासे खाण्याकडे लक्ष पुरवावे.

- **तंबाखू :** तंबाखुजन्य पदार्थांचा वापर टाळावा. विशेषतः धूम्रपान, तंबाखू खाणे यामुळे दृष्टीमज्जातंतूंवर परिणाम, मोतीबिंदू, मॅक्युलर डीजनरेशन (Macular Degeneration) होऊन गंभीर दृष्टिदोष निर्माण होतात.

- **संरक्षणात्मक काळजी :** काही कारखान्यात जिथे ग्राइन्डिंग करताना दगडाचे, काचेचे किंवा धातूंचे कण उडू शकतात अशा ठिकाणी डोळ्यांना संरक्षणात्मक चष्मे लावावे लागतात. वेल्डिंग करताना, वाहन चालवताना, काही वेगवान खेळ खेळताना या प्रकारच्या संरक्षणाची आवश्यकता भासते.

- **गॉगल वापरणे :** हा फॅशनचा भाग नसून तीव्र उन्हापासून संरक्षण करण्याचा उपाय आहे. या उन्हात अल्ट्राव्हायोलेट किरण असतात, त्यांच्यामुळे डोळ्याला इजा होऊ शकते, त्यासाठी असा काळा चष्मा वापरावा. तो विकत घेताना यूव्ही-१ आणि यूव्ही-२ किरणांना ९९ ते १०० टक्के रोखणाऱ्या काचा असल्याची खात्री करून घ्यावी.

- **डोळ्यांवरील ताण :** सततचे कॉम्प्युटरवरील काम, खूप वेळ टीव्ही बघणे, दीर्घकाळ ड्रायव्हिंग करणे यामुळे डोळ्यांवर ताण येतो. त्याकरता एक सोपा २०:२० उपाय करावा, म्हणजे दर २० मिनिटांनी २० फूट दूर गोष्टीकडे २० सेकंद बघत राहावे. वाचन, लेखन, टेलिव्हिजन पाहणे, संगणकावरील काम इत्यादी करताना ताठ बसावे, झोपून वाचू नये. अंधुक प्रकाशात लेखन-वाचन करू नये आणि प्रकाश शक्यतो उजव्या बाजूने यावा.

- **अशास्त्रीय उपचार :** डोळ्यात काजळ, सुरमा घालणे, तेल किंवा गुलाबपाणी टाकणे यामुळे दृष्टी सुधारत नाही. आपल्या अमूल्य डोळ्यांसाठी आणि अनमोल दृष्टीसाठी अशास्त्रीय, जादुई किंवा अंधश्रद्ध उपचार टाळावेत.

निरोगी, स्वच्छ, सतेज डोळे हे त्या व्यक्तीच्या निरोगीपणाचे लक्षण समजले जाते. त्यामुळे सर्वांगीण आरोग्यासाठी आणि जीवनातील आनंद उपभोगण्यासाठी निरोगी डोळ्यांची नितांत गरज असते.

कॉन्टॅक्ट लेन्सः दृष्टी सुधारण्यासाठी वरदान

दृष्टीदोषांमध्ये चष्म्याऐवजी थेट डोळ्यातल्या बुबुळावर बसवले जाणारे कॉन्टॅक्ट लेन्स हे दृष्टीदोषासंबंधी एक खूप महत्त्वाचे उपकरण आहे. कॉन्टॅक्ट लेन्सच्या आविष्काराने दृष्टीतील बिघाड सुधारण्याच्या क्षेत्रात अतुलनीय क्रांती केली आहे. या ऑप्टिकल चमत्काराने जगभरातील कोट्यवधी लोकांच्या दैनंदिन जीवनातील गुणवत्ता वाढवली आहे.

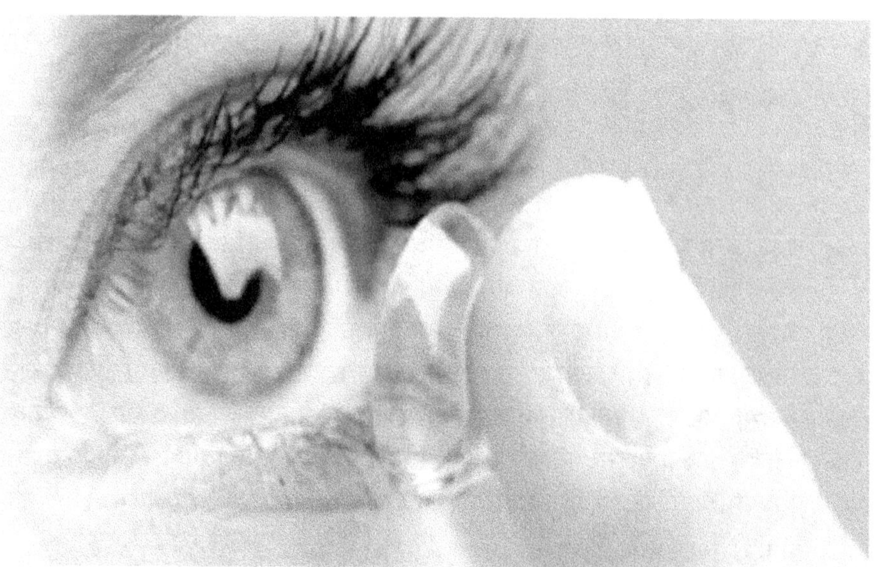

कॉन्टॅक्ट लेन्सच्या प्रगतीचा इतिहास

१६व्या शतकाच्या सुरुवातीस, इ.स. १५०८मध्ये लिओनार्डो दा विंची या चित्रकाराने थेट डोळ्यावर लेन्स ठेवण्याची कल्पना रेखाटली होती त्यातूनच कॉन्टॅक्ट लेन्सची संकल्पना शोधली गेली. तसा हा त्याच्या 'दूरदृष्टी'चाच भाग होता. परंतु, १९व्या शतकापर्यंत त्याबाबत फारसे विशेष घडले नाही. व्यावहारिक घडामोडी सुरू झाल्या नाहीत. १८२३मध्ये ब्रिटिश खगोलशास्त्रज्ञ सर जॉन हर्शल यांनी व्यावहारिक लेन्स डिझाइनची शास्त्रीय संकल्पना मांडली. त्यानंतर, १८८७मध्ये काचेपासून बनवलेले संपूर्ण डोळा झाकणारे कॉन्टॅक्ट लेन्स प्रथमच वापरले गेले. १९३९मध्ये कॉन्टॅक्ट लेन्स प्लास्टिकपासून बनवायला सुरुवात झाली. १९४८मध्ये प्लॅस्टिक कॉन्टॅक्ट लेन्स डोळ्याचा फक्त कॉर्निया झाकण्यापुरते डिझाइन केले गेले. १९७१मध्ये सॉफ्ट कॉन्टॅक्ट लेन्सचा निर्माण केल्या गेल्या. १९७८मध्ये जीपी कॉन्टॅक्ट लेन्स बनवल्या गेल्या. १९८१पासून दिवसरात्र वापरण्यासाठी नवीन सॉफ्ट कॉन्टॅक्ट लेन्स तर १९८६पासून GP कॉन्टॅक्ट लेन्स प्रचारात आल्या. १९८७मध्ये वापरून टाकून देण्याच्या (डिस्पोझेबल) सॉफ्ट कॉन्टॅक्ट लेन्सचा शोध लागला. १९८७पासून GP लेन्सेस अत्याधुनिक (नेक्स्ट जनरेशन) फ्लोरोसिलिकॉन ऍक्रिलेट तंत्रज्ञानामध्ये उपलब्ध झाल्या. १९९६पासून एक दिवस वापरून टाकून द्यायच्या डिस्पोजेबल सॉफ्ट लेन्सचा वापरात आल्या आहेत. २००२मध्ये सिलिकॉन-हायड्रोजेल कॉन्टॅक्ट लेन्सचे प्रथम मार्केटिंग करण्यात आले. आणि त्याच वर्षी ओव्हरनाइट ऑर्थोकिरॅटोलॉजी तंत्रज्ञानाला मान्यता मिळाली. २०१०मध्ये वापरणाऱ्या व्यक्तीला हव्या त्या प्रमाणे बनवली जाणारी सिलिकॉन-हायड्रोजेल लेन्स उपलब्ध झाली.

कॉन्टॅक्ट लेन्सचे प्रकार : कॉन्टॅक्ट लेन्सचे प्रामुख्याने दोन प्रकार असतात, सॉफ्ट कॉन्टॅक्ट लेन्स आणि रिजिड गस परमीएबल (आरजीपी) कॉन्टॅक्ट लेन्स.

- **सॉफ्ट कॉन्टॅक्ट लेन्स :** या लेन्सेस पाणी शोषून घेणाऱ्या सामुग्रीपासून बनवल्या जातात, त्या लवचिक आणि वापरणाऱ्या व्यक्तीला आरामदायक असतात. सर्वसामान्यपणे दूरचे कमी दिसणाऱ्या (मायोपिया- शॉर्ट साईट) व्यक्तिमध्ये त्या वापरल्या जातात. परंतु जवळचे कमी दिसणाऱ्या (हायपरमेट्रोपिया- लाँग साईट) आणि दृष्टिवैषम्य (ऑस्टिगमॅटिझम) असलेल्या व्यक्तींसाठीसुद्धा वापरल्या जातात. सॉफ्ट लेन्स डिस्पोजेबल पद्धतीने, दररोज, आठवड्यातून दोनदा किंवा महिन्याभराने टाकून देण्यायोग्य अशा पद्धतीच्यादेखील असतात. तसेच दीर्घकाळ वापरण्यासाठीसुद्धा उपलब्ध असतात.
- **रिजिड गॅस परमीएबल (आरजीपी) कॉन्टॅक्ट लेन्स :** प्राणवायू आरपार जाऊ शकतो अशा कठीण घटकांपासून या लेन्सेस बनवल्या जातात. या दीर्घकाळ टिकणाऱ्या असतात आणि कायमस्वरूपी वापरता येतात. अनेकदा अधिक जटिल दृष्टीदोषांसाठी यांची शिफारस केली जाते.

कॉन्टॅक्ट लेन्सने दृष्टी सुधारण्याचे फायदे

पारंपरिक चष्म्यांपेक्षा कॉन्टॅक्ट लेन्स वापरण्याचे अनेक फायदे असतात. त्यात चष्म्याच्या फ्रेमचा अडथळा दूर करतात, आपल्या डोळ्यांनी दिसणाऱ्या दृष्टीचे क्षेत्र विस्तृत करतात. ते दमट किंवा थंड परिस्थितीत चष्म्यावर येते तसे धुके लेन्सेसवर येत नाही. अथलेटिक्स आणि मैदानी खेळांमध्ये चष्मा असल्यास त्रास होतो, पण कॉन्टॅक्ट लेन्स आदर्श असतात. याव्यतिरिक्त, स्वप्रतिमेबाबत जागरूक असणाऱ्या व्यक्तींच्या चेहऱ्याचे सौंदर्य चष्म्यामुळे दाबून जाते, पण लेन्सेसमुळे उठून दिसते.

सामान्य दृष्टी समस्यांचे निराकरण

कॉन्टॅक्ट लेन्समुळे डोळ्यांच्या अनेक समस्या प्रभावीपणे सुधारता येतात. यामध्ये मायोपिया (दूरच्या वस्तू पाहण्यात अडचण), हायपरमेट्रोपिया (जवळच्या वस्तू पाहण्यात अडचण), आणि दृष्टिवैषम्य (अनियमिततेमुळे अंधुक दृष्टी), प्रेस्बायोपिया, लहानपणी उंची वाढल्यामुळे दृष्टी कमी होणे असे अनेक विकार येतात.

- **देखभाल आणि सुरक्षा :** कॉन्टॅक्ट लेन्स वापरताना योग्य काळजी आणि स्वच्छता सर्वतोपरी आवश्यक असते. यामध्ये नियमित साफसफाई, निर्जंतुकीकरण आणि योग्य सोल्यूशन्समध्ये ठेवणे गरजेचे असते. या मार्गदर्शक तत्त्वांचे पालन न केल्यास डोळ्यांना जंतुसंसर्ग (इन्फेक्शन्स) होऊ शकतात आणि नजरेत आणखी बिघाड होऊ शकतात.
- **कॉन्टॅक्ट लेन्सचे भविष्य :** कॉन्टॅक्ट लेन्स तंत्रज्ञानाचे क्षेत्र प्रगती करत आहे. मधुमेही रुग्णांच्या अश्रूंमधील ग्लुकोजची पातळीची मोजदाद करणाऱ्या लेन्सेस, ऑगमेंटेड रिऑलिटी दाखवू शकणाऱ्या लेन्सेस अशा वैद्यकीय विज्ञानाच्या सतत विकसित होणाऱ्या गोष्टींचा सहभाग असलेल्या लेन्सेस संशोधक तयार करत आहेत.

कॉन्टॅक्ट लेन्सेसनी दा विंचीच्या चित्रापासून ते अत्याधुनिक, उच्च तंत्रज्ञानाच्या उपकरणांपर्यंत खूप मोठा पल्ला गाठला आहे. कॉन्टॅक्ट लेन्सेस म्हणजे दृष्टीची आणि जीवनाची गुणवत्ता वाढवतानाच आरोग्यातील समस्यांचेही निराकरण करणाऱ्या विज्ञान आणि तंत्रज्ञानाच्या संमिश्रणाचे उत्तम उदाहरण आहे.

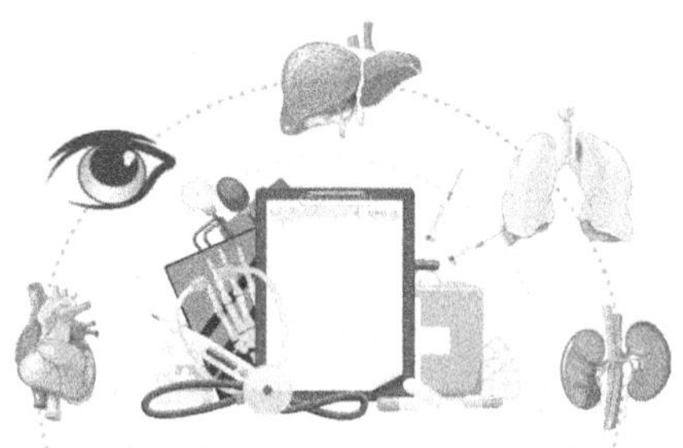

ऐका कानांच्या व्यथा

पंचेंद्रियांमध्ये कानाला विशेष महत्त्व आहे. सृष्टीच्या विकासामध्ये सजीव प्राण्यांची ज्ञानेंद्रिये विकसित होत गेली. सापासारख्या सरपटणाऱ्या प्राण्यांना ऐकू येत नाही, पण चतुष्पाद प्राण्यांमध्ये श्रवणशक्तीचा विकास होत गेला. त्यामुळे डोक्याच्या बाजूला दोन लांबसर कान हे एक वैशिष्ट्य होऊन गेले. माकड आणि माणसामध्ये बाहेरील कानाचा आकार गाई, म्हशी, कुत्र्यांपेक्षा थोडा कमी झाला, पण त्या ऐकू येणाऱ्या ध्वनीचा निराळा अर्थ लावणे सुरू झाले.

मानवाच्या विकसित श्रवण शक्तीमुळेच त्याला बोलता येऊ लागले. एकमेकांतील संपर्कासाठी निरनिराळ्या भाषा तयार झाल्या, विविध नाद आणि आवाजाच्या पट्ट्या तयार होऊन मधुर संगीत निर्माण झाले, नाटकांची व बोलपटांची निर्मिती हा विकसित श्रवणशक्तीचाच एक हिस्सा मानायला हवा.

पण एवढे असूनही डोळ्यांच्या तुलनेत कानाच्या आरोग्याला लोकांकडून कमी महत्त्व दिले जाते. कानाच्या आरोग्याविषयी समाजात एक अकारण अनास्था आहे. डोळ्यांनी दिसले नाही, दृष्टी कमी झाली तर तातडीने डॉक्टरांना गाठले जाते, मात्र ऐकू येत नसेल तर तातडीने उपचार घेतले जात नाहीत.

कानाची रचना

बाह्यकर्ण, मध्यकर्ण आणि आंतरकर्ण असे कानाचे तीन भाग असतात.

- **बाह्यकर्ण :** कानाची पाळी आणि आत जाणारा बाह्यकर्णमार्ग मिळून एखाद्या नरसाळ्याच्या आकाराचा बाह्यकर्ण होतो. त्याच्या आतल्या टोकाला कानाचा पडदा असतो. कानाची पाळी ही कूर्चेने तयार झालेली असते आणि तिच्यावर त्वचेचे आवरण असते. बाह्यकर्णाच्या नळीसारख्या भागात त्वचेमधून तेलकट पदार्थ पाझरतो. त्यामुळे हा भाग मऊ राहतो.
- **मध्यकर्ण :** कानाच्या पडद्याच्या आतील बाजूस व आंतरकर्णाच्या बाहेर आणि कवटीच्या बाजूच्या दोन्हीकडील कमानीसारख्या भागातील हाडाच्या आतील बाजूस असलेल्या, लहानशा पण पोकळ भागाला मध्यकर्ण म्हणतात.

मध्यकर्णाची पोकळी एका नळीने नाकाला जोडलेली असते. या नलिकेला युस्टेशियन ट्युब (Eustachian Tube) म्हणतात. या नळीमुळे मध्यकर्णातील हवा बाहेरच्या हवेशी जोडली जाऊन सम दाबात राहते आणि कानाचा पडदा सुरक्षित राहतो.

मध्यकर्णात मॅलिअस (हातोडा), आयकस (ऐरण) आणि स्टेपीस (रिकिब) अशा तीन लहान-लहान हाडांची साखळी असते. ही हाडे ऐरण, हातोडा आणि रिकिबीसारखी दिसतात. ही साखळी एका बाजूने कानाच्या पडद्याला आणि दुसऱ्या बाजूने आंतरकर्णामधील शंखाला जोडलेली असते. या साखळीमुळे बाहेर निर्माण झालेल्या आवाजाच्या ध्वनिकंपनांनी होणारी पडद्याची हालचाल, आंतरकर्णाच्या शंखापर्यंत नेली जाते.

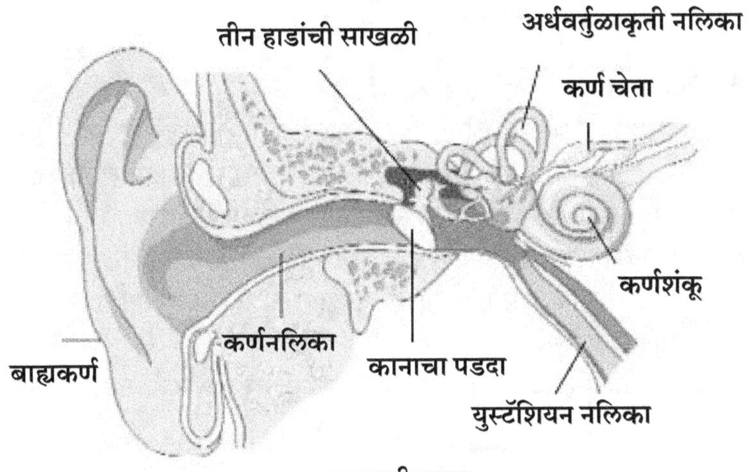

कानाची रचना

- **आंतरकर्ण :** हाडाच्या पोकळीत आतील बाजूस कॉक्लिया (Cochlea) नावाचा शंखाच्या आकाराचा भाग असतो, त्याला आंतरकर्ण म्हणतात. यामध्ये तीन अर्धवर्तुळाकार नलिका जोडलेल्या असतात. त्यांना एकत्र जोडणारा व्हेस्टिब्युल (Vestibular) नावाचा छोटा फुग्यासारखा भाग असतो. या शंख आणि नळ्या तोल-स्थिती-गती आणि आवाज यांचे संदेश ग्रहण करून मेंदूकडे पाठवतात.

आपल्याला ऐकू कसे येते

कानातल्या शंखाकृती भागात एक द्रव असतो. त्याच्या कोषात एक पडदा असतो. बाहेर आवाज होताच, त्याद्वारे निर्माण होणाऱ्या ध्वनीलहरी बाह्य कानाकडून गोळा केल्या जातात आणि कर्णमार्गातून पडद्यापर्यंत नेल्या जातात. त्यांनतर पडद्यात जी कंपने निर्माण होतात ती हाडाच्या साखळीमार्फत ध्वनिशंखामध्ये पोचतात. या ध्वनिकंपनांमुळे ध्वनिशंखातल्या द्रवाची हालचाल होते. त्यामुळे विशिष्ट पेशींचेही ध्वनिकंपन होते. यानुसार पेशींना जोडलेल्या मज्जातंतूंमार्फत ध्वनिसंदेश मेंदूत पोचवले जातात. ध्वनिशंख, मज्जातंतू आणि मेंदूतले श्रवणकेंद्र यामुळे श्रवणज्ञान होते.

तोल सांभाळणे

कानाचे दुसरे महत्त्वाचे कार्य म्हणजे आपल्या शरीराच्या हालचाली होत असताना, म्हणजे चालताना, पळताना, उड्या मारताना आपल्या शरीराचा एकंदरीत तोल सावरणे.

आपल्या शारीरिक हालचालींदरम्यान होणाऱ्या शरीराच्या गतीचे आणि स्थितीचे ज्ञान स्नायू, सांधे, दृष्टीज्ञान आणि आंतरकर्णातील एका कार्यप्रणालीमार्फत होत असते. अंतरकर्णाची यंत्रणा साहजिकच या कार्यशृंखलेचा हिस्सा असते. यात तीन अर्धवर्तुळाकार नळ्या आणि त्यांना जोडणारा छोटा फुगा असतो. या साऱ्यामध्ये एक द्रवपदार्थ असतो. कानातील नळ्यांमध्ये खास संवेदनाक्षम पेशी असतात. या पेशींच्या थरावर पातळ, पण वजनदार कणांचा एक थर असतो. द्रवपदार्थ आणि हा पातळ वजनदार थर यांच्या हालचालींचे संदेश मज्जातंतूंमार्फत मेंदूत पोचतात. ही सूक्ष्म हालचाल गुरुत्वाकर्षणाच्या तत्त्वानुसार होत असते. आपले डोके ज्या स्थितीत असेल त्याप्रमाणे, म्हणजे आडवे, उभे, तिरपे, उलटे आणि शरीराच्या गतीप्रमाणे म्हणजे पुढे, मागे, वर्तुळाकार अशा पद्धतीने त्याचे विश्लेषण होते. या हालचालींनुसार तो द्रवपदार्थ आणि वजनदार थराची हालचाल

होत राहते. याचे संदेश मेंदूत पोचतात आणि तोल सांभाळला जातो.

कानाच्या आरोग्यासंबंधीचे उपाय / स्वच्छता

- बाह्यकर्णामध्ये धूळ, माती आणि अंघोळीच्या वेळेस पाणी जाते, ते स्वच्छ पंचाने पुसावे.
- कानाच्या पाळीकडून पडद्यापर्यंत जो पोकळ आणि नळीसारखा भाग असतो, त्यात काही ग्रंथी असतात. त्यांच्यातून घट्ट असा एक पदार्थ स्त्रवत असतो. कानातील धूळ आणि हा पदार्थ यांच्या संयोगाने कानात मळ तयार होतो. हा मळ कापडाने अथवा कापसाने काढावा. कानातील मळ तीक्ष्ण किंवा टोकदार वस्तूंनी काढू नये. त्यामुळे कानाला आणि प्रसंगी कानाच्या पडद्याला इजा होऊ शकते.
- कान खाजला तरी सतत टोकरू नये.
- थंडी वाजते म्हणून कानात कापूस घालू नये. त्याने थंडी कमी तर होत नाहीच, पण कापसाचे तंतू कानात राहून मळ वाढू शकतो.

कानाचे आजार

- **कानात पुळ्या येणे :** कानाच्या पाळीला खाज येणे, जखमा होणे, पुळ्या होणे अशा प्रकारचे काही त्रास झाल्यास वैद्यकीय सल्ल्याने उपचार करावेत.
- **कान फुटणे :** कान फुटण्याचे खरे कारण सर्दी, घशातील किंवा टॉन्सिल्सला झालेला जंतुसंसर्ग असते. त्यामुळे त्यासाठी डॉक्टरांच्या सल्ल्याने औषधे घ्यावीत. कानात अकारण थेंब टाकू नयेत.
  - कोणत्याही कारणासाठी कानात तेल सोडू नये. कानाच्या आतील भागाच्या पुढे मेंदू असतो. कानात सोडलेले तेल किंवा अन्य पदार्थांमुळे मेंदूला गंभीर सूज येण्याची शक्यता वाढते.
- **इतर आजार :** कानात घंटा वाजल्यासारखे किंवा किटकिट आवाज येणे, कानात बुरशी होणे, कानात बी, खडा, किडा किंवा लहान मुलांच्या बाबतीत बाह्यवस्तू जाणे, अशा वेळेस घरगुती उपाय करत बसण्याऐवजी त्वरित नाक-कान-घसा तज्ज्ञांना दाखवणे श्रेयस्कर ठरते.

मध्यकर्णाला सूज येणे ओटायटिस मिडिया (Otitis Media), सतत कान फुटल्यामुळे जंतुसंसर्ग होऊन कानाची हाडे कुजणे क्रॉनिक सुपुरेटिव्ह ओटायटीस मिडिया (Chronic Suppurative Otitis Media), कानाच्या बाजूच्या हाडांना सूज येणे हे आजार असल्यास, कानाच्या विशेषज्ञांना लगेच दाखवून योग्य ते इलाज करावेत. अशा आजारात शस्त्रक्रिया करावी लागू शकते.

कानदुखी, सूज यानंतर धनुर्वाताचा धोकाही असतो. कारण पू भरलेल्या जागा म्हणजे धनुर्वातातल्या जंतूंसाठी आदर्श परिस्थिती असते. मात्र लसीकरणामुळे धनुर्वाताचे प्रमाण आजमितीला कमी झाले आहे.

- **ध्वनिशंखदाह :** लॅबिरिन्थायटिस (Labyrinthitis), व्हेस्टिब्युलर न्युरायटिस (Vestibular Neuritis) अशा मध्यकर्णाच्या आजारामध्ये कधीकधी आंतरकर्णात आजार शिरून ध्वनिशंखाला जंतुदोष होतो आणि सूज येते.
- **बहिरेपणा :** कानाने ऐकू कमी येऊ लागल्यास कानांची त्वरित तपासणी करून घ्यावी. काही प्रसंगी एका किंवा दोन्ही कानांनी ऐकू येण्याच्या क्षमतेत फरक असू शकतो. बाह्यकर्ण, आंतरकर्ण, मध्यकर्ण मेंदूची संबंधित आठवी नस (एट्थ नर्व्ह) किंवा मेंदूचा ध्वनिज्ञानकेंद्राचा भाग यापैकी कोठेही दोष असेल तर बहिरेपणा येतो. काही मुलांमध्ये जन्मजात कर्णबधिरता असते. जन्मजात मुकेपणा हा बहिरेपणाचाच परिणाम असतो. हा आजार वेळीच लक्षात आल्यास काही उपचार व प्रशिक्षण करता येते.

१. संपूर्ण शारीरिक तपासणी करताना, कानाची तपासणी करून घ्यायला विसरू नये.

२. कानांची बधिरता हा एखादेवेळेस मेंदूच्या किंवा मज्जातंतूंच्या आजाराचे लक्षण असू शकते.

३. बहिरेपणाचे आपल्या देशात सर्वात जास्त आढळणारे महत्त्वाचे कारण खूप काळ दुर्लक्षित केली गेलेली मध्यकर्णाची सूज असते. सतत कान फुटत असेल आणि कानातून सतत पाणी किंवा दीर्घकाळ पू येत असेल, तर पूर्ण आणि योग्य वैद्यकीय उपचार करणे बहिरेपणा टाळण्यासाठी अत्यावश्यक ठरते.

ध्वनिप्रदूषण आणि बहिरेपणा

ध्वनिप्रदूषणाच्या अतिरेकामुळे बहिरेपणा येऊ शकतो. गोंगाट, मध्यम ध्वनिप्रदूषण, किंवा मोठा आवाज अल्पकाळ असला, तरी त्यामुळे श्रवणशक्तीचे नुकसान होते. भारतातील शहरांमध्ये विविध प्रकारचे ध्वनिप्रदूषण आणि गोंगाट वाढत असल्याने बहिरेपणा येणाऱ्या रुग्णांची संख्या वाढत आहे. आवाजाची तीव्रता जेवढी जास्त, तेवढी श्रवणसंस्थेला होणारी इजा जास्त असते.

आपल्या कानांना ८०-८५ डेसिबल्सपर्यंत तीव्रता असलेला आवाज ऐकल्यास त्रास होत नाही. मात्र खेडे असो वा शहर, आजकाल तीव्र आवाज किंवा गोंगाट निर्माण करणाऱ्या ध्वनींची तीव्रता डेसिबल्समध्ये अशी असते-

- साधे संभाषण ६०-६५
- वाहनांचा गजबजाट असलेला रस्ता ७५-८५
- मोठ्या शहरात गर्दीच्या वेळी रस्त्यावर ८५
- जेसीबी, फॉर्क लिफ्ट ट्रक ९०
- ड्रिल मशीन ९८
- सामानाने भरलेला मोठा ट्रक, लॉरी सात मीटर अंतरावरून जाताना ऐकल्यास ९५-१००
- मोटारसायकल १००
- सिनेमागृहातील विशेष आवाज १०८
- डिस्कोथेक, गाड्यांचे हॉर्न्स ११०
- करवत, लाकूड कापण्याचे यंत्र ११५-१२०
- रॉक संगीताचे कार्यक्रम, रुग्णवाहिकेचे हॉर्न्स १२०
- दहीहंडी, गणेशोत्सवातील स्पीकर्सची भिंत लावून सादर केली जाणारी गाणी १३०-१५०

वरील आवाज ऐकताना तो आवाज आपल्याकडे यंत्रणा मोजण्याची नसते, त्यामुळे लक्षात ठेवा की कुठल्याही गोंगाटात जेव्हा शेजारच्या माणसाशी बोलताना तुम्हाला ओरडून बोलावे लागत असेल, तर तो आवाज तुमच्या कानांना निश्चितच अपायकारक आहे.

काही उपाय

ध्वनीप्रदूषणापासून आपले संरक्षण करण्यासाठी काही उपाय योजावेत.

१. **इअरप्लग्ज वापरा** : गोंगाटापासून तत्काळ दूर जावे. गोंगाटाने कानांवर जो परिणाम होतो, तो जायला किमान १० मिनिटे पूर्ण आवाजविरहित वातावरणात राहावे लागते. गर्दीत किंवा अशा ठिकाणी इअरप्लग्ज वापरा.

२. **आवाज कमी करा** : जर तुम्ही आपल्याच म्युझिकप्लेअरवर संगीत ऐकत असाल, सिनेमा बघत

श्रवणयंत्रे

कानांची ऐकू येण्याची क्षमता कमी झाली असेल, तर श्रवणयंत्रे वापरणे अपरिहार्य ठरते. बहुतेक प्रकारच्या रुग्णांना ती उपयुक्त ठरतात. मात्र आंतरकर्णाचा शंख खराब झाला असेल, कानाच्या श्रवणविशेष मज्जातंतूमध्ये बिघाड झाला असेल किंवा मेंदूचे श्रवणकेंद्र सदोष असेल, तर श्रवणयंत्रांचा उपयोग होत नाही. साहजिकच तज्ज्ञांकडून पूर्ण तपासणी करूनच श्रवणयंत्रे घ्यावी लागतात. श्रवणयंत्राचे तीन प्रकार असतात, कानामागे बसवायचे, कानाच्या बाह्यमार्गात बसवायचे आणि कानाच्या नलिकेत बसवले जाणारे श्रवणयंत्र. या शिवाय डिजिटल श्रवणयंत्रे, एफएम श्रवणयंत्रे असे नवे पर्यायसुद्धा आता उपलब्ध होऊ लागले आहेत.

ज्येष्ठ नागरिकांना जसा चष्मा गरजेचा भासतो, तसेच कर्णयंत्रसुद्धा आवश्यक असते. त्यांना स्वस्त आणि योग्य श्रवणयंत्रे मिळण्यासाठी योजना हवी.

असाल, टेलिव्हिजनवर संगीत ऐकत असाल तर या यंत्रणांचा आवाज एकदम कमी करा.

३. **हेडफोन्स :** संगीत ऐकताना आवाजाला रोखणारे हेडफोन्स वापरा. यामध्ये कानांवर एक स्पंजसारखे ऐकायचे भाग येतात, काही हेडफोन्स आवाजाची तीव्रता कमी करणारी यंत्रणा वापरतात, त्यांचा वापर करावा.

४. **म्युझिक सिस्टीम :** ही वापरताना आवाज ६० टक्क्यांवर ठेवा. दिवसभरात जास्तीत जास्त ६० मिनिटे संगीत ऐका. अनेक सिस्टीम्सना 'स्मार्ट व्हॉल्यूम' नावाची सोय असते, ती जरूर वापरावी.

५. **इअरप्लग्ज :** रॉक कॉन्सर्टच्या लाइव्ह कार्यक्रमांना जाताना, तिथली गाणी ऐकताना इअरप्लग्ज वापरा.

६. कामावर जर आवाज जास्त असेल तर इअरप्लग्ज, कानावरील संरक्षक हेल्मेट्स, हेडफोन्स वापरले गेले पाहिजेत. अनेक उद्योगधंद्यांत आवाजाचे प्रमाण खूप असते, तिथे हा धोका असतोच. छपाई, बांधकाम, लाकूड मिल, लेथ मशिन अशा कारखान्यात काम करणारे कामगार व कर्मचारी,वाहतूक विभागातील

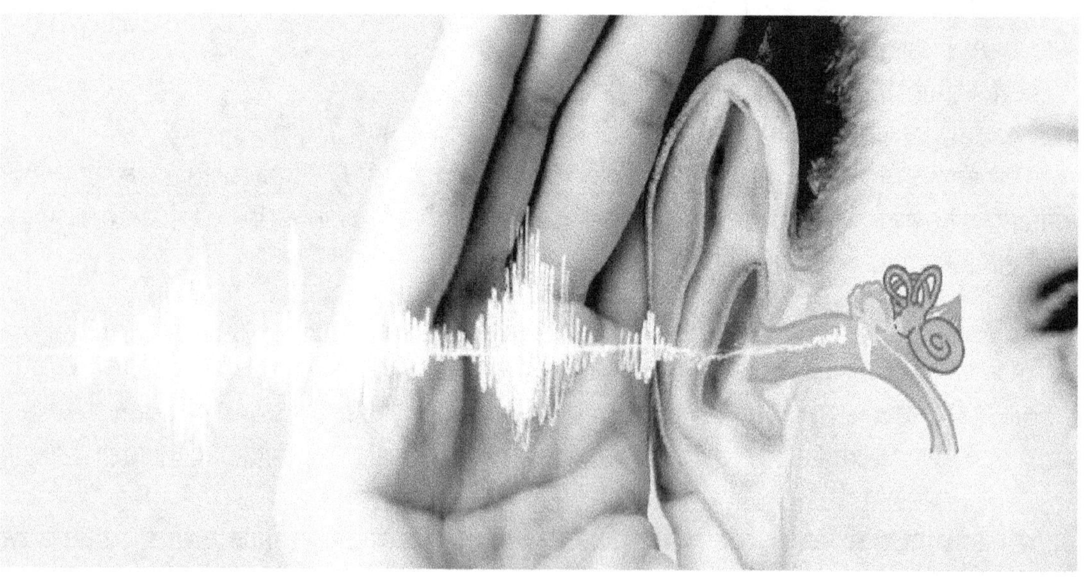

पोलिस, खाण कामगार, ट्रॅक्टर चालवणारे शेतकरी, अवजड कारखान्यातील, तसेच कापड गिरण्यातील कामगार यांना ध्वनिप्रदूषणापासून संरक्षण देणे कायद्याने बंधनकारक आहे.

भारतीय कामगार विमा संरक्षण कायदा, १९४८ अन्वये कर्णबधिरता हा एक औद्योगिक आजार मानला गेला आहे.

७. भोंगे, हॉर्न, लाऊडस्पीकर यांच्याद्वारे कमालीचा गोंगाट निर्माण होतो. यांचा कमीत कमी वापर करणे आणि कारखानदारीत गोंगाट कमी करण्यासाठी जाणीवपूर्वक प्रयत्न, तसेच सुधारणा करण्यासाठी जनजागृती आणि सक्षम कायद्यांची गरज आहे. आवाजाचे प्रदूषण कमी करणे, कारखाने, वाहतूक, लाऊडस्पीकर यांच्या ध्वनी पातळीवर कायदेशीर नियंत्रण आणणे आवश्यक आहे.

बहिरेपणाची लक्षणे

कामात लक्ष न लागणे, कुठल्याही प्रसंगात किंवा जबाबदारीच्या कार्यात एकाग्रता न होणे, सतत चिडचिड, त्रागा करणे किंवा चिडखोरपणा वाढणे, थकवा येणे, तीव्र डोके दुखणे, झोप न लागणे हीच बहिरेपणाची लक्षणे असतात. अशा व्यक्तींना मोबाईल किंवा टेलिफोनवरचे बोलणे व्यवस्थित ऐकू येत नाही. त्यांना साधारणपणे टी.व्ही. किंवा रेडिओचा आवाज मोठा करून ऐकण्याची सवय असते. शिवाय इतर लोक आपल्याशी बोलताना ओरडून किंवा रागावून बोलतात असे त्यांना वाटत राहते.

- बाळाला ऐकू येते की नाही याचे निदान चार महिन्यांच्या दरम्यान होऊ शकते. त्यासाठी वेळेतच योग्य उपचार आणि प्रशिक्षण सुरू करावे लागते.

- बाळांचे कानाचे आजार लवकर बरे होतील यासाठी यासाठी योग्य उपचार करावेत, आवश्यक तेव्हा तज्ज्ञांचा सल्ला घ्यावा.

आवाजांचे ज्ञान होणे, म्हणजेच ऐकू येणे ही मानवाला मिळालेली एक विशेष देणगी आहे. आपण जर ती गमावली, तर परत मिळवणे महाकर्मकठीण काम असते. बहिरेपणावर प्रभावी उपचार नक्कीच आहेत. पण, उपचारांपेक्षा बहिरेपणा येऊच नये, यासाठी मोठ्या प्रमाणावर प्रयत्न व्हायला हवेत. योग्य ते प्रतिबंधक उपाय, ऐकीव उपायांऐवजी शास्त्रीय ज्ञानावर आधारलेले उपाय करणे, बहिरेपणाचे निदान लवकरात लवकर होणे अत्यंत आवश्यक बाब आहे.

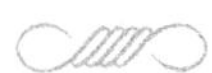

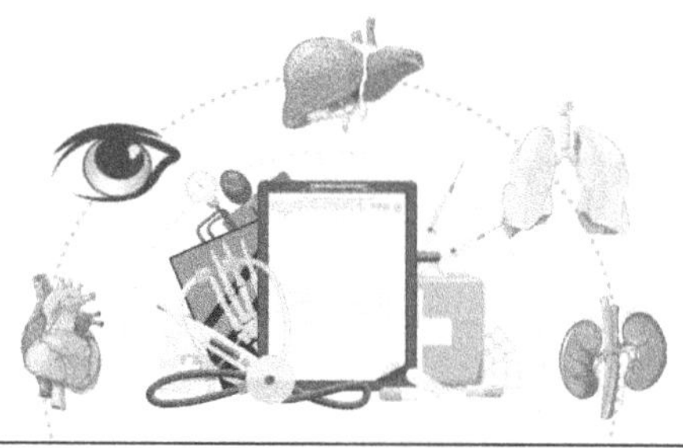

नाकावर 'टिच्चून' होणारे आजार

मराठी वाक्प्रचारात आणि साहित्य प्रकारात नाक हा अवयव पूर्वापारपासून 'नाक खुपसून' आहे. एखाद्या विरोधकासमोर त्याला डिवचणे म्हणजे 'नाकावर टिच्चून', एखाद्याला खूप छळून दमवणे म्हणजे 'नाकीनऊ आणणे', एखादी व्यक्ती रागावली की तिच्या 'नाकाचा शेंडा लाल' होतो. एखादी व्यक्ती दिसायला ठीक असेल तर 'नाकी-डोळी' नीटस असते. शहाजोगपणे बढाया मारणे म्हणजे 'नाकाने कांदे सोलणे', एखाद्याचा जाणून बुजून अपमान करणे म्हणजे 'नाक कापणे'. हरल्यावरही आपण जिंकण्याचा अविर्भाव आणणे म्हणजे 'पडलो तरी नाक वरती', एखाद्या उद्दाम व्यक्तीला कह्यात आणणे म्हणजे 'नाकात वेसण घालणे', जरबेने एखाद्याला चूक कबूल करायला लावणे म्हणजे 'नाक दाबून तोंड उघडणे'. एकंदरीत काय? तर नाक हा शरीराचाच नव्हे तर बोली भाषेतला एक अलंकारिक शब्द आहे.

नाक हे माणसाच्या चेहऱ्यावर मध्यभागी असलेले, शरीराच्या पाच ज्ञानेंद्रियांपैकी एक इंद्रिय आहे. गंधज्ञान आणि श्वासोच्छ्वास ही त्याची मुख्य कार्ये आहेत.

नाकाची रचना

- **नाकाचे हाड :** नाकाच्या शीर्षस्थानी असलेला कठीण भाग हाडाने बनलेला असतो. याला नेझल ब्रिज म्हणतात.

- **नाकातील केस आणि सिलिया :** नाकाच्या आतील बाजूस बारीक केस आणि केसांसारखेच सूक्ष्म तंतू (सिलिया) असतात. नाकात घाण आणि धुळीचे किंवा इतर बाह्य कण त्यात अडकतात. ते कण नाकपुडीकडे

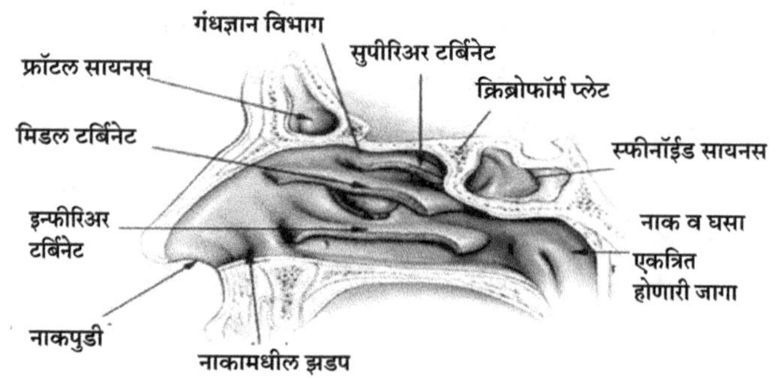

सरकतात आणि शिंक येऊन ते बाहेर टाकले जातात. कोणताही बाह्य पदार्थ, जीवजंतू, थंड हवा, तीव्र वास नाकाच्या अंतर्भागात आल्यास, या तंतूंच्या मुळाशी असलेल्या पेशीतून एक द्रव पदार्थ स्रवतो. याला म्युकस किंवा श्लेष्म म्हणतात.

- **नाकाच्या बाह्य भिंती :** नाकाचा बाह्य भाग कूर्चेने बनलेला असतो आणि त्वचेने आच्छादित असतो. या बाह्यभिंतीच्या अंतर्गत भागातून नाकाच्या आतील पोकळी आणि नाकपुड्या बनतात.

- **नाकाचा पडदा (सेप्टम) :** नाकाच्या मध्यभागी एक हाड आणि आणि मजबूत कुर्चेने बनलेला पडदा

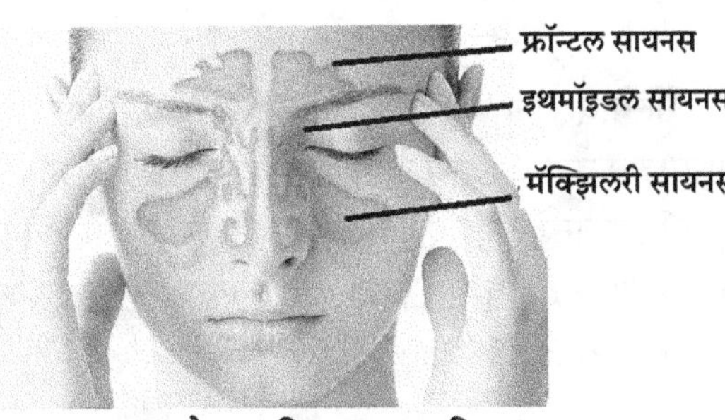

सायनसेस आणि सायनुसायटिस

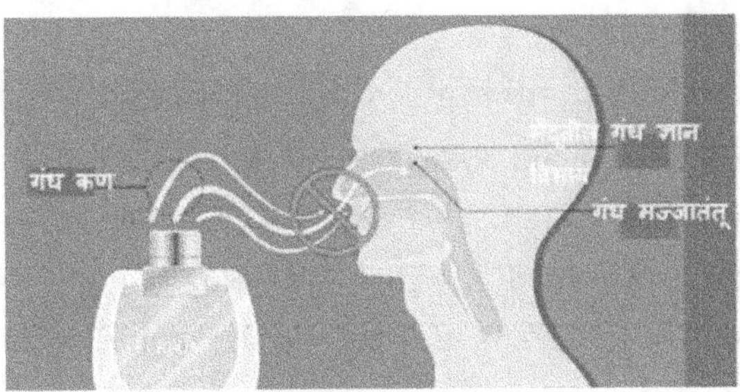

वास येण्याची प्रक्रिया

असतो. याला नेझल सेप्टम (Nasal Septum) म्हणतात. या हाडामुळे डावी आणि उजवी अशा दोन पोकळ्या बनतात.

- **नाकातील पोकळी :** नाकाच्या दोन्ही बाजूस आतील भागात दोन पोकळ्या असतात. त्यातून हवा आत येते आणि बाहेर जाते. नाकाची ही पोकळी मऊ त्वचेने आच्छादित असते. या त्वचेला म्युकस मेम्ब्रेन (Mucus Membrane) म्हणतात.

- **नाकपुडी :** हे चेहऱ्यावर असलेल्या पोकळ्यांची द्वारे असतात. फुगीर आकाराच्या नाकपुड्या कूर्चेने बनलेल्या असतात.

- **सायनस :** सायनस ही कवटीच्या हाडांमधील लहानशी हवेने भरलेली जागा असते. नाकाच्या दोन्ही पोकळ्यांशी ती जोडलेली असते. नाकाच्या आसपास असल्यामुळे त्यांना पॅरानेझल सायनसेस (Paranasal Sinuses) म्हणतात. सायनसेस कोणत्या हाडांमध्ये आहेत यावर त्याचे नाव दिले गेले आहे. गालाच्या हाडाला मॅक्झिलरी बोन म्हणतात, त्यामुळे त्यातल्या सायनसला मॅक्झिलरी सायनस (Maxillary Sinuses) म्हणतात. याचप्रमाणे इथमॉइड (Ethmoid), फ्रॉन्टल (Frontal), स्फीनॉईड (Sphenoid) अशी वेगवेगळी सायनसेस असतात.

- **टर्बिनेट्स (Turbinates):** नाकाच्या दोन्ही पोकळ्यांच्या बाजूने टर्बिनेट्सच्या तीन जोड्या असतात. तुमच्या नाकातील हे भाग तुम्ही श्वास घेतल्यानंतर हवेला उबदार आणि ओलसर करण्यास मदत करतात आणि त्याचप्रमाणे नाकातील द्रावाचा निचरा होण्यास मदत करतात.

- **गंध मज्जापेशी :** नाकाच्या अंतःत्वचेच्या अंतर्गत भागात गंधज्ञान करून देणाऱ्या गंध संवेदनेच्या मज्जापेशी असतात. या पेशी वासाची जाणीव करून देण्यासाठी मेंदूशी संपर्क साधतात.

- **गंधज्ञान :** खरे तर कोणताही वास वायुरूप अवस्थेत, हवेत तरंगत असलेल्या अतिशय सूक्ष्म आणि अदृश्य असंख्य रेणू किंवा रसायनांच्या अवस्थेत असतो. हे रेणू नाकपुडीतून श्वासाद्वारे नाकाच्या पोकळीत जातात. नाकपुड्यांमध्ये गंधज्ञानाच्या मज्जापेशी असतात. त्या मेंदूतील ऑल्फॅक्टरी लोब नावाच्या मेंदूतील गंधज्ञान ओळखणाऱ्या भागाशी जोडलेल्या असतात. वासाचे रेणू नाकपुडीतून आत गेल्यावर गंधपेशींमध्ये विद्युतसंदेश निर्माण होऊन संदेशवाहक मज्जातंतूंद्वारे मेंदूकडे पोचवला जातो आणि आपल्याला गंधज्ञान होते. आपल्या दोन नाकपुड्यांद्वारे आपल्याला वास कोणत्या दिशेने येतो आहे हे समजू शकते. त्यामुळे आपल्याला अन्नाची चव घेण्यास मदत होते. म्हणूनच जेव्हा नाक बंद होते तेव्हा तोंडाला चव नसल्याची जाणीव होते. मेंदूचे ज्या भागात वासाचे संदेश जातात त्यांच्याकडून गंध स्मृतीमध्येही साठवला जातो. त्यामुळे ओळखीच्या वासाने जुन्या स्मृती जागृत होतात. काही वासांनी आनंद आणि प्रसन्नता येते, तर न आवडणाऱ्या वासाने मन अस्थिर होऊ शकते.

श्वसनसंस्था

नाक हा श्वसनसंस्थेचा भाग आहे. फुप्फुसातील हवा बाहेर गेल्यावर निर्माण होणाऱ्या कमी दाबामुळे नाकाद्वारे बाहेरची हवा आत ओढली जाते. या हवेत काही धुलीकण अथवा त्रासदायक पदार्थ असल्यास नाकाच्या पोकळीतील केसांमध्ये ते अडकतात. त्याचप्रमाणे हवेतून पसरणारे अनेक विषाणूजन्य आणि जिवाणूजन्य आजार आधी नाकात प्रवेश करतात. नंतर नाकातील म्युकस मेम्ब्रेन या अंतस्थ त्वचेतून शरीरात प्रवेश करतात. कोरोना, इन्फ्लुएन्झा अशा आजारांमध्ये नाकात संसर्ग होऊन सर्दी, शिंका, नाक चोंदणे असे त्रास दिसून येतात.

नाकासंबंधित आजार

- **ॲलर्जिक ऱ्हायनायटिस** (Allergic Rhinitis) : परागकण, धूलीकण, हवामान बदल, रानटी झुडपे अशा गोष्टींचे वावडे असल्यास नाकाच्या अंतस्थ त्वचेला सूज येते आणि सर्दी सुरू होते. या आजारात नाकाला व डोळ्यांना खाज सुटते, नाक गच्च होते किंवा वाहू लागते, डोके दुखते, नाकाला येणारा वास कमी होतो. याच बरोबर खोकला येणे, कानात दडे बसल्याची भावना होते, थकवा येतो. यासाठी ॲंटिॲलर्जिक औषधे घेणे, नाकात वापरायचे फवारे (नेझल स्प्रे) वापरणे, नाकाची स्वच्छता ठेवणे आणि ज्या गोष्टीची ॲलर्जी असेल त्या टाळणे आवश्यक असते.

- **नाकाच्या पडद्याची वक्रता (डीव्हिएटेड नेझल सेप्टम** Deviated Nasal Septum**)** : नाकाच्या पडद्याला बहुधा एका बाजूला वक्रता असतेच. दोन नाकपुड्यांना वेगळ्या करणारा हा पडदा हाड आणि कुर्चेने बनलेला असतो. वक्रतेचा त्रास होत असेल तरच त्यावर उपचार करावेत.

  अनेकदा जन्मजात कारणांनी किंवा नाकाला मार बसल्याने पडद्यात जास्त वक्रता येते. ही दोन प्रकारची असते. पहिल्या प्रकारात एका नाकपुडीत वक्रता जास्त येते आणि इंग्रजीतील 'सी' अक्षरासारखा बाक येतो. दुसऱ्यात दोन्ही नाकपुड्यांमध्ये बाक येऊन इंग्रजी 'एस' सारखा दिसतो. नाकाला जास्त वक्रता असेल तर श्वास घेताना अडथळा येतो. परिणामतः नाकाच्या त्या बाजूला असलेल्या सायनसमध्ये संसर्ग, घोरणे, नाकातून रक्त येणे, कानाचा पडदा आत ओढला जाणे, कानात पाणी होणे, तात्पुरता बहिरेपणा येणे अशा समस्या निर्माण होऊ शकतात.

  या आजारावर सेप्टोप्लास्टी (Septoplasty) आणि सबम्युकस रिसेक्शन (Submucus Resection) एसएमआर यापैकी एक शस्त्रक्रिया केली जाते. एसएमआरमध्ये कूर्चा आणि नाकाचे हाड पूर्णपणे काढले जाते. नाक बाहेरूनही वाकडे दिसत असेल तर सेप्टोप्लास्टीसोबत ऱ्हायनोप्लास्टीपण केली जाते.

- **सायनुसायटिस** : यामध्ये सर्दीमुळे, जंतुसंसर्गामुळे सायनसेसच्या आतील आवरणांना सूज येते. परिणामतः नाक वाहणे, कपाळ आणि डोके दुखणे, ताप येणे असे त्रास संभवतात. यामध्ये औषधोपचाराने पूर्ण बरे न झाल्यास शस्त्रक्रिया करून आतील द्राव काढावा लागतो. क्वचितप्रसंगी काही रुग्णांमध्ये सायनसेसचा

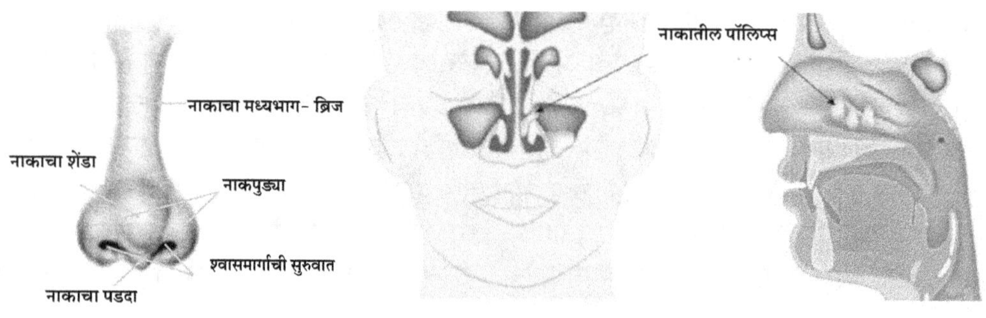

कर्करोगही झालेला आढळतो. यामध्ये गालाचे हाड, तोंडातील टाळू आणि जबड्याचा भाग काढला जातो. याला मॅक्झिलेक्टॉमी (Maxillectomy) म्हणतात.

- **नाक आणि सायनस पॉलीप्स :** नाकातील आणि सायनसमधील अस्तरावर सूज येऊन, नाकाच्या आतील पोकळीत काही गुठळ्या तयार होतात. त्याला पॉलिप म्हणतात. याची लक्षणे म्हणजे,

अ) चव किंवा वास न येणे

ब) वरचा जबडा आणि चेहऱ्याला वेदना जाणवणे.

क) घोरणे

ड) नाक सतत वाहणे

यावर औषधोपचार करून ठीक न वाटल्यास शस्त्रक्रिया करून पॉलिप्स काढली जातात.

- **नेझल ऑब्स्ट्रक्शन :** यामध्ये नाक सतत बंद राहून श्वास घेता येत नाही आणि श्वास घेताना त्रास होतो. सेप्टमला बाक येणे, अपघात, अॅलर्जी अशा कारणांनी हे घडते. नाकातील सेप्टम (विभाजक पडदा) एका बाजूस वाढल्याने नाकातील पोकळ्या असमान आकाराच्या बनतात. त्यात एका बाजूची पोकळी दुसऱ्या बाजूपेक्षा मोठी बनते. ही स्थिती आघात किंवा इतर कोणत्याही कारणामुळे होऊ शकते. क्वचित प्रसंगी एखादी बाह्य वस्तू (फॉरीन बॉडी) नाकात अडकल्यासही हा त्रास होऊ शकतो.

- **नाकातून रक्त येणे (घोळणा फुटणे) :** यात नाकाच्या पुढच्या भागातल्या नाजूक रक्तवाहिन्या (केशवाहिन्यांचे जाळे) बाह्य उष्णतेने फुगून फुटतात आणि रक्तस्राव होतो. काही वेळेस उच्च रक्तदाब किंवा रक्ताच्या कर्करोगातदेखील घोळणा फुटतो. हा त्रास पुनःपुन्हा होत असल्यास योग्य तज्ज्ञास दाखवावे.

- **प्रथमोपचार :** रक्तस्राव होत असताना हालचाल न करता, डोके पुढे झुकवून बसून राहावे. यामुळे रक्त गिळले जाणार नाही.

१. अॅड्रीनॅलिन स्प्रेचा नाकात फवारा उडवल्यास रक्तवाहिन्या आकुंचन पावून रक्तस्राव थांबतो. पाच मिनिटांनी पुन्हा एकदा फवारा मारावा. उच्च रक्तदाबाच्या रुग्णांमध्ये अॅड्रीनॅलिन स्प्रे वापरू नये.

२. नाकाचा पुढचा भाग हाताच्या बोटाने पाच मिनिटे, अजिबात सैल न करता दाबून धरल्यास रक्तवाहिन्यांतून रक्त येणे बंद होते.

३. नाक आणि चेहऱ्यावर थंड पाणी किंवा बर्फ लावल्याने रक्तवाहिन्या आकुंचन पावून रक्तस्राव थांबू शकतो.

४. रक्तस्राव थांबल्यावर उशी घेऊन उताणे झोपावे.

- **वास न येणे (अॅनॉस्मिया (Anosmia)) :** यामध्ये वास येण्याची संवेदना अंशतः किंवा पूर्णपणे नाहीशी होते. त्यामुळे अॅनॉस्मिया ही तात्पुरती किंवा कायमची स्थिती असू शकते. नाकातील अंतस्थ त्वचेला सूज येते किंवा इजा होते, अशा वेळेस हा त्रास होतो. उदाहरणार्थ, तीव्र सर्दी, सायनस संसर्ग. कोरोनाच्या विषाणूच्या संसर्गामुळे अनेक रुग्णांना हा त्रास झाल्याचे सर्वांना विदित आहेच. या आजारावर तसा उपचार काहीही नाही. ६ ते ८ आठवड्यात अनेकांना पुन्हा वास येऊ लागतो.

- **कॉस्मेटिक शस्त्रक्रिया :** नाकाच्या रचनेमध्ये जन्मजात विकृती असल्यास, अपघातामुळे नाकाला इजा होऊन त्याच्या रचनेत बिघाड झाल्यास नाकावर कॉस्मेटिक शस्त्रक्रिया केल्या जातात. आजमितीला सौंदर्य खुलविण्यासाठी नाकाचा आकार बदलण्याच्या शस्त्रक्रिया मोठ्या प्रमाणात केल्या जातात.

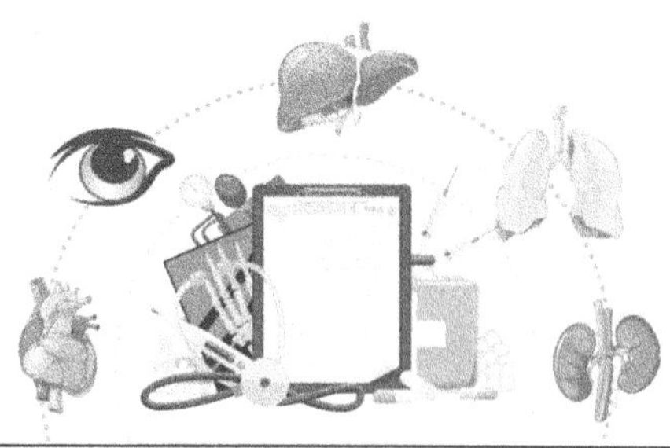

मौखिक संस्था : रचना आणि कार्ये

हास्य म्हणजे जीवनातल्या आनंदाचा स्रोत असतो. लहानग्या बाळाचे हसणे आपली दुःखे क्षणात विसरायला लावते. सुंदर तरुणीचे सुहास्य तिच्या सौंदर्यात अधिकच भर टाकते. हास्यप्रसंगात सामील झाल्याने जीवनातले ताणतणाव सैलावतात. स्मितवदनाने मोठ्या आपत्ती हलक्या होतात. हास्य जरी हृदयातून फुलत असले तरी निरोगी हास्य निरोगी जीवाणूरहित अन् चांगल्या दंतपक्ती असलेल्या मुखातूनच फुलते. सुंदर दिसण्यासाठी बहुसंख्य जण शारीरिक स्वच्छता, शारीरिक सौंदर्याची निगा राखताना दिसतात, परंतु आपले मुख म्हणजे आपल्या शरीराच्या आरोग्याचे प्रतिबिंब असते, याविषयी मात्र अनेक जण अनभिज्ञ असतात.

आपल्या शारीरिक आणि मौखिक आरोग्याचा निश्चित परस्परसंबंध असतो. मौखिक अनारोग्याचे आपल्या शरीरावर दुष्परिणाम होत असल्याचे निष्कर्ष अनेक व्यापक अभ्यासातून सिद्ध झाले आहेत. तोंड किंवा मुख ही मानवी कवटीमध्ये असालेली अंडाकृती पोकळी असते. मुखाची सुरुवात ओठांपासून सुरू होते आणि घशात संपते. श्वास घेणे, बोलणे आणि अन्न पचवणे अशी अनेक महत्त्वाची शारीरिक कार्ये तोंडाद्वारे केली जातात.

तोंडाची रचना

मानवी मुखाला शरीररचना शास्त्रात मुखाची पोकळी (ओरल कॅव्हिटी) असेही संबोधले जाते. कवटीमधील हे द्वार अन्न आणि हवेला शरीरात प्रवेश करू देते. तोंडाची पोकळी ओठांपासून सुरू होते आणि घशात संपते. घशाला घशाची पोकळी असेही संबोधले जाते. अन्ननलिका आणि स्वरयंत्राला जोडणारा हा मार्ग असतो. तोंड आणि घशाचे भाग खालीलप्रमाणे असतात-

- **ओठ :** तोंडाच्या पोकळीच्या प्रवेशद्वारावर स्थित स्नायूंनी बनलेला अवयव.
- **गाल :** याचे आतील अस्तर नरम, गुलाबी ऊर्तींनी ब्युकल म्युकोझा (bucal mucosa) तयार होते.
- **टाळू :** कडक आणि मऊ टाळू तोंडाचे छप्पर बनवते, टाळूमुळे तोंडाची पोकळी आणि अनुनासिक पोकळी विभागल्या जातात.
- **तोंडाचे व्हेस्टिब्यूल (Vestibule) :** ओठ, गाल, दात आणि हिरड्यांमधील मोकळी जागा.
- **जीभ :** स्वाद कळ्या असलेला एक मजबूत स्नायू, ज्याच्यावर स्वाद कळ्यांचे (टेस्ट बड्स) संवेदनशील उंचवटे (पॅपिले) असतात.
- **हिरड्या :** तंतुमय आणि दाट उती, यामुळे तोंडाच्या आत दात सुरक्षित राहतात.
- **दात :** सरासरी प्रौढ व्यक्तीला ३२ दात असतात. अन्नाचे चर्वण करून अन्नपचनास मदत करतात.
- **लाळ ग्रंथी :** लाळ ग्रंथींच्या तीन जोड्या लाळ तयार करतात, ज्यामुळे तोंडाचा काही भाग ओलसर राहतो.
- **पडजीभ (युव्हुला) :** मऊ टाळूमध्ये घशाच्या मागील बाजूस लटकणारा उतींनी बनलेला मांसल भाग.

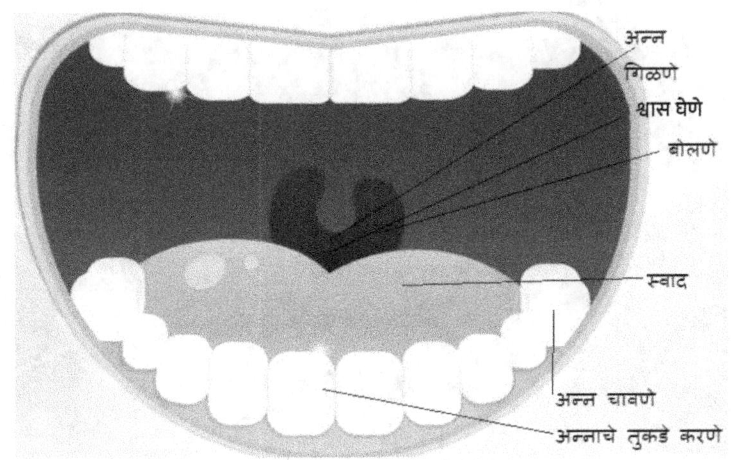

टाळूच्या मागील बाजूस लटकलेला हा मांसल तुकडा तोंडातून अन्न घशात नेण्यास मदत करतो.

घशाच्या शरीररचनेत खालील गोष्टींचा समावेश होतो

- **नेझोफॅरिंक्स (Nasopharynx)** : घशाचा वरचा भाग. हा अनुनासिक पोकळीशी जोडलेला असतो आणि हवेला पुढे जाण्यास अनुमती देतो.
- **ओरोफॅरिंक्स (Oropharynx)** : घशाचा मध्य भाग. हे मौखिक पोकळीशी जोडलेले आहे आणि हवा, द्रव आणि अन्न जाऊ देण्यास अनुमती देते.
- **घशाची पोकळी** : घशाचा खालचा भाग. हा फुफ्फुसात हवा आणि अन्न अन्ननलिकेत जाऊ देतो.
- **टॉन्सिल्स** : घशाच्या मागील बाजूस तीन संच असतात. टॉन्सिल्स जीवाणू आणि जंतूंना शरीरात जाण्यापासून रोखतात.
- **सेन्सरी रिसेप्टर्स (Sensory Receptors)**: हे तोंडात असलेले संवेदना ग्रहण करणारे मज्जातंतू असतात. त्यामुळे अन्न आणि पेयांचे तापमान आणि पोत समजण्यात मदत होते.
- **स्वाद कळ्या**: या पेशी चव (गोड, खारट, आंबट आणि कडू) जाणून घेण्यास मदत करतात.
- **निरोगी तोंड** : निरोगी तोंडातील ऊती गुलाबी, टणक आणि ओलसर असतात. तोंड निरोगी असल्यास, श्वासाला कोणताही वास येत नाही. निरोगी हिरड्या टणक आणि गुलाबी असतात, लाल किंवा पांढऱ्या नसतात. त्यांच्यावर सूज किंवा जखमा, चट्टे नसतात. निरोगी दात हिरड्यांमध्ये घट्ट असतात, ते सळसळत किंवा हलत नाहीत. अन्न योग्य प्रकारे चावून खाताना किंवा दात घासताना निरोगी दातांना इजा होत नाही. निरोगी तोंडाला कोणतेही अडथळे, मांसल वाढ, दातांमध्ये फटी किंवा गाल आणि हिरड्यांवर ठिपके, व्रण नसतात. निरोगी तोंडात ऊती ओलसर, गुलाबी, गंधमुक्त आणि वेदनारहित असतात. दात घासणे, फ्लॉस करणे आणि दंतचिकित्सकाचा वेळोवेळी सल्ला घेणे यामुळे आपले तोंड निरोगी राहू शकते.

तोंडाचे कार्य

खाणे आणि पिणे यासारख्या अनेक शारीरिक प्रक्रियांसाठी तोंडाचे कार्य आवश्यक असते.

- खाण्यासाठी अन्नाचा घास घेतल्यावर ओठ आणि गालांमुळे ते तोंडात राहते. त्यामुळे अन्न चावता तसेच चघळता येते.

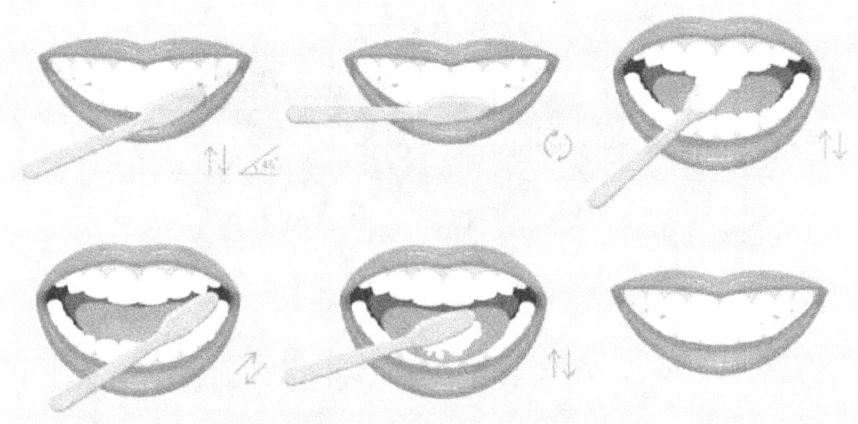

दात ब्रश करण्याची योग्य पद्धत

- ओठांमध्ये संवेदी ग्रहण केंद्रे (सेन्सरी रिसेप्टर्स) असतात, त्यामुळे अन्न किंवा द्रवपदार्थांचे तापमान आणि पोत जाणून घेता येतो.
- दातांचा वापर अन्नाचे चर्वण करून त्याचे छोट्या आणि बारीक कणांमध्ये रूपांतर करण्यात होतो. त्यामुळे अन्न गिळायला सोपे जाते आणि पुढील पचनक्रियेसाठी योग्य बनते.
- जीभ तोंडातील अन्नाभोवती फिरते आणि अन्नाच्या चवीची जाणीव होते.
- टाळू आणि युव्हुला यांच्यामुळे अन्नाचा घास नाकाच्या पोकळीत जाण्यापासून रोखून धरला जातो आणि त्यामुळे घास गिळण्यास मदत होते.
- **बोलणे :** तोंडाचे आणखी एक महत्त्वाचे कार्य म्हणजे बोलणे. आवाज किंवा शब्द हे ओठ, जीभ आणि दात यांच्या हालचाली आणि वायुप्रवाहातून तयार होतात.
- **श्वसन :** श्वासोच्छ्वासाच्या क्रियेत तोंड महत्त्वपूर्ण भूमिका बजावते. हवा तोंडातून किंवा नाकातून आत घेतली जाते आणि घशातून खाली श्वासनलिकेकडे (ब्रॉन्कस) जाते.

तोंडाचे सर्वसामान्य आजार

- तोंडाला दुर्गंधी येणे (हॅलिटोसिस).
- जन्मजात ओठ आणि टाळू दुभंगलेले असणे (क्लेफ्ट लिप्स, क्लेफ्ट पॅलेट).
- **तोंड येणे :** तोंडातील अंतःत्वचेला सूज, फोड, जंतुसंसर्ग किंवा जखम होणे.
- कोरडे तोंड (झेरोस्टोमिया).
- **ओरल थ्रश :** तोंडात बुरशीजन्य संसर्ग होणे.
- तोंडाचा कर्करोग.
- **जिभेचे विकार :** यात जिभेवर तडे असणे (क्रॅक), जिभेवर काळा रंग असणे, त्यावर अन्नातील किटण चढून अस्वच्छ थर निर्माण होणे, जिभेचा पृष्ठभाग विकृत असणे, जिभेला चावताना किंवा अपघातामुळे दुखापत होणे.
- **दातांचे विकार :** दातांवर किटण जमा होणे (डेंटल प्लाक), दातात पोकळी निर्माण होणे (कॅव्हिटी), दात तुटणे; दात, दाढा, उपदाढा, अक्कल दाढा वाकड्या असणे.

- **हिरड्यांच्या समस्या :** हिरड्या सुजणे, त्यात पू होणे, हिरड्यांसमवेत दातांना सूज येऊन त्यात जंतूसंसर्ग होणे (पेरिओडोन्टायटिस).
- **संभाषण समस्या :** तोंडातील अवयवांच्या जन्मजात समस्यांमुळे संभाषण समस्या निर्माण होणे, बोबडे बोलणे.

मौखिक आरोग्याची काळजी

मौखिक आरोग्यासाठी स्वच्छता, नियमित दंत तपासणी आणि निरोगी जीवनशैलीमुळे दात, हिरड्या आणि तोंड निरोगी राहू शकते. त्यासाठी…

- धूम्रपान आणि तंबाखू चघळणे टाळावे.
- सतत चहा आणि कॉफीसारखी अतिशय गरम, तसेच थंड पेये, बर्फ, आईस्क्रीमसारख्या गोष्टी टाळाव्यात.
- शर्करायुक्त पदार्थ आणि पेये टाळावीत.
- कोणतेही अन्न ग्रहण केल्यावर चूळ भरून तोंड स्वच्छ करावे.
- दिवसातून दोनदा दात, जीभ आणि तोंड ब्रश करावे.
- फ्लोराईड असलेली टूथपेस्ट वापरावी.
- भरपूर पाणी प्यावे.
- जास्त साखर टाळून आरोग्यदायी अन्नपदार्थ असलेला आहार घ्यावा.
- दिवसातून एकदा दातांमध्ये फ्लॉस करावे.
- दात अकारण कोरू नयेत.
- वर्षातून दोनदा दंतवैद्याला भेट द्यावी.

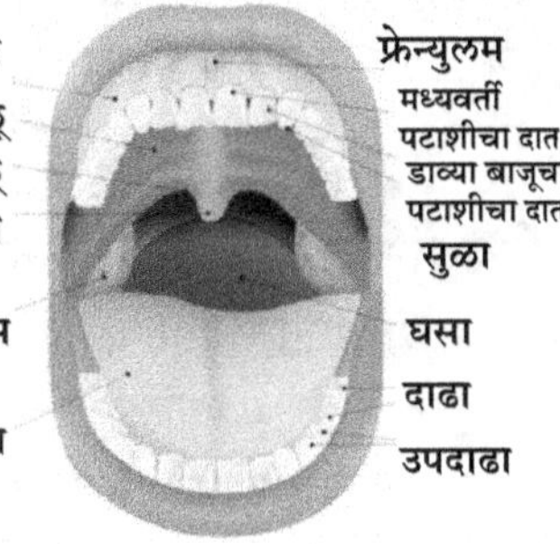

तोंडासंबंधी खालीलपैकी कोणतीही लक्षणे आढळल्यास डॉक्टरांचा किंवा दंतचिकित्सकाचा सल्ला घ्यावा…

- सतत तोंड येणे, तोंडात फोड किंवा जखमा होणे, त्या लवकर बऱ्या न होणे किंवा सतत पुन:पुन्हा उद्भवणे.
- दातांमध्ये कळ येणे किंवा तीव्र वेदना होणे.
- दातातून वारंवार रक्तस्राव होणे.
- दात आणि हिरड्यांमध्ये फटी निर्माण होणे.
- तोंडाला उग्र वास किंवा दुर्गंधी येणे.
- कायमचे दात सैल होणे, हलणे.
- तोंडाला सतत कोरड पडणे.

मौखिक अनारोग्याचे आपल्या शरीरावर दुष्परिणाम होत असल्याचे निष्कर्ष व्यापक अभ्यासातून सिद्ध झाले आहेत. दात किडणे, हिरड्यांच्या आजारांमुळे शरीरात इतर अनेक विकार विकोपास जातात. अगदी गर्भधारणेवरही प्रतिकूल परिणाम करतात. मौखिक आरोग्य योग्य राखले नाही, तर मधुमेह, हृदयविकार, श्वसनविकार आदी विकारही विकोपाला जाऊ शकतात. अनेक विकारांची लक्षणे रुग्णाच्या मुखात दिसू लागतात. त्यामुळे मौखिक आरोग्य राखणे, नितांत गरजेचे आहे.

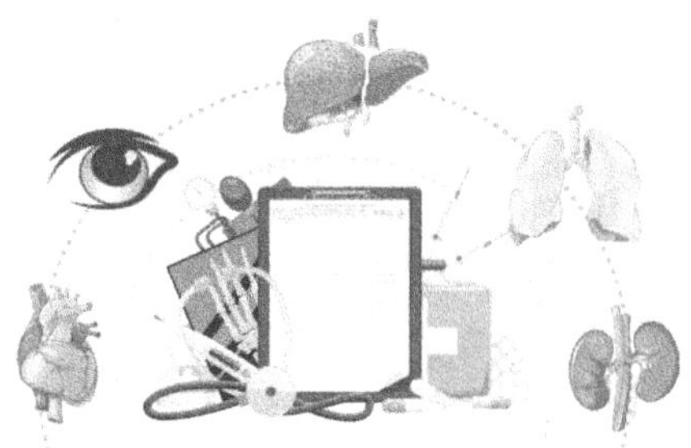

शुद्ध मुखापोटी, फळे रसाळ गोमटी

कोणीही डॉक्टर जेव्हा रुग्णाची वैद्यकीय तपासणी करतात, तेव्हा त्याला 'आ' करायला सांगतात. कारण मुखाच्या या तपासणीत रुग्णाच्या अनेक आजारांची प्राथमिक कल्पना येऊ शकते. याचे कारण म्हणजे बिघडलेले मौखिक आरोग्य हे कित्येक आजारांना कारणीभूत ठरू शकते, एवढेच नव्हे तर आपल्या शरीरातील इतर आजारांची लक्षणे तोंडाच्या तपासणीत डॉक्टरांना सापडतात. म्हणजे एका दृष्टीने रुग्णाने उघडलेल्या मुखात त्याची तपासणी करणाऱ्या डॉक्टरांना त्याच्या आजाराचे 'विश्वरूप दर्शन' घडू शकते.

मौखिक आणि शारीरिक आरोग्यसंबंध

आपल्या शरीरातील इतर बऱ्याच अवयवांप्रमाणे, आपल्या तोंडातदेखील असंख्य प्रकारचे जिवाणू असतात. दात, हिरड्या, जीभ, गालांची आतील त्वचा, टॉन्सिल्स, घसा या सर्व ठिकाणी वेगवेगळ्या प्रकारच्या जंतूंची एकप्रकारे वस्तीच असते. मात्र यातील बरेच जिवाणू तसे निरुपद्रवी असतात. दैनंदिन स्वच्छतेमध्ये रोजच्या रोज सकाळी उठल्यावर आणि रात्री झोपताना दात व्यवस्थितपणे घासले, तर या जंतूंची संख्या नियंत्रणात राहते. साहजिकच जर मौखिक आरोग्याकडे दुर्लक्ष केले आणि दात रोज नीटपणे स्वच्छ केले नाहीत, तर या जंतूंची संख्या अमर्याद वाढून मौखिक आरोग्य बिघडून जाते. साहजिकच दात किडणे, हिरड्या सुजणे असे विकार सुरू होतात.

औषधे

आपल्या तोंडात नित्यनेमाने लाळ पाझरत असते. या लाळेमुळे अन्नातील काही घटकांचे पचन होते, आणि खाल्लेल्या घासाला द्रवरूप येऊन ते घशाकडे सरकवले जाते. तोंडातील जिवाणू विशिष्ट प्रकारची आम्ले निर्माण करतात. त्यांचा दातांवर परिणाम होऊन दातावरील वेष्टण कमकुवत होते. लाळेमुळे या आम्लांचे निष्क्रियीकरण होते.

वैद्यकीय औषधोपचारांमध्ये काही औषधांचा परिणाम होऊन आपल्या तोंडात स्रवणारी लाळ कमी होते. यामध्ये सर्दीची औषधे, वेदनाशामक औषधे, खाज किंवा ॲलर्जीसाठी वापरली जाणारी औषधे, मूत्राचे प्रमाण वाढवणारी डाययुरेटिक्स, नैराश्यावरील औषधे इत्यादींचा समावेश होतो.

दातांचे गंभीर आजार

मधुमेह, एचआयव्ही अशा आजारांमध्ये रुग्णांची रोगप्रतिकारक शक्ती खूप कमी झालेली असते. अशा व्यक्तींमध्ये तोंडातील जंतूंमुळे दातांवर कमालीची सूज येते आणि दात, हिरड्या खूप जास्त सुजतात. पेरीओडोंटायटीस (Periodontitis) नावाचा एक गंभीर त्रास उद्भवतो. या त्रासामधून काही दीर्घ स्वरूपाचे इतर गंभीर शारीरिक

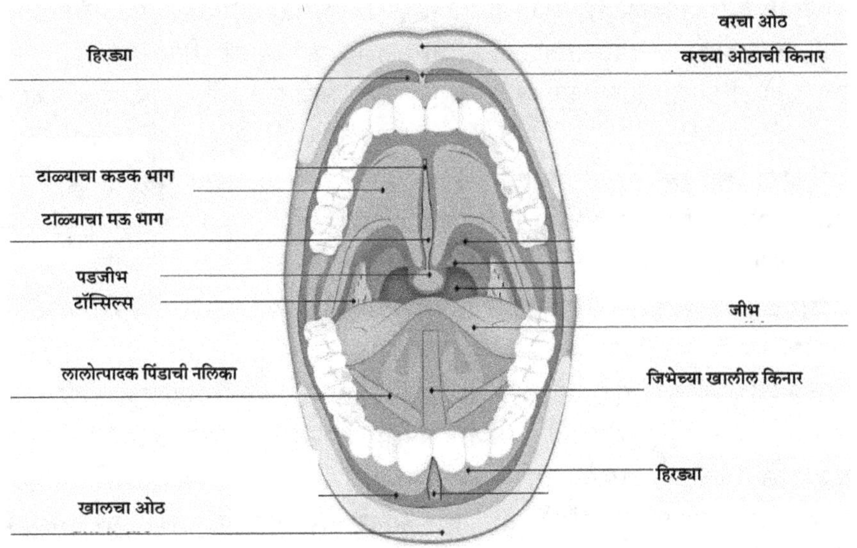

आजार निर्माण होतात. मौखिक आरोग्यातील त्रुटी आपल्या शरीरात कित्येक गंभीर आजारांना निमंत्रण देतात.

- **एंडोकार्डायटीस (Endocarditis) :** दातांची निगा नीट न राखल्याने तोंडात जे जंतू आणि अन्य जिवाणू निर्माण होतात, ते लाळेसमवेत किंवा अन्नाच्या घासासमावेत पोटात जातात. तिथून ते रक्तात पसरतात. रक्ताभिसरणाच्या क्रियेद्वारे ते हृदयातून जातात. अशावेळेस हृदयाच्या आतील आवरणाशी विशेषतः हृदयातील झडपांशी त्यांचा संपर्क येतो. त्याठिकाणी या जंतूंची अमर्याद वाढ होऊन जंतूंचे गठ्ठे तयार होतात. त्यामुळे त्या आवरणाला सूज येते आणि 'बॅक्टेरियल एंडोकार्डायटीस' (Bacterial Endocarditis) नावाचा गंभीर हृदयविकार होतो. यामध्ये रुग्णांच्या स्पंदनावर तर परिणाम होतोच पण हृदयाच्या झडपा निकामी होऊ शकतात.

याच कारणाने हृदयावरील शस्त्रक्रियेआधी रुग्णाच्या मौखिक आरोग्याची तपासणी करून त्यात असे काही जंतुसंसर्ग आढळल्यास त्याचा उपचार अगोदर करून घ्यावा लागतो.

- **अर्धांगवायू :** तसे पाहायला गेल्यास अर्धांगवायू किंवा लकवा होण्याची अनेक कारणे आहेत. पण रक्तवाहिन्या अरुंद होणे आणि रक्तातील पेशींच्या गुठळ्या निर्माण होणे, या दोन महत्त्वाच्या गोष्टी यासाठी कारणीभूत ठरतात. दातातील अमर्याद जंतुसंसर्ग सतत रक्तात जात राहिला, तर त्याचा रक्तवाहिन्यांवर परिणाम होऊन त्यांचा आतील व्यास कमी होतो आणि त्या अरुंद होतात. त्याचप्रमाणे रक्तातील जंतू रक्तपेशींच्या गुठळ्या निर्माण होण्यास कारणीभूत ठरतात. या दोन्ही कारणांचा परिणाम म्हणून दातांचे आरोग्य खूप बिघडलेले असल्यास त्या व्यक्तीला अर्धांगवायूचा त्रास होण्याची भीती असते.

- **गर्भधारणा आणि प्रसूती :** मातांमधील दातांच्या जंतुसंसर्गामुळे अपुऱ्या दिवसात प्रसूती होणे, तसेच बाळ कमी वजनाचे जन्मणे असे त्रास होऊ शकतात.

- **मधुमेह :** दातांची निगा न राखल्याने जंतू क्षय होऊन दात खराब झालेले असतात, अशा रुग्णांचा मधुमेह आटोक्यात येण्यास त्रास होतो. त्यांच्या उपचारात दातांचे आरोग्य सुधारल्यास मधुमेह नियंत्रण होऊ शकते. मात्र अनियंत्रित मधुमेह असलेल्या रुग्णांमध्ये दातांचे असे आजार सातत्याने होत राहतात. मधुमेह नसलेल्या व्यक्तीपेक्षा मधुमेही व्यक्तींना होणारे जंतुसंसर्ग आटोक्यात आणणे थोडे जिकिरीचे असते.

- **फुप्फुसाचे आजार :** सीओपीडी या आजारात फुप्फुसांची क्षमता खूप कमी होते आणि सतत जंतुसंसर्ग होऊन खोकला येतो, तीव्र दम लागतो. हा आजार, तसेच फुप्फुसाला रोगजंतूमुळे सूज येऊन होणारा न्युमोनिया हे दोन्ही आजार होण्याच्या इतर कारणांबरोबर बिघडलेले मौखिक आरोग्यसुद्धा कारणीभूत ठरते.

- **दातांच्या अनारोग्यामुळे होणारे आजार :** किडलेले दात, दातांच्या मुळाशी झालेले जंतुसंसर्ग, सुजलेल्या हिरड्या आणि त्यातून होणारा रक्तस्राव तोंडावाटे पोटात आणि सर्व शरीरात जाऊन विविध प्रकारचे जंतूसंसर्ग निर्माण होतात.

- **इतर आजार :** मौखिक आरोग्य उत्तम नसल्यास भुकेच्या आणि अन्नपचनाच्या तक्रारी वाढल्याचे लक्षात येते. संधिवातामधील सांध्यांच्या वेदना आणि सूज वाढते.

- **कर्करोग :** डोके आणि मानेच्या भागात होणाऱ्या कर्करोगांचा संबंध बिघडलेल्या मौखिक आरोग्याशी आढळून येतो. नुकत्याच झालेल्या एका संशोधनानुसार, अनेक रुग्णांमध्ये अन्ननलिकेच्या कर्करोगाचा संबंध तोंडातील रोगजंतूंशी असतो, असे निदर्शनास आले आहे. तसेच पाश्चात्त्य देशातील संशोधनात मौखिक संभोगामुळे 'एचपीव्ही' विषाणूची बाधा होऊन तोंडाचे आणि अन्ननलिकेचे कर्करोग होतात असेही सिद्ध झाले आहे.

सतत तोंडाला कोरड पडणाऱ्या 'स्यॉग्रेन्स सिंड्रोम'चाही प्रादुर्भाव होताना दिसून येतो.

- **तोंडाचा वास :** मौखिक आरोग्य बिघडल्यावर तोंडाला आणि उच्छ्वासामध्ये दुर्गंध येतो. मात्र त्यासाठी मुखाच्या आरोग्याची तपासणी करून योग्य ती औषधे घ्यावी लागतात. केवळ 'माउथ फ्रेशनर्स' वापरून तो जात नाही. तोंडाला येणाऱ्या दुर्गंधीला नाक, घसा आणि श्वसनसंस्थेचे जंतुसंसर्गसुद्धा कारणीभूत असतात.

प्रतिबंधक उपाय

मौखिक आरोग्य जपण्यासाठी आरोग्यासंबंधित काही मूलभूत गोष्टी पाळाव्या लागतात.

- सकाळी उठल्यावर आणि रात्री झोपण्यापूर्वी दात स्वच्छ करणे गरजेचे असते. यासाठी शक्यतो फ्लुओराईड टूथपेस्ट वापरावी.

- दात साफ करताना आरोग्यशास्त्रामध्ये वर्णिलेली दात घासण्याची आदर्श पद्धत वापरावी.

- दातांमधील फटीत अडकलेले अन्नकण 'फ्लॉस' वापरून काढावेत.

- चौरस आहार असावा आणि दोन जेवणांमध्ये अरबट चरबट खाऊ नये.

- दात स्वच्छ करण्याचा ब्रश दर दोन ते तीन महिन्यांनी बदलावा. ब्रिसल (टूथब्रशचे केस) वेडेवाकडे झालेले किंवा कडक झालेले ब्रश दीर्घकाळ वापरू नये.

- दातांवर कीटण निर्माण होऊ लागल्यास, दात दुखल्यास, हिरड्या सुजल्यास किंवा दातांसंबंधी काहीही तक्रार निर्माण झाल्यास, दातांच्या डॉक्टरांकडे वेळच्यावेळी जाऊन दाताच्या आरोग्याची खात्री करून घ्यावी. त्यात काही दोष आढळल्यास त्वरित उपचार घ्यावेत.

- तंबाखू आणि तंबाखूजन्य पदार्थांचे सेवन, पान खाणे, खूप उष्ण किंवा कमालीची थंड पेये टाळावीत.

- काहीही खाल्ल्यावर चुळा भराव्यात. त्यासाठी वापरण्याची औषधे डॉक्टरांच्या सल्ल्याने घ्यावीत.

- मौखिक आरोग्य चांगले राखण्यासाठी या सर्व गोष्टी मुलांना अगदी लहानपणापासून, घरात आणि शाळेत शिकवल्या गेल्या पाहिजेत.

जीभ आणि शारीरिक आजार

मौखिक आरोग्य उत्तम राहण्यासाठी दातांबरोबर जिभेचे आरोग्यसुद्धा महत्त्वाचे असते. मौखिक आरोग्य बिघडल्यामुळे जिभेच्या आवरणाला सूज येऊन तोंड येते. त्या आवरणास जखमा होतात, त्यात पू निर्माण होऊ शकतो. जिभेच्या या जखमांत अन्य प्रकारचे जिवाणू, बुरशीजन्य जंतू निर्माण होतात. त्यामुळे सतत तोंड येणे हा मौखिक आरोग्य बिघडल्याचा मुख्य संकेत असतो. आपण काहीही खाल्ल्यावर जिभेवर त्याचा एक थर निर्माण होत असतो. हा थर रोजच्या रोज स्वच्छ न केल्यास त्यामध्ये जंतूसंसर्ग होऊन मौखिक आरोग्य बिघडते. मौखिक आरोग्यातील त्रुटींमुळे होणाऱ्या आजारात जिभेचे आरोग्य लक्षात घ्यावे लागेल. आपल्या शरीरावर होणाऱ्या रोजच्या मुखप्रक्षालनाच्या वेळेस दात घासल्यानंतर जीभसुद्धा स्वच्छ करणे आवश्यक असते.

अंगातील रक्त कोणत्याही कारणाने कमी झाल्यास, आहारातील जीवनसत्त्वे कमी पडल्यास, जिभेवरील आवरण लाल होते आणि तोंड येते. दीर्घकाळ असे तोंड येणे हे ॲनिमियाचे एक लक्षण असते.

जिभेचे इतर आजार

१. **क्रॉहन्स डिसीज** (Crohn's Disease) : या आजारात जिभेपासून गुद्द्वारापर्यंतच्या संपूर्ण अन्नपचनमार्गात जखमा होतात. साहजिकच जिभेवर असलेले अल्सर्स हे या आजाराचे निदान करताना महत्त्वाचे निरीक्षण ठरते.

२. **अल्सरेटिव्ह कोलायटीस** (Ulcerative Colitis) : या आजारात जिभेवरच्या जखमा, ओठांच्या कोपऱ्यामध्ये होणाऱ्या जखमा आणि सूज (अँग्युलर स्टोमॅटायटिस), त्यातून होणारा रक्तस्राव अशी लक्षणे आढळून येतात.

३. यकृताच्या आणि अन्य आजारांमध्ये **लायकेन प्लानस** (Lichen Planus) या नावाने ओळखल्या जाणाऱ्या जखमा जिभेवरही आढळून येतात.

४. रक्ताचा कर्करोग, लिम्फोमा (Lymphoma), मल्टिपल मायलोमा (Multiple Myeloma), सायक्लिक न्युट्रोपेनिया (Cyclic Neutropenia), रक्तपेशींच्या निर्मितीबाबत असलेल्या अशा अनेक आजारात जिभेवर जखमा होण्याचे प्रमाण आढळून येते.

५. विविध जीवनसत्त्वांचा विशेषतः 'ब' आणि 'क' जीवनसत्त्वांचा अभाव आणि लोह, झिंक अशा खनिजांची कमतरता शरीरात असल्यास तोंड येण्याचे प्रमाण वाढलेले आढळते.

आपले मौखिक आरोग्य म्हणजे आपल्या आरोग्याचा आरसा असतो. आपल्या शरीरातील कमतरता आणि आजार यांचे चित्र तोंडाच्या तपासणीत आढळून येत असते. पण त्याचबरोबर सर्वांगीण आरोग्यातील या महत्त्वाच्या गोष्टीकडे दुर्लक्ष केल्यास त्यामधून असंख्य प्रकारच्या व्याधी निर्माण होत असतात, हेदेखील ध्यानात ठेवायलाच हवे.

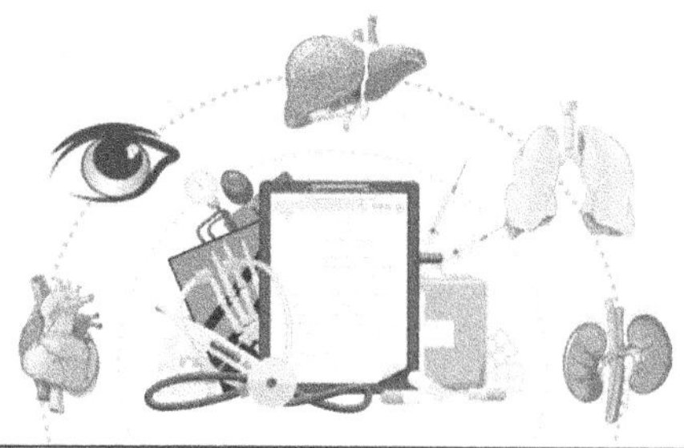

दातांची रचना, कार्ये आणि आजार

टेलिव्हिजनवर अनेकदा नामवंत सिनेनट्यांच्या किंवा नटांच्या मुलाखती होत असतात. त्या वेळेस त्यांचे विलोभनीय स्मित मन आकर्षून घेते, त्यांचे व्यक्तित्व त्यांच्या हसण्यातून प्रकट होताना दिसते. कमालीचे स्वच्छ आणि चमकदार दात अनेकदा मन मोहून टाकतात. त्यांचे मोहक व्यक्तित्व सुंदर दंतपंक्तीमुळे अधिकच आकर्षक वाटते. त्या व्यक्तीने दाताकडे लक्ष दिले नसते, तर रंगवलेले ओठ आणि चेहऱ्यावरचा भारी मेकअपही फिका पडला असता. दात चमकदार, स्वच्छ पांढरेशुभ्र आणि निरोगी ठेवणे केवळ सौंदर्यासाठी नव्हे तर निरामय आरोग्यासाठीदेखील गरजेचे असतात. त्यासाठी दंतआरोग्याबद्दल प्राथमिक माहिती प्रत्येकाला असणे आवश्यक असते.

दातांची रचना

अक्कलदाढा धरून प्रौढ व्यक्तीस ३२ कायमचे दात असतात. पण सर्वसाधारणपणे प्रत्येक दाताचे दोन भाग असतात...

- क्राऊन
- रूट

क्राऊन म्हणजे दाताचा दर्शनी भाग, ज्याचे मूळ हिरडीमध्ये बसविलेले असते. दातांच्या एकूण लांबीपैकी दोन-तृतीयांश भाग दाताचे मूळ असते.

प्रत्येक दात हा जबड्याच्या हाडामध्ये पक्का बसवलेला असतो. एखादा वृक्ष जसा मातीतून उगवतो, तसा दात हाडातूनच उगवलेला असतो. झाडांप्रमाणेच त्याला मुळेही असतात. प्रत्येक दाताचा पृष्ठभाग आणि कडा वेगवेगळ्या असतात, कारण प्रत्येक प्रकारच्या दाताचे कार्य वेगळे असते.

- दाढांना अन्नाचे चर्वण करून ते दळण्यासाठी पसरट, खडबडीत शीर्ष असते.
- सुळे पदार्थात घुसण्यासाठी अणकुचीदार बनवलेले असतात. अन्नपदार्थांचा पृष्ठभाग एकप्रकारे फाडून काढण्यासाठी त्याचा उपयोग होतो.
- पुढच्या पटाशीच्या दातांना कुऱ्हाडीप्रमाणे कडा असतात, त्यामुळे अन्नपदार्थांचे तुकडे करता येतात.
- खालचा आणि वरचा जबडा मिळून अडकित्त्यासारखी रचना असते. अडकित्त्याच्या सांध्यामधील कोनामुळे चर्वणक्रियेमध्ये जोर निर्माण होते. यामध्ये गालामधील जबड्याच्या स्नायूंचा वापर होतो.

दात आणि जबड्याचे हे काम अन्न तोडणे, फोडणे, दळणे या पद्धतीने होत राहते. जर तोंडाने हे काम नीट केले नाही, तर अपचन होऊ शकते. दाताचे कवच (एनॅमल) म्हणजे दाताचा बाह्यथर. तो अत्यंत कठीण असतो.

कवचाच्या आत थोडा कमी कठीण असा गरासारखा पदार्थ (पल्प) असतो. दाताच्या अंतर्भागात एक पोकळी असते. त्यात दाताच्या मुळापासून आलेल्या रक्तवाहिन्या आणि मज्जातंतू असतात. दातांची मुळे जबड्यात घट्ट

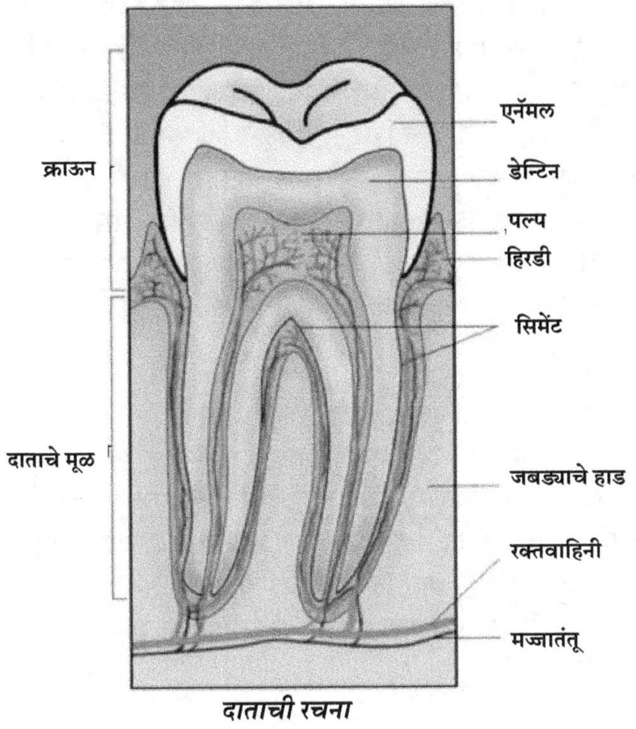

दाताची रचना

बसवलेली असतात. त्यावर गुलाबी रंगाच्या हिरड्यांचा थर असतो. दात आणि हिरड्या जर स्वच्छ व निरोगी ठेवल्या, तर दातांचे आयुष्य चांगले राहते. सामान्यपणे दातावर किटण चढून हिरड्यांचा ऱ्हास होतो. यामुळे दातांची मुळे उघडी पडत जातात. असे दात लवकर पडून जातात.

दात वेडेवाकडे असतील, तर ते सरळ करण्यासाठी दंतवैद्यकीय उपचार करावे लागतात. दातांची ठेवण व्यवस्थित असली, तरच दात उत्तम प्रकारे स्वच्छ करता येतात. दात नियमितपणे स्वच्छ ठेवले आणि त्यांची निगा ठेवली, तरच दात अधिक काळ टिकतात.

अंतर्गत रचना

- **एनॅमल (Enamel) :** हे दातावरील पांढरे कठीण आवरण असते. चावताना होऊ शकणारे दाताचे संभाव्य नुकसान टाळणे एनॅमलमुळेच शक्य होते.

- **डेन्टिन (Dentine) :** याद्वारे एनॅमलला आधार दिला जातो. हे पिवळसर रंगाचे असते, एनॅमलपेक्षा किंचित नरम असते आणि त्यामध्ये काही संवेदी मज्जातंतूही असतात. दातांचे आरोग्य बिघडल्यास या मज्जातंतूंद्वारे आपल्याला सूचना मिळते.

- **पल्प (Pulp) :** लगद्यासारखा हा पदार्थ दाताच्या मध्यभागी असतो. याच्या ऊती नरम असतात. त्यामध्ये रक्तवाहिन्या आणि रसवाहिन्या (लिम्फ व्हेसल्स) असतात. पल्पमधून दाताला पोषण मिळते आणि मेंदूकडे संवेदनांचे संदेश पाठवले जातात.

- **मूळ :** दाताच्या मुळाचा बराचसा भाग सिमेंटने झाकलेला असतो. जबड्याचे हाड आणि दात मुळाद्वारे एकत्र जोडले जातात. या दोहोंमध्ये 'पेरिओडोंटल लिगामेंट' (Periodontal Ligament) नावाचा

गादीसारखा मऊ थर असतो. दातांचा हा जोड बनवण्यामध्ये त्याचा उपयोग केलेला असतो.

तोंड हे पचनसंस्थेचे प्रवेशद्वार असल्यामुळे त्यातून जंतूंचाही प्रवेश होतो. तोंडाचे आरोग्य, एकूण आरोग्याच्या दृष्टीने महत्त्वाचे असते. त्यामुळेच दात, हिरड्या, तोंड यांसाठी डेंटिस्ट्री ही स्वतंत्र वैद्यकीय शाखा आहे.

खराब झालेले दात, किडलेले दात, दातावरचे किटण, सुजलेल्या हिरड्या, हिरड्यांची झिजून उघडी झालेली दातांची मुळे वगैरे अनेक विकार असतात. मुलांमध्येदेखील दातांचे अनेक आजार दिसून येतात. मागच्या पिढीच्या लोकांमध्ये दात-हिरड्यांचे आजार मोठ्या प्रमाणात आढळून येत असत. साठीच्याआधीच अनेकांचे सर्व दात पडलेले असायचे. दातांच्या स्वच्छतेसाठी ब्रश उपलब्ध झाल्यामुळे, ते साफ करणे सोपे झाले आहे. योग्य आणि नियमित ब्रश केल्याने दातांचे आजार कमी होतात आणि ते जास्त काळ टिकतात.

दात दुधाचे आणि कायमचे

आपल्याला दात दोन वेळा येतात, बालपणी दुधाचे आणि नंतर कायमचे.

- **दुधाचे दात** : बाळ सहा महिन्यांचे झाल्यावर त्याला दुधाचे दात यायला सुरू होतात. दोन अडीच वर्षांत हे दात पूर्णपणे येतात. मूल सहा-सात वर्षांचे होईपर्यंत ते टिकतात. सात ते नऊ या वर्षांमध्ये जसे दात आले, त्या क्रमाने ते पडू लागतात. दुधाचे दात एकूण वीस असतात. दुधाचे दात येताना त्याच्या हिरड्या सळसळू लागतात. त्यामुळे बाळ तोंडात काहीही घालते. त्यामुळे ब-याच बाळांना पोटदुखी आणि जुलाबांचा एखाददोन दिवस त्रास होऊ शकतो. दात येताना कदाचित जंतुसंसर्ग होऊन पोट बिघडत असावे, असे मानले जाते.

कायमचे दात

- सुमारे सहा वर्षांच्या वयात मुलांना, दुधाचे दात पडून, कायमचे दात यायला सुरुवात होते.
- सर्वात आधी दाढा यायला सुरुवात होते. या वेळी दुधाचे दात शाबूत असल्याने, या दाढा दुधाच्या आहेत असे पालकांना वाटते. त्यामुळे या दाढांकडे दुर्लक्ष होते. दाढ हा दातांबाबत महत्त्वाचा भाग असल्यामुळे असे दुर्लक्ष त्रासदायक ठरू शकते.
- यानंतर वरच्या जबड्याचे पुढचे दात येतात.
- आठ-नऊ वर्षांच्या दरम्यान ही प्रक्रिया चालू होते.
- वयाच्या १२-१६ वर्षांपर्यंत २८ दात आलेले असतात.
- **अक्कलदाढा** : वयाच्या १६ ते १८ या काळात अक्कलदाढा येण्यास सुरुवात होणे अपेक्षित असते. पण त्या आजकाल उशिरा येतात. काही व्यक्तींमध्ये अक्कलदाढा येतही नाहीत. मानवाचे अन्न जास्त मऊ झालेले असल्याने, उत्क्रांतीमध्ये अक्कलदाढांची फारशी आवश्यकता राहिलेली नाही. अक्कलदाढा जबड्याच्या कोनाला लागून असल्याने, चावण्यासाठी त्यांचा फारसा उपयोग होत नसतो. वाकड्या किंवा आडव्या आलेल्या अक्कलदाढा शस्त्रक्रिया करून काढाव्या लागतात. अक्कलदाढा येतानाही वेदना होतात. वेदनाशामक औषधे देणे त्यासाठी पुरेसे असते.
- **दातदुखी** : दात दुधाचे असोत की कायमचे असोत, दाताला कीड लागली की दातदुखी सुरू होते. दात किती किडला आहे यावरच त्याचे दुखणे व परिणाम अवलंबून असतात.
- **दातांना कीड लागण्याची कारणे** : सार्वजनिकरीत्या पुरवल्या जाणाऱ्या पिण्याच्या पाण्यामध्ये फ्लोराईड कमी असल्यास दात किडण्याचे प्रमाण खूप जास्त असते.

दातांची काळजी न घेणे हे दातांना कीड लागण्याबाबत सर्वांत महत्त्वाचे कारण असते. दातांची निगा न राखल्यास दातांच्या फटींमध्ये अन्नकण साठून, सूक्ष्मजंतू वाढतात. जंतूंमुळे दातात अडकलेल्या अन्नकणात आम्ल निर्माण होते. परिणामतः दातांचे टणक कवच हळूहळू ठिसूळ बनत जाते, दाताच्या कवचाची झीज होऊन दाताला खड्डे पडतात. हे खड्डे आतल्या पोकळीपर्यंत पोचून दातात पोकळी निर्माण होते आणि दात उघडे पडतात.

दातदुखीचे टप्पे : दातदुखीचे पुढीलप्रमाणे तीन टप्पे असतात :

- दाताचे कवच गेल्याने आतला भाग किंवा पोकळी उघडी पडून थंड-ऊष्ण पदार्थ झोंबतात.
- दातांच्या पोकळीत पू होऊन ठणका लागतो.
- दाताच्या मुळाशी सूज येते व पू होऊन ठणकतो आणि हिरड्या तसेच गालावर सूज येते.
- **उपचार :** दातदुखीपासून तात्पुरता आराम मिळण्यासाठी ॲस्पिरिन, आयबृप्रोफेन, पॅरासीटॅमॉल ही औषधे घेता येतात. ठणका जास्त असेल, तर डॉक्टरांच्या सल्ल्याने वेदनाशामक औषधांसोबत किमान पाच दिवस ॲंटिबायोटिक्स द्यावी लागतात. किडलेला दात भरण्यासाठी किंवा काढून टाकण्यासाठी दंतवैद्याचा सल्ला घ्यावा.

कृत्रिम दात आणि कवळ्या

दात पडू लागणे ही वृद्धापकाळात महत्त्वाची आरोग्यसमस्या असते. साधारणतः पन्नाशीनंतर दात पडायला सुरुवात होऊन पुढील १० ते २० वर्षांत बहुतेक सर्व दात पडून जातात. अन्न चावण्याची क्रिया बंद पडल्यामुळे शारीरिक पोषणावर वाईट परिणाम होतात. यामुळे वजन कमी होत जाऊन ती व्यक्ती खंगल्यासारखी दिसू लागते. दात गेल्याने चेहराही वेगळा दिसायला लागतो. याकरिता वेळीच कवळी बसवून घ्यावी. कृत्रिम दात गरजेप्रमाणे एकेक-दोनदोन दातांऐवजी किंवा सर्वच्या सर्व एकाच वेळी काढता आणि बसवता येतात.

काही कारणाने एखादा दात काढला असेल, तर त्या जागी नवीन दात बसवून घ्यावा. बाजूच्या दोन्ही दातांना धरून ठेवून नवा दात बसवण्याची एक पद्धत आहे, याला ब्रिज असे म्हणतात. दुसरी पद्धत म्हणजे दात काढघाल करण्याच्या दृष्टीने कवळीप्रमाणेच, एक किंवा एकाहून अधिक दात लावता येतात.

कवळी बसवताना

कवळी म्हणजे सर्व मूळ दातांसारखे हुबेहूब, पण नव्याने बसवले जाणारे कृत्रिम दात. कवळी बसवण्यासाठी दात धरणाऱ्या जबड्याच्या हाडांची मूळ अस्थिरेषा टिकून राहावी लागते. दात पडण्याच्या नैसर्गिक क्रियेस १०-२० वर्षे लागत असल्याने, सुरुवातीच्या काळात पडून गेलेल्या दातांच्या जागचे हाड इतर जागांच्या मानाने जास्त झिजले जाते. परिणामतः अस्थिरेषा वेडीवाकडी आणि वरखाली होते. अशा अस्थिरेषेवर कवळी योग्य पद्धतीने बसू शकत नाही. त्याकरिता दात पडायला आले की ५-६ महिन्यांत सर्वच दात काढून कवळी बसवणे चांगले. मात्र २-४ दातच पडले असतील आणि उरलेले सर्व चांगले असतील, तर तेवढ्यापुरतेच कृत्रिम दात वापरता येतात. त्यामुळे एकूण झीजही टळते. काही वृद्धांना कवळी १०-२० वर्षेही चांगली चालते. वयपरत्वे हळूहळू होणाऱ्या हाडांच्या झिजेमुळे कवळीची बैठक थोडीफार बदलू शकते. कृत्रिम दात हे वृद्धत्वामध्ये फार मोठे वरदान ठरते.

जबड्याच्या हाडांचे फ्रॅक्चर

खालच्या किंवा वरच्या जबड्याचे फ्रॅक्चर, वेदनादायी असतेच. पण जबड्याचे हाड जिथे तुटले असेल, तिथल्या दातांची पातळी खालीवर होते. त्यामुळे जबडा पूर्ण मिटता येत नाही. यामध्ये फ्रॅक्चर झालेला जबडा तारेने पक्का

केला जातो. नंतर रुग्णाला सुमारे सहा आठवडे तोंड पूर्णपणे उघडता येत नाही. चूळ भरणे आणि पातळ अन्न घेणे, एवढेच शक्य असते. बोलणेदेखील खुणेनेच करावे लागते. तारेने जबडा बांधायला पर्यायी पद्धत म्हणजे शस्त्रक्रिया करून स्क्रूने जबड्यांचा भाग फिट करणे. मात्र याचा योग्य निर्णय दंत शल्यचिकित्सकांनाच घेऊ द्यावा.

तोंड येणे

- **लहान मुले :** दूध पिणाऱ्या मुलांमध्ये बऱ्याच वेळा एका प्रकारच्या बुरशीजन्य संसर्गामुळे तोंड येते. यामध्ये बुरशीविरोधी तोंडाचे मलम किंवा द्रावण औषध म्हणून लावले जाते.
- **तोंड येणे :** नंतरच्या वयात 'ब' जीवनसत्त्वाच्या अभावाने काही जणांना तोंड येते. जिभेचा किंवा इतर भाग लाल होतो व तिथे झोंबते. हळूहळू तिथे जखम तयार होते व ती खूप दुखते. हा आजार ८ ते १० दिवस चालतो आणि नंतर बरा होतो.
- **प्रतिबंधक उपाय :** तोंड येऊ नये म्हणून खालील गोष्टी लक्षात ठेवाव्यात-
  - आहारात पालेभाज्यांचा समावेश नियमितपणे असावा.
  - सतत चहा-कॉफी, तंबाखू, धूम्रपान, दारू अशी व्यसने बंद करावीत. पोटात जंत, आमांश वगैरे जुने आजार असले तर तोंड येते. अशा आजारावर वैद्यकीय उपचार करावेत.
  - काही जणांना विशिष्ट पदार्थामुळे किंवा औषधाने वावडे असल्यामुळे तोंड येते.
  - अति गरम, खूप तिखट, मसालेदार पदार्थ खाल्ल्यानेही तोंड येते.
  - दातांमध्ये गालाचा किंवा जिभेचा भाग चावला गेल्याने तोंड येते.
  - एड्स या आजारात तोंडात बुरशीने व्रण येतात.
- **हिरड्यांचा आजार :** काही वेळा हिरड्यांना सूज येऊन तोंड येते. अशा वेळी दिवसातून तीन-चार वेळा मिठाच्या कोमट पाण्याने चुळा भराव्यात. तोंडाला आतून लावण्याची औषधे, गोळ्या डॉक्टरांच्या सल्ल्याने घ्यावीत.
- **कर्करोगाची सुरुवात :** तोंडात किंवा जिभेवर दीर्घकाळ बरी न होणारी जखम किंवा पांढरट चट्टा असल्यास कर्करोगाची भीती असते. तोंडाच्या आत कोठेही चट्टा, खरखरीत भाग, गाठ आल्यास डॉक्टरांना त्वरित दाखवून घ्याव्यात.
- **एड्सची शंका :** वारंवार तोंड येणे, तोंडात बुरशीजन्य चट्टे (ओरल थ्रश) निर्माण होणे, हे एड्सच्या लक्षणांपैकी एक आहे. याबद्दल डॉक्टरांकडून त्वरित तपासणी करून घ्यावी.

उपचार

- तोंड येण्याचे मूळ कारण माहीत असल्यास, त्यावर उपचार करावेत.
- मेट्रोनायडेंझोल, फ्लूकोनेंझोल अशी औषधे गोळ्या किंवा मलम अशा स्वरूपात वापरल्यास तोंड आलेले बरे होऊ शकते.
- शरीरात लोहाचे प्रमाण कमी असल्यामुळे होणाऱ्या आयर्न डेफिशियन्सी ॲनिमियामध्येही तोंड येते. लोह आणि फोलिक ॲसिडच्या गोळ्या काही महिने घेतल्यावर ते कमी होऊ शकते.
- ॲन्टॉक्सिड आणि 'ब' जीवनसत्त्वाच्या गोळ्या दररोज काही दिवस घेतल्यावर बरे वाटू शकते.
- लॅक्टोबॅसिलस (पचनसंस्थेतील जीवाणूंच्या गोळ्या) पाच ते सात दिवस घेतल्यावर काही व्यक्तींना बरे

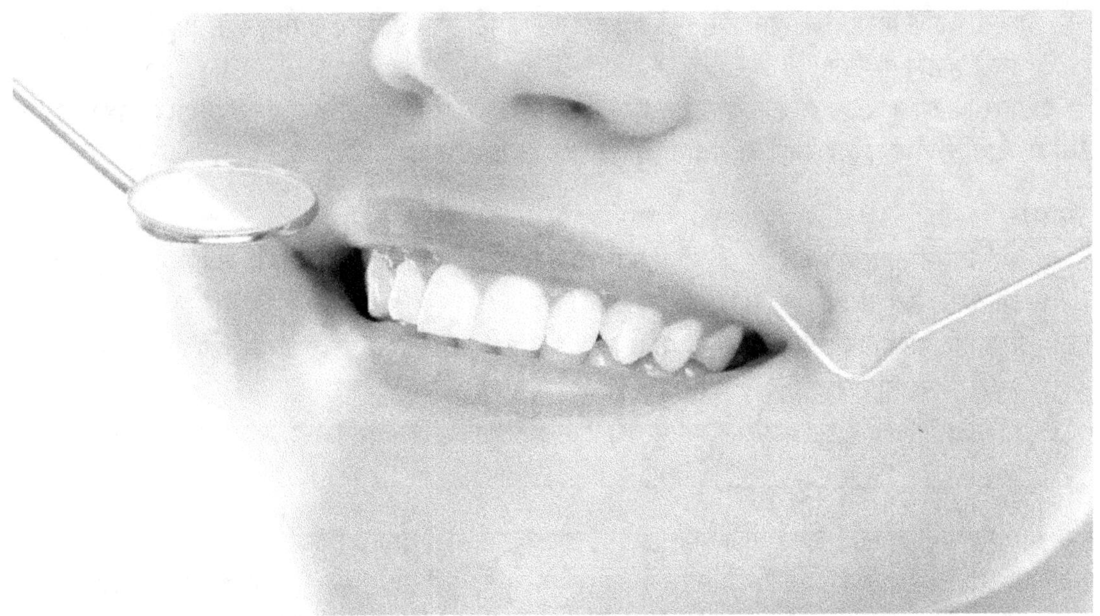

वाटते. या जीवाणूंमुळे पचनसंस्थेतील समतोल साधला जातो.

- **तोंडाला घाण वास येणे :** म्हणजेच श्वासाला वास येणे. हा दुर्गंध अनेक कारणांनी येतो.
  - पोटात अपचनासारखे आजार असणे.
  - आहारात कांदा, मासे, लसूण असणे.
  - तोंडातल्या अस्वच्छतेमुळे तोंडात जंतूंची वाढ होऊन अन्न कुजण्याची प्रक्रिया होणे.
  - घशामध्ये, टॉन्सिल्सना किंवा श्वसनसंस्थेत जंतुसंसर्ग झाला असल्यासही तोंडाला दुर्गंधी येते.
  - वृद्धत्वात तोंडातील लाळेचे प्रमाण कमी पडते. त्यामुळे तोंडाची स्वच्छता कमी राहते. या वयात दुर्गंध येण्याचे हे एक मुख्य कारण असते. यासाठी वारंवार चुळा भरून तोंडाची स्वच्छता राखावी.
  - धूम्रपान, तंबाखू खाणे, पान खाणे, गुटखा खाणे यामुळे तोंडाची स्वच्छता खराब होऊन दुर्गंध येतो.

हिरड्यांना सूज येणे आणि हिरड्यांत पू होणे

तोंडाची स्वच्छता न राखल्यामुळे, 'क' जीवनसत्त्व (पालेभाज्या, लिंबू, आवळा, संत्री) कमी पडल्यामुळे हिरड्यांवर सूज येते आणि त्यानंतर जंतुसंसर्ग होऊन हिरड्यांत पू होतो आणि त्या ठणकू लागतात. मिश्रीची सवय असल्यासही हिरड्यांना त्रास होऊ शकतो. चॉकोलेट्स, गोड पदार्थ, जास्त शिजवलेले पदार्थ, पिठूळ पदार्थ इत्यादींनी दातांच्या फटीमध्ये अन्नकण अडकून राहतात. यामुळे दात आणि हिरड्यांचे आजार होतात.

- दातांवर किटण चढले असल्यास,
- तोंडात दुर्गंधी येत असल्यास,
- हिरड्यांतून पू व रक्त येत असल्यास दंतवैद्याकडून वेळीच उपचार करावे.

बऱ्याच जणांच्या दातांवर एक प्रकारचे कठीण पिवळे किटण चढते. यामुळे हिरड्या व दात यांमध्ये फट तयार होते. अन्नकण यात अडकून कुजतात व दुर्गंध येतो, किटणामुळे दातांचा मुळाकडचा भाग उघडा

पडतो आणि हिरड्यांची हानी होते. या सर्व घटनाक्रमामुळे हिरड्यातून पू व रक्त येते. यामुळे हळूहळू दात दुबळे होऊन पडतात.

दातांवर किटण न चढेल इतकी स्वच्छता रोज पाळणे आवश्यक आहे. ब्रशचा वापर करताना हा उद्देश लक्षात ठेवावा. दातांची योग्य निगा ठेवणे हा सर्वांत महत्त्वाचा प्रतिबंधक उपाय आहे.

उपचार

- 'क' जीवनसत्त्वाची ५०० मि.ग्रॅ. ची गोळी रोज एक याप्रमाणे पाच दिवस घ्यावी. त्यासोबत खाण्यामध्ये आवळा, लिंबू घ्यावे.
- मिठाच्या पाण्याने किंवा जंतुनाशक माऊथवॉशने चुळा भरून तोंड स्वच्छ ठेवावे. झोपतानादेखील चुळा भरून स्वच्छता ठेवावी.
- चॉकलेट, गोळ्यांची सवय असलेल्या मुलांचे दात लवकर किडतात, त्यामुळे या सवयीवर नियंत्रण ठेवावे.

दातांची व हिरड्यांची स्वच्छता

दात घासण्यासाठी चांगला ब्रश आणि पेस्ट लागते. ब्रशच्या केसांनी दातांच्या फटीतील घाण व अन्नकण निघू शकतात. ब्रश आडवा धरून खालीवर फिरवणे आवश्यक आहे. पूर्वी ब्रश उपलब्ध नसल्याने दात घासण्यासाठी बाभूळ, कडूनिंब, वड, रूई यांच्या करंगळीएवढ्या जाड अशा एक वीत लांबीच्या काड्या दातवण म्हणून वापरल्या जायच्या. यात प्रथम काडीचा भाग चावून मऊ करून दातवणाच्या कुंचल्यासारख्या झालेल्या टोकाने दात स्वच्छ केले जातात.

रात्री जेवणानंतरही दात ब्रश करणे आवश्यक आहे. प्रत्येक जेवणानंतर ताबडतोब खळखळून चूळ भरणे आवश्यक आहे. प्रत्येक वेळेस बोटाने हिरड्या चोळाव्यात. जेवल्यावर शक्यतो अर्ध्या तासाच्या आतच चूळ भरणे आवश्यक आहे. दातावर किटण चढू न देणे हे महत्त्वाचे असते. गोड पेस्टपेक्षा तुरट, कडू चवीच्या पेस्टने स्वच्छता चांगली होते. टुथपेस्ट नसल्यास ब्रश व दंतमंजनाचा वापर करता येतो.

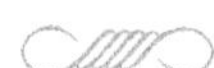

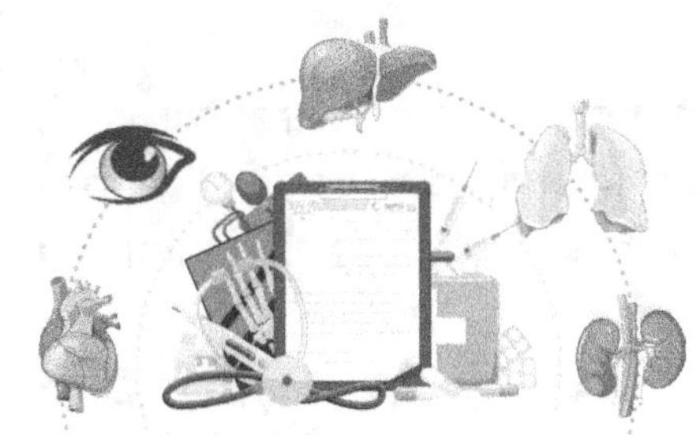

स्वरयंत्र

बोलता येणे ही अखिल मानवजातीची आवडती क्रिया आहे. कंठातून निघणारे शब्द आणि उमटणारे सूर यांना साऱ्यांच्याच आयुष्यात एक अतुलनीय स्थान आहे.

ओंजळीत स्वर तुझेच अन् स्वरात श्वास तुझा।
क्षितिजाच्या कठड्यावर कललेला भास तुझा।।

कविवर्य विंदा करंदीकरांच्या कवितेप्रमाणे मानवी जीवनात स्वराचे महत्त्व श्वासाइतकेच आहे. गोड शब्द, मधुर स्वर आणि धुंद करणारे सूर जिथून उमटतात ते असते, मानवाचे स्वरयंत्र.

मानवी स्वरयंत्र साधारणपणे गळ्याच्या पुढील बाजूस, घशाच्या खालच्या भागात असते. स्वरयंत्राच्या पुढे श्वासनलिका असते. स्वरयंत्राचे प्राथमिक कार्य म्हणजे त्याच्या पुढच्या श्वासमार्गाचे रक्षण करणे, बोलताना किंवा अन्य प्रसंगी श्वासोच्छ्वास थांबवणे आणि त्याज्य असलेल्या बाह्य पदार्थांचा प्रवेश श्वासमार्गात जाण्यापासून रोखणे. स्वरयंत्राच्या इतर कार्यांमध्ये ध्वनी निर्माण करणे (फोनेशन), खोकला आणि श्वासोच्छ्वास नियंत्रित करणे तसेच संवेदी अवयव म्हणून कार्य करणे समाविष्ट असते. काही वाद्ये वाजवताना जोराने श्वास सोडणे, शौचाला जोर करताना कुंथणे या क्रियादेखील स्वरयंत्रामार्फत होतात.

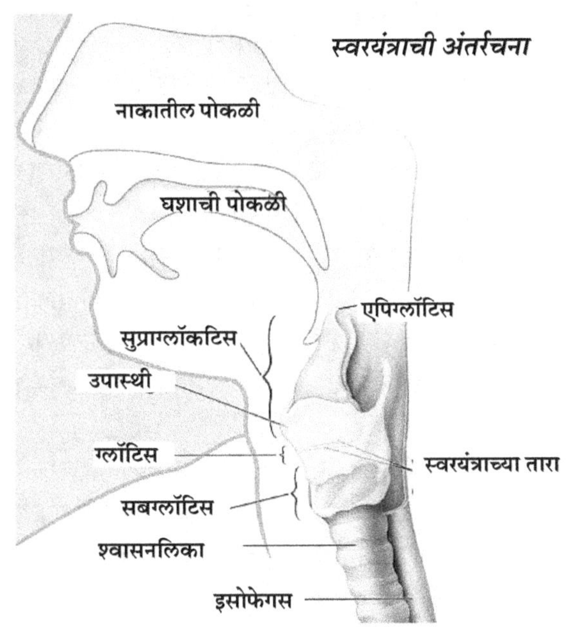

रचना

श्वसनमार्गाच्या प्रारंभी व घसा संपल्यानंतर सुरू होणाऱ्या कूर्चायुक्त श्वासनलिकेच्या सर्वात वरच्या भागाचे रूपांतर स्वरयंत्रात झालेले असते. त्याच पातळीवर घशाच्या मागच्या बाजूस अन्ननलिकेचा प्रारंभ होतो. जिभेच्या मुळाशी घशात असलेल्या स्नायू आणि मृदू उपास्थिमय अशा पानांसारख्या झडपेमुळे स्वरयंत्राचे अन्नापासून संरक्षण होते.

स्वरयंत्रात एकून नऊ कूर्चा असतात. क्रिकोइड (Cricoid), थायरॉईड (Thyroid), एपिग्लॉटिस (Epiglottis) या तीन मोठ्या आणि एकमेकांशी न जोडलेल्या कूर्चा असतात. त्याचसोबत एरिटेनोइड्स (Arytenoid), कॉर्निक्युलेट (Corniculate), क्यूनिफॉर्म (Cuneiform) या आकाराने लहान कूर्चांच्या तीन जोड्या असतात. स्वरयंत्राचे कार्य करताना होणाऱ्या हालचालीसाठी अनेक आंतरिक स्नायू असतात.

- **हायॉइड हाड :** हे तांत्रिकदृष्ट्या स्वरयंत्राचा भाग नसले तरी त्याचे स्नायू स्वरयंत्राशी संलग्न असतात, त्यांच्यामुळे स्वरयंत्राच्या हालचालींना मदत होते.
- **एपिग्लॉटिस :** हा त्वचेचा पडदा स्वरयंत्राच्या उघड्या भागावर असलेला एक पडद्यासारखा भाग (फ्लॅप), अन्न आणि इतर कणांना श्वसनसंस्थेमध्ये जाण्यापासून रोखतो.
- **खोटे स्वरतंतू :** म्हणजे खोट्या व्होकल कॉर्ड्स किंवा वेस्टिब्युलर फोल्ड्स. अन्न गिळताना हे तंतू स्वरयंत्र बंद करतात, जेणेकरून अन्न श्वासनलिकेत प्रवेश करू शकत नाही.
- **थायरॉईड कूर्चा :** तुमच्या स्वरयंत्राच्या पुढच्या बाजूला असलेल्या कूर्चाच्या या तुकड्याला 'ॲडम्स ॲपल' असेही म्हणतात.
- **स्वरतंतू- (व्होकल कॉर्ड्स) :** घशातून जाणाऱ्या हवेचे नियोजन करून हे स्वरतंतू कंप पावतात, ताणले जातात तसेच उघडझापही करतात. यांच्या हालचालीद्वारे आवाज, उच्चार, स्वर आणि सूर उमटतात.

स्वरयंत्रातील कूर्चा आणि स्नायूंच्या हालचालीमुळे स्वरतंतू एकमेकांपासून दूर जाऊन श्वसनमार्ग पूर्ण मोकळा करू शकतात. ध्वनिनिर्मितीच्या वेळी ते एकमेकांच्या निकट येऊन तो अंशतः बंद करू शकतात. तसेच अन्नमार्गातून अन्न किंवा पदार्थ गिळते वेळी पूर्णतः बंद करू शकतात. स्वरयंत्राच्या रचनेतील इतर भाग अनेक स्नायू आणि आतील पृष्ठभागावरील श्लेष्मल पटल (म्युकस मेम्ब्रेन) यांनी तयार झालेला असतो. संपूर्ण स्वरयंत्रातील संवेदनातंतू मेंदूतील नवव्या मज्जातंतूंच्या (नववी क्रेनियल नर्व्ह) आणि स्नायूंचे आकुंचन घडविणारे प्रेरक मज्जातंतू मेंदूतील दहाव्या क्रेनियल नर्व्हच्या शाखा असतात.

स्वरतंतू आणि त्यावरील श्लेष्मल पटलाचे आवरण यांमुळे तयार झालेली रचना कंपनशील असते. अंशतः उघडलेल्या फटीतून फुप्फुसातील हवा बाहेर फेकली जात असताना स्वरतंतूंच्या कंपनामुळे स्वरनिर्मिती होते.

संपूर्ण स्वरयंत्राची हालचाल त्याला जोडलेल्या स्नायूंमुळे मुक्तपणे खाली किंवा वर अशी होऊ शकते. तोंडात असलेले अन्न किंवा द्रवाचा घोट गिळण्याच्या क्रियेत स्वरतंतू एकमेकांजवळ येऊन श्वसनमार्ग पूर्ण बंद होतो. या वेळी ते ओढले जाऊन थोडेसे पुढे येते.

जिभेच्या मुळाशी असलेली एपिग्लॉटिस ही झडप मागे झुकते व स्वरयंत्राच्या वरच्या भागावर टेकते. त्यानंतर तोंडातील पदार्थ या झडपेच्या डाव्या व उजव्या अशा दोन्ही बाजूंनी अन्ननलिकेत ढकलला जातो. या सर्व क्रियेत स्वरयंत्राच्या मधल्या भागाशी अन्नाचा संपर्क फारसा येत नसल्याने स्वरयंत्रात अन्नकण किंवा द्रव शिरण्याची शक्यता कमी असते.

खोकण्याच्या किंवा शिंकण्याच्या क्रियेत स्वरतंतू एकत्र येऊन श्वसनमार्ग प्रथम पूर्णपणे बंद होतो. नंतर श्वसनाचे स्नायू आकुंचन पावून फुफ्फुसे दाबली जातात. त्यामुळे श्वसनमार्गातील हवेचा दाब वाढू लागतो. तो वाढत असतानाच एकाएकी स्वरतंतू एकमेकांपासून दूर होऊन हवा बाहेर पडते. त्यामुळे मोठा स्फोटासारखा आवाज होतो आणि श्वसनमार्गातील अडकलेले कण किंवा द्रव बाहेर फेकले जातात.

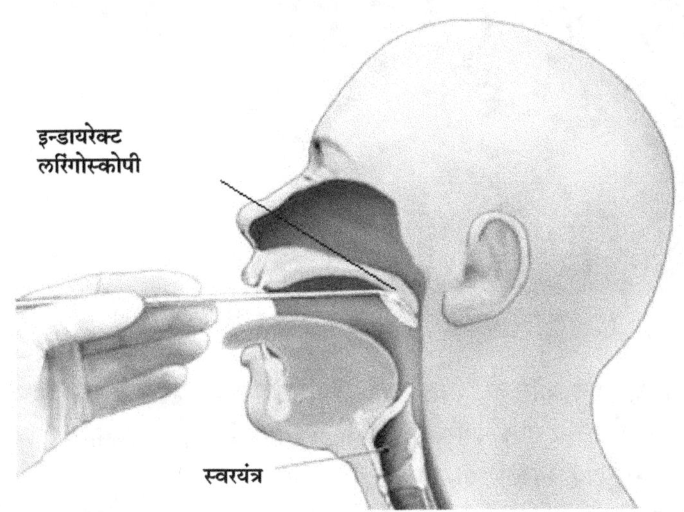

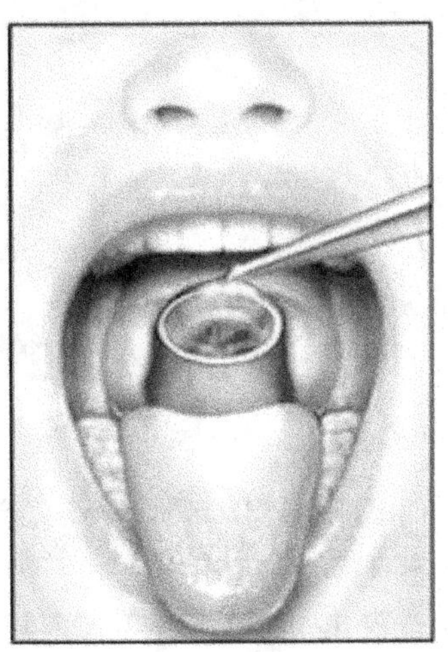

स्वरयंत्राची तपासणी

स्वरयंत्राच्या तपासणीसाठी रुग्णाला तोंड पूर्ण उघडायला सांगून घशात टाळ्याच्या मागच्या बाजूस एक छोटासा गोलाकार आरसा (लॅरिंगोस्कोप) धरला जातो. त्यातून परावर्तित होणारा प्रकाश कंठद्वारातून आत स्वरतंतूवर पडतो. या प्रकाशाने उजळलेली स्वरयंत्राच्या अंतरंगाची प्रतिमा आरशात दिसू शकते.

अधिक चांगल्या तपासणीसाठी डायरेक्ट लॅरिंगोस्कोप हे उपकरण वापरले जाते. रुग्णाला भूल देऊन मान पूर्णपणे ताठ असलेल्या अवस्थेत घशामधून हे उपकरण पुढे टाकून स्वरयंत्र तपासता येते. शस्त्रक्रियेसाठी भूल देण्याकरिता श्वासनलिकेत नळी घालण्यासाठीही या उपकरणाचा उपयोग होतो. आजमितीला काचतंतू प्रकाशकीय तंत्राचा वापर करणारे लवचीक नळीसारखे फायबर ऑप्टिक लॅरिंगोस्कोप यासाठी वापरले जातात.

भूल देऊन तोंडातून किंवा नाकातून लॅरिंगोस्कोप आत घालून स्वरयंत्रापर्यंत सरकवता येतो. त्यायोगे श्वसनमार्गाच्या तपासणी-बरोबरच तेथील द्रवाचा किंवा पेशींचा नमुना घेणे, औषध फवारणे, साचलेले द्रव काढून टाकणे हेसुद्धा आवश्यकतेनुसार करता येते.

स्वरयंत्राचे आजार आणि विकार

- **स्वरयंत्राचा अल्पकालीन तीव्र दाह (ॲक्युट लॅरिनजायटिस):** यामध्ये स्वरयंत्राला सूज येते. घसा खवखवणे, आवाज बसणे, आवाज कर्कश होणे, बोलताना घशात दुखणे, खोकला येणे, ताप येणे अशी लक्षणे दिसतात. जंतुसंसर्ग तसेच स्वरतंतूंचा अतिवापर, सतत उच्च स्वरात बोलणे ही याची करणे असतात. सहसा एक किंवा दोन आठवडे हा त्रास राहतो.
- **स्वरयंत्राचा दीर्घकालीन तीव्र दाह (क्रॉनिक लॅरिनजायटिस):** स्वरयंत्राचा दीर्घकालीन दाह तीन

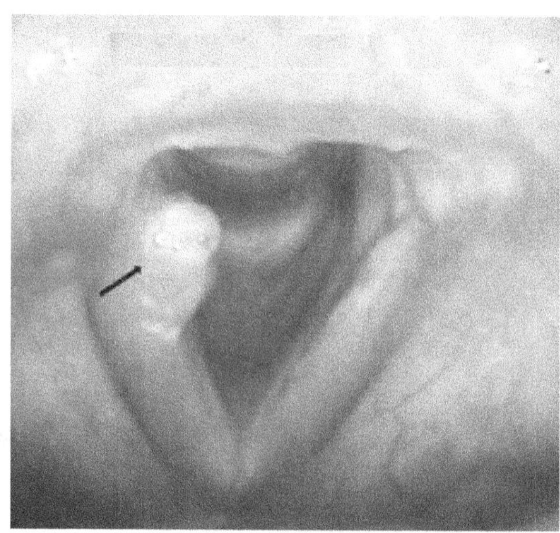

घशाचा कर्करोग

आठवड्यांपेक्षा जास्त काळ टिकतो. धूम्रपान, ॲलर्जी किंवा तीव्र ॲसिडिटीमुळे होऊ शकते.

- **स्वरयंत्राचा कर्करोग** : स्वरयंत्राच्या कर्करोगात स्वरयंत्राचा काही भाग किंवा सर्व भाग काढून टाकण्यासाठी शस्त्रक्रिया आवश्यक असू शकते (लॅरिन्गेक्टॉमी).

- **आघात किंवा दुखापत** : शरीराच्या इतर कोणत्याही भागाप्रमाणे स्वरयंत्राला दुखापत होऊ शकते. सामान्य दुखापत म्हणजे अतिवापरामुळे म्हणजे जास्त बोलणे, गाणे किंवा ओरडणे यामुळे स्वरयंत्राला इजा होतात.

- **व्होकल कॉर्ड डिसफंक्शन** : जेव्हा स्वरतंतु सामान्यपणे कार्य करत नाहीत किंवा कार्य करणे थांबवतात. त्याला व्होकल कॉर्ड डिसफंक्शन म्हणतात.

- **स्वरतंतूंचे इतर विकार** : उच्च स्वरातल्या, टिपेच्या आवाजाच्या अतिवापराने स्वरतंतूंमध्ये कर्करोग नसलेल्या जखमा, गुठळ्या (नोड्यूल्स), पॉलीप्स किंवा गाठी (सिस्ट) निर्माण होऊ शकतात.

- **व्होकल फोल्ड पॅरालिसिस** : जेव्हा एक किंवा दोन्ही स्वरतंतु नीट हलत नाहीत तेव्हा व्होकल फोल्ड पॅरालिसिस होतो, म्हणजे ते स्वरतंतू लुळे पडलेले असतात.

- **प्रतिबंध** : स्वरयंत्र आणि आवाज संरक्षित ठेवण्यासाठी खालील काळजी घ्यावी लागते.

- **किंचाळणे किंवा कुजबुजणे टाळावे** : या दोन्हीमुळे तुमच्या आवाजावर ताण येऊ शकतो. तुम्हाला तुमचा आवाज वाढवायचा असल्यास मायक्रोफोनचा वापरावा. धूम्रपान टाळावे आणि अन्य व्यक्तीने धूम्रपान करताना होणारा धूर (सेकंडहॅण्ड स्मोक) टाळावा.

- भरपूर पाणी प्यावे. मसालेदार पदार्थ मर्यादित खावेत. त्यामुळे उलटी, मळमळ होऊ शकते.

- औषधे आणि अन्य रासायनिक पदार्थ अकारण घेऊ नयेत. यामुळे व्होकल कॉर्ड्स शुष्क शकतात. सर्दी आणि ॲलर्जींसाठी काही औषधे आणि अल्कोहोल असलेल्या माउथवॉशच्या वापरामुळे हे होऊ शकते. दिवसभर आवाज खूप काळ वापरायचा असेल, तर मौन पाळून स्वरयंत्राला आराम द्यावा. हिवाळ्यात किंवा कोरड्या हवामानात ह्युमिडिफायर वापरावा.

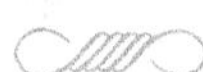

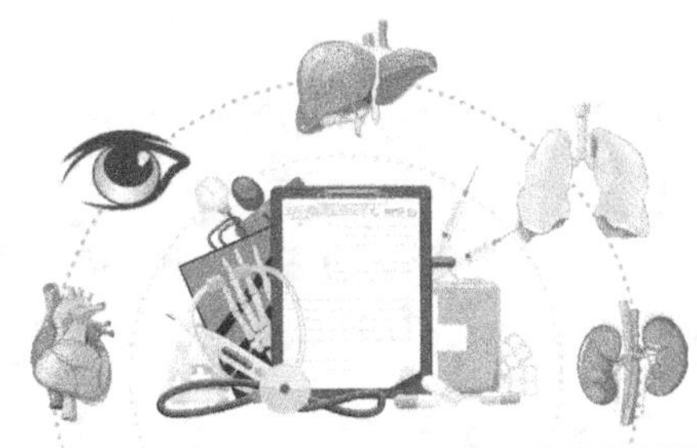

एक स्पर्श निरोगी त्वचेचा

निसर्गाने सजीव सृष्टी तयार करताना खूप विचार केला असावा, हे मानवी शरीराचा अभ्यास करताना पदोपदी जाणवते. भूतलावरील साऱ्या सजीवांची त्वचा म्हणजे निसर्गाची अद्भुत आणि अचंबित करणारी निर्मिती! त्वचा म्हणजे एकाप्रकारे सर्व सजीवांचे बाह्य आवरण जरी असले, तरी प्रत्येक प्राण्याची कातडी आणि तिचे सौंदर्य अफलातून आणि अद्वितीय असते. त्वचेच्या वर्णाचे रंगाविष्कार तर कल्पनातीत सुंदर असतात. काही प्राण्यांच्या रंगावरून रंगांनाच नावे पडली आहेत उदाहरणार्थ, पोपटाचा पोपटी, मोराचा मोरपंखी, कबुतराचा पारवा. वाघ, जिराफ, झेब्रा, चित्ता अशा काही प्राण्यांच्या त्वचेवरील कलाकुसरीला तर शब्दसुद्धा अपुरे पडतात. काही प्राण्यांच्या कातडीवर केस असतात, त्यांचेही रंग अप्रतिम असतात. सरडे तर आसमंतातील निसर्गाच्या रंगाप्रमाणे आपल्या कातडीचे रंग बदलतात. निसर्गाची ही किमया खरोखरी अविश्वसनीय आहे.

मानवाच्या बाबतीत त्वचेचे रंग मर्यादित असतात, पण सौंदर्याचे मोजमाप मात्र चेहऱ्याच्या आणि शरीराच्या त्वचेवरच ठरते. एवढेच नव्हे तर निरोगी त्वचा हा आरोग्याचा महत्त्वाचा मापदंड समजला जातो.

त्वचेची रचना

त्वचा हा सर्वांत मोठा मानवी अवयव समजला जातो. आपल्या शरीरावरच्या त्वचेचे क्षेत्रफळ तब्बल १.७३ मीटर्स (२० चौरस फूट) असते. एकावर एक रचलेले असे तिचे मुख्यत्वे तीन थर असतात.

- बाह्य त्वचा(एपिडर्मिस)
- अंतरत्वचा (डर्मिस)
- अध:त्वचा (हायपोडर्मिस)

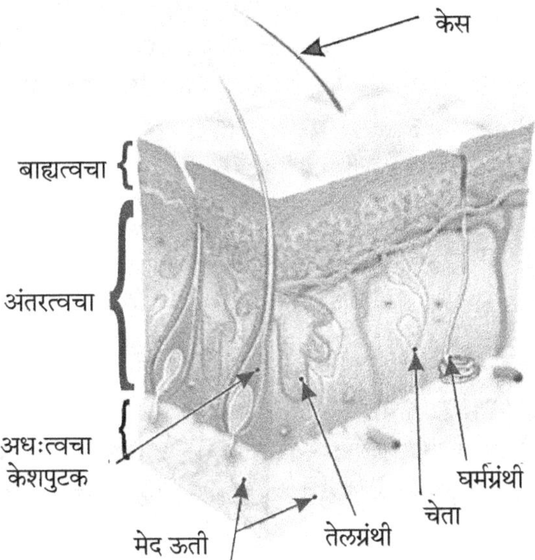

बाह्यत्वचा

हा अतिशय पातळ थर असतो. डोळ्यांच्या पापण्यांवर त्वचेची जाडी ०.५ मि.मी. तर तळपायावर आणि हाताच्या तळव्यावर १.५ मि.मी. असते. एपिडर्मिसचे पाच उपस्तर असतात.

१. स्ट्रॅटम कार्नियम २) स्ट्रॅटम ग्रॅन्युलोसम ३) स्ट्रॅटम स्पाइनोसम ४) स्ट्रॅटम बेसल (५) स्ट्रॅटम ल्युसिडम. मात्र हा शेवटचा उपस्तर केवळ तळहात व तळपायाच्याच त्वचेत असतो. शरीराच्या विविध भागांवर यांची जाडी आणि उपयुक्तता बदलत असते.

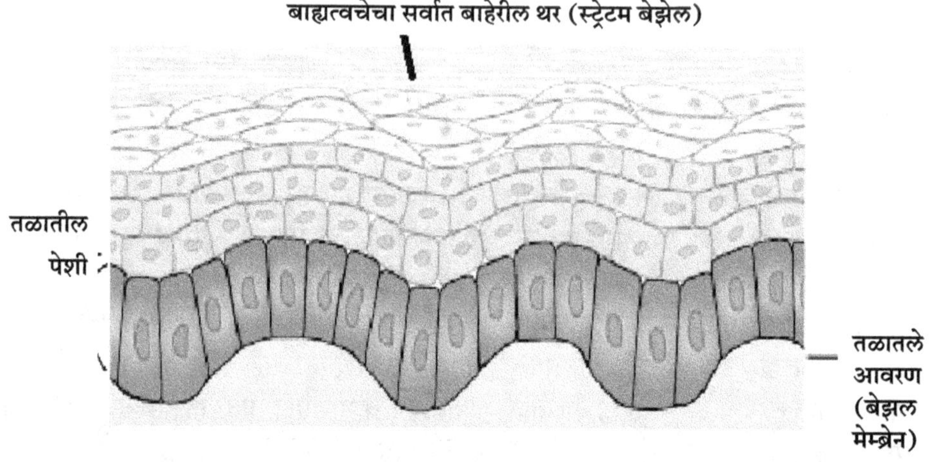

बाह्यत्वचेत असणाऱ्या दोन महत्त्वाच्या पेशी म्हणजे लँगरहॅन्स पेशी (Langehans Cell) आणि मेलॅनोसाइट्स (Melanocytes). या दोन्ही पेशी हाडांच्या मगजात (बोनमॅरो) तयार होतात. लँगरहॅन्स पेशी आपल्या शरीराला वावडे असलेल्या गोष्टींपासून संरक्षणाचे कार्य करत असतात.

मेलॅनोसाइट्स या पेशी मेलॅनिन नावाचे रंगद्रव्य तयार करतात, त्यामुळे त्वचेला 'रंग' प्राप्त होतो. सूर्यप्रकाशातील अतिनील किरणांमुळे या पेशी प्रेरित होऊन मेलॅनिनची (Melanin) निर्मिती करतात. त्यामुळे त्वचेचा रंग काळवंडतो. परंतु, त्वचेचे अतिनील किरणांपासून संरक्षण होऊन सन बर्न्स टळतात.

- **अंतरत्वचा :** बाह्यत्वचेच्या खाली असलेल्या या थराची जाडी बाह्यत्वचेच्या चौपट असते. अंतरत्वचेत कोलॅजेन (Collagen) तसेच इलॅस्टिन (Elastin) तंतूचे जाळे, रक्तवाहिन्या, मज्जातंतू, केसांची मुळे व घाम तयार करणाऱ्या स्वेदग्रंथी असतात.

- **अधःत्वचा :** हा सगळ्यात खालचा थर असतो. या थरात मुख्यतः कनेक्टिव्ह टिश्यू, चरबी साठविणाऱ्या पेशी (ॲडिपोज टिश्यू), रक्तवाहिन्या व मज्जातंतू असतात.

त्वचेची कार्ये

संरक्षण, नियमन आणि स्पर्शज्ञान ही त्वचेची तीन कार्ये आहेत.

- **संरक्षण बाह्य वातावरणापासून संरक्षण :** ऊन, थंडी, वारा यांचा मारा त्वचा सहन करते आणि आतील शरीराचे रक्षण करते. बाह्य त्वचेतील मृत आणि केरॅटिनाइज्ड पेशींमुळे शरीरात तेलकट पदार्थ येऊ शकत नाहीत. तसेच त्वचेतील तैलयुक्त द्रावामुळे (सीबम) पाणी आत घुसत नाही, परंतु त्वचेच्या आतील आर्द्रता टिकून राहते.

२. सूक्ष्म जंतूपासून त्वचा शरीराचे संरक्षण करते.

३. **अतिनील किरणांपासून संरक्षण :** बाह्यत्वचेच्या पेशींत मेलॅनोसोम्स (Melanosomes) नावाचे घटक असतात, जे रंगद्रव्य तयार करतात ज्यांना मेलॅनिन या नावाने ओळखले जाते. हे मेलॅनोसोम्स पुढे केराटिन निर्माण करणाऱ्या पेशींत स्थलांतरित होतात. बाहेरून होणारा अतिनील किरणांचा हल्ला थोपवण्याची पहिली संरक्षक फळी म्हणजे बाह्यत्वचेच्या स्निग्ध आवरणांच्या पापुद्र्यांत असलेल्या केराटिन (Keratin) तयार करणाऱ्या स्थानिक पातळीवरच्या पेशी.

४. **किरणोत्सर्गांपासून संरक्षण :** बाह्यत्वचेतील मेलॅनोसोम्सद्वारे केराटिन निर्माण होते. ही क्रिया वातावरणातील अनेक बदलांची नोंद घेऊन होते; पण अतिनील किरणांचा मारा त्वचेवर सर्वाधिक परिणाम घडवून आणतो. दीर्घकाळापर्यंत मेलॅनिन स्रवत राहिले, तर त्याचे त्वचेवर दुष्परिणाम होतात.

नियमन

१. **तापमान नियंत्रण :** त्वचेतील घर्मग्रंथीमुळे येणाऱ्या घामामुळे शरीरात गारवा निर्माण होऊन शरीराचे तापमान कमी होते. याउलट वातावरणात गारठा असेल, तर त्वचेखालील रक्तवाहिन्या आकुंचित होऊन हुडहुडी भरून येते आणि शरीराचे तापमान उबदार ठेवले जाते. त्वचेवरील केसदेखील तापमान राखण्यास मदत करतात.

२. रक्तवाहिन्यातील प्रवाहाचे आणि रक्तदाबाचे नियमन करण्यात रक्ताभिसरण संस्थेला अंशतः मदत होते, तसेच शरीरातील पाण्याचे प्रमाण कमी जास्त राखले जाते.

३. त्वचेतील पेशींचा सूर्यप्रकाशाशी संपर्क होऊन 'ड' जीवनसत्त्वाची निर्मिती होते, तसेच त्वचेमध्ये त्याचा साठा केला जातो.

स्पर्शज्ञान

१. त्वचेमध्ये मज्जातंतूचे विस्तीर्ण जाळे असते. या मज्जातंतूंची टोके संवेदनावाहक असतात.

२. उष्णता, थंडावा, वेदना, दबाव, स्पर्श अशा वेगवेगळ्या संवेदनांसाठी वेगवेगळे संदेशवाहक असतात. त्यांच्याद्वारे हे विविध प्रकारचे स्पर्शज्ञान होते.

३. या संवेदनाक्षम मज्जातंतूंना इजा झाल्यास किंवा काही आजारांमध्ये हे स्पर्शज्ञान कमी होते किंवा नष्ट होते.

त्वचा विकार

त्वचारोग हा आधुनिक वैद्यकीय शास्त्राचा एक महत्त्वाचा भाग आहे. साध्या पुरळीपासून त्वचेच्या कर्करोगापर्यंत अनेक आजारांचा यात समावेश होतो.

- **रॅश :** त्वचा ओरखडली गेल्यास किंवा ॲलर्जी असलेली गोष्ट त्वचेच्या संपर्कात आल्यास, एखादा कीटक चावल्यास, पोटातील जीवजंतूद्वारे काही विषारी पदार्थ शरीरात सोडले गेल्यास, एखाद्या औषधाची रीॲक्शन आल्यास त्वचेवर पुरळ येतात.

- **नायटा :** नेहमी दिसणारा प्रकार म्हणजे अंगावर, जांघेत, कमरेवर दगडफुलासारखा दिसणारा व पसरणारा नायटा.

- **चिखल्या :** पाण्यात काम करणाऱ्यांना हा विकार होतो. पायांच्या बेचक्यात बुरशीजन्य जंतूंच्या संसर्गामुळे बेचक्यात पांढरेपणा येतो, त्यात पू होऊन पाय सुजू शकतो, पायांना दुर्गंधी येते.

- **गजकर्ण :** ज्याप्रमाणे ओल्या पदार्थांवर, भाकरी किंवा पावावर बुरशी लागते, त्याप्रमाणेच वातावरणातील

बदल आणि दमट हवेमुळे त्वचेवर परिणाम होऊन हा आजार होतो. सतत घाम आल्याने, ओली अंतर्वस्त्रे वापरल्यास, रोजच्या रोज कपडे न बदलता तेच घालत राहिल्यास, अंघोळीनंतर अंग पूर्ण कोरडे न करताच कपडे घातल्यास त्वचेवर बुरशी येण्यास अनुकूल असे वातावरण तयार होण्यास मदत होते आणि हा विकार होतो. साधारणतः उन्हाळ्यात आणि पावसाळ्यात हे विकार मोठ्या प्रमाणावर आढळतात.

- **खरूज :** बोटांच्या बेचक्यात, पोटावर, काखेत तसेच जननेंद्रियांच्या ठिकाणीही या रोगाचा प्रादुर्भाव होऊ शकतो. यात त्वचेवर पाण्याचे फोड येतात, त्वचेची आग होते, खाजही येते.

- **घामोळे :** उन्हाळ्यात जसे उष्णतेने अंगावर पुरळ उठते, तसेच पुरळ पावसाळ्यातही उठते. त्वचेवर बारीक-बारीक लाल रंगाच्या पुळ्या येतात, त्याला खाज सुटते. पावसाळ्यातली कोंदट हवा, ओलावा आणि घामामुळे हा त्रास होतो.

- **केसातला कोंडा :** वारंवार पावसात भिजून केस ओलसर राहिल्यामुळे डोक्यावरच्या त्वचेला बुरशीचा संसर्ग होतो. त्यामुळे केसांत कोंडा होतो आणि डोक्याला खाज येते.

- **मुरूम :** बऱ्याचदा मुलगे / मुली वयात येण्याच्या काळात चेहऱ्यावर फोड येतात. वयाच्या २०व्या ते ३० वर्षापर्यंत हे चालू राहते.

- **सोरायसिस :** निरोगी त्वचा दर चार आठवड्याने कात टाकते आणि तिच्यावर एक नवीन थर येतो. मात्र सोरायसिस या आजारात त्वचेवर दरेक आठवड्याला एक नवीन थर येतो. म्हणजेच त्यांची त्वचा चौपट वाढते आणि लगेच निर्जीव होऊन जाते. हा आजार आनुवंशिकसुद्धा असू शकतो. सोरायसिसमध्ये शरीरावर लाल चट्टे येतात आणि त्यावर पांढरी खपली तयार होते. हे चट्टे डोक्याचा टाळू, तळहात, तळपाय किंवा शरीराच्या कुठल्याही भागावर येतात. काही रुग्णात या चट्ट्यांना खाज येते, काहींना खाज येत नाही. पण त्वचेवर पांढऱ्या खपल्या तयार होत राहतात.

- **इसब :** हात, मान, चेहरा, कोपर, पोट या भागात इसब दिसते. यात त्वचेला खूप खाज सुटते, त्वचा

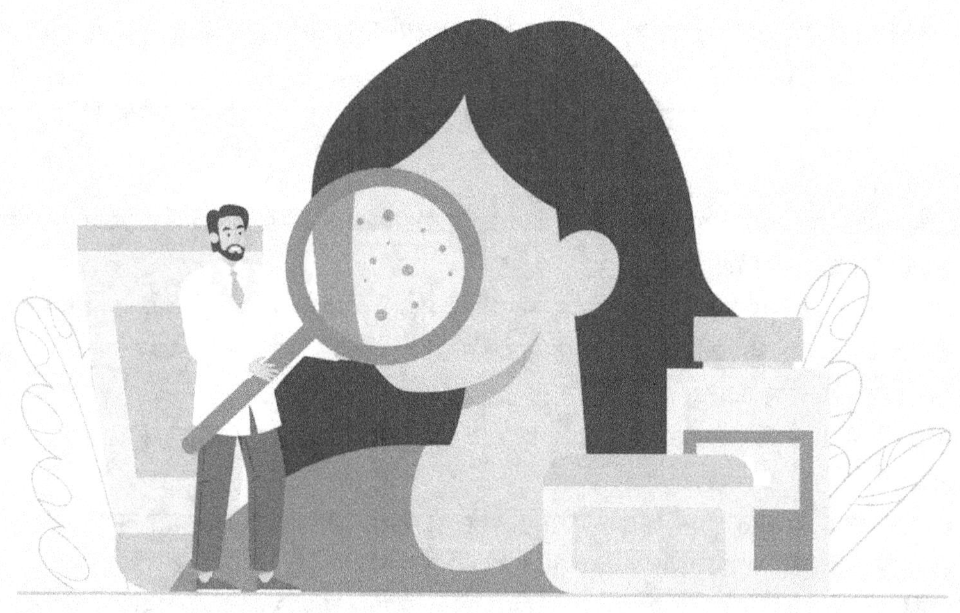

सौंदर्यप्रसाधने

स्क्रब : त्वचेवर स्क्रबचा वापर केल्याने त्वचा नरम पडते. स्क्रब दाणेदार असल्यास त्याचा वापर क्रीम घालून करावा. कोरड्या त्वचेवर याचा वापर करू नये. कारण कोरडी त्वचा संवेदनशील असल्यामुळे स्क्रबचा वापर त्रासदायक ठरू शकतो. चेहरा थोडा ओला असताना स्क्रबचा प्रयोग करावा, नंतर बोटांनी चेहऱ्याला मसाज करून चेहरा धुऊन टाकावा, पण कोरड्या त्वचेवर स्क्रब २-३ मिनिटेच लावावे.

- **मॉईश्चराइझर :** त्वचेचा कोरडेपणा दूर करण्यासाठी मॉईश्चराइझरचा वापर केला जातो. अंघोळीनंतर आणि झोपण्याअगोदर मॉईश्चराइझरचा वापर केल्याने वातावरणातील अनिष्ट त्रासापासून त्वचेचा बचाव होतो. वयाच्या तिशीनंतर स्त्रियांनी या गोष्टींकडे लक्ष द्यावे.

- **मेकअप :** कुठल्याही कारणासाठी चेहऱ्याचा मेकअप केल्यानंतर रात्री चेहरा स्वच्छ धुऊन तो पूर्ण उतरवावा. आपल्याला ज्याची अॅलर्जी येते अशी प्रसाधने टाळावीत. विशेषतः बॉडी स्प्रे, अत्तरे, यांचा वापर केल्यास त्वचेला पुरळ येत असेल तर ते टाळावे.

- **वैद्यकीय सल्ला :** बाजारात गोरे होण्यासाठी मिळणाऱ्या क्रीम्स, केसवाढीची तेले, डाग घालवणारी औषधे, जाहिरातींद्वारे विविध प्रकारचे अशास्त्रीय उपचार यांच्या आहारी जाऊ नये. यापैकी काही उपचार हे तथाकथित आयुर्वेदिक किंवा निसर्गोपचार म्हणून सांगितले जातात. पण असे उपचार करण्याऐवजी त्वचारोग किंवा आयुर्वेदातील तज्ज्ञ डॉक्टरांचा सल्ला घेणे इष्ट असते.

- **व्यसने :** अतिरिक्त प्रमाणात मद्यपान, धूम्रपान केल्याने त्वचेवर दुष्परिणाम होतात. कमालीची जागरणे केल्याने त्वचा शुष्क होते. या कारणांनी त्वचा वृद्ध दिसू लागते.

खवले पडल्यासारखी होते. त्यातून पाणीसदृश लस किंवा रक्तही येते. पावसाळ्यात हा त्रास जास्त बळावतो आणि आणखी चिघळतो.

- **कोड :** त्वचेमधील रंग तयार करण्याच्या पेशींचा आजार आहे. या रंग तयार करण्याच्या पेशी वेगवेगळ्या कारणांमुळे निष्क्रिय होतात आणि रंग तयार करणे बंद करतात. त्यामुळे शरीरावर पांढरे चट्टे पडतात. हा आजार होण्यामागचे मुख्य कारण म्हणजे आपल्या रक्तातील पांढऱ्या पेशी रंग तयार करण्याच्या पेशींना कमी करतात. हा आजार आनुवंशिकही असू शकतो.

त्वचेची निगा आणि उपाय

- **आहार :** आरोग्यपूर्ण त्वचेसाठी भरपूर पाणी पिणे हे एक टॉनिकच असते. पाणी आपल्या पूर्ण शरीराला ताजेतवाने तर ठेवतेच, पण त्वचेला चमकदार करण्यात मदत करते. उत्तम त्वचेला समतोल आहार घटकांची, जीवनसत्त्वांची गरज भासते.

- **'अ' जीवनसत्त्व :** त्वचेच्या आरोग्यात 'अ' जीवनसत्त्वाचे महत्त्व अपरंपार आहे. 'अ' जीवनसत्त्व हे गाजर, रताळी, टोमॅटो, पालक, तांबडा भोपळा, सोयाबीन, आंबा, संत्री, कोथिंबीर, अळू, दूध, लोणी, चीज, प्राण्यांचे यकृत, मासे, अंड्याचा पिवळा बलक यामध्ये असते. त्यासाठी ही फळे, भाज्या आणि अन्नपदार्थ योग्य प्रमाणात आहारात असावीत. गाजरे किंवा गाजराचा रस नियमित घ्यावा.

- **'क' जीवनसत्त्व :** रसदार फळांमधल्या 'क' जीवनसत्त्वामुळे त्वचा तजेलदार राहते. विशेषतः संत्रे, मोसंबी, अननस, लिंबू, इडलिंबू यात हे आढळते. टोमॅटो आणि पेरू यांसारख्या सामान्यपणे खाल्ल्या

जाणाऱ्या फळांमधे 'क' जीवनसत्त्वाचा चांगला स्रोत असतो. मोड आलेले हरभरे 'क' जीवनसत्त्वाने समृद्ध असतात.

- **'ब' जीवनसत्त्व :** प्रोसेस्ड फूड्सचे वाढलेले सेवन आणि दिवसेंदिवस कमी खाण्यात येणारा पारंपरिक स्वयंपाक यामुळे आजकाल अनेकांना जीवनसत्त्व 'बी १२'च्या अभावाचा त्रास होतो. हे जीवनसत्त्व आपल्याला दूध आणि दुधजन्य पदार्थ, मांस, चिकन, अंडी आणि मासे यामधून मिळते. मांसाहारी मंडळींना याचा अभाव अनेकदा होत नाही. पण शाकाहारी आहारात जर दूध, दही, ताक यांचे प्रमाण खूप कमी असेल तर 'बी १२' ची उणीव होऊ शकते. जे व्हेगन आहार (मांस/अंडी/दूध वर्ज्य) घेतात त्यांना फोर्टिफाईड पीठ किंवा जीवनसत्त्वांच्या गोळ्या-औषधांची गरज भासते. फळे, पालेभाज्या, मोड आलेली धान्ये, हातसडीचे तांदूळ यात 'ब' जीवनसत्त्वाची रेलचेल असते.
- **'ई' जीवनसत्त्व :** हे शेंगदाणे आणि इतर तेलबियांमध्ये आढळते.
- **प्रथिने :** अंडी, मोड आलेली धान्ये, सोयाबीन यात हे उत्तम प्रमाणात असते. त्वचेच्या आरोग्याला त्याची गरज असते.
- तैलयुक्त, चरबीयुक्त आणि स्निग्ध पदार्थ आहारात कमी असावेत. तसेच अति गोड आणि कर्बोदके असलेले पदार्थ विशेषतः मुरुमांचा त्रास असणाऱ्यांनी हे लक्षात ठेवावे.
- **अंघोळ :** भारतासारख्या उष्ण देशात रोजच्या रोज अंघोळ करणे आवश्यक आहे. रोज खूप गर्दीत प्रवास करणाऱ्यांनी, खूप घाम येतो अशांनी, व्यवसायामध्ये धूळ-मातीशी संपर्क येतो अशा कामगारांनी दोनवेळेस अंघोळ करायला हरकत नाही. मात्र अंघोळ करताना अंगावरील तेलकटपणा आणि मळ निघून जावा यासाठी साबण वापरावा लागतो. यासाठी जाहिरातींवर विश्वास ठेवून तथाकथित जंतुनाशक साबण वापरण्याऐवजी कुठलाही साबण वापरला तरी चालतो. मळ जाण्यासाठी साबण लावण्याआधी, अंग पाण्याने ओले करून स्वच्छ चोळून घेणे जास्त महत्त्वाचे असते. अंघोळीनंतर अंग पूर्ण कोरडे करणेही गरजेचे ठरते.
- **जखमा :** जखमा झाल्यावर त्वरित उपाय करणे आवश्यक असते. दुर्लक्षिलेल्या जखमांमध्ये जंतुसंसर्ग होऊन तसेच जखम बरी झाल्यावर जखमांवर व्रण पडून त्वचा कुरूप होऊ शकते.

नियमित व्यायाम, पोषक आहार आणि त्वचेची निगा राखल्यास संपूर्ण शरीराचे स्वास्थ्य टिकून राहण्यास मदत होते. निकोप त्वचा हा निकोप आरोग्याचा आरसा आहे असे म्हणतात. त्यांचा लाभ झाल्यास आपल्या नजरेतील स्वतःची प्रतिमा तर संवर्धित होतेच आणि रोजच्या जीवनात लागणाऱ्या आत्मविश्वासातही मोलाची भर पडते.

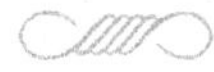

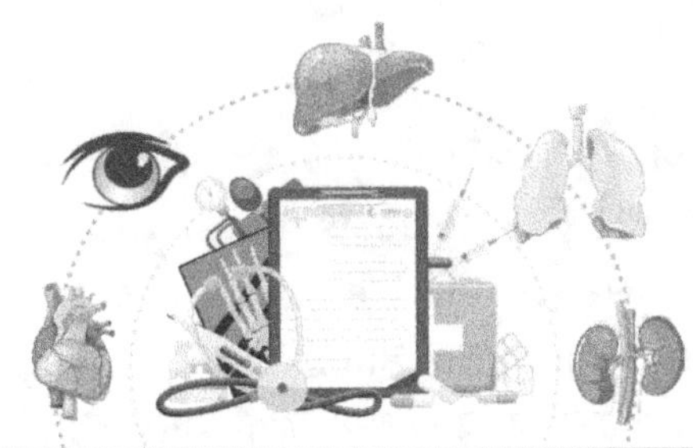

त्वचेचे रंगविकार : पिगमेंटेशन

नाकी डोळी नीटस, गोरा रंग आणि नितळ त्वचा असली, की त्या व्यक्तीला आपण सुंदर म्हणतो. त्वचेचा निरोगी नितळपणा आणि गौरवर्ण या गोष्टींना आपल्या सौंदर्य कल्पनेत खूप महत्त्वाचे स्थान असते. साहजिकच काही आजारांनी, अपघातांनी एखाद्याची त्वचा विकृत झालेली असली, तर त्या व्यक्तीला त्याची सल आयुष्यभर छळत राहते. त्यातही जर त्वचेवर एखादा डाग असेल, तर मग विचारूच नका. त्वचेवरच्या पांढऱ्या डागांविषयी जनसामान्यात एवढे गैरसमज आहेत की ते दुसऱ्या कोणत्याही आजाराबाबत नसतील. साहजिकच आरोग्यसाक्षर होण्यासाठी या पांढऱ्या डागांबाबत काही मूलभूत शास्त्रीय माहिती प्रत्येकाला असणे आज गरजेचे आहे.

मेलॅनिन (Melanin) नावाच्या रंगद्रव्यामुळे त्वचेला रंग प्राप्त होतो. मेलॅनोसाईट (Melanocytes) नावाच्या पेशींद्वारे हे रंगद्रव्य निर्माण होते. ज्या व्यक्तींमध्ये या पेशींमधून मेलॅनिन अधिक प्रमाणात स्रवते, त्या व्यक्ती कृष्णवर्णीय होतात आणि ज्यांच्यामध्ये ते कमी प्रमाणात तयार होते त्या गौरवर्णीय होतात. प्रत्यक्षात या रंगद्रव्याच्या कमी अधिक प्रमाणामुळे गोऱ्या आणि काळ्या रंगाच्या विविध छटा आढळून येतात. तीव्र सूर्यप्रकाश कातडीवर पडल्याने हे रंगद्रव्य अधिक प्रमाणात स्रवते आणि आपल्या त्वचेचे सूर्यप्रकाशाच्या तीव्रतेपासून संरक्षण होते. त्यामुळेच उन्हात जास्त फिरणाऱ्या व्यक्तींमध्ये मेलॅनिनचे प्रमाण वाढून त्यांची त्वचा काळवंडते.

त्वचेप्रमाणे केस आणि डोळ्यांच्या रंगांचाही मेलॅनिनशी संबंध असतो. मेलॅनिनच्या कमी अधिक निर्मितीनुसार त्वचेच्या रंगांचे विकार निर्माण होतात. या विकारांचे प्रामुख्याने तीन गट असतात.

- **हायपरपिगमेंटेशन (Hyperpigmentation)** : यात मेलॅनिन जास्त प्रमाणात स्रवते आणि त्वचेवर काळ्या किंवा काळसर रंगाचे चट्टे निर्माण होतात. या गटातील आजारांमध्ये मेलॅनिन समवेत त्वचेमध्ये एरवी अस्तित्वात नसणारी रंगद्रव्येसुद्धा त्वचेखाली जमा होतात.

  ### त्वचेवर काळे चट्टे होण्याची कारणे म्हणजे
  - त्वचेचा दाह होणे
  - काही सर्वांगात पसरणारे आजार (सिस्टेमिक डिसीजेस)
  - काही औषधांचा परिणाम
  - सूर्यप्रकाशाच्या तीव्रतेने होणारा परिणाम

- **हायपोपिगमेंटेशन (Hypopigmentation)** : काही व्यक्तींत मेलॅनिन खूप कमी किंवा अजिबात तयार होत नाही. त्यामुळे तिथे पांढरे डाग तयार होतात. वैद्यकीय परिभाषेत अशा सर्व पांढऱ्या डागांना 'हायपोपिगमेंटेड डिसऑर्डर' अथवा 'ल्युकोडर्मा' (Leucoderma) या नावाने ओळखले जाते. यामध्ये त्वचेमध्ये रंगद्रव्य कमी प्रमाणात निर्माण होते आणि शरीरावर कुठेही पांढरे किंवा पांढरटसर चट्टे उमटू लागतात. या आजारात मेलॅनिन निर्माण न होण्याची मुख्य कारणे म्हणजे-

- रंग निर्माण करणारी पेशी (मेलॅनोसाईट) नष्ट होते.
- या पेशी जन्मतःच अस्तित्वात नसतात.
- या पेशींमध्ये रंगद्रव्य निर्माण करायच्या प्रक्रियेत काही अडथळा निर्माण होतो.

ल्युकोडर्मा या गटामध्ये व्हिटिलिगो (कोड), पिटीरीयासीस व्हर्सिकलर (Pityriasis Versicolor), पिटीरीयासीस अल्बा (Pityriasis Alba), कुष्ठरोग, नीव्हस डीपिगमेण्टोसस (Nevus Depigmentosus), मायकोसिस फंगोईड्स (Mycosis Fungoides) अशा अनेक आजारांचा समावेश होतो.

- **डीपिगमेंटेशन (Depigmentation)** : यामध्ये रंगद्रव्य निर्माण करणाऱ्या पेशी अस्तित्वात असतात, पण रंगद्रव्य एकतर अजिबात निर्माण होत नाही किंवा झाले तर अगदी किरकोळ प्रमाणात तयार होते. त्यामुळे त्वचेचा मूळ रंग निघून जातो. काही रुग्णात ते कायमस्वरूपी निर्माण होत नसते, तर तर काहींमध्ये तात्कालिक स्वरूपात त्याची निर्मिती थांबलेली असते.

विविध रंगविकार

त्वचेमधील रंगद्रव्यांच्या दोषांमुळे त्वचेमध्ये अनेक रंगविकार निर्माण होतात.

- **कोड-(व्हिटिलिगो)** : 'श्वेतकुष्ठ' या नावाने ओळखला जाणारा हा आजार, पूर्वी कुष्ठ रोगाचा प्रकार समजला जायचा. मात्र याचा कुष्ठरोगाशी मुळीच संबंध नसतो. अनेक सामाजिक गैरसमज निगडित असल्याने या आजाराबाबत लोकांच्या मनात खूप भीती आहे.
- **वय** : हा आजार कोणत्याही वयात होऊ शकतो. २० टक्के लोकांत हा वयाच्या २०व्या वर्षापर्यंत होतो. २५ टक्के लोकांमध्ये या आजाराची सुरुवात वयाच्या १०व्या वर्षींच होते. पण कित्येकदा अगदी छोट्या मुलांमध्ये किंवा ज्येष्ठ नागरिकांमध्येदेखील याची सुरुवात झालेली आढळून येते.
- हा आजार शरीराच्या कोणत्याही भागावर आपले अस्तित्व दाखवू शकतो.
- **व्हिटिलिगो व्हलगॅरिस (Vitiligo Vulgaris)** या प्रकारात संपूर्ण शरीरावर चट्टे असतात.
- **लिप टिप व्हिटिलिगो (Lip Tip Vitiligo)** या प्रकारात फक्त ओठांवर, बोटांच्या टोकावर व गुप्तांगांवर आढळतात.
- **लोकलाईज्ड व्हिटिलिगोमध्ये (Localized Vitiligo)** चट्टा शरीरावर एखाद्याच अवयवावर आढळतो.
- **अनस्टेबल व्हिटिलिगो (Unstable Vitiligo)** हा शरीरावर वेगाने पसरत जातो,
- **केमिकल व्हिटिलिगोमध्ये (Chemical Vitiligo)** रबरी चपलांमुळे पायांवर, बिंदीमुळे कपाळावर, गळ्यातील दागिन्यांमुळे मानेवर-गळ्यावर, हेअर डायमुळे टाळूवर चट्टे दिसून येतात.
- कोडातील रंगांच्या छटांप्रमाणेसुद्धा त्याचे वर्गीकरण केले जाते.
- **कोड-(व्हिटिलिगो)ची कारणे** : व्हिटिलिगो किंवा कोड नक्की कसे निर्माण होते याचे पक्के प्रमाण आणि कारणमीमांसा आजतरी वैद्यकीय शास्त्रामध्ये उपलब्ध नाही. मात्र काही शास्त्रीय विचार या आजाराच्या कारणाचे विवेचन करतात.
- **आनुवंशिकता** : जवळच्या नातेवाईकाला कोड असेल तर २० ते ३० टक्के वेळेस हा आजार पुढच्या पिढीत आढळतो. मात्र आनुवंशिकता नसतानासुद्धा हा आजार होऊ शकतो.
- **ऑटोइम्युन** : या प्रकारात जनुकीय दोषांमुळे शरीरात प्रतिकारशक्ती निर्माण करणाऱ्या पेशी आपल्याच शरीरातील रंगपेशींना नष्ट करू लागतात. रंगपेशी नष्ट झाल्याने पांढरे डाग निर्माण होतात.

- **रासायनिक प्रक्रिया :** मज्जातंतूंच्या त्वचेखालील टोकांमधून उत्सर्जित होणाऱ्या, 'न्युरोपेप्टाइड वाय'नावाच्या एका विशिष्ट रासायनिक पदार्थामुळे रंगपेशींना इजा पोचते आणि त्या नष्ट होतात.

निदान

वूड्स लॅम्पद्वारे कोडाच्या चट्ट्यांची तपासणी केली जाते. व्हिटिलिगोमध्ये चट्टे प्रकर्षनि पांढरे दिसून चमकतात आणि फुगीर दिसतात, पण इतर आजारांचे चट्टे चमकत नाहीत.

उपचार

हा आजार संपूर्ण बरा करण्यास तसे खात्रीलायक उपचार नाहीत. पण काही गोळ्या, स्टीरॉइड्स, इम्युनोमॉड्युलेटर औषधे, क्रीम्स, अल्ट्राव्हायोलेट ए, नॅरोबॅण्ड अल्ट्राव्हायोलेट बी, लेसर, विशेष शस्त्रक्रिया उदाहरणार्थ, त्वचारोपण, मिनी पंच ग्राफ्टिंग, टॅटूइंग यामुळे हे डाग घालवता येतात. उपचारांद्वारे त्वचा पूर्ववत जशी होती तशी होऊही शकते; पण व्हिटिलिगोला मुळापासून नष्ट करता येत नाही. कालांतराने डाग परत उमटू शकतात. काही रुग्णात ते आपोआप गायब होतात आणि वर्षानुवर्ष दिसतही नाहीत. बराच काळ पुन्हा उमटत नाहीत.

कोडाबाबत गैरसमज

- काही विपरित पदार्थ, मासे खाल्ल्यामुळे कोड होते.
  वस्तुस्थिती : कोड होण्याचा आहाराशी तिळमात्रही संबंध नाही. या आजारात अमुक खाऊ नको तमुक पिऊ नकोस, असे पथ्यपाणी करायची आवश्यकता नसते.
- कोड संसर्गजन्य असते. स्पर्शामुळे ते पसरू शकते.
  वस्तुस्थिती : कोड मुळीसुद्धा संसर्गजन्य नसते.
- कोड असलेल्या व्यक्ती शारीरिक आणि बौद्धिकदृष्ट्या कमकुवत असतात
  वस्तुस्थिती : कोड असलेल्या व्यक्ती शक्तीचे खेळ, व्यायाम आणि बौद्धिक कुवतीचे कोणतेही काम इतरांसारख्याच सहजतेने करू शकतात.
- कोड म्हणजे कुष्ठरोगाचा प्रकार असतो.
  वस्तुस्थिती : कुष्ठरोग हा मायक्रोबॅक्टेरियम लेप्राय (Mycobacterium Laprae) या जंतूंमुळे होतो. कोडामध्ये हे जंतू सापडत नाहीत. कोडाचा कुष्ठरोगाशी दूरान्वयानेही संबंध नाही.
- कोड आणि अल्बिनिझम (अवर्णता) हे एकच.
  वस्तुस्थिती : कोडामध्ये मेलॅनोसाईट्स नष्ट होत जातात. अल्बिनिझममध्ये मेलॅनोसाईटस असतात, पण त्या रंगद्रव्य तयार करण्यास असमर्थ असतात.
- कोडामधून पुढे त्वचेचा कर्करोग होतो.
  वस्तुस्थिती : कोडाच्या रुग्णांना त्वचेचा कर्करोग होत नाही. उलट सर्वसाधारण निरोगी त्वचा असलेल्या व्यक्तीपेक्षा त्यांना तो धोका कमी असतो.

अल्बिनिझम (अवर्णता/ रंगहीनता)

यामध्ये जनुकीय कारणांमुळे मेलॅनिन तयार होत नाही. काही रुग्णात ते अतिशय किरकोळ प्रमाणात तयार होते, तर इतरांच्यात ते अजिबात निर्माण होत नाही. अल्बिनिझम असलेल्या रुग्णांना अल्बिनो म्हणतात. त्यांच्या संपूर्ण शरीराची त्वचा फिक्कट असते, केस पांढरे असतात आणि डोळ्यांच्या बाहुल्या गुलाबी असतात. बहुसंख्य

रुग्णांना सूर्यप्रकाशाचा खूप त्रास होतो, त्यांना त्वचेचा कर्करोग होण्याची दाट शक्यता असते. त्यांची दृष्टीदेखील खूपच मंद असते. त्यांच्या डोळ्यांना तीव्र प्रकाशाने त्रास होतो. तसेच डोळे एका बाजूला फिरवल्यास बुबुळे वेगाने हलू लागतात (निस्टॅगमस). या व्यक्तींमध्ये डोळ्याच्या मज्जातंतूंचे आणि दृष्टीपटलाचे गंभीर आजार उद्भवतात. अल्बिनिझमचे दोन प्रकार असतात.

- **ऑक्युलोक्युटेनियस अल्बिनिझम (Oculocutaneous Albinism) :** यामध्ये डोळे, त्वचा केस या तिन्हीत मेलॅनिन निर्मिती होत नाही आणि त्या फिकट पांढऱ्या होतात.
- **ऑक्युलर अल्बिनिझम (Ocular Albinism) :** यात फक्त डोळ्यांमधील बाहुलीमध्ये रंगद्रव्याचा अभाव असतो. बाकी इतर ठिकाणाची त्वचा सर्वसाधारण असते.
- **मेलाइझ्मा (Melasma) :** चेहऱ्यावर, गालांवर गडद तपकिरी किंवा काळ्या रंगाचे प्रमाणबद्ध आकाराचे चट्टे दिसतात त्याला मेलाइझ्मा म्हणतात. हार्मोन्सची, ओरल कॉन्ट्रासेप्टिव्ह, फेनिटॉइन अशी औषधे वापरल्याने हे डाग निर्माण होतात. गर्भवती स्त्रियांच्या चेहऱ्यावर असे डाग गालांवर दिसून येतात. ऑटोइम्युन थायरॉइड आजारातही मेलाइझ्मा आढळतो. काही औषधांनी, क्रीम्सनी हे डाग सौम्य करता येतात. या व्यक्तींनी सनस्क्रीन लोशन वापरणे आवश्यक असते.
- **ॲकॅन्थोसिस निग्रिकान्स (Acanthosis Nigricans) :** काखा, मान, जांघा या भागांत त्वचेच्या वळकटीवर अनेकदा काळसर जांभळट रंगाचे डाग तयार होतात. त्या भागाची कातडीदेखील जाड होते.
- **झिरोडर्मा पिगमेंटेशन (Xeroderma Pigmentation) :** जगातील सर्व वंशाच्या लोकांमध्ये आढळणारा, पण तसा संख्येने कमी असलेला हा जनुकीय विकार आहे. या व्यक्तींना प्रखर सूर्यप्रकाशातील अतिनील किरणांचा कमालीचा त्रास होतो. भाजल्यासारखे फोड त्यांच्या त्वचेवर येतात. त्वचा शुष्क आणि राठ होते, त्यावर काळे डाग पडतात. या डागांना केरॅटोसिस म्हणतात. या व्यक्तींना त्वचेचा कर्करोग होऊ शकतो.
- **इनकॉन्टिनेन्शिया पिगमेंटी (Incontinentia Pigmenti) :** यामध्ये मेलॅनिन रंगद्रव्य त्वचेखाली मोठ्या प्रमाणात जमा केले जाते. या रुग्णांमध्ये त्यांच्या रंगविकाराबरोबर हातापायांच्या सांध्यांची विकृती, दातातील दोष, मज्जासंस्थेचे आजार आणि डोळ्यांचे दोष असतात. हा आजार आनुवांशिक असून जनुकीय बदलामुळे तो होतो.
- **पिटीरीऑसिस अल्बा (Pityriasis Alba) :** याला अनेकदा कोड समजले जाते. यात शरीरावर लालसर चट्टे उठतात; ते नंतर पांढरे पडतात.
- **लेंटीगाईन्स (Lentigines) :** बऱ्याचदा मध्यमवयीन किंवा वृद्ध व्यक्तींच्या शरीरावर हे काळे डाग दिसतात. शरीराच्या उघड्या भागावर सतत तीव्र सूर्यप्रकाश पडल्याने ते निर्माण होतात. हे चट्टे वेड्यावाकड्या आकाराचे असतात. त्या भागात त्वचेमध्ये मेलॅनिन मोठ्या प्रमाणात जमा झाल्याने हे डाग निर्माण होतात.

त्वचेच्या या रंगसमस्या खूप जटील असतात. त्यांच्याबद्दलचे गैरसमजही खूप आहेत. रुग्ण अनेकदा ऐकीव माहितीवर विसंबून राहून दैवी शक्तीचे, भोंदू वैद्यांचे उपचार घेतात. आजच्या युगातसुद्धा त्वचेचे रंगविकार हे ईश्वरी कारणांनी, गतजन्मीच्या पापामुळे होतात अशी समजूत प्रचलित आहे. अशा चुकीच्या समजुतींमुळे केलेल्या इलाजात दिशाभूल होऊन इजाच होण्याची भीती अधिक असते. अशा उपायांनी थकल्यावर रुग्ण डॉक्टरांकडे जातो. त्यामुळे रोगाचे निदान आणि उपचार उशिरा होतात आणि समस्या वाढतच जाते. त्यामुळे त्वचेच्या आजाराबाबत मान्यताप्राप्त त्वचारोगतज्ज्ञाकडे सल्ला घेण्यास जाणेच इष्ट असते.

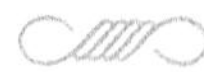

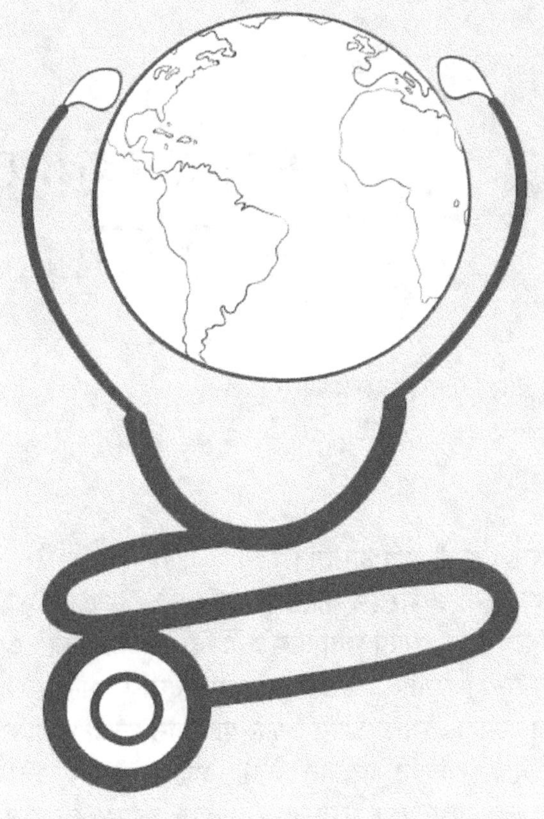

विविध जीवनसंस्था

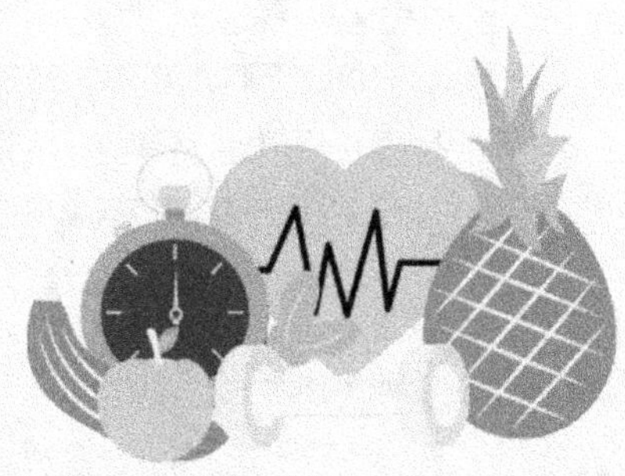

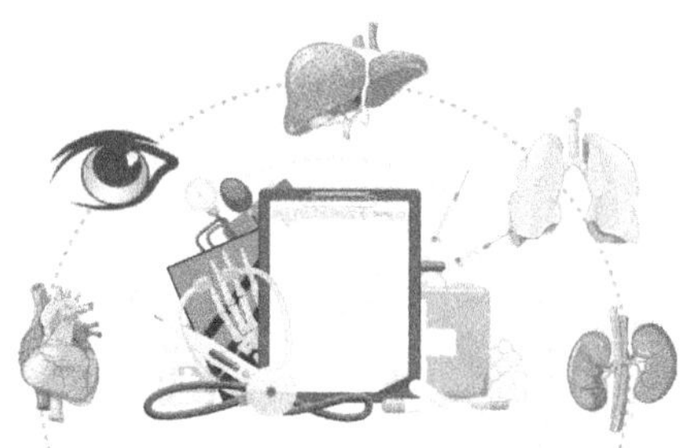

मानवी मेंदूची रचना आणि कार्ये

मानवी मेंदूची रचना तीन मुख्य भागांनी बनलेली असते:

- **फोरब्रेन** : अग्रमस्तिष्क
- **मिडब्रेन** : मध्यमस्तिष्क
- **हाईन्ड ब्रेन** : मागील मेंदू
- **फोरब्रेन** : याचे आणखी काही भाग असतात.
- **सेरेब्रम (मोठा मेंदू)** : याला सेरेब्रल कॉर्टेक्स (Cerebral Cortex) म्हणूनही ओळखले जाते, सेरेब्रम हा मानवी मेंदूचा सर्वात मोठा भाग असून तो विचार आणि कृती अशा मेंदूच्या उच्चपातळीवरील कार्याशी (हायर फंक्शन्स) संबंधित असतो. मोठ्या मेंदूचा पृष्ठभाग राखाडी रंगाचा असतो आणि तो मज्जापेशींनी बनलेला असतो. त्याची खोली आपल्या अंगठ्यापेक्षा थोडी जास्त असते.

या पृष्ठभागाच्या खाली पांढरे मज्जातंतू असतात. ते मेंदू आणि शरीराच्या इतर भागांमधील मज्जापेशींमधील संदेशाचे वहन करतात. मेंदूच्या पृष्ठभागावर सुरकुत्या असतात. या सुरकुत्यामुळे मेंदूच्या पृष्ठभागाचे क्षेत्रफळ वाढते. सहास्तरांच्या या रचनेला निओकॉर्टेक्स (Neocortex) म्हणतात. त्याचे पुन्हा चार विभाग असतात. त्यांना लोब्स म्हणतात.

- फ्रंटल लोब
- परायटल लोब
- ऑक्सिपीटल लोब
- टेम्पोरल लोब

लोब्सची रचना

- **फ्रंटल लोब** : हा कपाळाच्या अगदी खाली असतो. या भागाची कार्ये उच्चपातळीवरील असतात, म्हणजे तर्क, व्यवस्था, योजना, बोलणे, हालचाल, चेहऱ्यावरील हावभाव, क्रमिक जबाबदाऱ्या (सिरीअल टास्क्स), समस्या सोडवणे, प्रतिबंध, उत्स्फूर्तता, आरंभ आणि वर्तन अशा स्वयं-नियमन करण्याची क्षमता, एकाग्रता, स्मरणशक्ती आणि भावनांवर नियंत्रण अशा पद्धतीची असतात.
- **परायटल लोब** : परायटल लोब आपल्या मेंदूच्या मागील बाजूस वरच्या भागात असतो. त्याच्यायोगे दृष्टी, स्पर्श, शरीर जागरूकता आणि अवकाशीय अभिमुखता (आपल्या आजूबाजूच्या वस्तूंची, व्यक्तींची, जागेची वेळेची जाणीव) यासारख्या संवेदनांसह आपल्या जटिल वर्तनांवर नियंत्रण ठेवते. आपल्या शरीराच्या विविध भागांतील संवेदी माहिती, संख्या आणि त्यांच्या संबंधांचे ज्ञान आणि वस्तूंच्या

हाताळणीमध्ये ते महत्त्वपूर्ण भूमिका बजावते. हा भाग दृश्य-स्थानिक प्रक्रिया, भाषेचे आकलन, रचना आणि सर्जनशीलतेची क्षमता, शरीराचे स्थान आणि हालचाल, दुर्लक्ष किंवा अनावश्यकता, डावी-उजवी भेद आणि आत्म-जागरूकता, अंतर्दृष्टी यांच्याशी गुंतलेला आहे.

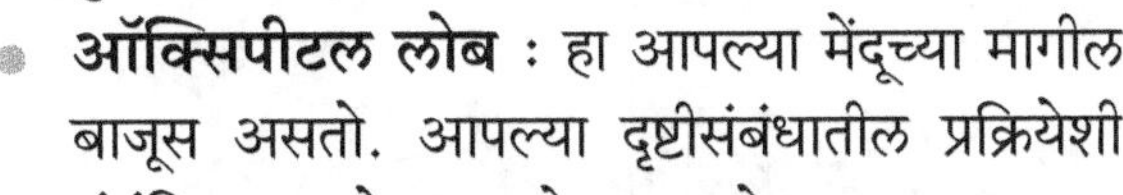
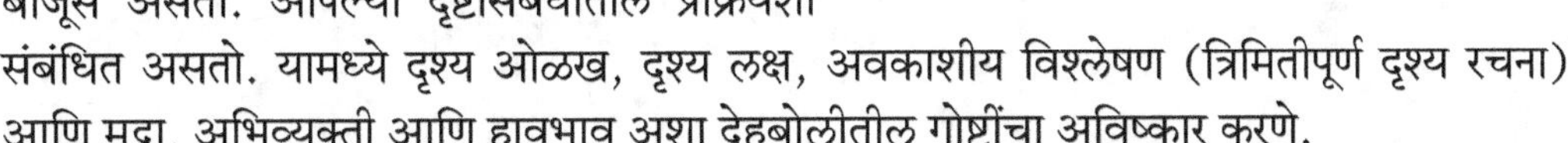

- **ऑक्सिपीटल लोब** : हा आपल्या मेंदूच्या मागील बाजूस असतो. आपल्या दृष्टीसंबंधातील प्रक्रियेशी संबंधित असतो. यामध्ये दृश्य ओळख, दृश्य लक्ष, अवकाशीय विश्लेषण (त्रिमितीपूर्ण दृश्य रचना) आणि मुद्रा, अभिव्यक्ती आणि हावभाव अशा देहबोलीतील गोष्टींचा अविष्कार करणे.

- **टेम्पोरल लोब** : हा आपल्या कानाजवळ असतो आणि श्रवणविषयक संवेदना आणि संकेत, आपली धारणा आणि ओळख प्रक्रिया यांच्याशी संबंधित आहे. आवाजांच्या गोंधळात एकाच आवाजावर लक्ष केंद्रित करण्याची आपली क्षमता, बोललेले समजून घेणे, भाषा, मौखिक स्मृती, दृश्य स्मृती आणि भाषा निर्मिती, सामान्य ज्ञान आणि आत्मचरित्रात्मक आठवणी या गोष्टी टेम्पोरल लोबमार्फत होतात.

एक खोल छेद, सेरेब्रमला दोन भागांमध्ये विभागतो आणि त्याचे डावा आणि उजवा असे दोन समान भाग करतो. हे दोन गोलार्ध जवळजवळ सारखेच दिसत असले तरी, प्रत्येक बाजू वेगळ्या पद्धतीने कार्य करते. उजवा गोलार्ध आपली सर्जनशील बाजू सांभाळतो, तर डावा गोलार्ध आपल्या तार्किक बाजूला मदत करतो.

कॉर्पस कॅलोझम (Corpus Callosum) हा शुभ्र मज्जापेशींनी बनलेला दोर, मेंदूच्या दोन्ही गोलार्धांना जोडतो.

मिडब्रेन

मिडब्रेन हा सेरेब्रल कॉर्टेक्सच्या खाली आणि हाईन्डब्रेनच्या वर, मेंदूच्या मध्यभागी असतो. दोन सेरेब्रल पेड्यूकलयोगे तो वर सेरेब्रमला आणि खाली ब्रेनस्टेमला जोडलेला असतो. मिडब्रेनमध्ये टेक्टम, टेगमेंटम, सेरेब्रल ऑक्वाडक्ट, सेरेब्रल पेड्युन्कल्स आणि अनेक न्यूक्लीया (विशेष संवेदना केंद्रे) आणि फॅसिकुलाय (मज्जापेशी आणि मेंदूतील मायलीनने बनलेला दोरासारखा भाग) यांचा समावेश असतो. मिडब्रेन हा दृष्टी आणि श्रवणप्रणालींसाठी एक प्रकारचे रिलेस्टेशन म्हणून काम करतो. मिडब्रेनच्या काही भागांना रेड न्यूक्लियस आणि सबस्टँशिया नायग्रा म्हणतात. ते शरीराच्या हालचालींचे नियंत्रण करतात. त्यात मोठ्या प्रमाणात डोपामाइन-

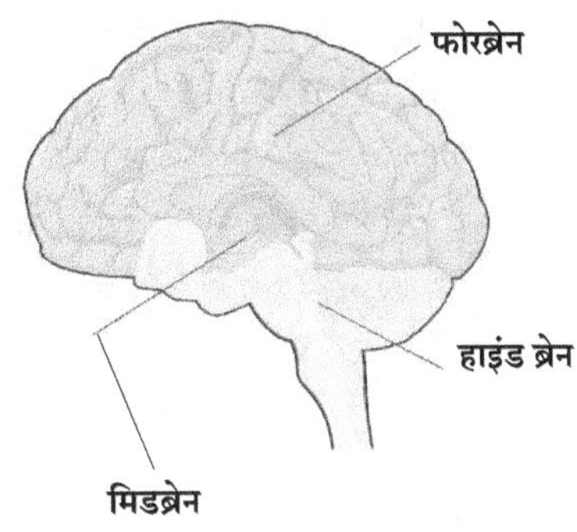

उत्पादक मज्जापेशी असतात. मेंदूतील नायग्रा भागातील मज्जापेशींचा ऱ्हास पार्किन्सन रोगाशी संबंधित असतो. मिडब्रेनमध्ये बारा क्रेनियल नर्व्हजपैकी ऑक्युलोमोटर आणि ट्रॉक्लीअर या दोन नर्व्हज असतात. या मज्जातंतूंच्या योगे, मिडब्रेन थेट डोळ्यांच्या हालचाली आणि बाहुलीच्या बांधकामावर नियंत्रण ठेवले जाते.

- **लिंबिक सिस्टीम (Limbic System)** : लिंबिक सिस्टीमला आपला 'भावनिक मेंदू' किंवा 'बालिश मेंदू' असे संबोधले जाते. ती सेरेब्रमच्या आत स्थित असते. त्यात थॅलॅमस, हायपोथालेमस, अमिग्डाला

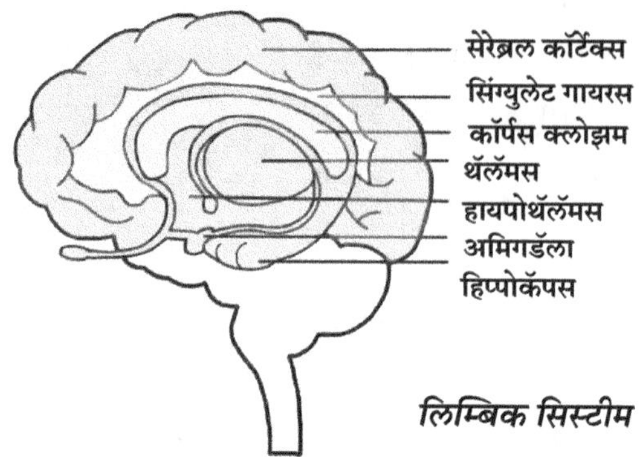

लिम्बिक सिस्टीम

आणि हिप्पोकॅम्पस हे विभाग असतात.

- **थॅलॅमस (Thalamus)** : मेंदूच्या इतर भागांपासून सेरेब्रल कॉर्टेक्सपर्यंत संवेदी माहिती प्रसारित करणे हे थॅलॅमसचे प्राथमिक कार्य असते.

- **हायपोथालॅमस (Hypothalamus)** : पिट्यूटरी ग्रंथी आणि विविध हार्मोन्सच्या स्रावांचे नियंत्रण, शरीराचे तापमान कायम राखणे, झोप, भूक अशा विविध कार्यांचे नियमन हायपोथालॅमस करते.

- **अमिग्डाला (Amygdala)** : अमिग्डालाची प्राथमिक भूमिका म्हणजे संवेदनांसाठी एक महत्त्वपूर्ण प्रोसेसर अशी असते. ते हिप्पोकॅम्पसशी जोडलेले असते आणि भावनिक आठवणींमध्ये प्राथमिक भूमिका बजावते. राग, भीती आणि लैंगिक भावनांशी सलग्न असलेल्या ओपिएट रिसेप्टर साइट्स यामध्ये मोठ्या संख्येने असतात.

- **हिप्पोकॅम्पस (Hippocampus)**: हिप्पोकॅम्पसची प्राथमिक भूमिका स्मृती तयार करणे, माहिती आयोजित करणे आणि संग्रहित करणे आहे. नवीन आठवणी तयार करणे आणि गंध आणि आवाज यासारख्या भावना आणि संवेदना आठवणींशी जोडणे हे याचे महत्वाचे कार्य असते.

- **पिट्यूटरी ग्रंथी (Pitutiary Gland)** : वाटाण्याएवढा आकार असलेली पिट्यूटरी ग्रंथी, कवटीच्या मध्यभागी, नाक कपाळाला जिथे मिळते त्या जागेच्या आतमध्ये असते. ही ग्रंथी हायपोथालॅमसला जोडलेली असते. पिट्यूटरी ग्रंथी म्हणजे मज्जासंस्था आणि हार्मोन्सच्या स्रावावर नियंत्रण ठेवणारी अंतःस्रावी प्रणाली यांच्यातील महत्त्वाचा दुवा असते. यात शारीरिक वाढ, चयापचय क्रिया, लैंगिक विकास आणि पुनरुत्पादन प्रणालीवर परिणाम करणारे हार्मोन्सचे नियंत्रण होते.

हाइन्डब्रेन

- **सेरेबेलम (Cerebellum)** : सेरेबेलम म्हणजे 'छोटा मेंदू', सेरेब्रमसारखेच त्यामध्ये दोन गोलार्ध आणि खूप घड्या किंवा सुरकुत्या असलेला पृष्ठभाग असतो. हे हालचालींचे संतुलन आणि समायोजन, मुद्रा, तोल सांभाळणे, हृदयाचे स्पंदन, श्वसन आणि रक्तवाहिन्यांचे आकुंचन-प्रसारण अशा केंद्रांचे नियमन आणि समन्वय याच्या मार्फत केले जाते.

- **ब्रेन स्टेम (Brain Stem)** : ब्रेन स्टेम लिंबिक सिस्टमच्या खाली स्थित असतो. श्वासोच्छ्वास, हृदयाचे ठोके आणि रक्तदाब यासारख्या अशा जीवनाच्या महत्त्वपूर्ण कार्यांसाठी जबाबदार असते. ब्रेन स्टेमचे लहान मेंदू, पॉन्स मेड्युला आणि मज्जारज्जू असे विभाग असतात.

- **पॉन्स (Pons)** : मेड्युलाच्या वर, मिडब्रेनच्या खाली आणि सेरेबेलमच्या अगदी समोर पॉन्स असते. सेरेबेलम आणि सेरेब्रमसह मज्जासंस्थेच्या विविध भागांना जोडणारा एक पूल म्हणून ते प्राथमिक कार्य करते. चेहऱ्यावरील भावदर्शन, चावणे, चघळणे आणि गिळण्यासाठी जबाबदार असलेल्या स्नायूंवर नियंत्रण ठेवणारी ट्रायजेमिनल नर्व्ह पॉन्समध्ये उगम पावते. पॉन्समध्ये ॲब्ड्यूसेन्स मज्जातंतूदेखील असतो, त्याद्वारे आपल्याला एका बाजूला पाहता येते. वेस्टिब्युलरकोक्लियर नर्व्हमुळे आपल्याला ऐकू देते.

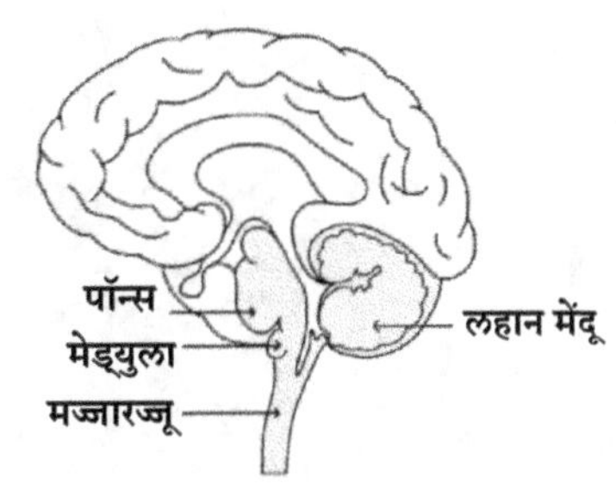

हाइन्डब्रेनचे विभाग

ब्रेनस्टेमचा एक भाग म्हणून, खालच्या पॉन्सचा एक भाग श्वासोच्छ्वासाची तीव्रता वाढवतो आणि नियंत्रित करतो, तर वरच्या पॉन्सचा एक भाग सखोल श्वास आणि श्वासाची गती कमी करतो. झोपेच्या चक्रांचे त्याचप्रमाणे श्वसन आणि उच्छ्वासाचे नियंत्रण पॉन्ससंबंधित असते.

- **मेड्युला (Medulla)** : पाठीचा कणा आणि मेंदू जिथे एकत्र येतात त्याठिकाणी मेड्युला असते. मेड्युलाची प्राथमिक भूमिका म्हणजे श्वास घेणे, गिळणे आणि हृदयगती यासारखी अनैच्छिक पण जीवनावश्यक कार्ये नियंत्रित करणे ही असतात. ब्रेनस्टेमचा भाग म्हणून, मेड्युलाद्वारे, मेंदू आणि पाठीच्या कण्यामध्ये आणि मज्जातंतूच्या संदेशांचे आदानप्रदान केले जाते.

मज्जारज्जू

- मज्जारज्जू हा मध्यवर्ती मज्जासंस्थेचा भाग असून तो पाठीच्या कण्याच्या आत असतो.
- मज्जारज्जूची सुरुवात ब्रेनस्टेमच्या खालील भागापासून होते.
- मज्जारज्जूचे शेवटचे टोक कोनस मेड्युलॅरिस (Conus Medullaris) हे तंतुमय धाग्यासारखे असते.
- मज्जारज्जू त्वचा, कान यासारख्या ज्ञानेंद्रियांकडून मेंदूकडे संवेदनांचे वहन करण्याचे कार्य करतात तसेच मेंदूकडून प्रतिसादाचे वहन स्नायू आणि ग्रंथी यांसारख्या अवयवांकडे करतात.

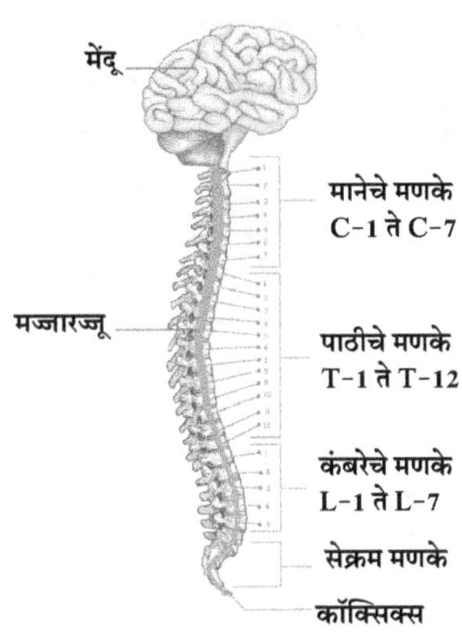

पाठीच्या कण्याचे विभाग

- मज्जारज्जू शरीरातील प्रतिक्षिप्त क्रियांमध्ये समन्वयक केंद्र म्हणून कार्य करतो.
- **मज्जापेशी** : मेंदूचे काम कोट्यवधी मज्जापेशींमार्फत चालते. या मज्जापेशींना असंख्य टोके असतात. ही टोके आजूबाजूच्या इतर मेंदूपेशींच्या टोकांना जोडलेली असतात. या जोडणीचे स्वरूप विद्युत-रासायनिक असते. एका मज्जापेशीतून निर्माण झालेला संदेश. दुसऱ्या मज्जापेशीपर्यंत पोहोचताना, मज्जापेशींच्या टोकांमध्ये असलेले 'रासायनिक' माध्यम आणि त्यातून जाणारा 'विद्युत' संदेश यांचा मुख्य वाटा असतो. या रासायनिक पदार्थाचे प्रमाण वाढले किंवा कमी झाले, किंवा विद्युतसंदेशांमध्ये बिघाड झाला तर

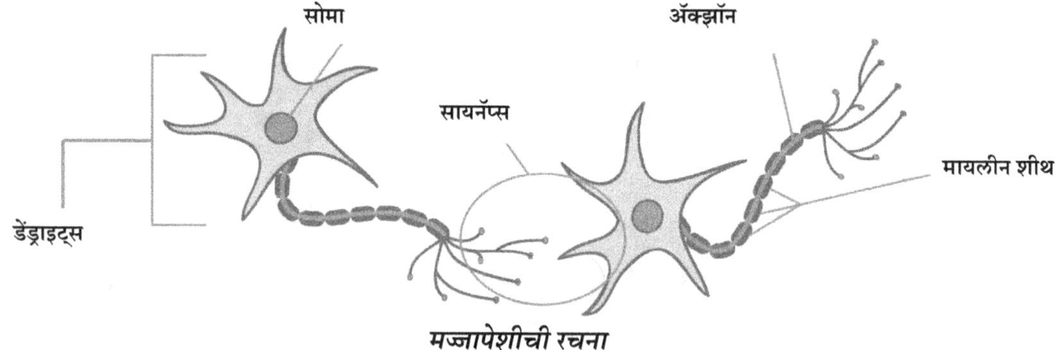

मज्जापेशीची रचना

मेंदूचे कार्य बिघडते. मज्जापेशी या मज्जासंस्थेच्या संरचनात्मक आणि कार्यात्मक घटकांचे मूलभूत एकक असते. रचनेनुसार मज्जापेशींचे तीन प्रकार असतात.

१. **बहुध्रुवीय (मल्टिपोलर)** : बहुध्रुवीय मज्जापेशीमध्ये मुख्य भागात एक केंद्र असते, बाहेरील बाजूने त्यावर तंतुमय डेन्ड्राइट्स आणि दोरासारखे अक्षतंतू (ऑक्सॉन) असतात.

२. **द्विध्रुवीय (बायपोलर)** : डोळ्यातील दृष्टिपटलात द्विध्रुवीय प्रकारच्या मज्जापेशी असतात.

३. **आभासी एकध्रुवीय (सुडो युनिपोलर)** : मज्जापेशींच्या या प्रकारात पेशीपासून एकच ऑक्सॉन निघून तो दोन भागात विभागतो. त्यातून त्याचे ऑक्सॉन आणि डेंड्राइट असे दोन भाग होतात.

- **सायनॅप्स** : चेतापेशी एकमेकांना जुळलेल्या असतात, मात्र त्यांच्यात २ मायक्रोमिलीमीटर इतके सूक्ष्मदर्शकीय अंतर असते. त्याला संपर्क स्थान किंवा सायनॅप्स म्हणतात.

मज्जापेशींच्या कार्यानुसार त्यांचे तीन प्रकार पडतात.

१. **संवेदी पेशीमज्जा (सेन्सरी नर्व्हज)** : या पेशींमज्जाद्वारे त्वचा, नाक, कान यांसारख्या ज्ञानेंद्रियांकडून येणाऱ्या संदेशांचे वहन मज्जारज्जू किंवा मेंदूकडे केले जातात.

२. **प्रेरक मज्जापेशी (मोटर नर्व्हज)** : मेंदू किंवा मज्जारज्जूकडून येणाऱ्या आज्ञांचे स्नायू आणि ग्रंथी यांसारख्या प्रेरकांकडे वहन करतात.

३. **सहयोगी चेतापेशी (असोसिएशन नर्व्हज)** : चेतासंस्थेच्या एकात्मिकतेचे कार्य करतात.

मेंदूची कार्ये

मानवी मेंदू हा अतिशय प्रगत असल्यामुळे त्याची कार्येदेखील अतिशय जटिल असतात. मेंदूच्या विभागांप्रमाणे त्याच्या कार्याचेदेखील थोडक्यात वर्गीकरण करता येते.

फ्रंटल लोब कार्ये

- लक्ष आणि एकाग्रता
- स्व-निरीक्षण
- विचारांचे आणि घटनांचे एकत्रीकरण
- बोलणे (अभिव्यक्त भाषा)

- करावयाच्या कार्याच्या आझांचे नियोजन, पालन आणि सुरुवात करणे
- वैयक्तिक क्षमता आणि मर्यादांची जाणीव
- व्यक्तिमत्त्व
- मानसिक लवचीकता
- वर्तनावर प्रतिबंध
- भावना
- समस्या सोडवणे
- नियोजन आणि अपेक्षा
- निवाडा

परायटल लोब

- स्पर्शाची जाणीव
- अवकाशीय समज (आजूबाजूचे स्थान, वेळ, स्थिती आणि व्यक्ती यांची जाणीव)
- माप, आकार आणि रंगांतील फरक यांची ओळख
- नजरेने दिसणाऱ्या गोष्टी, घटनांचे आकलन

टेम्पोरल लोब

- स्मृती
- भाषा समजून घेणे (प्रहणक्षम भाषा), बोलणे
- अनुक्रम लावणे
- श्रवणशक्ती
- भूक, तहान अशा स्वयंचलित क्रियांचे नियंत्रण दृष्टीला दिसणाऱ्या संकेतांचे अन्वयार्थ लावणे.
- शरीराचा तोल सांभाळणे
- कलाकौशल्याची कार्ये
- समन्वय

ऑक्सिपीटल लोब

- दृष्टी

ब्रेन स्टेम

- श्वास घेणे
- जाग येणे आणि शुद्ध
- लक्ष आणि एकाग्रता
- हृदयाची गती
- झोप आणि जागेपणाचे चक्र

मेंदूला होणाऱ्या इजांचे परिणाम

मेंदूच्या डाव्या बाजूला दुखापत झाल्यास-

- भाषा समजण्यात अडचणी (ग्रहणक्षम भाषा)
- बोलण्यात किंवा भाषणात अडचणी (अभिव्यक्त भाषा)
- आपत्तीजनक प्रतिक्रिया (नैराश्य, चिंता)
- शाब्दिक स्मरणशक्तीची कमतरता- विस्मृती
- सदोष तर्क
- अनुक्रम लावण्यात अडचणी
- उजव्या बाजूच्या शरीराच्या हालचालींवर नियंत्रण कमी होणे

मेंदूच्या उजव्या बाजूला दुखापत झाल्यास

- नजरेने दिसणाऱ्या दोन वस्तूंमधील अंतरात गफलत होणे
- दृष्टीने दिसणाऱ्या गोष्टी लक्षात न राहणे
- शरीराच्या डाव्या बाजूला दुर्लक्ष
- शारीरिक कमतरतांबद्दल कमी जागरूकता
- बदललेली सर्जनशीलता आणि संगीत धारणा
- भावी काळात काय होईल, याबाबतच्या सजगतेचा अभाव
- शरीराच्या डाव्या बाजूच्या हालचालींवर नियंत्रण कमी होणे

मेंदूच्या दोन्ही भागात विखुरलेल्या दुखापती

- विचार गती कमी होणे, कल्पना चटकन न सुचणे
- गोंधळ, भ्रम
- लक्ष आणि एकाग्रता कमी
- थकवा
- सर्व क्षेत्रातील संज्ञानात्मक विचार आणि कौशल्ये कमी होणे

इलेक्ट्रोएन्सेफॅलोग्राम (ईईजी)

इलेक्ट्रोएन्सेफॅलोग्राम (ईईजी) ही एक वैद्यकीय चाचणी असते. यामध्ये कवटीच्या वरच्या भागात धातूचे छोटे इलेक्ट्रोड्स वापरून मेंदूतील विद्युतप्रवाह मोजला जातो आणि त्याचा आलेख काढला जातो. मेंदूच्या पेशी या एकमेकांशी विद्युतप्रवाहांद्वारे संवाद साधतात. झोपेतही त्या सक्रिय असतात. मेंदूतील विद्युतप्रवाह ईईजी रेकॉर्डिंगवर वरखाली होणाऱ्या लहरीसारख्या रेषांच्या स्वरूपात दिसतो.

अपस्मार किंवा एपिलेप्सीच्या मुख्य निदान चाचण्यांपैकी ईईजी असते. मेंदूच्या इतर विकारांचे निदान करण्यात ईईजीदेखील भूमिका बजावू शकते.

ईईजी केव्हा करतात? : ईईजी मेंदूच्या क्रियाकलापातील बदल शोधतो. मेंदूच्या विकारांचे निदान करण्यासाठी ते उपयुक्त ठरू शकतात, विशेषतः अपस्मार किंवा झटक्यांचे इतर विकार असल्यास ईईजीद्वारे निदान करता येते आणि उपचारांची दिशाही ठरवता येते.

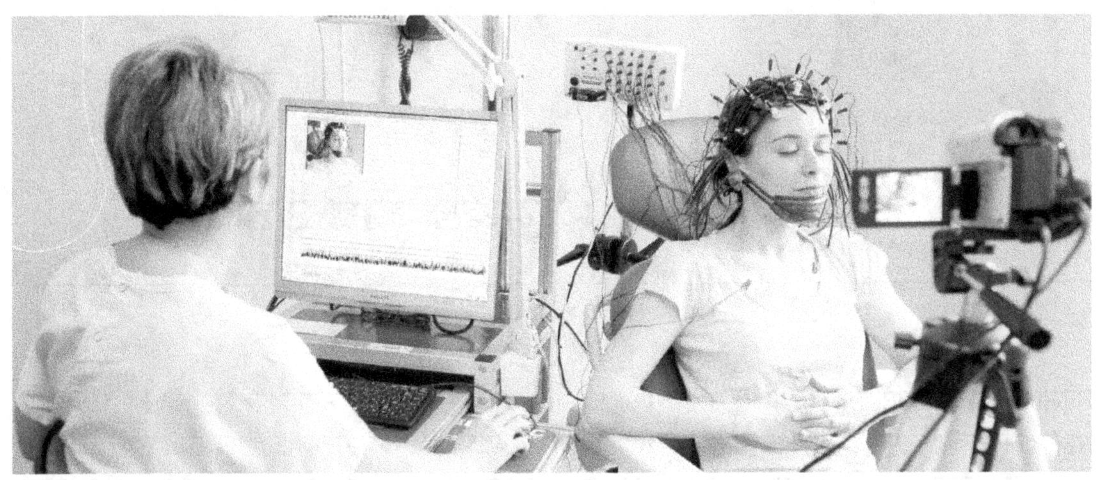

झटक्यांचे इतर विकार

- ब्रेन ट्यूमर
- अपघातात मेंदूला मार लागून मेंदूला अंतर्गत दुखापत आणि इजा होणे
- एन्सेफॅलोपॅथीसारख्या इतर आजारांनी मेंदूचे कार्य बिघडणे
- झोपेचे विकार
- मेंदूचा दाह उदा. नागीणीमुळे होणारा एन्सेफलायटीस
- स्ट्रोक
- क्रुझ फेल्ट-जेकब डिसीज (Cruz Felt Jacob Disease)

दीर्घकाळ कोमामध्ये असलेल्या एखाद्या व्यक्तीच्या मेंदूच्या मृत्यूची पुष्टी करण्यासाठीदेखील ईईजी वापरला जातो. वैद्यकीय कारणानी बेशुद्ध असलेल्या व्यक्तीला भूल देण्याची योग्य पातळी शोधण्यात कंटिन्युअस ईईजी वापरला जातो.

सिटीस्कॅन, एमआरआय

सिटीस्कॅन, एमआरआयसारख्या संगणकीय प्रतिमानिर्मिती तंत्राने मेंदूतील रक्तवाहिन्या, गाठी, रक्तपुरवठा, रक्तस्राव, अपघातामुळे झालेली इजा, पक्षाघात, कर्करोगाच्या गाठी यांचे निदान करून शस्त्रक्रिया किंवा योग्य उपचार करता येतात.

एमआरआयसारख्या आधुनिक प्रतिमाग्रहण तंत्रामुळे मेंदूचे एखादे कार्य चालू असताना मेंदूच्या वेगवेगळ्या भागात काय घडते आहे, हे तपासणे शक्य झाले आहे. मेंदूच्या निरनिराळ्या भागांतील, विद्युतकलापांची नोंद आणि मापन तसेच संगणकीय प्रतिमा यांच्या साहाय्याने मेंदूच्या कोणत्या भागात कोणती इजा किंवा आजार झाला आहे, याचाही सखोल अभ्यास मेंदूचे शल्यविशारद करतात.

मेंदूच्या रचनेवर आणि कार्यावर सातत्याने संशोधन सुरू असते, पण मानवी मेंदू हा एक चमत्कार आहे, वर्षानुवर्षांच्या संशोधनानंतरही त्याची पूर्ण प्रक्रिया अजूनही समजलेली नाही.

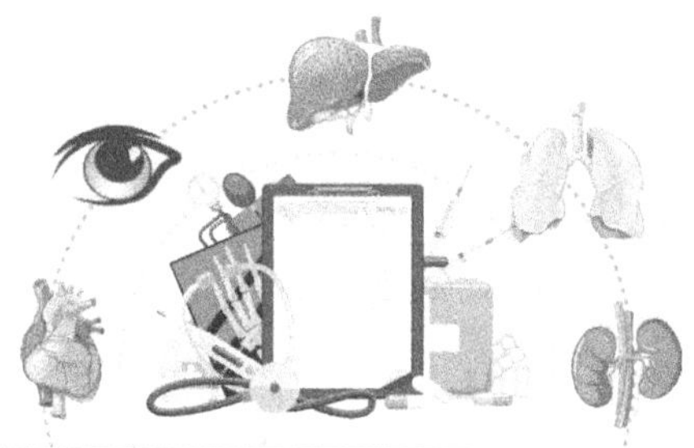

मेंदूमधले डावे उजवे

'निसर्गाची सर्वोच्च निर्मिती ही मानव नसून मानवाचा मेंदू आहे.' असे एका नामांकित शास्त्रज्ञाने म्हटले होते. मानवी मेंदू म्हणजे एक चमत्कार आहे. पृथ्वीतलावरील सर्वांत बुद्धिमान मानल्या जाणाऱ्या प्राण्याचा सर्वांत विकसित अवयव. ५० किलो वजनाच्या प्रौढ व्यक्तीच्या मेंदूचे वजन साधारणपणे ११०० ते १३०० ग्रॅम असते. यात पुरुषांच्या मेंदूचे वजन १२६० ग्रॅम, तर महिलांच्या मेंदूचे वजन ११३० ग्रॅम असते. मानवी मेंदू मज्जापेशी, ग्लायल पेशी आणि रक्तवाहिन्यांनी बनलेला असतो. या मेंदूत २०,००० कोटी (२०० बिलियन) मज्जापेशी असतात आणि त्यांच्यात सुमारे १२५ लक्ष करोड (१२५ ट्रिलियन) संपर्कस्थाने असतात. आपण करतो त्या हालचाली, आपल्याला जाणवणाऱ्या संवेदना आणि आपले विचार या सर्वांचे नियंत्रण मेंदू करत असतो.

मेंदूच्या बौद्धिक कार्यासाठी शरीरातली ऊर्जा मोठ्या प्रमाणात वापरली जाते. मेंदूचे वजन शरीराच्या एकूण वजनाच्या फक्त दोन टक्के जरी असले, तरी शरीरातील २० टक्के ऊर्जा आपल्या रोजच्या बौद्धिक कार्यांसाठी दररोज खर्च होत असते. डावा आणि उजवा असे मेंदूचे दोन समान भाग असतात. मेंदूचा डावा भाग हा उजव्या शरीराचे नियंत्रण करतो आणि उजवा मेंदू हा डाव्या शरीराचे नियंत्रण करतो. मात्र मेंदूत वेगवेगळी कामे करणारी क्षेत्रे या दोन्ही भागांत मिळून विभागलेली असतात.

मेंदूतले हे डावे-उजवे भाग वरवर पाहता दिसायला हुबेहूब एकसारखेच असतात, त्यांचे कार्यही एकमेकांच्या सहकार्याने होत असते. मात्र आलेली माहिती संकलित करून त्यावर प्रक्रिया करण्याची दोघांची पद्धत वेगळी असते. मेंदूचे हे दोन्ही हिस्से असंख्य मज्जातंतूंनी जोडलेले असतात. एखाद्या अपघातामुळे त्यांना जोडणाऱ्या मज्जातंतूंना इजा जरी झाली, तरी त्यांचे कार्य सुरूच राहते, पण त्या कार्यात विसंगती उद्भवू लागते.

मानवी मेंदू हा बदलत्या बाह्य परिस्थितीशी, नवनव्या अनुभवांशी सतत जुळवून घेत असतो. मेंदूच्या या वैशिष्ट्याने आपण नित्य येणाऱ्या विविध अनुभवातून 'शहाणे' होत राहतो.

डावा आणि उजवा – समज गैरसमज

ज्या व्यक्तींमध्ये मेंदूची डावी बाजू जास्त प्रबळ असते, ते आपली कामे उजव्या हाताने करतात आणि ज्यांचा उजवा मेंदू जास्त कार्यक्षम असतो ती माणसे डावखुरी असतात, हे खरे आहे. त्यामुळे एका दृष्टीने, डावा मेंदूवाले आणि उजवा मेंदूवाले असे दोन गट माणसांमध्ये पडतात. रॉजर स्पेरी या अमेरिकन शास्त्रज्ञाने १९६८मध्ये 'स्प्लिट ब्रेन' ही संकल्पना मांडली. १९८१मध्ये त्यांना या वैद्यकीय संशोधनासाठी नोबेल पुरस्कारदेखील मिळाला. त्यांनी माणसाचा डावा-उजवा मेंदू वेगवेगळे कार्य करतात हे मत मांडले. यानुसार...

ज्यांचा डावा मेंदू जास्त प्रबळ असतो अशा व्यक्ती तर्कनिष्ठ, जीवनातल्या घडामोडींचे विश्लेषण उत्तम तऱ्हेने करण्यात वाकबगार असतात. त्यांना प्रत्येक गोष्टीची सखोल आणि मुद्देसूद माहिती हवी असते, गणितात

आणि संख्यात्मक कामात त्यांना गती असते, त्यांचे विचार स्पष्ट असतात आणि ते योग्य शब्दात व्यक्त करू शकतात. ज्यांचा उजवा मेंदू जास्त सक्षम असतो, ते लोक सृजनशील आणि नवनिर्मितीमध्ये रस घेतात. त्यांचे विचार मुक्त असतात. एखादी गोष्ट मोठ्या आणि व्यापक स्वरूपात कशी होईल याबद्दल त्यांची कल्पनाशक्ती क्रियाशील असते. मानवी व्यवहारांबाबत त्यांना एक प्रकारचे अंतर्ज्ञान असते. आपले विचार शब्दांपेक्षा चित्रमय आणि कलात्मक स्वरूपात ते व्यक्त करतात. परंतु 'पब्लिक लायब्ररी ऑफ सायन्स' या नियतकालिकात १४ ऑगस्ट २०१३मध्ये प्रसिद्ध झालेल्या एका नव्या संशोधनानुसार डाव्या आणि उजव्या मेंदूची ही वेगळी वैशिष्ट्ये सांगणाऱ्या या पारंपरिक विचारात फारसे तथ्य नाही, असे सिद्ध करण्यात आले आहे. या संशोधनात १०११ व्यक्तींच्या मेंदूचे थ्री-डी एमआरआय काढून संशोधन करण्यात आले. त्यात कोणाच्याही डाव्या आणि उजव्या मेंदूत एक भाग प्रबळ असतो, असे दिसून आले नाही. उलट वेगवेगळी कार्ये करताना मेंदूचे ते ते कार्य करणारे विशिष्ट भाग जास्त उद्दीपित झालेले असते, असे दिसून आले. या संशोधनात मेंदूच्या दोन्ही भागात काही विशिष्ट कार्य करणारी स्वतंत्र केंद्रे आढळली. उदाहरणार्थ, भाषाविषयक आकलनाचे केंद्र डाव्या मेंदूत, तर भावना आणि शब्दांशिवाय होणाऱ्या संवादाचे कार्य मेंदूच्या उजव्या भागात आढळले.

दोन्ही बाजूंतील वास्तविक फरक

डाव्या आणि उजव्या मेंदूबद्दलच्या आज सर्वत्र प्रचलित असलेल्या कल्पना, खरे तर शास्त्रीय नसून भ्रामक आहेत. स्पेरी यांनी संशोधनात मांडलेल्या सिद्धांतांपेक्षा त्या वेगळ्या आहेत. एका अर्थाने त्या कविकल्पना ठरतात. कारण दैनंदिन व्यवहारात माणसांच्या 'डावखुरे' आणि 'उजवखुरे' असे हात वापरण्यात दोन प्रभाग दिसून आले, तरी प्रत्यक्षात ते 'डावा मेंदूवाले' आणि 'उजवा मेंदूवाले' असे गट नसतात. उलट मेंदूच्या दोन्ही बाजूत त्याची महत्त्वाची काही कार्ये करणारी केंद्रे विभागलेली असतात आणि ती सर्व व्यक्तींमध्ये आणि तितक्याच क्षमतेने कार्यरत असतात. याबाबतीत स्त्रिया आणि पुरुष असा भेद मेंदूच्या कार्यात नसतो. दोहोंच्या मेंदूच्या कार्यात तितकेच साधर्म्य आढळते.

- **भावना :** हे केंद्र उजव्या मेंदूत असते. स्वतःच्या भावना व्यक्त करणे आणि इतरांच्या भावना जाणून घेणे हे या केंद्राचे कार्य असते.
- **भाषा आणि संवाद :** यासंबंधीची ब्रोकाज एरिया (Broca's Area) आणि वर्निकेज एरिआ (Wernicke's Area) ही दोन केंद्रे डाव्या बाजूत असतात. बोलताना विशेष शब्द वापरणे आणि इतरांशी विशिष्ट भाषेत संवाद करणे ही या केंद्रांची कार्ये.
- **खुणांची भाषा :** दृश्य हालचालींवर आधारित अशी खुणांची भाषा समजणे हे कार्य डाव्या मेंदूचे असते. मूक-बधीर व्यक्तींमध्ये संवाद होताना, खुणांची भाषा सुरू झाल्यास या केंद्रात भाषा बोलताना होतात त्याप्रमाणे संदेशवहन होत असल्याचे आढळून आले आहे.
- **हात वापरणे :** डावखुरेपणा आणि त्याउलट उजवा हात वापरणाऱ्या व्यक्तीच्या मेंदूतील रचनेत, डाव्या-उजव्या बाजूंच्या क्षमतेत किंवा केंद्रांच्या जागेत फरक नसतो. केवळ शारीरिक कार्यांसाठी त्या व्यक्ती आपला उजवा आणि डावा मेंदू वेगळा वापरतात.
  १. ही सवय जन्मजात असते. अगदी १५ दिवसांचे बाळसुद्धा डावखुरे असेल, तर डावे बोट तोंडात घालून चोखताना दिसते.
  २. शास्त्रज्ञांच्या मते तर आईच्या पोटात असतानाच याबाबतच्या सवयीचे अनुमान करता येणे शक्य असते.
  ३. डावखुरेपणा किंवा उजवा हात वापरण्याचा कल हा बहुतांश जनुकीय आणि आनुवांशिक असतो.

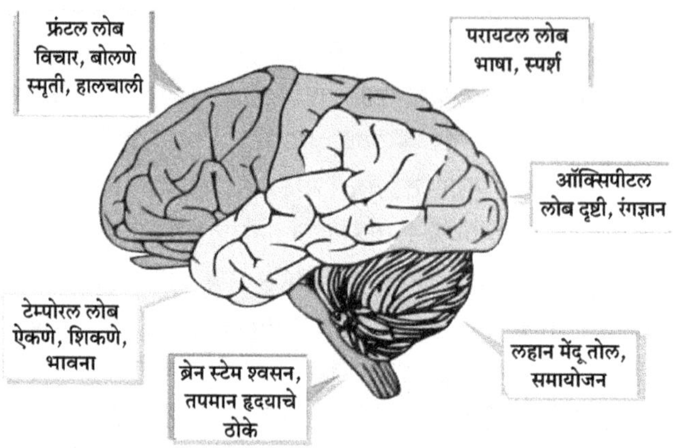

- **सजगता** : आपल्या आजूबाजूच्या त्याप्रमाणेच स्वतःच्या आंतरिक घटनांकडे, गोष्टींकडे आणि व्यवहारांकडे जाणीवपूर्वक लक्ष देणे हे महत्त्वाचे कार्य दोन्ही बाजूंना होते. बाह्य जगातील गोष्टींबाबत डावा मेंदू, तर आंतरिक घटनांकडे लक्ष पुरवण्यात उजवा मेंदू क्रियाशील असतो.

- **व्यक्तिगत फरक** : मेंदूचा डावा भाग कार्यक्षम आहे की उजवा हे व्यक्तीसापेक्ष असते. काही व्यक्ती डाव्या बाजूतील केंद्रांचा वापर सुलभतेने करतात, तर काही उजव्या बाजूतील कार्यांचा सक्षम वापर करतात. याबाबतीत हात वापरण्यातला डावे-उजवेपणा बाजूला राहतो.

२०१४मध्ये मायकेल कोर्बालिस यांनी केलेल्या संशोधनात, मेंदूच्या डाव्या बाजूतील भाषाविषयक केंद्र वापरण्याची क्षमता उजवा हात वापरणाऱ्या ९९ टक्के लोकात दिसली तर त्याचवेळेस ७० टक्के डावखुरे लोकसुद्धा डाव्या बाजूतील हे केंद्र तितक्याच सहजतेने वापरताना आढळले. थोडक्यात सांगायचे झाले, तर डावखुरा आणि उजवखुरा अशी माणसांच्या हात वापरण्याच्या सवयींची विभागणी होत असली, तरी डावा मेंदू आणि उजवा मेंदू यात मेंदूची विविध केंद्रे असतात आणि ती सर्वच व्यक्तीत एकसारखी असतात. फक्त सवयीने किंवा प्रयत्नांनी ती केंद्रे अधिक क्षमतेने वापरता येतात. त्यासाठी डावा-उजवा असा फरक होत नाही.

आजची शिक्षण पद्धती आणि मेंदूचा विकास

मेंदूमधल्या या डाव्या-उजव्याचे ज्ञान लहान मुलांच्या बौद्धिक वाढीच्या काळात वापरता येईल का? याचा विचार साहजिकच होणे गरजेचे ठरते. प्रत्येकाच्या मेंदूची बौद्धिक क्षमता अतिउत्तम, उत्तम, मध्यम की कनिष्ठ ही जन्मापासून ठरलेली असते. त्याप्रमाणे त्या बालकाची बुद्धिमत्ता पुढील काळात दिसून येते. पण मेंदूतील विशेष केंद्रे जी डाव्या किंवा उजव्या भागात विखुरलेली असतात. ती सक्षम केली तर बुद्धिमत्तेच्या काही गोष्टींत नक्कीच सुधारणा होऊ शकते. उदाहरणार्थ, डाव्या मेंदूने अधिक कार्य करणारे लोक माहितीचे उत्तम विश्लेषण करू शकतात. ते साधारणतः प्रोग्रॅमर्स, इंजिनिअर्स, प्रोजेक्ट मॅनेजर्स होतात. थोडक्यात ते तांत्रिक माहितगार असतात. याउलट ज्यांचा उजवा मेंदू अधिक क्रियाशील असतो, ते अमूर्त बाबींचा सहज विचार करणारे असतात, ते बहुधा कलावंत, वाद्यवादक, नर्तक, लेखक, विचारवंत बनतात. लहानपणापासून मेंदूच्या डाव्या व उजव्या भागांमधील महत्त्वाच्या गोष्टींचा योग्य तऱ्हेने वापर करायला मुलांना शिकवले तर ती 'बॅलन्स्ड ब्रेनचाईल्ड'होतात.

डाव्या मेंदूत कार्यकारणभाव वापरायला शिकवणारी, बारकाईने अभ्यास करायला लावणारी, वास्तवावर भर देण्यास लावणारी केंद्रे असतात. डाव्या मेंदूचा वापर योग्य पद्धतीने केल्यास ही मुले गणित आणि विज्ञानात

पारंगत होतात. या मुलांमध्ये वर्तमानकाळ, भूतकाळ याबद्दलच्या कल्पना स्पष्ट असतात. नवी माहिती गोळा करणे, आपले ज्ञान वाढवणे, मिळालेल्या माहितीचे सार काढणे याबाबतीत ही मुले तरबेज होतात. वस्तूंची नावे, त्यांचा क्रम, त्यांची विशिष्ट रचना त्यांना छान समजते. एखादे काम करताना कोणती पद्धत अमलात आणायची याची जाणीव त्यांना उत्तम असते. ते वास्तवात जगतात, सुरक्षित आयुष्य त्यांना लाभते.

उजव्या मेंदूचा वापर केल्यास भावनांचा विचार, कल्पकता, समग्रपणे विचार मांडणे, चिन्हे आणि प्रतिमा जाणून घेणे, धर्म आणि तत्त्वज्ञानाची ओढ असणे, दुसऱ्याची कला समजून तिला दाद देणे, उच्च दर्जाचा कल्पना विलास करणे, वेळप्रसंगी धोका पत्करणे, प्रत्येक गोष्टीची शक्याशक्यता तपासणे या गोष्टी त्यांना जमू लागतात.

मेंदूच्या डाव्या आणि उजव्या भागांचा वापर करणे मुलांना शिकवल्यास त्यांच्या बौद्धिक क्षमतेत लक्षणीय फरक दिसून येतो. त्यांच्या भावी करिअरचादेखील विचार करून या गोष्टी विकसित करता येतात.

या शिवाय काही विशेष मुलांमधील डिसलेक्सिया (लेखनदोष), डिसग्राफिया (वाचनदोष), डिसकॅलक्युलिया (गणनदोष) यांचा उपचार करता येऊ शकतो. वयाच्या पाचव्या वर्षापर्यंत उजव्या मेंदू गोलार्धाचा उपयोग करण्याकडे सर्वांचा कल असतो, असे संशोधनाने सिद्ध झाले आहे. विद्यार्थी जेवढे अधिक पुस्तकी शिक्षणावर अवलंबून राहतात, तितके ते 'स्ट्रॅटेजिकल' विचार करण्यात कमी पडतात. वयाच्या सातव्या वर्षी फक्त १० टक्के मुले अत्यंत उच्च दर्जाची कलाकार म्हणून ओळखली जातात. कारण त्यांना आपण एका साचेबंद अभ्यास पद्धतीत कोंडून ठेवल्याने त्यांच्यातली निर्मितिक्षमता वापरण्याची संधीच डावलली जाते.

पारंपरिक भारतीय शिक्षणपद्धतीत विद्यार्थ्यांनी डाव्या मेंदूचा वापर करण्याची सवय लावली जाते. त्यामुळे ठरवून दिलेला अभ्यास घोकंपट्टी करून केला जातो. अभ्यास करताना, ज्ञान मिळवताना, त्यांचे आकलन करून घेताना, प्राप्त ज्ञानाचे उपयोजन करताना, हे का? कसे? असे त्यांना प्रश्न पडत असतात. पण त्यांचे समाधान करण्याऐवजी 'बाबा वाक्यं प्रमाणम्' म्हणत शिक्षकांनी किंवा मोठ्यांनी शिकविलेलेच बरोबर हा अभ्यासाचा ठाशीव साचा त्यांच्या अंगवळणी मारला जातो. त्यामुळे कल्पकता, समग्र विचार करणे, पोपटपंची न करता विषयाला प्रश्नांच्या आधारे तपासून पाहण्याची ऊर्मी आतल्या आत मारली जाते. डाव्या मेंदूचा विकास ठरावीक विद्यार्थ्याला परीक्षेच्या दृष्टीने 'हुशार' करतो, पण बुद्धिमान आणि कल्पक कलाकार बनवू शकत नाही.

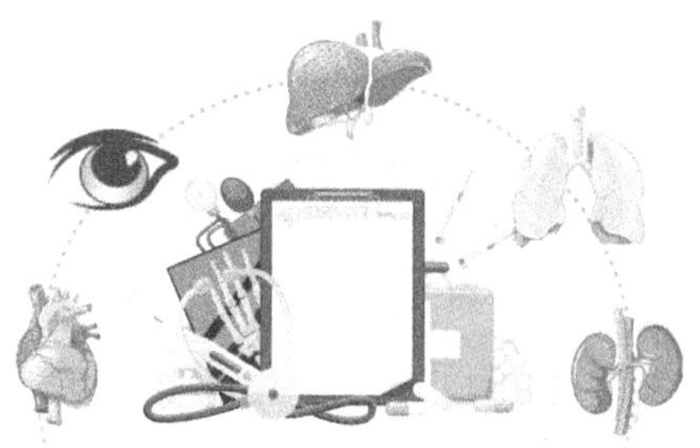

एपिलेप्सी– अपस्माराचे झटके

एपिलेप्सी किंवा अपस्माराचे झटके यावर समाजात खूपच अज्ञान तर आहेच पण गैरसमजही आहेत, आणि त्यासाठी खूप प्रबोधन करणे गरजेचे आहे.

'एपिलेप्सी' हा एक मज्जासंस्थेचा गंभीर आजार आहे. याला मराठीत अपस्मार, मिरगी किंवा फेफरे म्हणतात. 'फिट्स येणे' या सर्वसाधारण शब्दांनी जनसामान्यात हा विकार ओळखला जातो. या आजारात रुग्णाला सर्वांगाची किंवा हात, पाय अशा अवयवांची वेगाने हालचाल होते, यालाच झटके येणे म्हणतात. अपस्माराच्या काही प्रकारात झटक्यांऐवजी थोड्या कालावधीसाठी भान हरपणे, बेशुद्ध होणे किंवा नेहमीपेक्षा वेगळे वागणे दिसून येते.

जगभरात ६० दशलक्ष लोक एपिलेप्सी या आजाराने पीडित आहेत. हा आजार कोणत्याही वयोगटातील व्यक्तीला होऊ शकतो.

लक्षणे

या आजारात अचानकपणे मेंदूमधील ऊर्जा मोठ्या प्रमाणात मज्जासंस्थेतून प्रवाहित होते. मेंदूमध्ये प्रत्येक भागाला काही कार्य असते. मेंदूचे काही भाग शरीरातील काही ठराविक अवयवांच्या हालचालींचे नियमन करतात, तर काही भाग संवेदना, विचार यांना संचलित करतात. साहजिकच मेंदूच्या ज्या भागातून ही ऊर्जा प्रवाहित होते, त्या भागाच्या कार्यावर विपरीत परिणाम दिसून येतात. यामध्ये...

१. हातापायांच्या कुठलाही ताबा नसलेल्या अनिर्बंध वेगवान हालचाली होणे.

२. काही काळासाठी गोंधळलेल्या अवस्थेत राहणे.

३. संवेदनाशून्य नजरेने एकटक दूरवर पाहत राहणे.

४. शुद्ध हरपणे किंवा कुठलेही भान नसल्यासारखे निश्चल राहणे.

५. अचानक खूप भीती वाटणे, कमालीची चिंता निर्माण होणे, भूतकाळातील प्रसंगांचे भास होणे अशी लक्षणे रुग्णात आढळतात.

मात्र प्रत्येक रुग्णाला प्रत्येक झटक्याच्या वेळेस यापैकी एकच लक्षण सातत्याने येत राहते. या लक्षणांवरून अपस्माराच्या झटक्यांचे दोन प्रकार पडतात.

- **केन्द्रस्थ अपस्मार (फोकल सीझर्स)** : मेंदूच्या एकाच भागाशी किंवा केंद्राशी संबंधित अशी अस्वाभाविक हालचाल दिसून येत असल्यास, त्याला केन्द्रस्थ अपस्मार म्हणतात. यामध्ये पुन्हा दोन उपप्रकार आहेत.

- **बेशुद्धावस्था नसलेले झटके** : यामध्ये रुग्णाची शुद्ध हरपत नाही. परंतु त्यांच्या भावना बदलतात,

समोरील गोष्टी त्यांना वेगळ्या दिसतात, तऱ्हतऱ्हेचे आवाज ऐकू येतात, वेगळे गंध-वास जाणवतात, स्पर्श आणि चव या संवेदनाही सर्वसामान्यांपेक्षा वेगळ्या जाणवतात.

त्यांच्या शरीराचा एखादा अवयव हात, पाय काही काळ खूप थरथरत राहतो, पण कितीही प्रयत्न केला तरी ती हालचाल त्यांना थांबवता येत नाही. या प्रकारात काही व्यक्तींना शरीरभर मुंग्या येणे, गरगरणे, तीव्र प्रकाशझोत दिसणे अशा ही तक्रारी आढळतात.

- **व्यक्तीची जागरुकता हरवणारे झटके** : या प्रकारात रुग्ण अवकाशात एकटक पाहत राहतो, आजूबाजूच्या जगाशी संपर्क तुटल्यासारखा वागतो, त्याला हाक मारली तरी ऐकू येत नाही. काही रुग्ण सतत हात चोळत राहणे, काही तरी चावत राहणे, गिळत राहणे किंवा गोलगोल फिरत राहणे अशी एखादी हालचाल पुनःपुन्हा करत राहतात.

केंद्रस्थ अपस्माराची लक्षणे कित्येकदा अर्धशिशी, नार्कोलेप्सी, किंवा काही मानसिक रोगांसारखी वाटतात. त्यामुळे सर्वांगीण तपासणी आणि मेंदूच्या कार्याच्या चाचण्या करून त्यांचे पक्के निदान केले जाते.

सार्वत्रिक अपस्माराचे झटके

- **जनरलाईझ्ड सीझर्स** : यामध्ये झटके येण्याच्या क्रियेत मेंदूच्या सर्व भागांचा समावेश असतो. याचे साधारणपणे सहा उपप्रकार आहेत.

१. **ॲबसेन्स सीझर्स (Absence Seizure) किंवा पेटी टमाल एपिलेप्सी (Petit Mal Epilepsy)** : साधारणपणे लहान मुलांमध्ये हा प्रकार दिसून येतो. यात अवकाशात शून्यात बघत राहणे आणि एखाद्या अवयवाची अनपेक्षित हालचाल दिसून येते. उदाहरणार्थ, डोळे मिचकावत किंवा ओठ चावत राहणे. असा प्रकार थोड्या थोड्या वेळाने परत परत होत राहतो आणि क्वचित प्रसंगी या मुलांची शुद्धदेखील हरपते.

२. **स्नायू ताठरणे (टोनिक सीझर्स)** : यात रुग्णाच्या पायांचे, बाहूचे, पाठीचे स्नायू अचानक कडक होतात, ताठरतात आणि तो धाडकन खाली पडू शकतो.

३. **स्नायूंची निर्बलता येणे (एटोनिक सीझर्स)** : यामध्ये रुग्णाच्या शरीराच्या स्नायूंमध्ये अचानक शक्ती नसल्यासारखे होते आणि तो खाली पडतो.

४. **तालबद्ध झटके (क्लोनिक सीझर्स)** : या प्रकारात मन, चेहरा, खांदे, बाहू या भागांच्या स्नायूंना काही कालावधीसाठी एक प्रकारच्या तालात, परत परत झटके येत राहतात.

५. **स्नायू फडफडणे (मायोक्लोनिक सीझर्स)** : यात हाताचे किंवा पायांचे स्नायू अचानकपणे काही काळ फडफडत राहतात.

६. **टोनिक आणि क्लोनिक सीझर्स** : याला पूर्वी ग्रँड माल एपिलेप्सी म्हटले जायचे. हा सर्वत्र आढळणारा प्रकार असून यात शरीर ताठ होणे, अंगातील सर्व स्नायूंना झटके येणे अशी लक्षणे दिसून येतात. यात जीभ चावली जाते, कपड्यात लघवी होते. अशा रुग्णाची शुद्ध काही काळ हरपते. झटके थांबल्यावर ती व्यक्ती पूर्णपणे भानावर येत नाही. त्याच्या नजरेत काहीही भाव नसतात.

अपस्माराचे गांभीर्य आणि लक्षणे

अपस्माराच्या रुग्णात खालील लक्षणे आढळली तर त्याला त्वरित रुग्णालयात न्यावे किंवा डॉक्टरांचा तातडीने सल्ला घ्यावा.

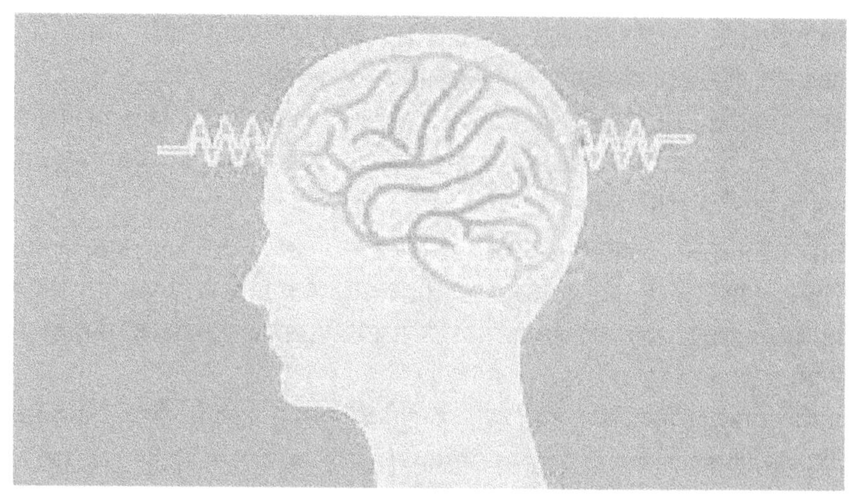

- कोणत्याही प्रकारचे अपस्माराचे झटके पाच मिनिटांपेक्षा जास्त काळ टिकले
- झटका येऊन गेल्यावर बराच काळ रुग्णाचे श्वसन पूर्ववत झाले नाही
- झटके थांबूनही रुग्ण पूर्ण शुद्धीवर आला नाही
- लागोपाठ दोन किंवा त्यापेक्षा जास्त वेळा झटके येत राहिले
- झटक्यांबरोबर रुग्णाला खूप कडक ताप असेल
- झटके येणारी स्त्री रुग्ण गरोदर असेल
- रुग्णाला मधुमेह असेल
- झटके येताना रुग्णाला शारीरिक इजा झाली असेल

कारणमीमांसा

अपस्माराचे झटके येणाऱ्या निम्म्याहून जास्त रुग्णांमध्ये त्याचे कारण दृग्गोचर होत नाही. मात्र बाकीच्या रुग्णात काही महत्त्वाची कारणे दिसून येतात.

- **आनुवंशिकता** : एकाच कुटुंबात अपस्माराचा आजार पिढ्यानपिढ्या असू शकतो. आनुवंशिकतेमध्ये मेंदूचा तोच भाग बाधित राहतो आणि अपस्माराचा प्रकारही तोच असतो.
- **जनुकीय कारण** : काही व्यक्तींमध्ये जनुकीय कारणांमुळे अपस्माराचा विकार उद्भवतो. काही जनुके अपस्मार होण्यास कारणीभूत असतात, तर काही जनुकांमुळे ठरावीक बाह्य परिस्थितीत रुग्णाला झटके येतात.
- **मेंदूची इजा** : रस्त्यावरील किंवा अन्य अपघातात डोक्याला मार लागल्यामुळे (हेड इंज्युरी) झटके येतात.
- **मेंदूचे आजार** : मेंदूत गाठ असल्यास (ब्रेन ट्युमर) रुग्णाला झटके येतात. मेंदूत रक्तस्राव झाल्यामुळे होणाऱ्या अर्धांगवायूमध्येही रुग्णांना झटके येतात.
- **जंतुसंसर्ग** : मेनिनजायटीस, व्हायरल एनकेफेलायटीस, एड्स अशा जंतुजन्य आजारात झटके येतात.
- **गर्भावस्थेतील इजा** : बाळाचा जन्म होण्यापूर्वी ते आईच्या पोटात असताना अनेक विपरित गोष्टींनी बाळांना जन्मजात अपस्माराचे झटके येऊ शकतात. यात गरोदर मातांना होणारे काही जंतुसंसर्ग,

आहारातील कमतरता, प्रसूतीदरम्यान बाळाला प्राणवायू न मिळणे, बाळाच्या मेंदूला इजा होणे अशी कारणे असतात.

- **बाळाच्या वाढीसंबंधातले आजार** : ऑटिझम, न्यूरोफायब्रोमॅटोसिस अशा आजारांमध्ये बाळांच्या मज्जासंस्थेच्या वाढीत काही समस्या उद्भवून अपस्माराचे झटके येऊ लागतात.

या कारणांशिवाय एखाद्या रुग्णाला झटके येण्यामागे अवमनस्कता (डीमेंशिया) हेही कारण दिसून येते. लहानपणी तापात येणारे झटके सहसा वयाच्या पाचव्या वर्षानंतर पुढील आयुष्यात उद्भवत नाहीत. मात्र हे झटके दीर्घकाळ येत असतील, बाळाला मेंदूसंबंधी काही इतर आजार असेल, त्याबाबत आनुवंशिकता असेल तर अपस्मार पुढील आयुष्यात उद्भवू शकतो.

अपस्मारातील गुंतागुंत

अपस्माराचे झटके अचानक येतात. त्यामुळे ती व्यक्ती क्षणार्धात खाली पडून मूर्च्छित होते. त्यावेळेस त्यांचा शरीरावर कोणताही ताबा राहत नाही त्यामुळे त्यांना पोहताना बुडण्याचा आणि वाहन चालवताना गंभीर अपघात होण्याची शक्यता असते. याकरिता या व्यक्तींना पोहण्याची मनाई असते आणि वाहन चालवण्यासाठी परवाना देऊ नये असा सरकारी नियम आहे.

आधीपासून अपस्माराचे झटके येणाऱ्या गर्भवती स्त्रियांना प्रसूती होताना झटके आल्यास ते त्यांच्या आणि बाळांच्या जीवाला धोकादायक ठरू शकते. अपस्माराची अनेक औषधे गर्भवती स्त्रियांनी घेतल्यास त्यांच्या बाळाच्या गर्भातील वाढीवर विपरित परिणाम होऊ शकतात. तसेच त्या बाळांना काही जन्मजात विकृती होण्याची शक्यता असते. मात्र दुसरीकडे त्यांनी ती औषधे न घेतल्यास त्यांचा झटके येण्याचा विकार बळावू शकतो. याकरिता ज्यांना आधीपासून हा आजार आहे अशा स्त्रियांनी गर्भधारणेचा विचार करण्यापूर्वी आपल्या डॉक्टरांचा सल्ला घेऊन, आधीची औषधे आवश्यक वाटल्यास बदलून गर्भावस्थेत काही त्रास होणार नाही अशी औषधे सुरू करावीत.

या प्रकारे आधीपासून काळजी घेतल्यास आणि अशा स्त्रियांची प्रसूतीदरम्यान नीट देखरेख ठेवल्यास बाळ-बाळंतीण दोन्हीही सुखरूप राहतात.

- **मानसिक आजार** : अपस्माराचे झटके येणाऱ्या व्यक्तींमध्ये भावनात्मक विस्फोट, चिंता, नैराश्य, वर्तनातील विकृती असे मानसिक त्रास संभवतात. या रुग्णांमध्ये आत्महत्येला प्रवृत्त होण्याचे प्रमाणही काळजी निर्माण करणारे असते.

- **गंभीर परिणाम** : काही रुग्णात अपस्माराचा झटका पाच मिनिटांपेक्षा जास्त काळ राहतो. तर काहींमध्ये एक झटका आला की त्यातून सावरून शुद्धीवर येण्याआधी पुढचा झटका येतो आणि असे झटके जास्त काळ येत राहतात. याला स्टेटस एपिलेप्टीकस (Status Epilepticus) म्हणतात. अशा रुग्णांमध्ये मेंदूला कायमची गंभीर इजा होण्याची दाट शक्यता असते.

- **अचानक मृत्यू** : अपस्मारामध्ये एक टक्का रुग्णांत अचानक हृदयक्रिया किंवा श्वासोच्छ्वास बंद पडून व्यक्ती दगावण्याची शक्यता असते. काहीवेळेस रुग्णाला झटके येताना उलटी होऊन ती घशावाटे श्वासनलिकेत जाऊन श्वास बंद पडू शकतो.

अपस्माराचे निदान

प्रत्येक अपस्माराचे झटके किंवा क्वचित प्रसंगी आलेला झटका म्हणजे अपस्मार नव्हे. अशा प्रत्येक झटक्याचे

मेंदूरोगतज्ज्ञाकडून निदान करून तो झटका अपस्माराचाच आहे किंवा अन्य प्रकारचा याची खात्री करून घेणे आवश्यक असते. अपस्माराचे निदान करताना रुग्णाचे झटके प्रत्यक्ष पाहिलेल्या व्यक्तींशी बोलून झटके येते वेळेस रुग्णाच्या हालचाली आणि इतर वर्णन पाहणे योग्य ठरते. रुग्णाला झटका येतानाचा व्हिडिओ नातेवाइकांनी काढला असल्यास तो महत्त्वाचा ठरतो. रुग्णाचा कौटुंबिक इतिहास, त्याच्या आजाराची सुरुवात आणि वाढ, रुग्णाचे वागणे, चालणे-बोलणे, त्याच्या शरीराच्या स्नायूंच्या प्रतिक्षिप्त क्रिया, स्नायूंची शक्ती, मानसिक परीक्षण या गोष्टी तपासल्या जातात.

रुग्णाच्या आजाराशी संबंधित इतर आजारांसाठी रक्ताच्या तपासण्या, आवश्यक असल्यास जनुकीय तपासणी, पाठीतील पाण्याची तपासणी, मेंदूचा सिटीस्कॅन किंवा एमआरआय, पेटस्कॅन, स्पेक्टस्कॅन, मानसिक आजारांच्या तपासण्या अशा तपासण्या उपयुक्त ठरतात.

मात्र अपस्माराचे योग्य निदान होण्यासाठी मेंदूच्या विद्युत लहरींचा आलेख (इलेक्ट्रो एनसीफेलोग्रॅम) किंवा ईईजी सर्वात महत्त्वाचा ठरतो. या सर्व चाचण्या झाल्यावर स्टॅटिस्टिकल पॅरामेट्रिक मॅपिंग, करी ॲनॅलिसिस, मॅग्नेटो एनसीफेलोग्रॅम या अद्ययावत पद्धतींद्वारे मेंदूच्या कोणत्या भागातून हे झटके यायला सुरुवात होते याची खात्री केली जाते.

अपस्माराचा प्रतिबंध व उपचार

मेंदूरोगतज्ज्ञाकडून अपस्माराचे निदान झाल्यानंतर प्रथम प्रतिबंधक औषधे सुरू केली जातात.

सामान्यपणे तज्ज्ञ डॉक्टर हळूहळू औषधांचे प्रमाण वाढवून अपस्माराचे झटके नियंत्रणात आणतात. एका औषधाचा पूर्ण डोस घेऊनही अपस्माराचे झटके येत असतील तर दुसरे औषध सुरू केले जाते. साधारणपणे १०० पैकी ५० रुग्णांचे अपस्माराचे झटके एका औषधाने नियंत्रणात येतात. दुसरे औषध सुरू केल्यानंतर आणखी १५ टक्के रुग्णांना आराम मिळतो. मात्र दोन औषधांचे पूर्ण डोस व्यवस्थित घेऊनही अपस्माराचे झटके येत असतील तर आणखी कितीही नवी आणि प्रभावी औषधे वापरली, तरी त्याचा सकारात्मक फायदा होण्याची शक्यता नसते. १०० पैकी ३५ जणांमध्ये हे घडू शकते. औषधाने नियंत्रणात न येणाऱ्या अपस्माराला, औषधांना न जुमानणारा अपस्मार म्हणतात.

- **शस्त्रक्रिया :** सामान्यतः ज्या रुग्णांमध्ये औषधांनी अपस्मार नियंत्रणात येत नाही, त्यांच्या मेंदूमध्ये काहीतरी अपवादात्मक वेगळा भाग आढळून येतो. हा भाग आकाराने छोटा असेल आणि तो काढून टाकल्याने रुग्णाची वाचा, भाषा, दृष्टी, श्रवणशक्ती यावर काहीही विपरीत परिणाम होत नसल्यास, विविध तपासण्यांद्वारे असा मेंदूचा भाग शोधून सोप्या सुटसुटीत शस्त्रक्रियेद्वारे काढून टाकला जातो. अशा रुग्णांचा अपस्मार कायमचा बरा होतो. बऱ्याच रुग्णांना त्यानंतर औषधे घेण्याचीही गरज उरत नाही.

याकरिता अपस्माराच्या रुग्णांनी झटके कमी होत नसतील तर वारंवार डॉक्टर बदलून आणखी औषधे घेत राहण्यापेक्षा योग्य तज्ज्ञांचा सल्ला आणि मार्गदर्शन घेऊन उपचार करणे सयुक्तिक ठरते. उपचार करण्यात अकारण वेळ घालवल्यास मेंदूला कायमस्वरूपी अपाय होण्याची शक्यता वाढते. मात्र वेळीच उपचार केल्यास अशा रुग्णांना अपस्मारापासून पूर्ण मुक्तता मिळवणे शक्य असते.

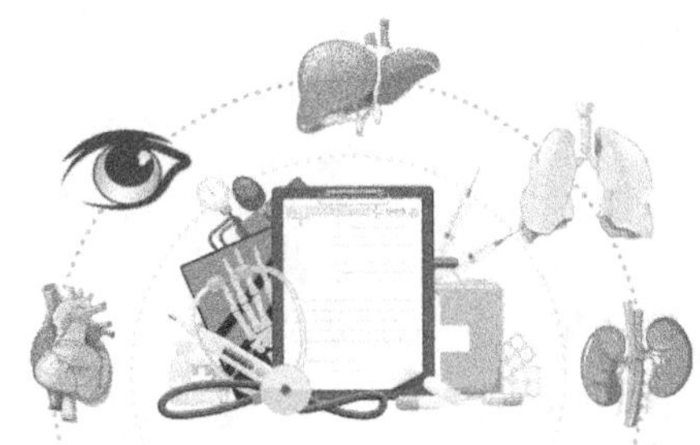

मेंदूज्वर : चमकी तापाची काळीकुट्ट कथा

भारतातील आरोग्यसेवेला दरवर्षी एखाद्या नव्या आव्हानाला सामोरे जावे लागते. गेली काही वर्षे ही प्रथा चालूच आहे. कधी स्वाईन-फ्लू, कधी बर्ड-फ्लू, नाहीतर डेंग्यू. यांच्या साथी मोठ्या प्रमाणावर उद्भवत असतात. याशिवाय क्यासनूर फॉरेस्ट डिसीज, निपाह, झिका अशा तोवर कधीही न ऐकलेल्या आजारांच्या साथींची हूल उठतच असते.

अशीच एक साथ एप्रिल २०१९मध्ये बिहारमध्ये थैमान घालत होती. या तापाच्या साथीचा केंद्रबिंदू बिहारातील मुझफ्फरपूर भागात होता. पण बिहारसोबत उत्तरप्रदेश, उत्तराखंड, झारखंड या राज्यातही या तापाचे रुग्ण मोठ्या प्रमाणावर आढळून आले. या तापाला तिथल्या प्रादेशिक बोली भाषेत 'चमकी बुखार' असे म्हटले जाते. या चमकी तापाला आपल्याकडे मेंदूज्वर म्हटले जाते. वैद्यकीय परिभाषेत याला ऑक्युट एन्केफेलायटिस सिंड्रोम (Acute Encephalitis Syndrome) (एईएस) म्हणून ओळखले जाते. याचाच एक उपप्रकार जॅपनीज एन्केफेलायटिस (Japanese Encephalitis) या नावाने प्रचलित आहे.

बिहारच्या मुझफ्फरपूर आणि अन्य जिल्ह्यांमध्ये चमकी तापाने रौद्र तांडव घातले. २० दिवसांत बिहारमध्ये सुमारे १५० आणि इतर राज्यात ४० मुले-मुली मृत्युमुखी पडली होती.

या राज्यातल्या अतिशय गरीब घरातील मुलांना खायला अन्न मिळाले नाही, म्हणून त्यांनी उपलब्ध असलेली लिची नावाची फळे खाल्ली आणि त्यानंतर हा चमकी ताप त्यांना भरला. साधारणतः त्यात पन्नासपेक्षा जास्त मुले दगावल्यावर याबाबत चर्चा सुरू झाली. सर्व देशभर एक दुःखाचे आणि चिंतेचे वातावरण पसरले. त्यामुळे या आजाराच्या व्यापकतेचा आणि त्याच्या उपचारांचा प्रश्न आज ऐरणीवर आलेला आहे.

- **काय असतो चमकी ताप?** : एवढे सर्व महाभारत देशामध्ये घडले असताना, हा चमकी ताप म्हणजे नेमके काय? त्याची लक्षणे कोणती? त्याचे निदान कसे होते? त्यावर उपचार काय करतात आणि या तापापासून आपला बचाव कसा करता येईल? याबद्दल प्रत्येक सुजाण नागरिकाला काही माहिती असणे आजमितीला आवश्यक आहे.

कारणे

- हा ताप साधारणपणे उन्हाळ्यात उद्भवतो.
- नुकत्याच जन्मलेल्या अर्भकापासून १५ वर्षांपर्यंतच्या मुलांपर्यंतच्या वयोगटात याचे प्रमाण सर्वात अधिक आहे. तसा तो कोणत्याही वयाच्या व्यक्तीला होऊ शकतो.
- आर्थिकदृष्ट्या गरीब आणि कुपोषित मुलांमध्ये हा होण्याची शक्यता जास्त असते.
- खाण्यापिण्याची मारामार असलेल्या आणि पौष्टिक अन्न न मिळाल्याने या बालकांच्या रक्तातील साखर आणि सोडियम कमी होते.

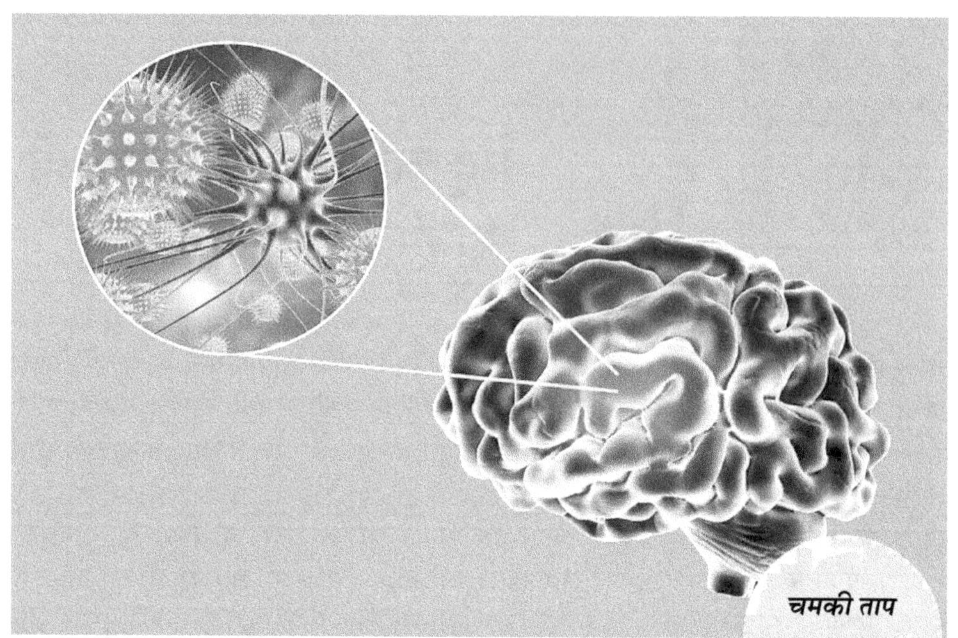

- लिची या फळात एक असे रसायन असते की ते खाल्ल्याने रक्तातील साखरेची आणि सोडियमची पातळी एकदम कमी होते आणि हा आजार उद्भवतो. बिहारच्या आरोग्य विभागाच्या अधिकाऱ्यांनुसार या रुग्णातील ८० टक्के मृत्यू हे रक्तातील साखर कमी झाल्यामुळे (हायपोग्लायसीमिया) झाले आहेत. रात्रीचे जेवण न केल्याने मध्यरात्रीनंतर या रुग्णांच्या रक्तातील साखर कमी होते. अशा वेळेस ऊर्जा निर्माण करण्यासाठी शरीरातील चरबीचे (फॅटी ॲसिड्स) ज्वलन होते. त्यामुळे काही विषारी पदार्थ मोठ्या प्रमाणात निर्माण होऊन मेंदूला सूज येते.
- 'द लॅन्सेट' या जगातील नामांकित वैद्यकीय नियतकालिकात प्रकाशित झालेल्या एका अहवालामध्ये लिचीमध्ये 'हायपोग्लायसिन ए' (Hypoglycin A) नावाचे नैसर्गिक रासायनिक द्रव्य असते. यामुळे शरीरात चरबी किंवा फॅटी ॲसिड बनविण्यास व्यत्यय येतो. यामुळे रक्तशर्करेचे प्रमाण आणखी घसरून मेंदूला सूज येते.
- बिहारच्या मुझफ्फरपूर आणि आजूबाजूच्या परिसरातील गरीब कुटुंबातील मुले आधीपासूनच कुपोषित आहेत. ही मुले अन्न न मिळाल्याने रात्री उपाशी राहतात. सकाळी नाश्ता करण्याऐवजी अनशापोटी लिची खातात. त्यामुळे शरीरातील साखरेची पातळी अचानक कमी होते.
- भारतातील उत्तरप्रदेश, झारखंड, बिहार, पश्चिम बंगाल, आसाम आणि तमिळनाडू या राज्यात या आजाराचे रुग्ण जास्त करून आढळतात.

या आजारात १०४ अंशांपर्यंत तीव्र ताप येतो. त्याचा मेंदूवर आणि मज्जासंस्थेवर परिणाम होतो. मेंदूतील पेशी आणि मज्जातंतूंना सूज येते. त्यामुळेच याला मेंदूज्वर म्हणतात.

या तापाचे कारण निरनिराळे विषाणू (व्हायरस), जिवाणू (बॅक्टेरिया), परजीवी (पॅरासाईट्स), शैवाल (स्पायरोचीट), रसायने, विषारी पदार्थ यामध्ये असते. व्हायरस, बॅक्टेरिया किंवा अन्य काही कारणामुळे हा आजार होत असल्याने याला सिंड्रोम (रोगसमूह) म्हणतात. विषाणू आणि जिवाणूंमुळे होणारे मेंदूज्वर हे

संसर्गजन्य ठरतात.

मेंदूज्वराचे मुख्य विषाणू म्हणजे हर्पीस व्हायरस, मम्प्स, डेंग्यू, कांजिण्या, एन्ट्रोव्हायरस, वेस्ट नाईल, जपानी एन्केफेलाइटिस, इस्टर्न इक्वाइन व्हायरस, टिक-बोर्न व्हायरस हे असतात. याव्यतिरिक्त निपाह आणि झिका व्हायरस यांच्यामुळेदेखील एन्केफेलाइटिस होऊ शकतो.

मेंदूज्वर ज्या सूक्ष्म जिवाणूमुळे पसरतो त्यात एन्केफेलाइटिस बॅक्टेरिया, फनगाय, मलेरियाचे परजीवी येतात.

भारतात ऑक्युट एन्केफेलायटिस सिंड्रोम होण्याचे मुख्य कारण जॅपनीज एन्केफेलाइटिस व्हायरस असल्याचे मानले जाते. इ.स. १८००पासून जपानमध्ये याच्या साथी येत होत्या. १९२४मध्ये आलेल्या साथीत ६१२५ रुग्ण बाधित आढळले होते त्यातील तब्बल ३७९७ जण मृत्युमुखी पडल्याचे नमूद आहे. १९३५मध्ये या ज्वराने मरण पावलेल्या रुग्णाच्या शवविच्छेदनात मेंदूमध्ये या आजाराचे कारण असलेला हा व्हायरस सापडला. त्यानंतर त्याला जॅपनीज एन्केफलाइटिस व्हायरस म्हणू लागले. १९३८मध्ये हा व्हायरस डासांच्या 'क्युलेक्स' प्रजातीच्या दंशाद्वारे पसरतो हे सिद्ध झाले. आजमितीला दक्षिण आशियायी देशात दरवर्षी तीस हजारांहून अधिक लोकांना या आजाराची बाधा होत असते. भारतातसुद्धा गेल्या १५ वर्षात तीन ते सात हजार लोकांना या आजाराची लागण होत असते.

जॅपनीज व्हायरसचे चार उपप्रकार आहेत. त्यातील क्र.१ पश्चिम बंगाल आणि उत्तरप्रदेशात आढळतो तर क्र. ३ सर्व भारतभर आढळतो. क्र. २ आणि ४ भारतात आजवर सापडलेले नाहीत. संशोधनामध्ये गाई-म्हशींच्या पाठीवर बसणाऱ्या बगळ्यांमध्ये आणि डुकरांमध्ये हे व्हायरस सापडले आहेत.

भारतात गेल्या काही वर्षांत आलेल्या चमकी तापाच्या साथीत जॅपनीज व्हायरसऐवजी चंडिपुरा व्हायरस हा ऱ्हॅब्डो व्हायरस आणि एन्टेरो व्हायरस आढळून येत आहेत.

लक्षणे

- खूप कडक ताप येणे
- कमालीच्या जास्त प्रमाणात डोके दुखणे
- अचानक चिडचिडेपणा येणे
- हातपाय, मान, पाठ खूप दुखणे
- बोलताना आणि ऐकताना त्रास होणे
- कमालीचा आळस येणे
- स्मृतिभ्रंश होणे
- झटके येणे
- हातापायातली ताकद कमी होऊन लकवा मारणे
- सतत मळमळणे आणि उलट्या होणे
- जुलाब होणे
- मानसिकदृष्ट्या गोंधळलेल्या अवस्थेत असणे
- दैनंदिन वागण्यात बदल होणे
- वाईट स्वप्ने पडणे
- असंबद्ध बोलणे
- हातापायांना कंप सुटणे
- शुद्ध हरपून रुग्ण कोमात जाणे.

रोगनिदान

रुग्णाच्या लक्षणांवरून आणि शारीरिक तपासणीतून या आजाराचा अंदाज डॉक्टरांना येऊ शकतो. मात्र या आजाराचे पक्के निदान करण्यासाठी विविध तपासण्या केल्या जातात.

१. **एमआरआय** : मेंदूच्या एमआरआय तपासणीत हायपोथॅलॅमस (Hypothalamus), बेझल गॅन्ग्लिआ (Basal Ganglia), ब्रेन स्टेम (Brainstem) आणि लहान मेंदू या भागांवर सूज आढळते.

२. **ईईजी :** मेंदूमधील विद्युतलहरींचा आलेख म्हणजे इलेक्ट्रो एनसीफलोग्राफ (Electroence Phalogram). या आजारामध्ये लहरींमधील उंचवटे (स्पाईक्स) ध्यानात येतात. हर्पीस व्हायरसमुळे होणाऱ्या मेंदूज्वरात मेंदूच्या टेम्पोरल लोबमधून निघणाऱ्या लहरीत असे उंचवटे प्रामुख्याने आढळतात.

३. **पाठीतील पाणी :** मज्जारज्जूच्या भोवती असलेल्या द्रावाची चाचणी केल्यास त्यात पांढऱ्या पेशी, विशेषतः लिम्फोसाईटस वाढलेल्या दिसतात. त्यातील प्रथिनांचे प्रमाण अधिक असते. या पाण्याची मेंदूज्वराची पीसीआर ही चाचणी केल्यास किंवा कल्चर तपासणी केल्यास आजाराचे पक्के निदान होऊ शकते.

४. **रक्तचाचणी :** मेंदूज्वराची आयजीएम ॲण्टिबॉडी तपासणी केल्यास निदानाची खात्री होते. परंतु ही तपासणी आजार झाल्यापासून तीन महिन्यांच्या आत केल्यासच खात्रीलायक निदान होऊ शकते.

चमकी तापावरील उपचार

- चमकी तापाने पीडित रुग्णांना वेळ न घालवता त्वरित जवळच्या सुसज्ज हॉस्पिटलमध्ये दाखल करावे लागते.
- त्यावरील उपचार हे अतिदक्षता विभागात (आयसीयू) करावे लागतात. मेंदूत सूज पसरण्यापासून रोखण्यासाठी बारकाईने निरीक्षण करीत उपचार करावे लागतात. यामध्ये तापातील चढउतार, रक्तदाब, हृदयाचे ठोके, श्वसन, रक्तातील साखर, क्षार सतत तपासावी लागतात.
- रक्त तपासणीत जिवाणू न सापडल्यास रुग्णाना प्रतिजैविके देऊ नयेत.
- काही रुग्णात एसायक्लोविरसारखी विषाणू विरोधी औषधे (ॲण्टिव्हायरल) वापरल्यास रुग्ण लवकर बरा होऊ शकतो.
- मेंदूची सूज कमी करण्यासाठी मॅनिटॉल, मेंदूच्या आतील भागांच्या जागा सरकल्या असल्यास (हर्नियेशन) हायपरटोनिक सलाईन वापरतात. शरीरातील पाण्याचे प्रमाण कमी झाल्यासदेखील सलाईन तसेच ओआरएस वापरावे लागते.
- ताप, उलट्या, झटके यासाठी ही लक्षणे नियंत्रित करणारी औषधे वापरावी लागतात. जास्त ताप आल्यास संपूर्ण शरीराला थंड पाण्याने सतत स्पंजिंग करावे लागते.
- कोमामध्ये असलेल्या मुलांना व्हेण्टिलेटरद्वारे कृत्रिम श्वासोच्छ्वास द्यावा लागतो.
- या आजारात ५ ते ३५ टक्के बालके ७ ते ९ दिवसात मरण पावतात, तर ५० टक्के मुलांमध्ये बरे झाल्यावरही मज्जासंस्थेला झालेल्या इजेमुळे काही गंभीर लक्षणे दीर्घकाळ राहतात.

प्रतिबंधक उपाय

- **सकस आहार :** या आजाराचा प्रतिबंध करण्यासाठी सर्व पातळीवरील अन्नपुरवठा व्यवस्था उत्तम व्हायला हवी. भारतातील एकही बालक किंवा नागरिक उपासमारीने पीडित व्हायला नको. कुपोषणावर नियंत्रण आणले पाहिजे.
- **डासांची पैदास रोखणे :** या आजाराचे वाहक असलेल्या डासांची पैदास रोखणे, बगळ्यांमधील जिवाणूंचे वहन रोखणे याकडे लक्ष द्यायला हवे. त्यासाठी सांडपाणी साचू न देणे, तलाव आणि नद्या स्वच्छ ठेवणे,

डबकी साफ करणे आणि पाण्याने भरलेले खड्डे बुजवणे अशा प्रकारच्या सार्वजनिक स्वच्छतेकडे लक्ष द्यायला हवे.

- **त्वरित उपचार** : आजाराची लक्षणे दिसताच त्याची सरकारी दप्तरात नोंद होऊन त्वरित उपचार करायला हवेत. जितका उशीर होईल तितके या आजाराचे गांभीर्य वाढत जाते. बिहारमधील साथीमध्ये आजाराचे निदान आणि त्यावरील उपचार या दोन्ही गोष्टींना खूप उशीर झाल्याने या आजारात मृत्यूची संख्या वाढली असे मानले जाते.

- **लसीकरण** : मेंदूज्वराची लस बाजारात सर्वत्र मिळते. या लशीचे दोन डोस एका महिन्याच्या अंतराने दिले जातात. ही लस अतिशय सुरक्षित आणि प्रभावी असते. सरकारी लसीकरणात याचा समावेश आहे. खासगी डॉक्टरांकडे ती नियमितपणे दिली जाते. मात्र ती महाग असल्याने पालक ती घेणे टाळतात. साहजिकच ही लस एकतर रास्त दरात सर्वत्र उपलब्ध व्हावी अन्यथा सर्वांनी सरकारी सेवेचा फायदा घ्यावा. जेणेकरून यामुळे अशा साथी निर्माण होणार नाहीत आणि त्यातून उद्भवणारे प्राणांतिक प्रसंग येणार नाहीत.

मात्र आजवर मेंदूज्वरासाठी केवळ जॅपनीज एन्केफेलायटीस (Japanese Encephalitis) व्हायरसचेच निरीक्षण आणि लसीकरण केले जात होते. आजमितीला मेंदूज्वर हा अनेक आजारांचा समूह बनला आहे. साहजिकच त्यासाठी कारणीभूत असलेल्या सर्व घटकांचा पूर्ण प्रतिबंध करायला लागणार आहे.

चमकी वात किंवा मेंदूज्वराच्या या साथीमधून एक गोष्ट सहज लक्षात येते की भारतीय आरोग्यसेवा नेहमीच एखाद्या आजाराच्या प्रादुर्भावाचा झटका बसल्याशिवाय जागी होत नाही. या आजाराच्या नियंत्रणासाठी आणि प्रतिबंधासाठी तत्पर आणि सक्षम आरोग्यसेवा, स्वच्छ पाण्याचा पुरवठा, सांडपाण्याचा बंदोबस्त आणि ग्रामविकास खात्याची सतर्कता या सर्व गोष्टी हातात हात घालून घडल्या पाहिजेत.

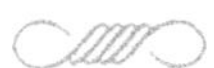

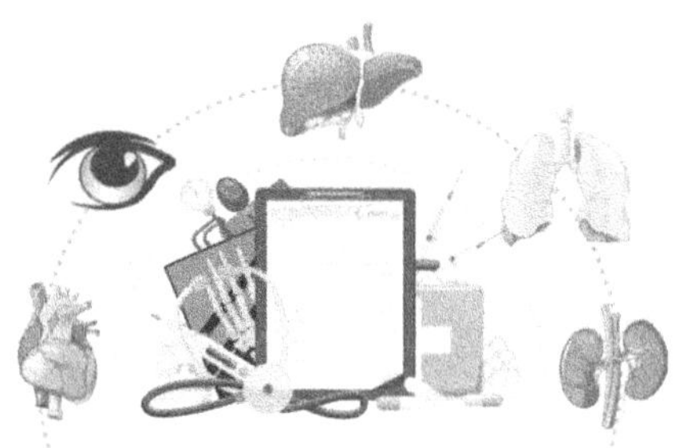

श्वसनसंस्था : रचना आणि कार्ये

बाळ जन्माला आल्यावर पहिला श्वास घेते आणि रडते. उत्सुकता ताणून धरताना श्वास रोखून धरला जातो, भीती वाटली की हृदय धडधडते आणि श्वास गतिमान होतो. प्रेमीजन एकमेकांच्या श्वासात गुरफटून जातात. कुणाचा श्वास सुगंधित असतो, तर कुणाचा नाक दाबून धरण्याइतका दुर्गंधमय असतो. माणूस मरण्यापूर्वी श्वासाची घरघर लागते. आयुष्याच्या अंतिम क्षणी श्वास थांबतो आणि जीवन संपते. श्वास म्हणजे जीविताचा दोर असतो, शरीराला सचेतन बनवणारा संजीवक वर असतो. माणसाच्या आरोग्यात श्वासाचे महत्त्व अपरंपार असते.

आपल्याला श्वास घेण्यास मदत करणारी श्वसनसंस्था म्हणजे वेगवेगळे अवयव आणि पेशीसमूहांचे जाळे असते. त्यात तुमचे श्वासमार्ग, फुप्फुसे आणि रक्तवाहिन्या समाविष्ट आहेत. आपल्या फुप्फुसांना शक्ती देणारे स्नायूदेखील श्वसनप्रणालीचा भाग असतात. हे भाग संपूर्ण शरीरात ऑक्सिजन पोहोचवण्यासाठी आणि कार्बन-डाय-ऑक्साईडसारख्या उपद्रवी आणि निरुपयोगी वायूंना स्वच्छ करण्यासाठी सातत्याने समायोजितरीत्या काम करत असतात.

श्वसनसंस्थेचे कार्य

श्वसनसंस्थेची अनेक कार्ये असतात. श्वास घेण्यास आणि उच्छ्वास सोडण्यास मदत करण्याव्यतिरिक्तही श्वसनसंस्थेची काही महत्त्वाची कार्ये असतात-

- बोलणे
- गंधज्ञान

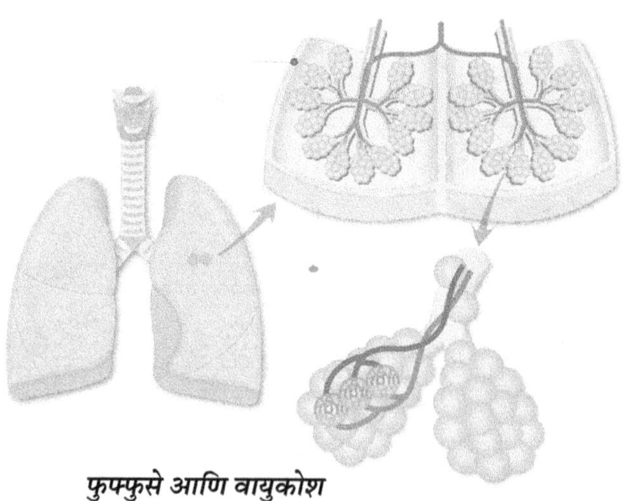

फुप्फुसे आणि वायुकोश

- श्वासावाटे आत येणारी हवा शरीराच्या तापमानाशी जुळण्याइतकी उबदार करणे आणि शरीराला आवश्यक असलेल्या आर्द्रतेच्या पातळीवर ती आर्द्र करणे.
- शरीरातील पेशींना ऑक्सिजन पुरवणे.
- श्वास सोडतो तेव्हा शरीरातून कार्बन डायऑक्साइडसह टाकाऊ वायू बाहेर टाकणे.
- हानिकारक पदार्थ आणि त्रासदायक पदार्थांपासून आपल्या श्वासमार्गाचे रक्षण करते.

श्वसनसंस्थेची रचना

श्वसनसंस्थेमध्ये श्वासोच्छ्वासाला मदत करण्यासाठी समायोजितपणे कार्य करणारे विविध अवयव सहभागी असतात. श्वसनसंस्थेच्या प्रत्येक विभागामध्ये अनेक स्वतंत्र घटक असतात.

श्वसनमार्गातून फुप्फुसांमध्ये हवा जाते. पण श्वसनसंस्था एक गुंतागुंतीची प्रणाली असते. त्यात खालील अवयवांचा समावेश होतो.

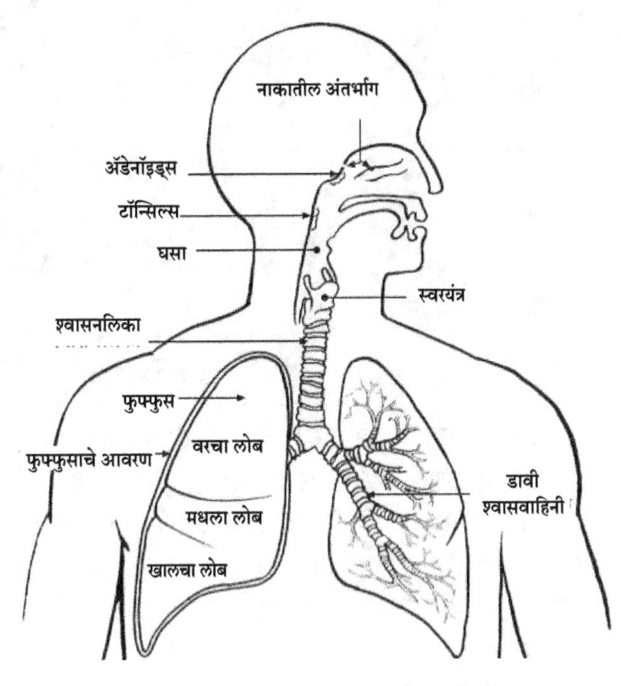

- **तोंड आणि नाक :** श्वास घेण्यासाठी ही दोन प्रवेशद्वारे असतात. यांच्या योगे बाहेरील हवा श्वसनसंस्थेमध्ये खेचली जाते.
- **सायनस :** या कवटीच्या हाडांमधील पोकळ्या असतात. श्वास घेत असलेल्या हवेचे तापमान आणि आर्द्रता नियंत्रित करण्यात त्या मदत करतात.
- **घशाची पोकळी (घसा) :** तोंडातून आणि नाकातून आलेली हवा श्वासनलिकेपर्यंत पोहोचवणारी ही गोलाकार पोकळी असते. अन्न, पाणी आणि हवा या एकाच द्वारातून वेगवेगळ्या नलिकांत जातात.
- **श्वासनलिका :** घसा आणि फुप्फुसांना जोडणारा मार्ग.
- **श्वासवाहिन्या (ब्रॉन्कस) :** मुख्य श्वासनलिका तिच्या शेवटाला दोन श्वासवाहिन्यांमध्ये विभागली जाते. या दोन नळ्या प्रत्येक फुप्फुसाला एक अशा जोडल्या जातात.
- **फुप्फुसे :** एखाद्या स्पंजसारखी असलेली दोन फुप्फुसे आत आलेल्या हवेतला ऑक्सिजन वेगळा करून रक्तामध्ये सोडतात. फुप्फुसातून जाणारा रक्तप्रवाह शरीरातील सर्व अवयवांना आणि पेशीसमूहांना ऑक्सिजन पुरवतो.
- **फुप्फुसांचे उपविभाग :** दोन्ही फुप्फुसांचे उपविभाग पडतात. यांना लोब म्हणतात. उजव्या फुप्फुसात- वरचा, मधला आणि खालचा असे तीन लोब असतात. तर डाव्या फुप्फुसात वरचा आणि खालचा असे दोन लोब आढळतात.
- **प्ल्युरा :** प्रत्येक फुप्फुसाच्या लोबभोवती एक दुपदरी आवरण असते. त्याला प्ल्युरा म्हणतात. याचे

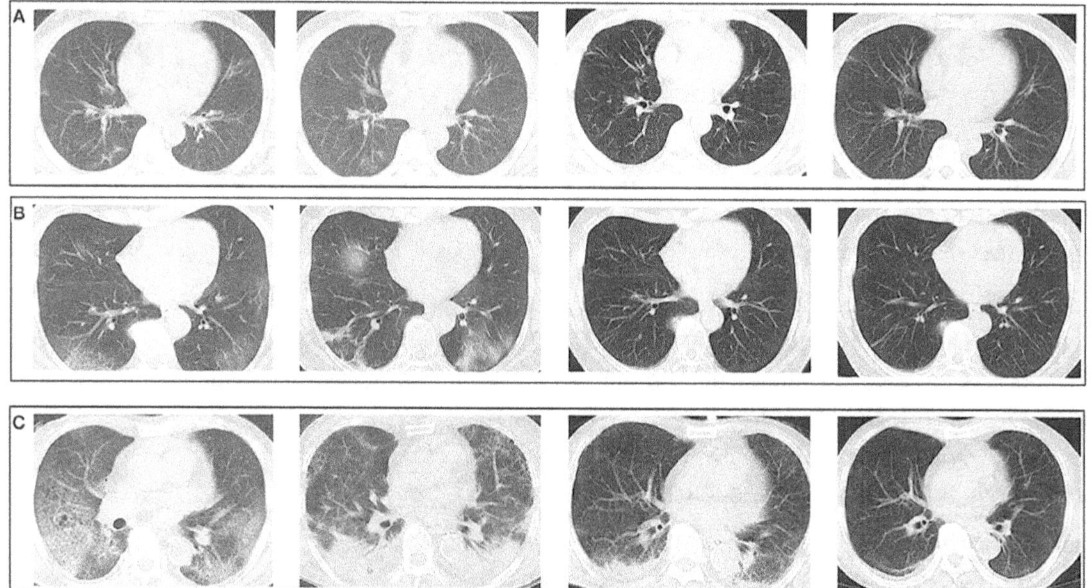

फुफ्फुसाचा सिटीस्कॅन

बाह्य आवरण म्हणजे 'परायटल प्ल्युरा', छातीच्या पिंजऱ्याच्या अंतर्भागाशी जुळलेले असते, तर आतील आवरण म्हणजे, 'व्हिसेरल प्ल्युरा', फुफ्फुसे, श्वासनलिका आणि दोन फुफ्फुसांमधील रक्तवाहिन्या स्नायू आणि मज्जातंतूंना वेढते. या दोन्ही आवरणांमध्ये 'प्ल्युरल फ्लुइड' हा द्राव असतो.

श्वसनसंस्थेतील स्नायू आणि हाडे श्वास घेत असलेली हवा तुमच्या फुफ्फुसात घेण्यात आणि बाहेर सोडण्यास मदत करतात. श्वसनसंस्थेतील काही हाडे आणि स्नायू खालीलप्रमाणे असतात.

- **श्वासपटल (डायफ्रॅम)** : छातीची पोकळी आणि पोट यांना विभागणारा हा स्नायूने बनलेला मांसल अवयव, फुफ्फुसांना हवा आत खेचण्यास आणि बाहेर ढकलण्यास मदत करतो.

- **बरगड्या** : गळ्याच्या खालपासून पोटाच्या सुरुवातीपर्यंत अंडगोलाकार आकारातली ही हाडे, प्रत्येक बाजूस १२ असतात. या बरगड्यांमुळे आत छातीचा पिंजरा तयार होतो. छातीच्या पिंजऱ्यात असलेल्या फुफ्फुसे आणि हृदयाला बरगड्या संरक्षण देतात. प्रत्येक बरगडी पुढील बाजूने खंजिरी हाडाला (झिफीस्टर्नम) आणि मागील बाजूने पाठीच्या कण्याला जोडलेली असते.

श्वास सोडताना रक्तातील कार्बन-डाय-ऑक्साइड आणि हवेच्या स्वरूपात असलेले इतर टाकाऊ पदार्थ शरीरातून बाहेर टाकले जातात. फुफ्फुसामध्ये रक्तवाहिन्यांबरोबरच असलेले इतर कार्यकारी घटक खालीलप्रमाणे असतात.

- **वायुकोश (अल्व्हिओलाय) (Alveoli)** : फुफ्फुसात असणाऱ्या या छोट्या पिशवीवजा गोलाकार पोकळ्यांमध्ये ऑक्सिजन आणि कार्बन डायऑक्साइडची देवाणघेवाण होते.

- **ब्रॉन्किओल्स (Bronchioles)** : श्वासवाहिन्या फुफ्फुसात प्रवेश करताना त्यांचे लहान लहान फांदीवजा नलिकांत विभाजन होते. यांना ब्रॉन्किओल्स म्हणतात. त्या पुढे वायुकोशाला जोडलेल्या असतात.

- **केशवाहिन्या :** वायुकोशांच्या बाह्य आवरणामध्ये असलेल्या रक्तवाहिन्या ऑक्सिजन आणि कार्बन डायऑक्साइडचे आदानप्रदान करतात.

श्वसनसंस्थेतील इतर महत्त्वाचे घटक

- **सिलिया (Cilia):** छोट्या आकाराचे हे केस जे श्वसनमार्गात येणाऱ्या धूळ आणि इतर प्रक्षोभक पदार्थांना गाळून घेतात. यांची लयबद्ध अशी लहरीसारखी हालचाल होत असते.
- **एपिग्लॉटिस (Epiglottis):** हा श्वासनलिकेच्या प्रवेशद्वारावर असलेला एक झाकणवजा पडदा असतो, त्याच्या हालचालीद्वारे अन्न आणि द्रवपदार्थ गिळताना श्वासनलिका बंद ठेवली जाते.
- **स्वरयंत्र (व्हॉइस बॉक्स) :** हवा श्वसनसंस्थेमध्ये आत येताना आणि बाहेर जाताना, पोकळ असलेल्या या विशेष अवयवायोगे बोलणे आणि स्वर निघू शकतात.

श्वसनसंस्थेवर परिणाम करणारे घटक

श्वसनसंस्थेतील अवयवांवर आणि पेशीसमूहांवर अनेक परिस्थितीचा विपरीत परिणाम होत असतो. संसर्गास कारणीभूत असलेले विषाणू किंवा जीवाणू हवेतून श्वास घेताना शरीरात प्रवेश करतात आणि श्वसनसंस्थेवर काही विपरीत परिणाम करतात. यातून श्वसनसंस्थेचे आणि संस्थेतील इतर अवयवांचे दाह तसेच आजार उद्भवतात.

दाह आणि वेदना निर्माण होण्याची कारणे

- **अॅलर्जी :** धूळ, बुरशी आणि परागकण यांसारखी प्रथिने श्वसनासोबत आत गेल्यावर काही व्यक्तींमध्ये श्वसनसंस्थेचा दाह होऊन काही विकार संभवतात. या पदार्थांची अॅलर्जी येऊ शकते. या प्रथिनांमुळे श्वसनमार्गामध्ये दाह निर्माण होतो.
- **दमा :** एक दीर्घकालीन, पुनःपुन्हा उद्भवणारा विकार असतो. दम्यामुळे श्वसनमार्गात दाह निर्माण होतो, श्वासनलिकांचे आकुंचन होऊन दम लागतो आणि श्वास घेणे कठीण जाऊ लागते.
- **संसर्ग :** संसर्गामुळे न्यूमोनिया (फुफ्फुसांचा दाह), ब्रॉंकायटिस (श्वासनलिकेचा दाह) होऊ शकतो. नेहमीच्या श्वसन संक्रमणांमध्ये फ्लू (इन्फ्लूएंझा), सर्दी यांचा समावेश होतो.
- **आजार :** श्वसनाच्या विकारांमध्ये फुफ्फुसाचा कर्करोग, क्रॉनिक ऑब्स्ट्रक्टिव्ह पल्मोनरी डिसीज (सीओपीडी) यांचा समावेश होतो. या आजारांमुळे संपूर्ण शरीरात ऑक्सिजन पोहोचवण्याच्या आणि दूषित वायू गाळून घेण्याच्या श्वसनसंस्थेच्या क्षमतेला हानी पोहोचवू शकतात.
- **वृद्धत्व :** जसे जसे वय वाढत जाते, तसतशी फुफ्फुसाची क्षमता कमी होते.
- **नुकसान :** श्वसनसंस्थेला हानी झाल्यामुळे श्वासोच्छ्वासाचा त्रास होऊ शकतो.

काळजी

श्वसनसंस्थेच्या आरोग्यासाठी, फुफ्फुसे आणि श्वसनमार्गातील श्लेष्मा (कफ) बाहेर काढण्याची सक्षमता महत्त्वाची असते.

श्वसनसंस्था निरोगी ठेवण्यासाठी खालील गोष्टी पाळाव्यात

- श्वसनमार्गाला हानी पोहोचवू शकणारे प्रदूषक टाळावे, त्यात सेकंडहँड स्मोक, रसायने आणि रेडॉन (कर्करोगास कारणीभूत असणारा किरणोत्सर्गी वायू) यांचा समावेश आहे. कामावर, रस्त्यातून प्रवास

करताना, घरी किंवा अन्यत्र, धूर, धूळ किंवा इतर प्रकारच्या प्रदूषकांच्या संपर्कात येत असल्यास मास्क घालावा.

- धूम्रपान टाळावे.
- भरपूर फळे, हिरव्या पालेभाज्या असलेला संतुलित आहार घ्यावा.
- शरीराचे निर्जलीकरण (डीहायड्रेशन) टाळण्यासाठी पाणी प्यावे.
- फुफ्फुस निरोगी ठेवण्यासाठी नियमित व्यायाम करावा.
- आपले हात वारंवार धुऊन आणि दरवर्षी फ्लूची लस घेऊन संक्रमणास प्रतिबंध करावा.

डॉक्टरांना केव्हा भेटावे ?

श्वास घेताना त्रास किंवा वेदना होत असल्यास डॉक्टरांशी संपर्क साधा. ते तुमची छाती, फुफ्फुस आणि हृदयाची वैद्यकीय तपासणी करतील. त्याचप्रमाणे रक्तदाब, ताप आणि ऑक्सिजनची पातळी तपासतील. श्वसनाच्या जंतुसंसर्गाची चिन्हे शोधतील.

श्वसनसंस्थेमधील दोष पाहण्यासाठी आवश्यक असल्यास एक्सरे, सीटी स्कॅन किंवा एमआरआय अशा इमेजिंग चाचण्या करून घेतील. यामध्ये फुफ्फुसात आणि श्वसनसंस्थेच्या इतर भागांमध्ये सूज किंवा अडथळे दिसून येतात.

आवश्यक असल्यास पल्मोनरी फंक्शन टेस्ट्सची शिफारसदेखील केली जाईल. यात स्पायरोमेट्री केली जाते. स्पायरोमीटर या उपकरणाद्वारे आपण श्वास घेताना किती हवा आत घेतली जाते आणि सोडली जाते, हे कळते.

श्वासोच्छ्वासाचे दीर्घकालीन त्रास असणाऱ्या रुग्णांनी, अचानक उद्भवणारी गंभीर परिस्थिती आणि फुफ्फुसाचे आजार टाळण्यासाठी नियमित तपासणीसाठी डॉक्टरांना भेटावे. या समस्यांचे लवकर निदान झाल्यास अनेक गंभीर त्रास आणि गुंतागुंत रोखता येते.

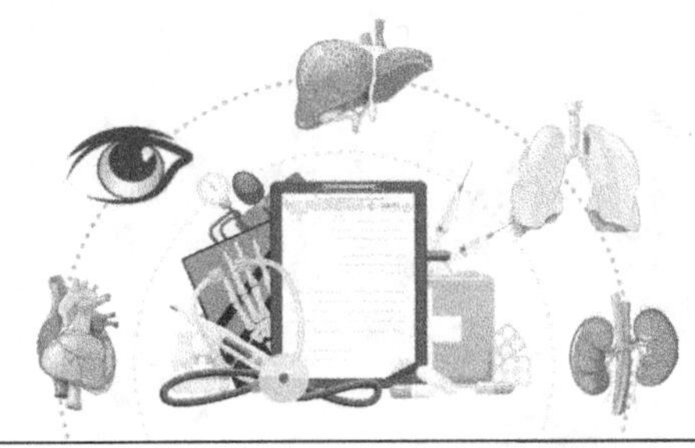

क्षयरोगापासून मुक्ती

मानवाच्या आरोग्याला ग्रहण लावणारे असंख्य आजार जगभरात पसरत असतात. या आजारांमुळे जगातील लाखो व्यक्ती रोगग्रस्त होतात आणि दुर्दैवाने त्यातील कित्येक जण मृत्युमुखी पडतात. त्यातल्या प्रमुख आजारांमध्ये क्षयरोग किंवा टीबी आहे.

आजमितीला जगभरात १ कोटी ४ लाख रुग्ण क्षयरोगाने पीडित आहेत. त्यातले २५ टक्क्यांहून जास्त म्हणजे २८ लाख रुग्ण भारतात आहेत. दरवर्षी जगभरात १४ लाख लोक या आजाराने मृत्युमुखी पडतात, त्यातील ३० टक्के म्हणजे ४ लाख ८० हजार रुग्ण भारतीय असतात. त्यातील औषधे लागू न पडणाऱ्या एम.डी.आर. टीबीच्या रुग्णांची संख्या जवळजवळ एक लाख तीस हजार इतकी असते.

२०२०मधील कोविड महामारीच्या काळात क्षयरोगाच्या रुग्णांच्या संख्येमध्ये जागतिक स्तरावर लक्षणीय घट आढळून आली, २०१९ मध्ये ७१ लाखावरून २०२० मध्ये ५८ लाखापर्यंत, म्हणजे १८ टक्क्यांनी कमी झाली. जागतिक स्तरावर, इंडोनेशिया आणि फिलीपिन्स व्यतिरिक्त, क्षयरोगाच्या घटनांमध्ये जागतिक स्तरावर ६७ टक्के घट झालेल्या पहिल्या तीन देशांमध्ये भारताचा समावेश आहे. जागतिक बँकेच्या आकडेवारीनुसार, २००० पासून भारतातील वार्षिक क्षयरोगाचे प्रमाण सातत्याने घसरत होते, २०१९मध्ये ते पुन्हा वाढले आणि २०२०मध्ये दर लाख लोकसंख्येमध्ये २०४ रुग्णांच्या संख्येवरून २०२१मध्ये २१० पर्यंत पोहोचले. एका विश्लेषण अभ्यासात असे आढळून आले की भारतात लॉकडाउनमुळे टीबीचे प्रमाण ८० टक्क्यांनी कमी झाले. कोविड-१९चा संसर्ग आणि मृत्यूबाबत भारत जगात चौथ्या क्रमांकावर आहे; त्यामुळे अशी शक्यता आहे की

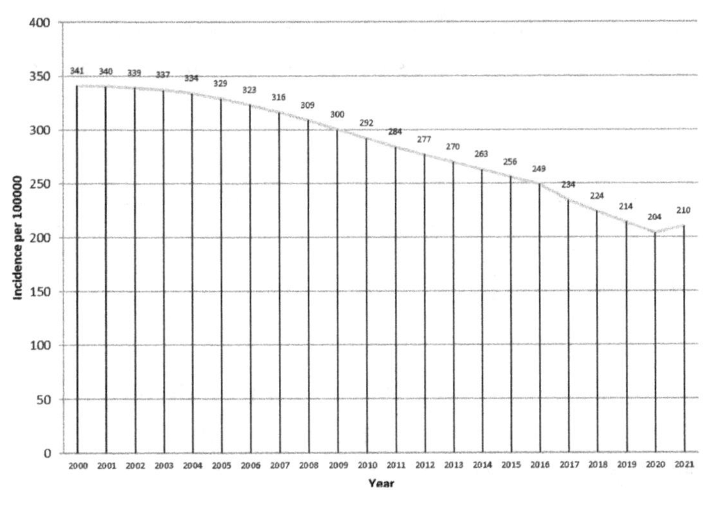

२००० ते २०२१पर्यंत क्षयरोग्यांची संख्येत होत गेलेली घट

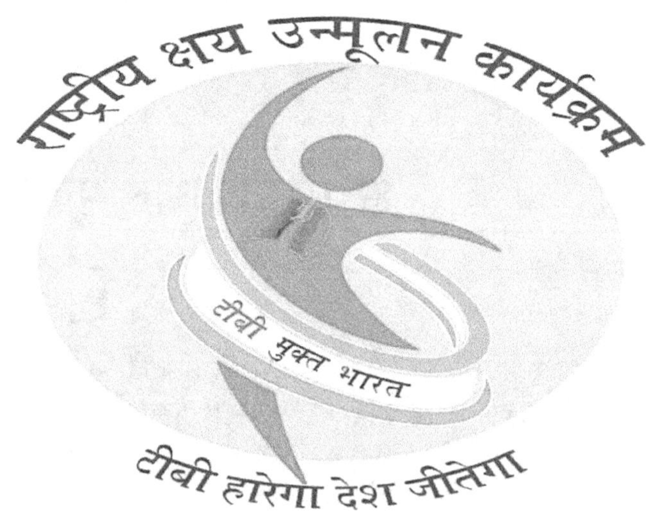

कोविड-१९ ची गती मंदावल्यावर क्षयरोगाची प्रकरणे उघड होतील आणि भविष्यात क्षयरोगाच्या मृत्यूसंख्येत वाढ होईल. आजमितीला क्षयरोग आणि कोविड-१९ महामारी यांच्यातील संबंधांबद्दल अद्याप पूर्ण माहितीचा अभाव आहे.

या अभ्यासात कोविड-१९ कालावधीत क्षयरोगाच्या प्रकरणांमध्ये ७.७९ टक्के वाढ झाली आहे. या अभ्यासातून असेही दिसून आले आहे की कोविड-१९ काळात, २०२०मध्ये आढळून आलेल्या, क्षयरोगाच्या नव्या रुग्णांच्या संख्येत ५,८०,८६९ एवढी भर पडली. २०१९ पूर्वींच्या तुलनेत २४.२९ टक्क्यांची लक्षणीय घट झाली. कोविड-१९ पूर्वींच्या वर्षांमध्ये आढळलेल्या प्रकरणांमध्ये २०१८मध्ये २९.५९ टक्के आणि २०१९ मध्ये १८.४९ टक्क्यांनी सातत्याने वाढ झाली आहे. या अभ्यासातून प्रश्न उद्भवतो की, सध्याच्या परिस्थितीत २०२५ पर्यंत NTEP चे उद्दिष्ट साध्य करता येणे शक्य आहे का?

भारत सरकारने २०१८मध्ये क्षयरोगाचा प्रादुर्भाव आणि त्यामुळे मृत्यू पावणाऱ्या रुग्णांची संख्या आटोक्यात आणण्यासाठी एक महत्त्वाकांक्षी योजना आखली आहे. त्याकरता सध्या प्रचलित असलेल्या सुधारित राष्ट्रीय क्षयरोग नियंत्रण कार्यक्रमामध्ये (आर.एन.टी.सी.पी.) नव्या ध्येयांचा समावेश केला गेला. ही उद्दिष्टे अशी आहेत-

भारत सरकारच्या आरोग्य विभागाच्या मोहिमेमुळे भारतातील क्षय रुग्णांची संख्या दरवर्षी दोन टक्क्यांनी कमी होत चालली आहे. पण या वेगाने गेल्यास हा आजार आटोक्यात आणायला कदाचित २०५० सालाची वाट पाहावी लागेल. परंतु क्षयरोग जर २०२५ सालापर्यंत पूर्ण नियंत्रणात आणायचा असेल, तर दरवर्षी क्षयरोगाने ग्रस्त रुग्णांची संख्या १७ टक्क्यांनी कमी होईल अशा गतीला आणावा लागेल.

क्षयरोगाची कारणे

क्षयरोग मायकोबॅक्टेरियम ट्युबरक्युलोसिस (Mycobacterium Tuberculosis) या जिवाणूमुळे होतो. तो आनुवंशिक नसतो, तर क्षयरोग्याशी आलेल्या संसर्गामुळे होतो. तो कोणालाही होऊ शकतो. गंभीर क्षयरोगाने बाधित कोणीही व्यक्ती जेव्हा तोंडावर हात अथवा रुमाल न धरता खोकते किंवा शिंकते, तेव्हा थुंकीच्या

फवाऱ्याद्वारे (एअरोसोल) क्षयरोगास कारणीभूत असणारे जिवाणू म्हणजेच बॅक्टेरिया बाहेर येतात आणि आसपासच्या व्यक्तीच्या श्वसनातून तिच्या श्वसनसंस्थेत जाऊन शरीरात प्रविष्ट होतात.

लक्षणे

- तीन आठवड्यांपेक्षाही जास्त काळ टिकलेला सततचा खोकला आणि त्यासोबत बाहेर टाकला जाणारा खाकरा.
- रोज सायंकाळी बारीक ताप येणे हे व्यवच्छेदक लक्षण मानले जाते, पण काही रुग्णात कडक तापदेखील दीर्घकाळ येत राहतो.

वजन घटणे : भूक कमी होणे अशीही लक्षणे आढळतात. यापैकी कोणतेही लक्षण तीन आठवड्यांपेक्षा जास्त टिकल्यास अशा रोग्याने ताबडतोब जवळच्या क्षयरोग नियंत्रण केंद्रामध्ये किंवा आरोग्य केंद्रामध्ये जाऊन रक्त, थुंकी तपासून घ्यावी. आवश्यक वाटल्यास छातीचा एक्सरेदेखील काढला जाते. क्षयरोग फुप्फुसांप्रमाणे शरीरातील खालील ठिकाणी होण्याची शक्यता असते.

- मानेभोवतालच्या ग्रंथी
- हाडे, हाडांचे सांधे, पाठीचे मणके
- **योनी व गर्भ मार्ग :** स्त्रियांमध्ये साधारणतः गर्भाशयाचे आणि पुरुषांमध्ये लिंगावर होणारे संक्रमण जास्त पाहायला मिळते. दोन्ही स्तरात मूत्र, गर्भ व मूत्राशयाचे संक्रमण सारखेच पाहायला मिळते.
- **ओटीपोट :** यात आतडी किंवा आतड्यावरील आवरण (पेरीटोनियम) यांवर संक्रमण होते.
- **मेंदुरोग :** मेंदूवरील आवरणामध्ये रोगाचे संक्रमण होऊन ट्युबरक्युलर मेनिनजायटिस होण्याची शक्यता जास्त असते.
- **हृदय :** हृदयाच्या रक्तवाहिन्यांमध्ये अडथळा येतो.
- **कातडी :** त्वचेवर संक्रमण होते.

निदान

क्षयरोगाचे निदान करण्यासाठी सतत तीन दिवस थुंकी तपासली जाते. ही तपासणी राष्ट्रीय क्षयरोग-निदान केंद्रात तसेच देशात अनेक ठिकाणी असलेल्या डॉट्स टी.बी. केंद्रांमध्ये करता येते. अशा केंद्रांतील ही तपासणी पूर्णपणे मोफत असते. तपासणीसाठी जोरदार खोकला काढून फक्त खाकरा देणे आवश्यक आहे. त्याऐवजी लाळ दिली जात नाही ना हे, पाहावे कारण लाळेच्या तपासणीतून क्षयरोगाचे निदान होऊ शकत नाही. या तपासणीत थुंकीमध्ये क्षयरोगाच्या जंतूंना शोधले जाते. त्यासाठी वेळ पडल्यास जंतूंची प्रयोगशाळेत वाढ करणारी चाचणी (कल्चर) केली जाते.

गाठींच्या क्षयरोगात गाठी काढून त्यांची तपासणी केली जाते. तसेच इतर अवयवांमध्येही बायॉप्सी करून निदान करावे लागते.

उपचार

क्षयरोगावर एकच औषध घेऊन चालत नाही. विविध प्रकारची तीन-चार औषधे एकत्र दिली जातात. यात रायफाम्पिसिन, इथांब्युटोल, पायरीझिनामाईड, आयएनएच अशी औषधे दिली जातात. जर एखाद्या औषधाला प्रतिरोध असेल तर दुसऱ्या पातळीवरील उच्च औषधे दिली जातात.

क्षयरोगावरील औषधे नियमितपणे व सांगितल्याप्रमाणे घेतल्यास हा रोग पूर्णपणे बरा होतो. क्षयाच्या रोग्याने किमान ६ महिने ते १२ महिने सतत औषध घ्यायला हवे. तसेच डॉक्टरांनी सांगितल्यानंतरच औषध बंद करावे हे उत्तम, कारण औषधोपचार मधेच सोडून दिल्यास किंवा अनियमितपणे घेतल्यास हा रोग बरा तर होत नाहीच उलट जीवघेणा ठरू शकतो. गेल्या काही वर्षांत क्षयरोगाचे स्वतःचे स्वरूप बदलले आहे तो अनेक औषधांना दाद देत नाही. याचे कारण म्हणजे काही रोग्यांनी अनियमितपणे किंवा अपुऱ्या स्वरूपात घेतलेली औषधे. मल्टि-ड्रग रेझिस्टंट म्हणजे एमडीआर टीबीवरदेखील उपचार करता येतात मात्र ते नियमितपणे व पूर्णपणे केले पाहिजेत. तसेच या प्रकारच्या क्षयावरची औषधे महागडी आहेत, ती दोन वर्षांपिक्षा जास्त काळपर्यंत घ्यावी लागतात आणि एवढे करून रोगावर परिणाम होईलच याची खात्री नसते.

आहार
क्षय रोग झाला असल्यास समतोल आहार घ्यावा. सकाळी नाश्ता, दुपारी आणि रात्री योग्य प्रमाणात चौरस आहार घ्यावा. उपास करू नये, तसेच जेवणाच्या वेळा टाळून उपाशीपोटी राहू नये. रोज किमान एक कप दूध आणि अंडे घ्यावे. शाकाहारी व्यक्तींनी कडधान्ये, उसळी नियमितपणे घ्याव्यात. आहारात रोज एखादे फळ असल्यास उत्तम.

क्षय रोगातील अडचणी
क्षय रोगाच्या नियंत्रणासाठी वरील प्रकारची गती जर साध्य करण्याच्या मार्गात काही मोठ्या अडचणी आहेत.

१. क्षय रोग हा प्रामुख्याने दारिद्रय रेषेखालील व्यक्तींमध्ये जास्त करून होतो. या रुग्णांना औषधोपचार आणि त्यासाठीचा आहार परवडत नाही.

२. आज भारतात अंदाजे ४५ टक्के रुग्ण हे खासगी दवाखान्यात क्षय रोगाचा उपचार घेतात. क्षयरोगाबाबत आजही प्रचलित असलेल्या सामाजिक संकल्पनांमुळे या आजाराची वाच्यता होऊ नये, असा रुग्णांचा आणि त्यांच्या कुटुंबांचा आग्रह असतो. या डॉक्टरांचा रुग्णाशी असलेल्या संबंधांमुळे या रुग्णांची आरोग्य खात्याकडे नोंद होत नाही. साहजिकच क्षयरोगाच्या नियंत्रण योजनेत यामुळे अडचणी निर्माण होतात.

३. क्षयरोगाचा उपचार हा दीर्घकाळ चालतो, साधारणतः नऊ महिने ते दीड वर्षे चालणाऱ्या या उपचारांमध्ये अनेक रुग्ण मधेच उपचार बंद करतात किंवा चुकवतात. या रुग्णांसाठी शासकीय योजनेत आरोग्य विभागाचे कर्मचारी रुग्णांना घरी जाऊन औषधे न थांबता घेण्यास प्रवृत्त करतात. पण खासगी डॉक्टरांकडे अशा सेवेची वानवा असल्याने, औषधोपचार चुकवणाऱ्या रुग्णांची संख्या जास्त राहते, त्याचा थेट परिणाम क्षयरोगाच्या नियंत्रणावर होतो. औषधे घेणे मधेच सोडल्याने, टीबीचे जंतू औषधे पचवू लागतत आणि औषधांचा अवरोध म्हणजेच रेझिस्टन्स निर्माण होतो.

४. औषधांच्या रेझिस्टन्समुळे कित्येक रुग्णांचे आजार बरे होत नाहीत. अशांचा क्षयरोग बळावतो. यात मृत्युमुखी पडणाऱ्या रुग्णांची संख्या जास्तच वाढते.

या अडचणींवर मात करण्यासाठी सरकारला खासगी वैद्यकीय सेवा देणाऱ्या डॉक्टरांच्या सहकार्याची आवश्यकता आहे.

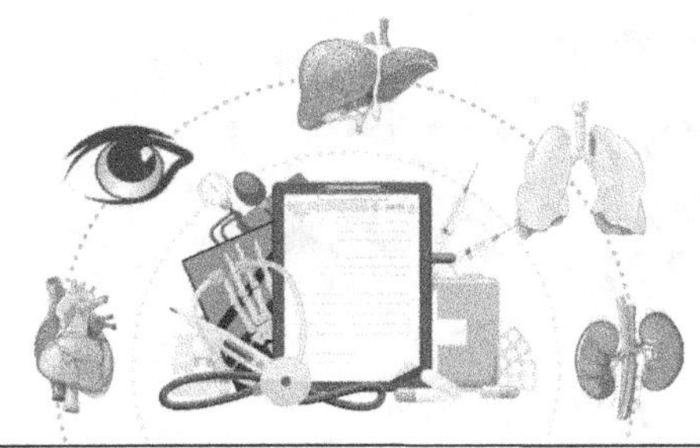

मानवी पुनरुत्पादन प्रणाली

पृथ्वीवर सजीव अवतरल्याला काही अब्ज वर्षे झाली असतील. आधी सूक्ष्म एकपेशीय सजीव मग बहुपेशीय आले, त्यानंतर जलचर, पक्षी, सरपटणारे प्राणी आणि पृष्ठवंशीय प्राणी आले. चार पायांवर चालणारे प्राणी दोन पायांवर चालू लागले. भूतलावर सर्वांत शेवटी बुद्धिमान मानवाचे पदार्पण झाले. सजीवांच्या या उत्क्रांतीमध्ये निसर्गाने एक महत्त्वाचा दुवा ठेवला होता, तो म्हणजे त्या त्या सजीवाचा वंश पुढे चालू राहावा. हे कार्य घडत होते ते त्या सजीवांच्या शरीरातील पुनरुत्पादन संस्थेद्वारे.

पुनरुत्पादन म्हणजे एका सजीवाने त्याच्यासारखीच नवी संतती निर्माण करण्याची जैविक प्रक्रिया. जेव्हा परिस्थिती अनुकूल असते तेव्हा ही प्रक्रिया एखाद्या प्रजातीच्या संख्येतील वाढ सुनिश्चित करते. पुनरुत्पादन प्रक्रिया ही सजीवांच्या मूलभूत वैशिष्ट्यांपैकी एक अत्यावश्यक जीवनप्रक्रिया आहे. पुनरुत्पादन नसते, तर पृथ्वीवर कोणतेही जीवन अस्तित्वात राहिले नसते.

पुनरुत्पादनाचे दोन प्रकार असतात – अलैंगिक आणि लैंगिक

- **अलैंगिक पुनरुत्पादन :** पुनरुत्पादनाच्या या प्रक्रियेमध्ये फक्त एक सजीवाचा समावेश असतो आणि नवीन संतती तयार होते ती आनुवंशिकदृष्ट्या संपूर्णपणे त्याच्यासारखीच असते.
- **लैंगिक पुनरुत्पादन :** पुनरुत्पादनाची ही प्रक्रिया अतिशय गुंतागुंतीची असते. यात पुनरुत्पादनाच्या बीजांची (गॅमिट्स) निर्मिती आणि हस्तांतरण होत असते. त्यानंतर गर्भाधान, फलित बीजाची (झायगॉट) निर्मिती आणि वाढ आणि त्यानंतर पूर्ण वाढ झालेल्या भ्रूणाची प्रसूती यांचा समावेश होतो.

लैंगिक आणि अलैंगिक दोन्ही पुनरुत्पादनाच्या दोन भिन्न पद्धती आहेत. लैंगिक मोडचे पुनरुत्पादन मानव, प्राणी आणि उच्च वनस्पतींसह सर्व बहुपेशीय जीवांमध्ये होते. अलैंगिक मोडचे पुनरुत्पादन फक्त निम्न पृष्ठवंशीय प्राण्यांमध्ये आणि अमिबा, बॅक्टेरिया आणि हायड्रा सारख्या इतर साध्या सजीव प्रजातींमध्ये होते.

- **मानवातील पुनरुत्पादन :** पुनरुत्पादन ही एक मूलभूत जैविक प्रक्रिया असते. मानवामध्ये एका पिढीपासून दुसऱ्या पिढीपर्यंत प्रजातींच्या निरंतरतेमध्ये पुनरुत्पादन महत्त्वपूर्ण भूमिका बजावते.

सर्व मानव प्रजननाच्या लैंगिक पद्धतीतूनच जातात. या प्रक्रियेत, दोन 'पालक' नवीन 'व्यक्ती' निर्माण करण्यात सहभागी असतात. या दोहोंमध्ये लैंगिकदृष्ट्या स्त्री आणि पुरुष असे दोन लिंगविशेष असतात. संतती निर्माण होताना प्रत्येक पालकांकडून येणाऱ्या प्रत्येकी एक गॅमीटच्या मिलनाने तयार होते. त्यामुळे, नवनिर्मित भ्रूण आनुवंशिक आणि शारीरिकदृष्ट्या पालकांपेक्षा थोडा वेगळा असतो.

मानवामध्ये, स्त्री आणि पुरुष (नर आणि मादी) या दोघांची प्रजननप्रणाली भिन्न असते; त्यामुळे त्यांच्यात लैंगिक द्विरूपता दिसून येते. बीजनिर्मिती करण्यासाठी पुरुषांमध्ये अंडकोष (टेस्टीस) असतात, तर मादींमध्ये

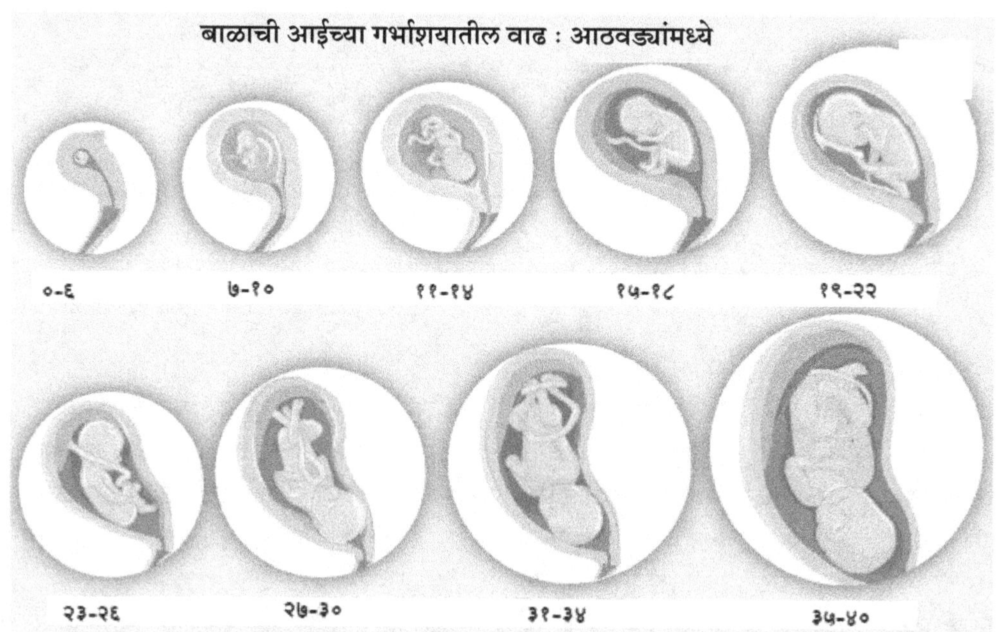

अंडाशयांची (ओव्हरी) जोडी असते.

- **मानवी प्रजननप्रणाली** : मानवाच्या पुनरुत्पादनामध्ये स्त्री आणि पुरुषाच्या प्रजननप्रणालीमध्ये तयार होणाऱ्या पुबीज (शुक्राणू- स्पर्म) आणि स्त्रीबीज (ओव्हम) या गॅमीट्सचे मिलन समाविष्ट असते. नर प्रजनन प्रणाली आणि स्त्री प्रजनन प्रणालीपेक्षा रचना आणि कार्य या दोन्हीबाबतीत भिन्न असतात.

पुरुष प्रजनन प्रणाली

पुरुष प्रजननप्रणालीमध्ये, मुलाने पौगंडावस्थेत प्रवेश केल्यावर साधारणतः १४ ते १६ वर्षे वयामध्ये टेस्टोस्टेरॉन या पुरुषांच्या हार्मोनच्या प्रभावाने अंडकोशात शुक्राणू तयार होतात. शुक्राणूची लांबी ०.०५ मिलीमीटर तर रुंदी ०.०२ मिलीमीटर असते. डोके, मध्यभाग आणि शेपटी अशी शुक्राणूची रचना असते.

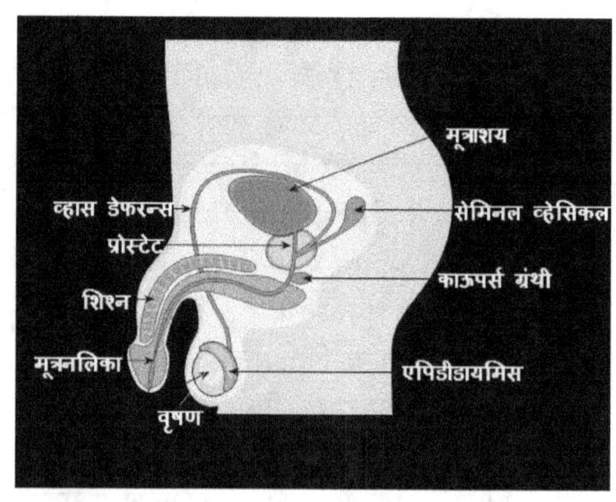

पुरुष प्रजननप्रणालीमध्ये खालील अवयव येतात-

- **अंडकोष (स्क्रोटम) (Scrotum)** : हा एक पिशवीसारखा अवयव आहे, जो लिंगाच्या खाली आणि त्याच्या मागे लटकलेला असतो. हे अंडकोष किंवा वृषणाचे घर आहे आणि त्याद्वारे शुक्राणूंच्या निर्मितीसाठी आवश्यक असलेले तापमान राखते.

- **वृषण (टेस्टीस)** : अंडकोशात अंडाकृती आकाराच्या अवयवांची जोडी असते, त्याला वृषण म्हणतात.

त्यात शुक्राणूंची निर्मिती आणि पुरुष हार्मोन टेस्टोस्टेरॉन याची निर्मिती होते.

- **शुक्राणूवाहक साखळी** : वृषणात तयार होणारे शुक्राणू एपिडिडायमिस (Epididymis) नावाच्या नलिकेमध्ये साठवले जातात. येथे शुक्राणू परिपक्व होतात आणि व्हास डेफरेन्स (Vas Deferens) नावाच्या स्नायूंच्या नलिकेमधून मूत्रमार्गात जातात.

- **प्रजननप्रणालीतील इतर ग्रंथी** : यामध्ये सेमिनल वेसिकल्स, प्रोस्टेट ग्रंथी आणि काउपर ग्रंथी या तीन ग्रंथींचा समावेश होतो. तिन्ही ग्रंथींमधील स्राव मिसळून वीर्य नावाचा द्रव तयार होतो. वीर्य शुक्राणूंचे पोषण करते, त्याची मात्रा वाढवते आणि त्यातील स्निग्धता वाढवून द्रावण चिकट होण्यास मदत करते.

- **पुरुषाचे जननेंद्रिय** : पुरुषांमध्ये लिंग किंवा शिश्न हा एक दंडगोलाकार नलिकेच्या आकाराचा अवयव, पुनरुत्पादन अवयव आणि मूत्रविसर्जन ही दोन्ही कार्ये करतो. लैंगिक संभोगादरम्यान शिश्नावाटे योनीमध्ये शुक्राणू वितरीत होतात.

स्त्री प्रजननप्रणाली

- **स्त्री प्रजननप्रणाली** : गर्भाधानापूर्वी, दरम्यान आणि नंतरदेखील ही प्रणाली सक्रिय असते. त्यात खालील भाग असतात :

- **बीजांडकोश** : स्त्रीमधील अंडाशय बीजांडकोश किंवा ओव्हरी म्हणून ओळखले जाते. ती डाव्या आणि उजव्या बाजूला प्रत्येकी एक अशी असतात. त्यामध्ये स्त्रीबीज तयार होते आणि ते साठवले जाते. बीजांडकोश इस्ट्रोजेन नावाचे स्त्री-संप्रेरकदेखील तयार करतात.

- **फॅलोपियन ट्यूब्स (ओव्हिडक्ट्स)** : हे गर्भाधानाचे ठिकाण असते. प्रत्येक बीजांडकोशापासून एक फॅलोपियन ट्यूब सुरू होते. त्या गर्भाशय आणि बीजांडकोश यांना जोडतात.

- **गर्भाशय** : गर्भाशय हे गर्भाच्या विकासाचे ठिकाण असते.

- **योनी** : स्त्रीच्या शरीरातील हा अवयव गर्भाशयाच्या मुखाला स्त्रीच्या शरीराच्या बाह्यभागांशी जोडतो. याचा उपयोग शरीरसंबंध ठेवताना केला जातो. याच मार्गातून स्त्रियांच्या मासिक पाळीचे स्राव बाहेर पडतात. त्याचप्रमाणे नॉर्मल प्रसूतीदरम्यान बाळाचा जन्म याच मार्गातून होतो.

स्त्री प्रजननप्रणालीची दोन कार्ये असतात–

- ओव्हम/अंडी नावाच्या स्त्री-बीजांची (गॅमीट्स) निर्मिती.

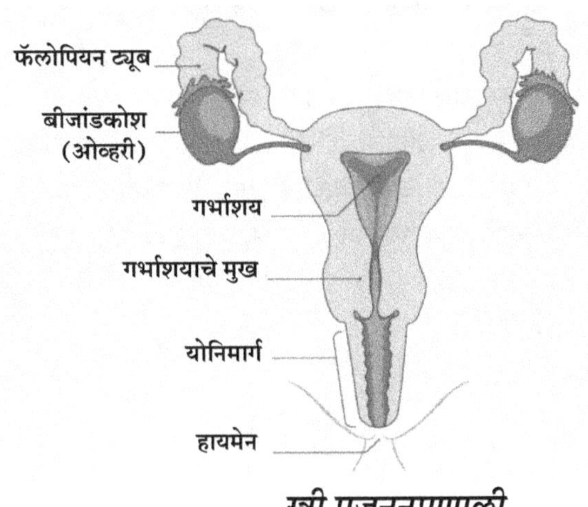

स्त्री प्रजननप्रणाली

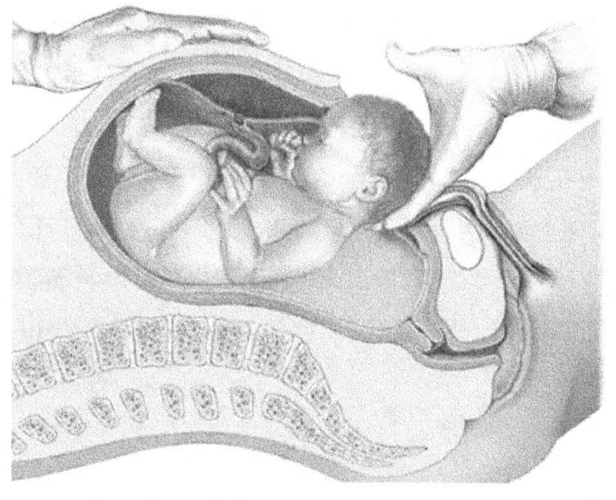

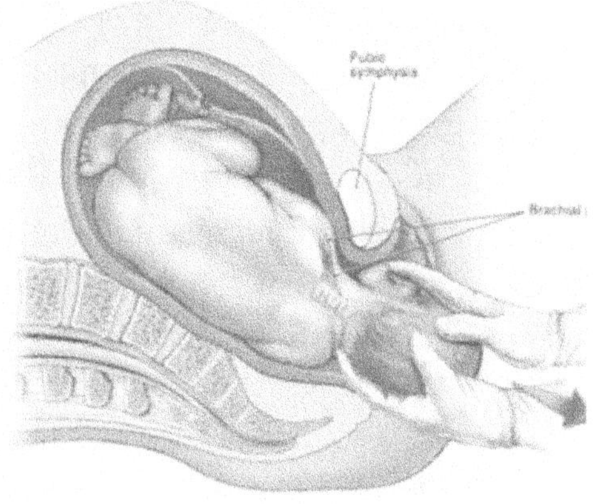

- गर्भाला पोषण देणे, त्याची वाढ करणे आणि गर्भाचे संरक्षण करणे.

मुलगी वयात आली की, अंडाशयातील अंडी परिपक्व होऊ लागतात. अंडाशयांपैकी एक अंडाशय दर २८ ते ३० दिवसांनी परिपक्व होऊन बीजांडकोशातून बाहेर पडते. या क्रियेला ओव्ह्युलेशन म्हणतात.

पुनरुत्पादन प्रक्रिया

स्त्रीबीज म्हणजे ओव्हम आणि पुरुषांचे बीज म्हणजे शुक्राणू यांचे मिलन फॅलोपियन ट्यूबमध्ये होऊन एकपेशीय गर्भ किंवा झायगोट तयार होतो. या प्रक्रियेला गर्भधान किंवा फर्टिलायझेशन म्हणतात. फर्टिलायझेशन हा मानवामध्ये पुनरुत्पादनाचा एक महत्त्वाचा टप्पा असतो. फलित अंड्याला झायगोट म्हणतात. त्यानंतर झायगोटचे अनेक पेशींमध्ये विभाजन सुरू होते आणि गर्भ विकसित होऊ लागतो.

हा गर्भ गर्भाशयात जातो आणि त्याच्या आतील आवरणाशी जोडला जातो. या प्रक्रियेला इम्प्लांटेशन असे संबोधले जाते आणि प्रत्यारोपित भ्रूण अखेरीस गर्भात विकसित होतो.

- **ट्रायमेस्टर सिस्टीम :** गर्भधारणेचा कालावधी, शेवटच्या मासिक पाळीच्या पहिल्या दिवसापासून, बाळाच्या जन्मापर्यंत, ३८ ते ४० आठवडे किंवा ९ महिने ९ दिवस म्हणजेच २८० दिवस असतो. हा कालावधी प्रत्येकी तीन महिन्यांच्या तीन टप्प्यात विभागलेला जातो.
- पहिली तिमाही (० दिवस ते ३ महिने).
- दुसरी तिमाही (चौथ्या महिन्याच्या सुरुवातीपासून सहाव्या महिन्याच्या अखेरपर्यंत).
- तिसरी तिमाही (सातव्या महिन्यापासून प्रसूतीपर्यंत किंवा ७ व्या महिन्यापासून दिवस पूर्ण भरेपर्यंत).
- **प्रसूती :** गर्भधारणा पूर्ण झाल्यानंतर किंवा पूर्ण वाढ झालेला गर्भ आणि प्लासेंटा गर्भाशयापासून योनिमार्गाद्वारे बाहेरील जगात पोहोचण्याची प्रक्रिया म्हणजे प्रसूती. ही प्रक्रिया खालीलप्रमाणे तीन टप्प्यात होते,

स्टेज १ : तयारीचा टप्पा- २ ते १२ तास.

स्टेज २ : जन्म प्रक्रिया -३० ते १८० मिनिटे.

स्टेज ३ : प्लासेंटा पूर्ण विलग होणे -१ ते १२ तास.

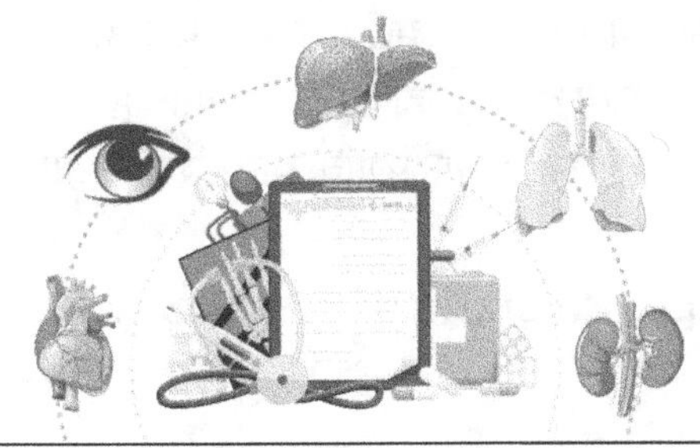

पुनरुत्पादन प्रणालीचे आजार

प्रजनन प्रणालीचे आजार म्हणजे मानवी प्रजनन प्रणालीवर दुष्परिणाम करणारे आजार आणि विकार. अंडाशय, वृषण, तसेच पिट्यूटरी, थायरॉईड किंवा ॲड्रीनल अशासारख्या इतर अंतःस्रावी ग्रंथींद्वारे अनियमित संप्रेरक निर्मिती असे ते आजार असतात. आनुवंशिक किंवा जन्मजात दोष, जंतूंचे संक्रमण, ट्यूमर किंवा अज्ञात स्रोताच्या विकारांमुळे हे आजार होतात.

- **प्रजनन विकार :** पुनरुत्पादन प्रणालीमधील विकार हे प्रजननावर परिणाम करणारे आजार असतात. पुनरुत्पादन मार्गांचे संक्रमण, जन्मजात दोष, पुनरुत्पादक प्रणालीचे कर्करोग आणि बिघडलेले लैंगिक कार्य अशा आजारांच्या विविध गटात हे आजार मोडतात.

पुरुष प्रजनन प्रणालीचे आजार

- **हायपोस्पेडियास (Hypospadias) :** हा जन्मजात दोष असतो. बाह्य मूत्रद्वार शिश्नाच्या टोकाशी मध्यभागी न उघडता शिश्नाच्या टोकाच्या भागाखाली कुठेही उघडते. हे द्वार जर शिश्नाच्या टोकाच्या वरच्या बाजूला उघडलेले असले, तर त्याला एपिस्पेडियास म्हणतात. याचा उपचार शस्त्रक्रियेने केला जातो.

- **हायड्रोसील (Hydrocele) :** यात वृषणाभोवती असलेल्या आवरणांमध्ये द्राव जमा होतो. हा त्रास जन्मजात असू शकतो किंवा पुढच्या आयुष्यात कोणत्याही टप्प्यावर होऊ शकतो. आवरणांमध्ये द्राव जमा झाल्यावर, ते एखाद्या थैलीसारखे बनते आणि अंशतः वृषणाला घेरते. त्यामुळे अंडकोषाला सूज येते. शस्त्रक्रियेच्या उपचाराने हायड्रोसील बरे होते.

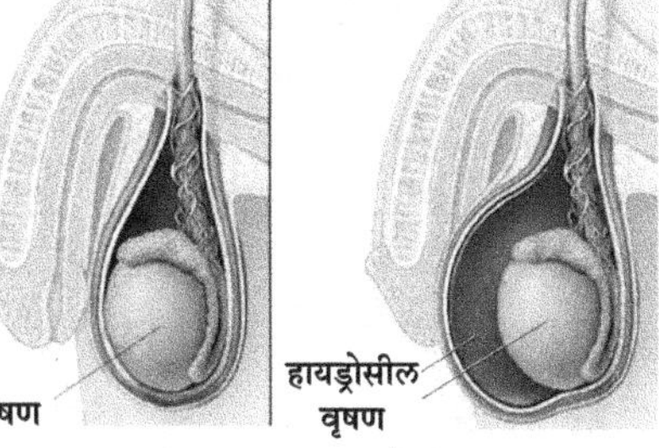

- **व्हेरिकोसील (Varicocele) :** यामध्ये अंडकोषातील रक्तवाहिन्या फुगतात आणि वेड्यावाकड्या होतात. अंडकोषाच्या बाजूला त्या एखाद्या फुगवट्यासारख्या दिसतात. त्याला स्पर्श केल्यास 'जंतांनी भरलेल्या थैली'सारखे ते वाटते. व्हेरिकोसीलचा आकार खूप वाढला आणि त्रास होऊ लागला तर शस्त्रक्रिया करून त्यावर उपचार करता येतो. व्हेरिकोसीलमुळे अंडकोषांना होणारा रक्तप्रवाह मंदावतो. त्यामुळे टेस्टिक्युलर तापमान वाढून शुक्राणूंची संख्या कमी होते. परिणामतः त्या पुरुषाला वंध्यत्व येऊ शकते. त्यामुळे या आजाराचा उपचार त्वरित करावा.

- **क्रिप्ट-ऑरकिडिझम (Cryptorchidism) :** या जन्मजात विकारात, एक किंवा दोन्ही वृषणे

अंडकोषात उतरत नाहीत. यौवनावस्थेपूर्वी उपचार न केल्यास त्या मुलामध्ये दाढी-मिशा न येणे आणि इतर स्त्रैण बदल होऊ शकतात, तसेच यामुळे वंध्यत्व आणि वृषणाचा कर्करोग होण्याची शक्यता असते. या विकाराचे निदान बाळाच्या जन्माच्या वेळेसच व्हायला हवे, कारण बालपणात यावर शस्त्रक्रिया केल्यास हे धोके टळू शकतात.

- **बीनाइन प्रोस्टेटिक हायपरट्रॉफी (बीपीएच) (Benign Prostatic Hypertrophy) :**
पुरुषांमध्ये मूत्राशयापासून बाह्य मूत्रमार्गाची सुरुवात जिथे होते, तिथे प्रोस्टेट या ग्रंथी असतात. प्रोस्टेटमध्ये तयार होणारा द्राव वीर्यामध्ये मिसळला जात असतो. वयोमानानुसार, वयाच्या पन्नाशीनंतर प्रोस्टेट आकाराने मोठे होऊ लागते. ते मूत्रमार्गावर

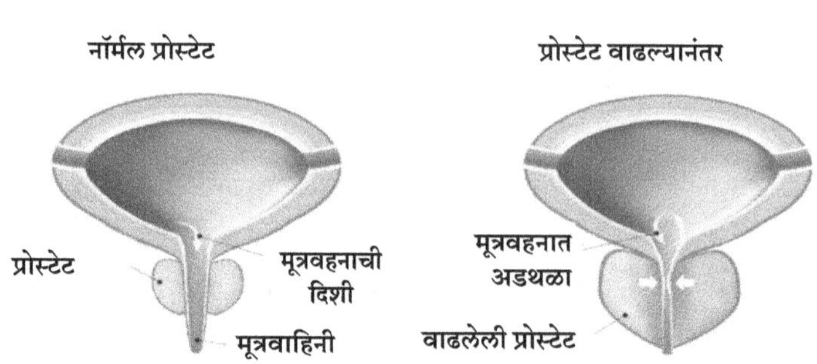

प्रोस्टेट ग्रंथीची वाढ

सर्व बाजूने पसरलेले असल्याने अशा फुगलेल्या प्रोस्टेटमुळे त्या व्यक्तीला लघवी वारंवार होणे, लघवीची धार दूरवर न पडणे, कपड्यात थेंब थेंब लघवी होणे आणि क्वचितप्रसंगी मूत्रविसर्जन करण्यास पूर्ण अडथळा येणे असे त्रास संभवतात. बहुधा हा आजार सामान्य असतो, पण यामध्ये कर्करोगाची शक्यता खूप जास्त असते. रक्ताची पीएसए ही चाचणी, पोटाची सोनोग्राफी आणि मूत्राच्या धारेचा वेग आणि जोर तपासणारी युरोफ्लोमेट्री या चाचण्यांमधून या आजाराची व्याप्ती कळते.

या आजारासाठी काही प्रभावी औषधे आहेत, ज्यांच्या नियमित आणि कायमस्वरूपी वापराने प्रोस्टेटचा त्रास काबूत राहू शकतो. त्रास जास्त असल्यास, मूत्रमार्गातून केलेल्या दुर्बिणीच्या ट्रान्सयुरेथ्रल रिसेक्शन ऑफ द प्रोस्टेट (टीआरपी) या शस्त्रक्रियेने वाढलेली प्रोस्टेट विनासायास काढून टाकता येते. प्रोस्टेट-स्पेसिफिक-अँटिजेन (PSA) - पीएसए हे एक प्रथिन आहे, जे प्रोस्टेटच्या स्रावांमध्ये प्रयोगशाळेमधील चाचणीत शोधले जाऊ शकते. पीएसएची वाढती पातळी प्रोस्टेट कर्करोगाची पूर्वसूचना असू शकते.

स्त्री प्रजननप्रणाली आजार

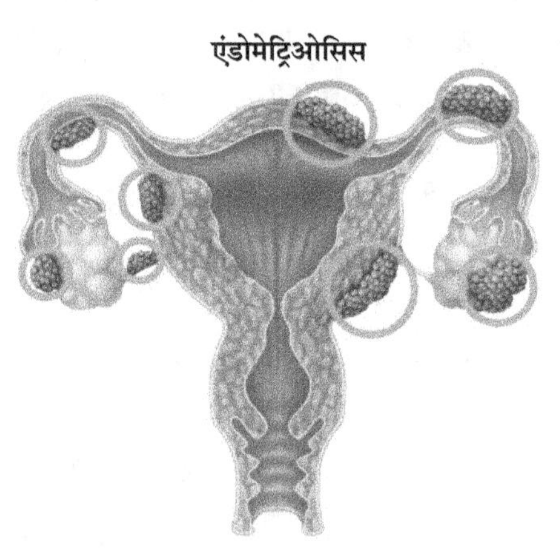

- **एंडोमेट्रिओसिस (Endometriosis) :**
गर्भाशयाच्या आतील बाजूस पेशीसमूहाने बनलेले श्लेष्मल अस्तर (म्युकस मेम्ब्रेन) असते त्याला एंडोमेट्रीयम म्हणतात. गर्भाशयाचे हे अस्तर प्रत्येक मासिक पाळीच्या वेळी स्रावाबरोबर बाहेर पडते. जेव्हा या एंडोमेट्रियमच्या पेशी आणि ऊती पोट आणि पेल्विक पोकळीमध्ये जमा होऊ लागतात, तेव्हा त्याला एंडोमेट्रिओसिस म्हणतात. या आजारात गर्भाशयाचे हे अस्तर गर्भाशय, बीजवाहकनालिका यांच्यामधून

पोटाच्या पोकळीत फेकले जाऊ लागते आणि पोटाच्या पोकळीत (पेरिटोनियल स्पेस) पसरते. त्यानंतर या एंडोमेट्रियल उतकांच्या गुठळ्या मूत्राशय, गुदाशय आणि आतडे अशा ओटीपोटातील अवयवांना चिकटून राहतात. ज्या वेळी त्या स्त्रीला मासिक पाळी येते, त्या वेळेस त्यातून मोठ्या प्रमाणात रक्तस्त्राव होऊ लागतो. याचबरोबर पेरिटोनियम या पोटाच्या पोकळीतील अस्तरावर परिणाम होऊन त्यातूनही रक्तस्त्राव होतो. यामध्ये रुग्ण स्त्रीला पोटात खूप दुखू लागते.

- **ओटीपोटाचा दाहक आजार (पीआयडी) :** पुरुषांच्या पोटाची पोकळी सर्व बाजूने पूर्ण बंद असते. मात्र स्त्रियांच्या प्रजननप्रणालीतील योनीमार्ग हा त्यांच्या पोटाच्या अंतर्भागातील पोकळीशी जोडलेला असतो. त्यामुळे स्त्रियांच्या पोटाच्या अंतर्भागातील पोकळीचा बाह्य स्थितीशी थेट संपर्क येतो. परिणामतः स्त्रियांच्या बाबतीत, योनिमार्गातून, गर्भाशयात आणि गर्भाशयाच्या नळ्यांद्वारे पोटाच्या पोकळीत जंतुसंसर्ग सहजी होऊ शकतो. त्यामुळे पोटाच्या पोकळीच्या आवरणाचा दाह होऊन गंभीर स्वरूपाचा त्रास होऊ शकतो. गोनोरिया हा शारीरिक संबंधातून पसरणारा जंतुसंसर्ग स्त्रियांच्या ओटीपोटात पसरून त्यांच्या बीजवाहक नळ्या बंद होतात. परिणामतः त्यांना वंध्यत्व येऊ शकते. या आजारात ओटीपोटात पू होण्याची आणि त्यातून सर्व शरीरात तो संसर्ग पसरण्याची शक्यतादेखील असते.

- **युटेराईन प्रोलॅप्स :** स्त्रियांमध्ये गर्भाशयाची खालची कडा योनिमार्गाला जवळजवळ समांतर असते. गर्भाशयाची ग्रीवा, किंवा मान योनिमार्गात काहीशी वरच्या भागात असते. सर्वसामान्यतः गर्भाशयाच्या अस्थिबंधनाद्वारे (लिगामेंट्स) गर्भाशयाला योग्य जागेवर बांधून ठेवलेले असते. परंतु काही कारणांनी ही लिगामेंट्स सैलावतात आणि गर्भाशय ग्रीवा खाली येऊ लागते. याला युटेराईन प्रोलॅप्स म्हणतात. खूप त्रासदायक प्रोलॅप्समध्ये गर्भाशयाची ग्रीवा योनिमार्गातून बाहेर पडू शकते. अशा वेळेस खूप जोराने खोकल्यास, हसल्यास किंवा जड वजन उचलल्यास त्या स्त्रीच्या मूत्राशयावर दबाव येऊन तिला थोडे मूत्र थेंबाच्या स्वरूपात बाहेर पडल्याचे जाणवू शकते. याला सिस्टोसील (Cystocele) म्हणतात, तर अशाच प्रकारे गुदाशयावर दबाव येऊन विष्ठाविसर्जन होत असल्यास त्याला रेक्टोसील (Rectocele) म्हणतात. गर्भाशयाला योग्य शारीरिक स्थितीत आणून हे त्रास दूर करण्यासाठी शस्त्रक्रिया आवश्यक असते.

- **पुनरुत्पादनप्रणालीचे जंतुसंसर्ग :** पुनरुत्पादन संस्थेला 'रिप्रॉडक्टिव्ह ट्रॅक्ट इन्फेक्शन्स' म्हणतात. स्त्रियांमधील फॅलोपियन ट्यूब, अंडाशय आणि गर्भाशय अशा अंतर्गत अवयवांना आणि योनी, योनिमार्ग, गर्भाशय ग्रीवा अशा बाह्य अवयवांना हा जंतुसंसर्ग होऊ शकतो. पुरुषांमधील शिशन, अंडकोष, मूत्रमार्ग आणि व्हास डेफरन्स या अवयवांना हे संक्रमण होऊ शकते.

जननमार्गाच्या संक्रमणाचे तीन प्रकार असतात

- **अंतर्गत संक्रमण :** यात शरीरातील इतर अवयवांना झालेला जंतुसंसर्ग अंतर्गतरीत्या जननेंद्रियांना होतो.
- **आयट्रोजेनिक संक्रमण :** काही औषधांचा किंवा इजांचा अथवा शस्त्रक्रियांचा परिणाम.
- **लैंगिक संक्रमित संक्रमण :** असुरक्षित शारीरिक संबंधांमधून उद्भवणारे आजार. या प्रत्येकाची वेगळी लक्षणे आणि कारणे असतात आणि जीवाणू, विषाणू, बुरशी किंवा इतर जीवांमुळे हे जंतुसंसर्ग घडून येतात.

प्रजनन प्रणालीचे जन्मजात विकार

- **कॅल्मन सिंड्रोम (Kallmann Syndrome)** : हा एक आनुवंशिक विकार आहे. यामध्ये अंडकोषात एक किंवा दोन्ही वृषणे नसतात. परिणामतः लैंगिक संप्रेरक-उत्पादक ग्रंथींचे कार्य बिघडते.
- **अँड्रोजन इनसेन्सिटिव्हिटी सिंड्रोम (Androgen Insensitivity Syndrome)** : हा एक आनुवंशिक आजार आहे, ज्यामुळे जन्मजात पुरुष असलेली आणि एक्सवाय अशीच पुरुषांची जनुके असलेल्या व्यक्तींमध्ये गोनॅडोट्रोपिन (Gonadotropin) संप्रेरके कमी असतात. त्याचा परिणाम म्हणून त्यांचे लैंगिक अवयव खूप लहान राहतात आणि पुरुषांची दुय्यम शारीरिक लक्षणेसुद्धा विकसित होत नाहीत. लैंगिकदृष्ट्या ते स्त्री म्हणून विकसित होतात.
- **आंतरलैंगिकता** : जननेंद्रिये आणि इतर लैंगिक वैशिष्ट्ये आहेत जी स्पष्टपणे पुरुष किंवा स्त्रियांची नसतात.

प्रजननप्रणालीच्या कार्यातील समस्या

- **नपुंसकत्व** : पुरुषांमध्ये शिश्नाची ताठरता विकसित होत नाही किंवा झाल्यास ती राखण्यास असमर्थता असते.
- **हायपोगोनॅडिझम (Hypogonadism)** : पुरुषांमधील हायपोगोनॅडिझम या विकारामध्ये, पौगंडावस्थेदरम्यान वृषणात तयार होणारे लैंगिक वैशिष्ट्यांचे वाढ करणारे टेस्टोस्टेरॉन हे संप्रेरक शरीर पुरेशा प्रमाणात तयार करत नाही. त्यामुळे शुक्राणू निर्मिती आणि पुरुष म्हणून होणारा लैंगिक शारीरिक विकास खुरटलेला राहतो. हायपोगोनॅडिझम जन्मजात असतो. तसाच पुढील प्रौढ आयुष्यात अनेकदा दुखापतीमुळे किंवा जंतुसंसर्गामुळे विकसित होऊ शकतो.
- **एक्टोपिक प्रेग्नन्सी (Ectopic Pregnancy)** : जेव्हा फलित बीजांड गर्भाशयात प्रवेश करून तिथे वाढण्याऐवजी इतर ठिकाणी विशेषतः बीजनलिकेत वाढते, तेव्हा त्याला एक्टोपिक गर्भधारणा म्हणतात.
- **स्त्री लैंगिक उत्तेजना समस्या** : या विकारात स्त्रियांना लैंगिक संबंधादरम्यान योनिमार्गात निर्माण होणारा स्राव कमी असतो, अपुरा असतो किंवा अजिबात नसतो.
- **शीघ्रपतन** : वीर्यपतनावर ऐच्छिक नियंत्रण नसल्यामुळे लैंगिक शरीरसंबंधादरम्यान शीघ्रपतन होते.
- **डिसमेनोरिया (Dysmenorrhea)** : या वैद्यकीय विकारामध्ये प्रत्येक मासिक पाळीच्या दरम्यान पोटात किंवा कंबरेत कमालीच्या वेदना होतात.

प्रजननप्रणालीचे कर्करोग

- प्रोस्टेटचा कर्करोग
- स्तनाचा कर्करोग
- बीजांडकोषाचा कर्करोग
- शिश्नाचा कर्करोग
- गर्भाशयाच्या मुखाचा कर्करोग
- वृषणांचा कर्करोग
- गर्भाशयाचा कर्करोग
- बीनाइन प्रोस्टेटिक एनलार्जमेंट

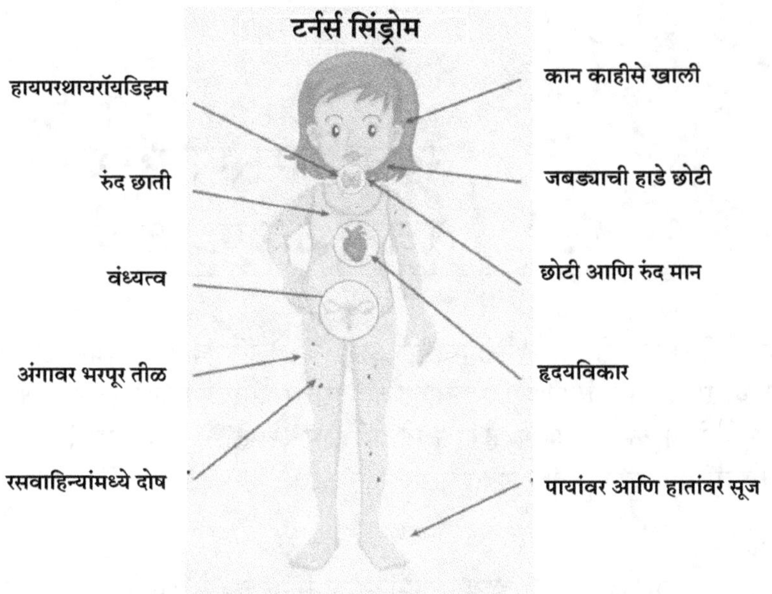

प्रजननप्रणालीचे दुर्मीळ आजार

- **टर्नर सिंड्रोम (Turner Syndrome)** : याला ४५-एक्स किंवा ४५-एक्स-० म्हणूनही ओळखले जाते. हा एक आनुवंशिक विकार असून, यात स्त्रीचे X गुणसूत्र अंशतः किंवा पूर्णपणे अनुपस्थित असते. याची लक्षणे म्हणजे- मान छोटी असते, मानेवरची कातडी सैल असते, कान थोडे खालच्या पातळीवर असतात, मानेच्या मागील केसांची रेषा थोडी जास्त खालवर आलेली असते. यांची उंची खुजी असते, हात आणि पाय सुजलेले असतात. त्यांना मासिक पाळी नियमित येत नाही. स्तनांची वाढ होत नाही आणि मुलांना जन्म देण्यास त्या असमर्थ असतात.

  त्यांच्यामध्ये हृदयविकार, मधुमेह आणि हायपोथायरॉईडिझम हे विकार खूप मोठ्या संख्येने दिसून येतात. यातील बहुसंख्य लोक बुद्धिमान असतात; पण त्यांना दृष्टी आणि ऐकण्याच्या समस्या होऊ शकतात.

- **अशेरमन्स सिंड्रोम (Asherman Sydrome)** : अशेरमन्स सिंड्रोम हा स्त्रियांमध्ये उद्भवणारा गर्भाशयाशी संबंधित आजार आहे. हा जन्मजात नसतो, तर जन्मानंतर निर्माण होतो. गर्भाशयाच्या आत आणि गर्भाशयाच्या मुखामध्ये व्रण (स्कार) झालेले असतात, आणि त्यामुळे अंतःस्थ अस्तर खूप ठिकाणी चिकटले जाते (ॲडहिजन्स). पूर्वी झालेल्या गर्भाशयावरील शस्त्रक्रिया, विशेषतः ज्यात गर्भाशय खरवडून साफ करावे लागते, डायलेटेशन अँड क्युरेटेज, जननेंद्रियाचा क्षयरोग अशांचा हा परिणाम असतो.

  प्रजननसंस्था ही खूप जटिल असल्याने त्यामध्ये अनेक प्रकारचे आजार झालेले दिसून येतात, परंतु अशा वेळी त्याकडे दुर्लक्ष करण्याऐवजी त्वरित योग्य त्या तज्ज्ञांना दाखवून घेतल्यास आजार बरे होऊ शकतात.

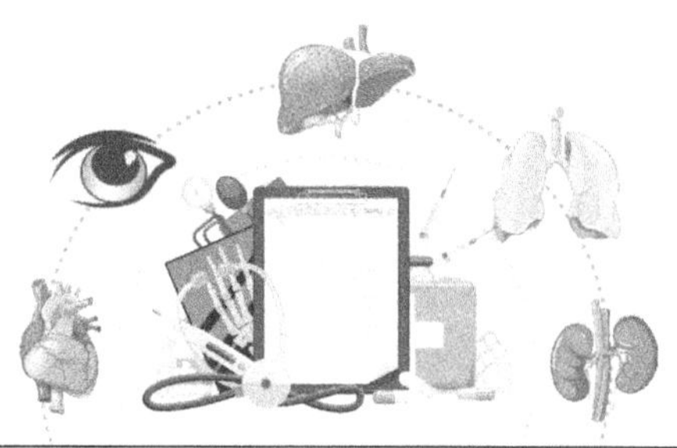

रक्ताभिसरण संस्था : रचना आणि कार्य

आपले शरीर अब्जावधी लहान-मोठ्या पेशींनी बनलेले आहे. या पेशींना कार्य करण्यासाठी निरनिराळे पदार्थ लागतात. उदाहरणार्थ, साखर, पाणी, प्रथिने, प्राणवायू, जीवनसत्त्वे वगैरे. हे पदार्थ प्रत्येक पेशीपर्यंत पोहोचवून तिथले टाकाऊ पदार्थ गोळा करून आणणे हे एक मोठेच काम असते. हे काम रक्ताभिसरण संस्था करते. रक्ताभिसरण म्हणजे शरीरात सर्वत्र रक्ताचे सतत चलनवलन करणे.

रक्ताभिसरण क्रिया

रक्ताभिसरणातील प्रमुख काम हृदय करते. हृदय दर मिनिटाला सुमारे ६० ते ८० वेळा आकुंचन-प्रसरण पावून रक्त ढकलते. प्रत्येक आकुंचनाने ढकलले जाणारे रक्त, मोठ्या जोमाने शरीरात वाहू लागते. त्याच्या प्रवाहाचा जोर नाडीवर बोट ठेवल्यास कळू शकतो. माणूस धावत आला असेल, घाबरला असेल तर हृदयाच्या आकुंचन प्रसरणाची क्रिया वेगवान होते. यामुळे छातीत धडधड होऊ लागते. हृदयाचे स्पंदन दोन-तीन मिनिटे जरी बंद पडले तरी मृत्यू ओढवतो.

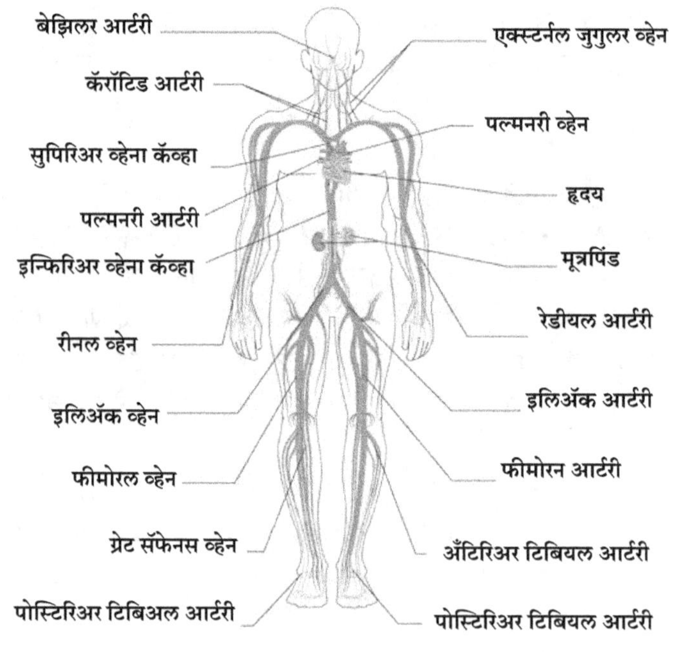

रक्ताभिसरण संस्था

एखाद्या झाडाच्या फांद्यांप्रमाणे रक्तवाहिन्यांचे जाळे सर्वत्र पसरलेले असते. हृदयाच्या डाव्या कप्प्यातून महारोहिणी, त्यानंतरच्या अनेक छोट्या मोठ्या रक्तवाहिन्यांतून रक्त शरीरात खेळवले जाते. या रक्तवाहिन्यांना रोहिणी (आर्टरी) म्हणतात. प्रत्येक रक्तवाहिनीचे विभाजन होत जाऊन, त्यातून फिरणारे रक्त शेवटी अत्यंत सूक्ष्म केशवाहिन्यांतून पेशी समूहांना पोहोचवले जाते. त्यानंतर त्या पेशी प्राणवायू, साखर, प्रथिन घटक, क्षार असे रक्तातील आवश्यक घटक शोषून घेतात आणि पेशींमधले कार्बन-डाय-ऑक्साईड वायूसारखे टाकाऊ पदार्थ केशवाहिन्यांत सोडतात

म्हणजेच शुद्ध रक्त पेशीपर्यंत जाऊन, तेथे ते अशुद्ध होते. हे रक्त परत वेगळ्या रक्तवाहिन्यांमार्फत हृदयाच्या वरच्या उजव्या कप्प्यात आणले जाते. या रक्तवाहिन्यांना नीला (व्हेन) म्हणतात. तिथून ते हृदयाच्या उजव्या कप्प्यात आणि त्यानंतर ते फुप्फुसाकडे पाठवले जाते. फुप्फुसाच्या जाळ्यात श्वासावाटे आलेला प्राणवायू रक्तात शिरतो. तसेच रक्तातला काही अतिरिक्त कार्बन-डाय-ऑक्साईड वायू श्वासावाटे बाहेर पडतो. हे शुद्ध झालेले रक्त नीलांमार्फत परत हृदयाच्या डाव्या कप्प्यात आणले जाते. असे एक चक्र पूर्ण होते. अशी क्रिया सेकंदासेकंदाला आयुष्यभर सतत चालू राहते.

हृदयाच्या डाव्या कप्प्यातून सर्व शरीरात रक्त पोहोचवायचे असल्याने त्या कप्प्यात आकुंचनाचा जोर आणि दाब सर्वात जास्त असतो. या दाबामुळे केशवाहिन्यांच्या अगदी बारीक जाळ्यांपर्यंत रक्त ढकलले जाते. एखाद्या शुद्ध रक्तवाहिनीला जखम होते तेव्हा रक्ताच्या चिळकांड्या या दाबामुळेच उडतात. मात्र नीला कापली गेली तर रक्त हळूहळू वाहते, त्यातून चिळकांड्या उडत नाहीत.

हृदयाची रचना

मानवी हृदयाचे वजन २५० ते ३०० ग्रॅम असते. त्याचा आकार हाताच्या वळलेल्या मुठीएवढा असतो. छातीच्या बरगड्या आणि खंजिरी हाडाच्या (उरोस्थी) मागे आणि पाठीच्या कण्याच्या छातीतील मणक्यांच्या पुढील बाजूस, छातीच्या पिंजऱ्यामध्ये हृदय असते.

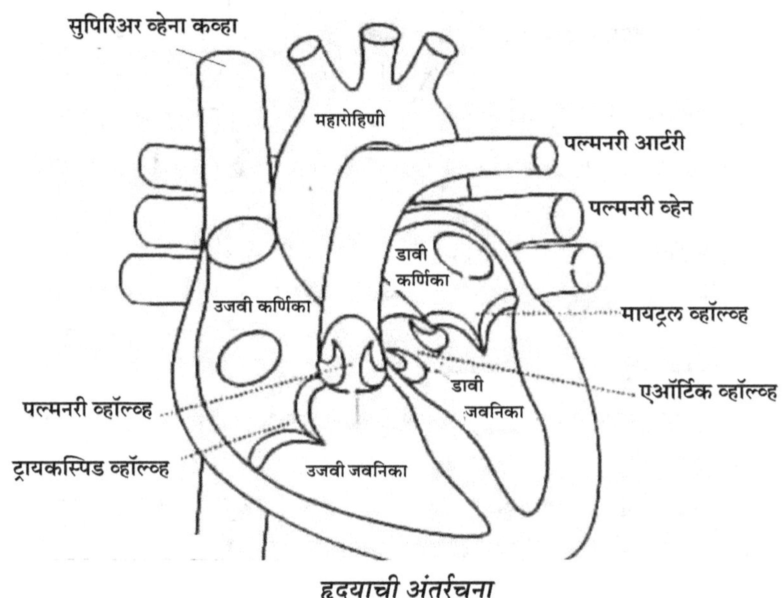

हृदयाची अंतर्रचना

एका दुपदरी आवरणाने पेरीकार्डीयम (Pericardium) हृदय वेढलेले असते. या दुहेरी आवरणाचा बाहेरील भाग तंतुमय फायब्रस पेरीकार्डीयम (Fibrous Pericardium) असतो. छातीच्या पोकळीमध्ये हृदयाचे संरक्षण करणे, हृदय स्थिर ठेवणे आणि हृदयाच्या कप्प्यांमध्ये अधिक रक्त जमा होण्यास हे आवरण प्रतिबंध करते. आतील आवरणाला सीरस पेरीकार्डीयम म्हणतात. ते पुन्हा दोन स्तरांमध्ये विभागलेले आहे. पॅरिबाहेरील विभागाला परायटल स्तर म्हणतात. तो फायब्रस पेरीकार्डीयमच्या अंतर्गत पृष्ठभागाला चिकटून असतो. तर अंतर्गत व्हिसेरल स्तर हृदयाचा बाह्य स्तर बनवतो. याला एपिकार्डीयम (Epicardium) म्हणतात.

अशा रीतीने मानवी हृदयाचे तीन थर असतात...

- पेरीकार्डियम हा पहिला थर. हृदयाच्या या दुपदरी आवरणामध्ये एक द्राव असतो. याला पेरीकार्डीयल फ्लुइड म्हणतात. त्यामुळे हृदयाची हालचाल होताना घर्षण होत नाही.
- हृदयाचा मधला थर हृदयाच्या स्नायूंनी बनलेला असतो.
- हृदयाचा सर्वात आतील थर एकपेशीय थर असतो. रक्तवाहिन्यांच्या अंतःस्तराशी तो संलग्न असतो. हृदयाच्या झडपा आणि हृदयाच्या पोकळ्यादेखील त्याने आच्छादल्या जातात.

हृदयाचे कार्य

वरून खाली आणि डावीकडून उजवीकडे अशा दोन उभ्या-आडव्या विभाजकांनी हृदयाचा अंतर्भाग चार भागांत विभागलेला असतो. त्यामुळे हृदयाला चार कप्पे असतात. वरच्या दोन कप्प्यांना कर्णिका (ऑरिकल किंवा एट्रियम) म्हणतात तर खालच्या दोन कप्प्यांना जवनिका (व्हेन्ट्रिकल) म्हणतात. अशा रीतीने हृदयाचे डावी आणि उजवी कर्णिका वरील बाजूस, तर डावी आणि उजवी जवनिका खालील बाजूस असे ते चार कप्पे असतात.

हृदयाच्या उजव्या बाजूला अशुद्ध रक्त असते, तर डाव्या बाजूला शुद्ध रक्त असते. हृदय हे सतत आकुंचन व प्रसरण पावत असते. त्याचा वेग मिनिटाला साधारणपणे ६० ते ८० ठोके एवढा असतो.

उजव्या बाजूला शरीराकडून आलेले रक्त फुफ्फुसाकडे पाठवले जाते. फुफ्फुसामध्ये रक्तातील कार्बन डायऑक्साईड बाहेर फेकला जाऊन प्राणवायू शोषला जातो. हे रक्त हृदयाच्या डाव्या कर्णिकेत आणले जाते. आणि तेथून ते डाव्या जवनिकेतून शरीरभर पोहोचवले जाते. शरीराची कामे करण्यासाठी प्राणवायू, साखर व इतर मूलद्रव्ये ही रक्तामार्फत शरीरभर नेली जातात. शरीर लागेल त्याप्रमाणे ऑक्सिजन व इतर पौष्टिक पदार्थ घेते व परत अशुद्ध रक्त हृदयाकडे पोहोचवते. रक्त जेव्हा धमन्यांतून वाहते, तेव्हा धमन्यांचा त्याच्यावर दाब पडतो त्याला रक्तदाब म्हणतात.

हृदयाला काम करण्यासाठी हृदयाच्या स्नायूंना शर्करा व प्राणवायू या मूलभूत ऊर्जा निर्माण करणाऱ्या घटकांचा सतत पुरवठा होणे अत्यंत आवश्यक असते. शर्करा आणि प्राणवायू हे रक्तातूनच मिळतात. हृदयाच्या स्नायूंना रक्त पुरवणाऱ्या रक्तवाहिन्यांना कोरोनरी आर्टरीज म्हणतात. ते रक्तवाहिन्यांद्वारे हृदयाच्या सर्व भागांत पोहोचविले जातात. हृदयाच्या स्नायूंना प्रसरण काळात रक्तपुरवठा होत असतो.

हृदयाला सतत स्पंदन निर्माण करणाऱ्या एका विद्युतस्रोताची आवश्यकता असते. हा विद्युतस्रोत कर्णिकेच्या पेशीभित्तीमध्ये असतो. त्याला पेसमेकर म्हणतात. विद्युतस्पंदन हे हृदयाच्या कर्णिकेत तयार होऊन सर्व हृदयभर पसरविले जाते. त्यामुळे हृदयाच्या आकुंचन पावण्याची क्रिया होऊन हृदयाचा पंप काम करू लागतो. त्यासाठी सतत असा विद्युतस्रोत आवश्यक असतो. मानवी हृदय मिनिटाला साधारणतः ६० ते ८० आणि सरासरी ७२ वेळा आकुंचन-प्रसरण पावते.

कप्पे व कार्य

- उजवी कर्णिका
- डावी कर्णिका
- उजवी जवनिका
- डावी जवनिका

हृदयाला चार झडपा (वॉल्व्ह) असतात. डाव्या बाजूच्या कर्णिका आणि जवनिकांच्या मध्ये मायट्रल व्हॉल्व असतो. आणि जवनिकेतून महारोहिणीकडे एओर्टा (Aorta), शरीराकडे रक्त जाताना महारोहिणीच्या तोंडाशी असलेला एओर्टिक व्हॉल्व (Aorticvalve). त्याचप्रमाणे उजव्या बाजूची कर्णिका आणि जवनिकेच्या मध्ये ट्रायकस्पिड व्हॉल्व (Tricuspid Valve) असतो. आणि उजव्या जवनिकेतून फुप्फुसाकडे रक्त नेणाऱ्या पल्मनरी आर्टरीच्या (Pulmonary Artery) तोंडाशी असलेला पल्मनरी व्हॉल्व (Pulmonary Valve).

या झडपांमुळे रक्तप्रवाह एका दिशेनेच वाहतो.

- कर्णिकांमध्ये धमन्यांमार्फत आणलेले रक्त जाते. कर्णिका व जवनिकांमध्ये झडपा असतात. प्रथम कर्णिका आकुंचन पावतात. त्यामुळे झडपा उघडून रक्त कर्णिकेतून जवनिकेत येते.

- आता रक्त जवनिकेत आल्यावर कर्णिका प्रसरण पावते व जवनिका आकुंचन पावते. त्याच वेळा झडपा बंद होऊन रक्त परत मागे फेकले जात नाही व एकाच वेळेला फुप्फुसाकडे आणि शरीराकडे रक्त पोहोचवले जाते.

- यामधले डाव्या बाजूचे दोन कप्पे फुप्फुसाकडून ऑक्सिजन घेऊन आलेले रक्त हाताळतात. तर उजव्या बाजूचे दोन कप्पे शरीराला ऑक्सिजन पुरवून आलेले व फुप्फुसाकडे नेण्यासाठी कार्बन डायऑक्साईड सोबत आणलेले रक्त सांभाळतात.

या प्रक्रियेत बिघाड झाल्यावर हृदयविकाराला सुरुवात होते. हृदयाला रक्तपुरवठा करणाऱ्या तीन प्रमुख रक्तवाहिन्या असतात. या धमन्यांमध्ये कोलेस्टेरॉल, कॅल्शियम, रक्तातल्या लघुपेशी, पांढऱ्या रक्त पेशी काही ठिकाणी जमा होऊन रक्तप्रवाहात अडथळा निर्माण करतात. यालाच अथेरोस्क्लेरोसिस असे म्हणतात.

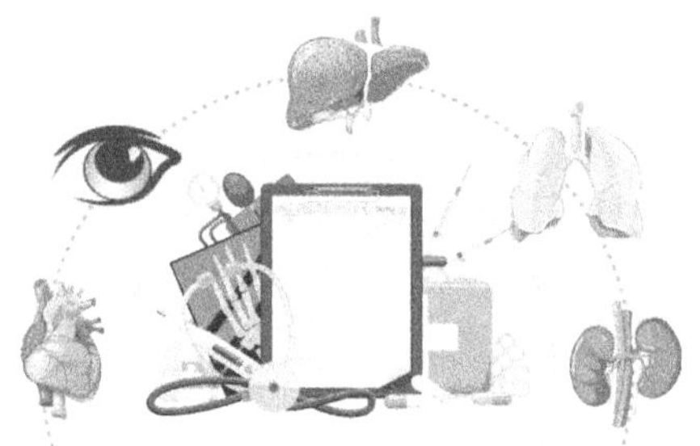

रक्तदाबाचे हृद्गत

'तुम्हाला ब्लड प्रेशरचा त्रास आहे का?' वयाची चाळीस वर्षे पार पाडलेल्या, आपल्या आजूबाजूच्या व्यक्तींना हा प्रश्न विचारला तर दहापैकी चार-पाच जणांचा आणि तीस ते चाळीस वयातल्या दोन-तीन जणांचा नक्कीच होकार येईल. उच्च रक्तदाब असणे ही आपल्या देशातील एक अगदी सर्वसामान्य गोष्ट होऊन गेली आहे.

शहरी भागातल्या ४० टक्के भारतीयांना उच्च रक्तदाबाचा त्रास असतोच, पण ग्रामीण भागातही १७ टक्के व्यक्तींना आणि एकुणातल्या ३३ टक्के लोकांना हाय ब्लडप्रेशर असते, असे जागतिक आकडेवारी सांगते. जगामधील प्रत्येक देशात, किमान २० टक्के जनतेमध्ये हा त्रास दिसून येतो.

रक्तदाब आणि उच्च रक्तदाब

उच्च रक्तदाब असलेल्या लोकांची संख्या कमालीची वाढलेली असली, तरी रक्तदाब म्हणजे काय? आणि तो का वाढतो याबद्दलचे ज्ञान मोजक्या लोकांनाच असते.

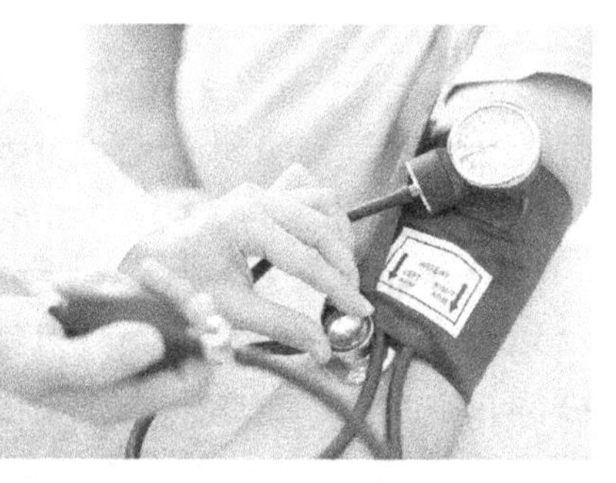

शरीराच्या प्रत्येक हालचालीकरिता, शरीरांतर्गत सर्व आंतरिक क्रियांसाठी रक्ताची आवश्यकता असते. हृदयाच्या आकुंचन-प्रसरणामधील तालबद्ध हालचालीमुळे रक्त शरीरभर फिरत राहते. हृदय आकुंचन पावल्यावर महारोहिणी, रोहिणी, धमन्या आणि केशवाहिन्या यांच्यामार्फत प्राणवायूचे आणि पोषक घटकांचे उच्च प्रमाण असलेले शुद्ध रक्त सर्वत्र पसरवले जाते. अवयवातल्या शारीरिक क्रियांसाठी या रक्तातील प्राणवायू आणि इतर घटक वापरले जातात. हृदयाचे स्नायू प्रसरण पावल्यावर हे अशुद्ध झालेले रक्त केशवाहिन्या, नीला आणि महानीलेद्वारे पुन्हा हृदयात येते. शरीरात रक्त वाहताना रक्तवाहिन्यांवर त्याचा दबाव पडतो. ज्यायोगे रक्त सर्व शरीरातील रक्तवाहिन्यांतून फिरत राहते. या दाबाला 'रक्तदाब' म्हणतात. हृदय आकुंचन पावताना रक्तवाहिन्यांमध्ये रक्त जोरदारपणे ढकलले जाते, त्यावेळी रक्तवाहिन्यांवर पडणाऱ्या दबावाला 'सिस्टॉलिक' (Systolic) रक्तदाब म्हणतात. हृदय प्रसरण पावून पूर्वस्थितीत येते, तेव्हा कमी होऊन पडणाऱ्या दबावाला 'डायस्टॉलिक' (Diastolic) रक्तदाब म्हणतात.

वयाच्या पन्नाशीपर्यंत ११० ते १४० मि.मी. सिस्टोलिक रक्तदाब आणि डायस्टॉलिक रक्तदाब ९० मि.मी. पेक्षा कमी असावा. सिस्टॉलिक १४०च्या वर किंवा डायस्टॉलिक ९०पेक्षा जास्त असेल तर उच्च रक्तदाब समजला जातो. रक्तदाब या प्रमाणभूत पातळीपेक्षा खूप कमी असल्यास 'लो ब्लडप्रेशर' म्हणतात.

स्त्रियांपेक्षा पुरुषांमध्ये उच्च रक्तदाबाचे प्रमाण अधिक असते. पण मासिक पाळी थांबल्यानंतर रजोनिवृत्ती

कालावधीत हे प्रमाण पुरुषांइतकेच असते. युवा पिढीमध्ये उच्च रक्तदाबाचे प्रमाण आजमितीला लक्षणीयरित्या वाढत चालल्याचे आढळते. लहान मुलांमध्ये दोन टक्के आणि ४५ ते ६० वयोगटात ७० टक्के व्यक्तींना उच्च रक्तदाब असल्याचे आढळते.

उच्च रक्तदाबाचे प्रकार

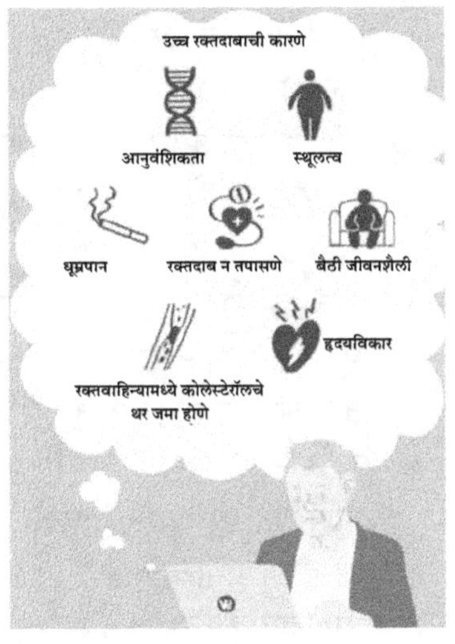

उच्च रक्तदाब सामान्यत: दोन प्रकारात विभागला जातो. प्राथमिक रक्तदाब (इसेन्शिअल हायपरटेन्शन), दुय्यम किंवा अनुषंगिक उच्च रक्तदाब (सेकंडरी हायपरटेन्शन)

- **प्राथमिक रक्तदाब (इसेन्शिअल हायपरटेन्शन) :** यात रुग्णामध्ये रक्तदाब वाढण्याचे कुठलेही थेट कारण सापडत नाही. रक्तदाबाच्या रुग्णांपैकी सुमारे ८० टक्के व्यक्तींमध्ये हे आढळते. याच्या कारणात-

- **आनुवंशिकता :** उच्च रक्तदाब असलेल्या व्यक्तींच्या मुलांमध्ये याची शक्यता चौपट असते. शिवाय आई-वडिलांच्या जीवनशैलीचे, दैनंदिन व्यवहारांचे, खाण्यापिण्याच्या आणि बैठ्या सवयींचे अनुकरण होत असते.

- **स्वभाव, मानसिकता :** असमाधानी, अतिमहत्त्वाकांक्षी, स्पर्धात्मक वृत्ती, आक्रमक स्वभाव असलेल्या व्यक्तीत सतत मानसिक ताणतणाव आणि मानसिक संघर्ष घडत असतो. परिणामत: ॲड्रिनल ग्रंथी उत्तेजित होतात, तसेच कॅटेकोलामाइन्स, ॲड्रिनॅलिन, नॉरॲड्रिनॅलिन या संप्रेरकांच्या स्त्रावात वाढ होऊन रक्तदाब वाढतो.

- **धूम्रपान :** तंबाखूत सहा हजार विषारी तत्त्वे असतात. त्यातील निकोटिन आणि कार्बन मोनॉक्साईड यामुळे नॉरॲड्रिनॅलीनचे प्रमाण वाढून रक्तवाहिन्या कठीण आणि टणक बनतात आणि रक्तदाब वाढतो.

- **मद्यपान :** अनेक प्रयोगातून, चाचणी सर्वेक्षणातून निष्पन्न झालेल्या आकडेवारीनुसार मद्यपान करणाऱ्यांत उच्च रक्तदाबाचे प्रमाण अधिक आढळते.

- **मिठाचा अतिरेक :** आहारात मिठाच्या अतिरेकी वापरामुळे रक्तवाहिन्या आकुंचन पावतात आणि रक्तदाब वाढतो. उच्च रक्तदाब असलेल्या रुग्णाने, आहारात मिठाचे प्रमाण कमी केल्यास रक्तदाब काही प्रमाणात कमी होऊ शकतो.

- **रक्तवाहिन्यांचा कडकपणा :** आहारात चरबीयुक्त पदार्थ जास्त असल्यास रक्तातील कोलेस्टेरॉलचे प्रमाण वाढते. ते धमन्यांच्या आतील थरावर साचून त्या अरुंद आणि कडक होतात. त्यांचा व्यास कमी झाल्याने त्यातून रक्तप्रवाह ढकलण्यासाठी हृदय खूप जोर लावून आकुंचन पावत राहते. परिणामत: रक्तवाहिन्यांच्या आतील अस्तरावरचा दाब, म्हणजेच रक्तदाब वाढतो. आनुवंशिकता, वाढते वय, मधुमेह, धूम्रपान, लठ्ठपणा, बैठी जीवनशैली आणि ताणतणावाचे जीवन यामुळे यामध्ये भर पडते.

- **स्थूलत्व :** स्थूलपणाचा उच्च रक्तदाबाशी अत्यंत जवळचा संबंध आहे. वजन जितके जास्त, तितका रक्तदाबही जास्त. लठ्ठ व्यक्तींमध्ये तो लहान वयातच सुरू होऊ शकतो. अशा लोकांनी वजन कमी केल्यास रक्तदाब थोड्या प्रमाणात कमी होऊ शकतो.

- **दुय्यम किंवा अनुषंगिक उच्च रक्तदाब (सेकंडरी हायपरटेन्शन) :** या प्रकारात उच्च रक्तदाब हा

इतर शारीरिक आजारांमुळे निर्माण होतो. उच्च रक्तदाबाच्या रुग्णांपैकी पंधरा ते वीस टक्के लोकांना हा रक्तदाब असतो.

- **मूत्रपिंडाचे आजार :** शरीरात निर्माण होणारे त्याज्य आणि दूषित पदार्थ मूत्रपिंडाद्वारे लघवीच्या स्वरूपात शरीराबाहेर सोडले जातात. मूत्रपिंडामध्ये बिघाड झाल्यास हे त्याज्य पदार्थ शरीरात जमा होत राहतात. त्यामुळे रक्तदाब वाढतो. याला 'रीनल हायपरटेन्शन' (Renal Hypertension) म्हटले जाते. दुय्यम उच्च रक्तदाबाचे कारण बहुतेकवेळा मूत्रपिंडांचे आजार हेच असते.

- मूत्रपिंडाला रक्तपुरवठा करणारी मुख्य रक्तवाहिनी जर आतून दबली गेली किंवा आकुंचित पावली असेल, तर रक्तदाब वाढू शकतो. याला रीनल आर्टरी स्टेनोसिस (Renal Artery Stenosis) म्हणतात.

- **संप्रेरकांचे असंतुलन :** मेंदूतील पिट्युटरी (Pituitary) ग्रंथीतून एसीटीएच हे संप्रेरक जास्त प्रमाणात उत्सर्जित झाल्यास, दीर्घकाळ स्टीरॉइड्ससारखी औषधे दिली गेल्यास, तसेच पिट्युटरी ग्रंथीचा अथवा ॲड्रीनल ग्रंथीचा कर्करोग किंवा ट्युमर असल्यास मूत्रपिंडावर असलेल्या ॲड्रीनल ग्रंथीतून खूप जास्त प्रमाणात कॉर्टिसॉल हे संप्रेरक स्रवू लागते. त्याचा परिणाम म्हणून रक्तदाब वाढतो. या प्रकाराला कुशिंग्ज सिंड्रोम म्हणतात.

- **फिओक्रोमोसायटोमा (Pheochromocytoma) :** नावाच्या आजारात ॲड्रीनल ग्रंथीमध्ये ट्युमर निर्माण होऊन रक्तदाब वाढतो. थायरॉइड ग्रंथीतील संप्रेरक जास्त प्रमाणात स्रवल्यास हायपर-थायरॉइडिझम होऊन रक्तदाब खूप वाढतो. त्याचप्रमाणे पिट्युटरी ग्रंथीच्या काही ट्युमर्समध्ये रक्तदाब वाढलेला आढळतो.

- **गरोदरपणा :** गरोदरपणात १५ टक्के स्त्रियांचा रक्तदाब वाढतो. त्याला 'टॉक्सिमिया ऑफ प्रेग्नन्सी' म्हणतात. गर्भाची वाढ तयार होत असताना शरीरातील काही त्रासदायक रासायनिक घटक गरोदर मातेच्या रक्तात मिसळतात, आणि महत्त्वाच्या इंद्रियांवर परिणाम होतो. ॲड्रीनल कॉर्टिकॉइडस वाढल्यामुळे शरीरात क्षार आणि पाणी साठून राहायला लागते आणि परिणामत: मातेचा रक्तदाब वाढतो.

- **पॉलिसायथेमिया (Polycythemia) :** रक्तातील लाल पेशींचे प्रमाण अमर्याद वाढते आणि त्यामुळे रक्तदाबसुद्धा.

- **रक्तवाहिन्यांचे आजार :** हृदयातून निघणारी महारोहिणी आकुंचित पावली तर साहजिकच रक्तदाब वाढतो.

लक्षणे

उच्च रक्तदाबाला सायलेंट किलर म्हणतात. कारण उच्च रक्तदाब असणाऱ्या रुग्णाला कोणतीही लक्षणे किंवा त्रास जाणवत नाही. बऱ्याचदा काही अन्य आजारांसाठी रुग्ण डॉक्टरांकडे जातात आणि सर्वसाधारण तपासणीमध्ये रक्तदाब वाढलेला आढळतो. मात्र क्वचित प्रसंगी उच्च रक्तदाबामध्ये काही लक्षणे आढळतात.

- थकवा, चिडचिड
- छातीत धडधड, छाती दुखणे
- सतत डोके दुखणे, जड वाटणे
- गरगरणे, चक्कर येणे
- कामात एकाग्रता न होणे
- विसराळूपणा

- लैंगिक असमर्थता

रक्तदाब प्रमाणाबाहेर वाढलेला राहिल्यास अनेक गंभीर दुष्परिणाम दिसून येतात.

- मूत्रपिंडे निकामी होणे
- हृदयविकाराचा झटका
- मेंदूमध्ये रक्तस्राव, अर्धांगवायू
- दृष्टी मंदावणे किंवा अचानक अंधत्व येणे
- घोळणा फुटणे
- हातापायांवर सूज येणे

उच्च रक्तदाबाचे दुष्परिणाम

रक्तदाब दीर्घकाळ वाढलेला राहिला, त्यावर औषधोपचार योग्य पद्धतीने केले गेले नाहीत, तो आटोक्यात राहिला नाही तर रुग्णाची आयुर्मर्यादा कमी होते.

- **हृदयाची क्षमता घटणे :** उच्च रक्तदाबामध्ये शरीरात रक्त खेळत राहावे यासाठी हृदयाला सातत्याने खूप जोर लावावा लागतो. त्यामुळे हृदय आकाराने मोठे होते आणि त्याचे स्नायू जाड आणि अकार्यक्षम होत जातात. हृदयाची आकुंचन प्रसरण पावण्याची कार्यक्षमता कमी कमी होत जाते. त्यामुळे हृदयातून बाहेर ढकलल्या जाणाऱ्या रक्ताचे प्रमाण कमी होते. यालाच 'हार्ट फेल्युअर' म्हणतात.

- **हृदयविकाराचा झटका :** उच्च रक्तदाबाच्या रुग्णांच्या हृदयातील रक्तवाहिन्या (कोरोनरी) वाढीव कोलेस्टेरॉलमुळे अरुंद झालेल्या असतात. त्या अचानक बंद होऊन हृदयाच्या मांसल भागांना होणारा रक्तपुरवठा थांबतो, आणि हृदयाचा काही भाग निर्जीव होतो. यालाच हृदयविकाराचा झटका म्हणतात. उच्च रक्तदाबाच्या रुग्णांना छातीत अधूनमधून दुखण्याचा त्रास (अंजायना) हमखास होतो.

- **मूत्रपिंडे निकामी होणे :** दीर्घकाळ उच्च रक्तदाब असेल आणि तो अनियंत्रित असेल तर मूत्रपिंडे निकामी होऊ लागतात. मूत्रपिंडातील रक्तशुद्धीकरणाचे काम बिघडून शरीरात मीठ आणि तत्सम त्याज्य पदार्थांची पातळी अमर्याद वाढते. त्यामुळे हातापायावर आणि चेहऱ्यावर सूज येते.

- **अर्धांगवायू :** उच्च रक्तदाबामुळे मेंदूतील रक्तवाहिन्या फुटून मेंदूमध्ये रक्तस्राव होऊ शकतो. तसेच दृष्टिपटलावर रक्तस्राव होऊन दृष्टिदोष किंवा अंधत्व येऊ शकते.

- **अन्य गंभीर परिणाम :** उच्च रक्तदाबामुळे महारोहिणीचे आवरण काही ठिकाणी ताणले जाऊन अतिशय पातळ होते. हा पातळ भाग आतल्या किंवा बाहेरील बाजूस फुगतो किंवा क्वचित प्रसंगी फुटतोसुद्धा. याला डिसेक्टिंग ॲन्युरिझम (Dissecting Aneurysm) म्हणतात. ही अत्यंत प्राणघातक अवस्था असते आणि वेळेवर तातडीक उपचार न झाल्यास यात रुग्ण दगावू शकतो.

- **उच्च रक्तदाबाचे निदान :** उच्च रक्तदाबाचे निदान करण्यासाठी ते व्यवस्थित मोजणे आवश्यक असते. रक्तदाब मोजताना रुग्ण पूर्णपणे प्रसन्न मनस्थितीत असावा. रक्तदाब तपासताना रुग्णाला झोपवून, खुर्चीत बसवून आणि उभे करून मोजला जातो. डॉक्टरांच्या एका भेटीमध्ये रक्तदाब अशा पद्धतीने दोनदा, म्हणजे तपासणीच्या सुरुवातीला आणि शेवटी असे प्रत्येक आठवड्यात एकदा किंवा दोनदा याप्रमाणे तीन आठवडे केले जाते. तीन आठवड्यांतील मोजमापावरून उच्च रक्तदाबाचे निदान करण्यात येते. रक्तदाब खूप जास्त असेल, उदाहरणार्थ, १८०/ १२०, तर त्या रुग्णांना ताबडतोब रुग्णालयात दाखल करावे लागते.

- **इसीजी :** रक्तदाब असलेल्या रुग्णाच्या हृदयाच्या विद्युतीय आलेखाला इसीजी म्हणतात. त्यात

उच्च रक्तदाबावरील उपचार

१. उच्च रक्तदाबाचा वैद्यकीय औषधोपचार हा व्यक्तिसापेक्ष असतो. प्रत्येक रुग्णाला वेगवेगळ्या प्रकारची औषधे वेगवेगळ्या प्रमाणात द्यावी लागतात.

२. रक्तदाब कमी करण्यासाठी ज्या औषधाव्यतिरिक्त काही बाबींकडे लक्ष देणे आवश्यक असते, यात मिठाचा अतिरेक टाळावा.

३. धूम्रपान आणि तंबाखू खाणे सोडावे. वजन कमी करावे.

४. आहारात पालेभाज्या, भाज्यांची कोशिंबीर, गाजर, मुळा, काकडी, टोमॅटो, कच्च्या भाज्यांची सलाड, ताजी फळे भरपूर खावीत.

५. भात, वरण, भाजी, पोळ्या असा सात्त्विक आहार योग्य प्रमाणात योग्य वेळी घ्यावा.

६. उच्च रक्तदाब होऊ नये म्हणून आहारात पोळ्यांना तूप किंवा तेल लावणे, तळलेल्या पदार्थाचे सेवन, दूध- मलाईचा अतिरेक चहा-कॉफी व इतर उत्तेजक पेये टाळावीत. केक, आईस्क्रीम, चॉकलेट, मिठाई, जाम, बटर, चीज, सुकामेवा, मद्यपान टाळावे. मांसाहार कमीत कमी करावा. मसालेदार पदार्थ खाऊ नयेत.

७. वजन आणि रक्तदाब कमी करण्यासाठी आहारासोबत भरभर चालणे, पोहणे, सायकल चालवणे, एरोबिक्स, धावणे हे व्यायामाचे प्रकार, योगासने करणे उपयुक्त असते. ताण-तणाव कमी करण्यासाठी श्वसनाचे व्यायाम, मेडीटेशन, शांत झोप आवश्यक असते.

हृदयाची धडधड जोवर सुरू असते, तोवरच माणसाचे जीवन असते. हृदय शाबूत असणे आणि ते सुदृढ राहिले तरच जीवन निरामय आणि वर्धिष्णु होते. रक्तदाब म्हणजे हृदयाच्या आरोग्याची गुरुकिल्ली असते. रक्तदाबाचे नियंत्रण आणि तो वाढू नये म्हणून करावयाचे प्रतिबंधक उपाय यातच दीर्घायुष्याचे सार सामावले आहे.

दीर्घकालीन उच्च रक्तदाबाचे बदल, हृदयाच्या आकारातील वाढ, हृदयाला होणारा कमी रक्त पुरवठा इत्यादी गोष्टी दिसून येतात.

- **इकोकार्डियोग्राफी :** या तपासणीमध्ये उच्च रक्तदाबाचा हृदयावरील परिणाम म्हणजे हृदयाचा वाढलेला आकार, स्नायूंची वाढलेली जाडी, हृदयाच्या झडपांवर झालेला विपरीत परिणाम दिसतो आणि हृदयाची कार्यक्षमता समजते.

- **नेत्रचिकित्सा :** फन्डोस्कोपी या डोळ्यांच्या तपासणीमध्ये उच्च रक्तदाबाच्या डोळ्यांवर आणि दृष्टिपटलावर झालेल्या परिणामांची नोंद घेतली जाते. रक्त तपासणी- यात मूत्रपिंडांवरील परिणाम लक्षात येतात.

- **विशेष तपासण्या :** दुय्यम उच्च रक्तदाब असल्यास त्या आजाराशी निगडित रक्त तपासण्या किंवा इतर विशेष तपासण्या कराव्या लागतात. त्यामध्ये पोटाची सोनोग्राफी, सीटी स्कॅन, आयव्हीपी, अँजिओग्राफी, मूत्रपिंडातील रक्तवाहिनीच्या तपासण्यांचा समावेश होतो.

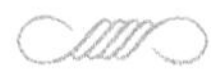

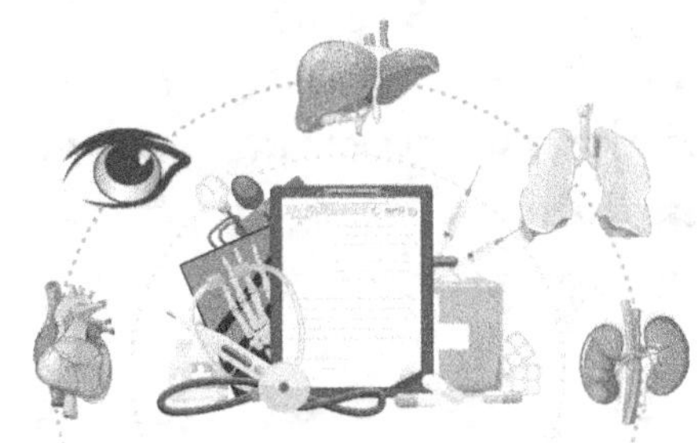

कोलेस्टेरॉल नियंत्रण : का आणि कसे?

'कोलेस्टेरॉल' हा शब्द आज अनेकदा कानावर पडतो. टेलिव्हिजनवरील खाद्यतेलांच्या जाहिरातीत त्याचा न चुकता उल्लेख असतोच. पण तरीही कोलेस्टेरॉल म्हणजे काय असते? त्याचे महत्त्व काय? त्याचे फायदे तोटे काय असतात? याबाबतीत सर्वसामान्य माणूस अनभिज्ञ असतो. कोलेस्टेरॉलचा हृदयविकाराशी संबंध असल्यामुळे या घटकाविषयी कमालीची उत्सुकता, भीती व गैरसमज आहेत.

कोलेस्टेरॉल हा ग्रीक भाषेतून आलेला शब्द आहे. ग्रीक भाषेत 'कोले' म्हणजे पित्तरस आणि 'स्टीरीऑस' म्हणजे म्हणजे घनपदार्थ. कोलेस्टेरॉल हा आपल्या शरीरातील पेशींमध्ये आढळणारा मेणासारखा पांढरा घनपदार्थ असतो. कोलेस्टेरॉलची निर्मिती शरीरांतर्गत पेशीतून आणि बहिर्गत खाद्यातून मिळणाऱ्या तेलांपासून, अशी दोन प्रकारे होते.

शरीरातील एकूण कोलेस्टेरॉलच्या साधारण दोन तृतीयांश म्हणजेच १००० मिलिग्रॅम कोलेस्टेरॉल अंतर्गतरित्या शरीरात बनते. मुख्यत्वे यकृतामध्ये ही कोलेस्टेरॉलची निर्मिती होते. त्याशिवाय आतडी, ॲड्रीनल ग्रंथी आणि त्वचेमध्येही ते बनते. शरीरातील जवळजवळ सर्व पेशी कोलेस्टेरॉल बनवू शकतात.

आहारातील प्राणिजन्य पदार्थांमधून म्हणजे लोणी, दूध, तूप, चरबी, आईस्क्रीम, चीज, प्राण्यांच्या मांसातील चरबी, अंड्यातील पिवळा बलक, मासे यापासून ५०० मिलिग्रॅम कोलेस्टेरॉल बनते.

संपृक्त मेदाम्ले असलेल्या वनस्पतिजन्य स्निग्ध पदार्थांपासून उदारणार्थ, खोबरेल तेल, शरीरात कोलेस्टेरॉल तयार होते. शेंगदाणा तेलावर रासायनिक प्रक्रिया करून त्याचे संपृक्त मेदाम्ले असलेल्या वनस्पती तुपापासूनसुद्धा (वनस्पती घी-डालडा) शरीरात कोलेस्टेरॉल तयार होते. शरीरातील कोलेस्टेरॉलची निर्मिती ही आहारातून येणाऱ्या कोलेस्टेरॉलवर अवलंबून असते. स्निग्ध पदार्थ जास्त असलेल्या आहारात जास्त कोलेस्टेरॉल असते. आहारात संपृक्त तेले जास्त असल्यास शरीरातील कोलेस्टेरॉल वाढते. आहारातून येणारे कोलेस्टेरॉलचे प्रमाण कमी असेल तर यकृतातील निर्मितीचे प्रमाण वाढते. त्यामुळे आहारातून पुरेसे कोलेस्टेरॉल येणे जरुरीचे असते.

वनस्पतींच्या पेशी कोलेस्टेरॉल तयार करू शकत नाहीत. म्हणजेच फायबर जास्त असलेल्या भाज्या, फळे यातून कोलेस्टेरॉल अजिबात बनत नाही.

कोलेस्टेरॉलचे प्रकार

तेल जसे पाण्यात न मिसळता तरंगत राहते; अगदी तसेच, कोलेस्टेरॉल जेव्हा रक्तात येते तेव्हा ते रक्तात मिसळत नाही. रक्तातील चरबी किंवा कोलेस्टेरॉल रक्तातून वाहून नेण्यासाठी ते एका सूक्ष्म बुडबुड्यासारख्या वेष्टनात लपेटले जाते. प्रथिनांनी बनलेले हे वेष्टण रक्तात विरघळत नाही. या बुडबुड्यालाच लायपोप्रोटीन (Lipoprotein) म्हणतात. कमी-अधिक घनतेप्रमाणे लायपोप्रोटीनच्या घनतेनुसार त्याचे तीन प्रकार पडतात.

- **लो डेन्सिटी लायपोप्रोटीन** (Low- Density Lipoprotein) **(एलडीएल)** : याला 'बॅड कोलेस्टेरॉल' म्हणतात. कारण ते यकृताकडून शरीरातल्या विविध पेशींकडे कोलेस्टेरॉल वाहून नेत असते. हा 'बॅड कोलेस्टेरॉल'मधील एक घटक असतो. कोलेस्टेरॉल, ट्रायग्लिसेराईड्स आणि इतर चरबीयुक्त घटक यांचे त्यात मिश्रण असते. मात्र या घटकाची घनता खूप कमी असते. व्हीएलडीएल नावाने ओळखल्या जाणाऱ्या या घटकात ट्राय ग्लिसेराईड्स जास्त प्रमाणात असतात. एखाद्याच्या रक्तात याचे प्रमाण जास्त असल्यास हृदयविकार आणि अर्धांगवायूची शक्यता वाढते.

- **हाय डेन्सिटी लायपोप्रोटीन** (High- Density Lipoprotein) **(एचडीएल)** : याला 'गुड कोलेस्टेरॉल' म्हणतात. कारण ते शरीरातल्या विविध पेशींकडून यकृताकडे कोलेस्टेरॉल वाहून नेते. रक्तातील एचडीएल जितके जास्त तितकी हृदयविकाराची जोखीम कमी असते.

व्हेरी लो डेन्सिटी लायपोप्रोटीन (व्हीएलडीएल)

कोलेस्टेरॉलचे हे तीन प्रकार फक्त रक्तातच असतात. मात्र आहारातील पदार्थात ते नसतात.

उपयुक्तता

- आहारातून मिळणाऱ्या स्निग्ध पदार्थांच्या पचनासाठी पित्तरस आवश्यक असतो. हा पित्तरस कोलेस्टेरॉलपासून बनतो.
- आपल्या शरीरात 'ड' जीवनसत्त्व बनवण्यासाठी कोलेस्टेरॉलची गरज असते.
- शरीरातील स्टेरॉइड हार्मोन्सची निर्मिती कोलेस्टेरॉल वापरून होते. या स्टेरॉइड हार्मोन्समध्ये पुरुषांचे टेस्टोस्टेरॉन (Testosterone), स्त्रियांमधील इस्ट्रोजेन (Estrogen) आणि प्रोजेस्टेरॉन (Progesterone) हे लैंगिक हार्मोन्स, तसेच कॉर्टीसॉल (Cortisol) हे महत्त्वाचे हार्मोन्स असतात.
- शरीरातील प्रत्येक पेशीच्या आवरणात कोलेस्टेरॉल हा आवश्यक घटक असतो. कोलेस्टेरॉलच्या अभावी पेशींच्या आवरणाची एकसंधता कमी होते तसेच प्रतिकारशक्ती कमी होते.

कोलेस्टेरॉलचे परिणाम

रक्तातील कोलेस्टेरॉलपैकी शरीराला जेवढी गरज असेल तेवढेच वापरले जाते. उरलेले जास्तीचे कोलेस्टेरॉल रक्तात विरघळत नसल्याने चरबी-प्रथिनांच्या रूपात घट्ट स्वरूपात रक्तवाहिन्यांमधून फिरत राहते. जसजसे रक्तातील कोलेस्टेरॉलचे प्रमाण गरजेपेक्षा जास्त होते, तसतसे धमन्यांच्या भिंतीवर थराबर थर वाढत जातात. यामुळे धमन्यांच्या भिंती जाड होऊन त्या टणक तर बनतातच पण अरुंदही होतात. यालाच **अथरोस्क्लेरोसिस** (Atherosclerosis) म्हणतात.

रक्तामधील कोलेस्टेरॉलचे प्रमाण वाजवीपेक्षा जास्त वाढलेले राहिले की रक्तवाहिन्यांचा अंतर्भाग अरुंद होतो आणि त्यातील रक्ताचा दाब वाढतो. अरुंदपण वाढत गेल्यास त्या रक्तवाहिनीतून होणारा रक्तपुरवठा कमी होत जातो. याला **करोनरी हार्ट डिसीज** (Coronary Heart Disease) म्हणतात. हृदयाच्या स्नायूंना

रक्तवाहिन्यांमधील अथरोस्क्लेरोसिस

होणाऱ्या कमी रक्तपुरवठ्यामुळे छातीत वेदना होतात. याला **अंजायना पेक्टोरीस** (Angina Pectoris) म्हणतात. कोलेस्टेरॉलचे थर आणखी वाढत गेल्यावर त्या रक्तवाहिनीमधून हृदयाला होणारा रक्तपुरवठा कमी होत जाऊन प्रसंगी ती पूर्णपणे बंद होते आणि त्यापुढील भाग निर्जीव बनतो. यालाच **हृदयविकाराचा झटका** म्हणजेच हार्ट अॅटॅक (मायोकार्डीयल इन्फार्क्शन) म्हणतात. अशा प्रकारे मेंदूच्या रक्तवाहिन्या बंद पडल्यास त्या रुग्णाला अर्धांगवायूचा झटका येतो.

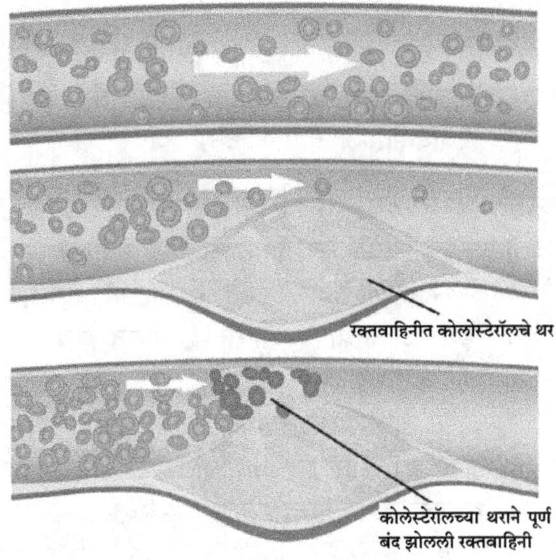

रक्तातील कोलेस्टेरॉलचे प्रमाण जितके जास्त तितका हृदयविकाराचा धोका अधिक असतो. अशा प्रकारचा हृदयविकार फक्त प्रौढांमध्येच होतो असे नाही. अतिरिक्त कोलेस्टेरॉलमुळे धमन्यांच्या भिंती जाड आणि टणक होण्याची प्रक्रिया आजकाल बारा ते बावीस वर्षांच्या मुलांमध्येही दिसून येते आहे.

हृदयविकार आणि कोलेस्टेरॉल

- कोलेस्टेरॉल हा हृदयविकाराला कारणीभूत असलेला एकमेव धोका नसतो. आनुवंशिकता, व्यायामाचा अभाव, स्थूलत्व, मानसिक ताणतणाव, मधुमेह, उच्च रक्तदाब, धूम्रपान, अतिरिक्त मद्यपान हीदेखील महत्त्वाची कारणे असतात.

- फक्त कोलेस्टेरॉलची पातळी योग्य ठेवली म्हणजे हृदयविकार टळतो असे नाही.

- रक्तातील कोलेस्टेरॉलची पातळी २०० मिलिग्रॅम/ प्रती १०० मिलीपेक्षा कमी ठेवणे गरजेचे असते. आहारातून कोलेस्टेरॉल निर्मिती करणारे स्निग्ध पदार्थ वर्ज्य करूनही रक्तातील कोलेस्टेरॉलच्या पातळीत मर्यादितच परिणाम होतो.

- हृदयविकार होऊ नये म्हणून रक्तातील कोलेस्टेरॉल योग्य पातळीत ठेवण्यासोबत व्यायाम, वजन कमी करून ते योग्य प्रमाणात आणणे, मानसिक ताणतणावांचे व्यवस्थापन करणे, मधुमेह नियंत्रित ठेवणे, रक्तदाब आदर्श पातळीत ठेवणे, धूम्रपान सोडणे, मद्यपान टाळणे या गोष्टी कराव्याच लागतात.

- आहारातील स्निग्ध पदार्थांचे प्रमाण २५ टक्क्यांपेक्षा जास्त नसेल तर शरीरातील कोलेस्टेरॉलच्या प्रमाणावर विपरीत परिणाम होत नाही. चरबीयुक्त मांसाहार टाळणे आणि तळलेल्या पदार्थांचे प्रमाण कमी करणे हे निश्चितपणे आरोग्यदायी असले, तरीही आहारापेक्षा आपल्या शरीरामधील जैवरासायनिक प्रक्रियांचा वाटा मोठा असतो.

- आपण अगदी झाडपाला खाऊन राहिलो, तरी दहा टक्क्यांपेक्षा कोलेस्टेरॉल कमी होत नाही. कोलेस्टेरॉलचे प्रमाण कमी करण्यासाठी संतुलित आहार, व्यायाम आणि आरोग्यदायी जीवनशैली या सगळ्यांचीच आवश्यकता असते.

- आहारातील तेलातुपाच्या एकूण प्रमाणाच्या आठ टक्के एवढे गाईच्या शुद्ध तुपाचे सेवन केले तर चांगले कोलेस्टेरॉल (एचडीएल) वाढते, असे म्हैसूरच्या केंद्रीय अन्न संशोधन प्रयोगशाळेतील संशोधनात सिद्ध

झाले आहे.

- 'रीफाईंड' खाद्यतेले आणि त्यात पदार्थ तळण्याच्या प्रक्रियेमध्ये अनसॅच्युरेटेड तेलांमधील 'ट्रान्स फॅट्स'चे प्रमाण वाढते. त्यामुळे शरीरातील कोलेस्टेरॉल आणि ट्रायग्लिसराइड्सचे प्रमाण वाढू शकते. जे हृदयविकाराला आमंत्रण देते.

कोलेस्टेरॉलच्या पातळीचे निदान

रक्तातील कोलेस्टेरॉलच्या पातळीचे निदान 'लिपिड प्रोफाईल' या तपासणीतून केले जाते. यासाठी किमान बारा ते चौदा तास उपाशी राहावे लागते. याकाळात कोठलाही अन्नपदार्थ घ्यायचा नसतो. मात्र पाणी प्यायला हरकत नसते. म्हणजे आदल्या दिवशी रात्री ८ वाजता जेवल्यानंतर काहीही न खाता दुसऱ्या दिवशी सकाळी आठ नंतर ही तपासणी करावी.

रक्तातील कोलेस्टेरॉलचे आदर्श प्रमाण असे असावे-

- टोटल कोलेस्टेरॉल- २०० मिलिग्रॅम/ १००मिलीलिटर पेक्षा कमी
- जर उच्च रक्तदाबाचा विकार असेल तर १५० मि. ग्रॅ. / १०० मिली लिटर असावे.
- एचडीएल- ४०-४५ मिलिग्रॅम/ १०० मिलीलिटर पेक्षा जास्त
- एलडीएल- १३० मिलिग्रॅम/ १०० मिलीलिटर पेक्षा कमी
- ट्रायग्लिसेराईड्स- १५ मिलिग्रॅम/ १०० मिलीलिटर पेक्षा कमी

कोलेस्टेरॉल नियंत्रण आणि उपाय

रक्तातील कोलेस्टेरॉलची पातळी आदर्श ठेवण्यासाठी जीवनशैलीत विविध बदल करावे लागतात.

- **आहार :** एलडीएल हा घटक वाढल्यास हृदयविकार आणि अर्धांगवायू होण्याच्या शक्यता जास्त असतात. त्यासाठी आहारात मुख्यत्वे संपृक्त मेदाम्ले (सॅच्युरेटेड फॅट्स) कमी असावीत. दिवसभरात खाल्ल्या जाणाऱ्या पदार्थातून मिळणाऱ्या कॅलरीजपैकी सात टक्क्यांहून ती कमीच असली पाहिजेत. यासाठी फास्टफूड, तळलेले पदार्थ, तूप आणि दूध एकत्रित असलेल्या मिठाया, प्राणिजन्य मांसाहार, मार्गरिन-चीज लावलेली सॅण्डवीच, अशा गोष्टी टाळाव्यात.

संपृक्त मेदाम्लांऐवजी मोनो-अनसॅच्युरेटेड-फॅट्स (मुफा) असलेले पदार्थ आहारात वापरावेत. याकरिता स्वयंपाकात मुफाचे प्रमाण जास्त असलेले ऑलिव्ह ऑईल आणि कनोला ऑईल वापरावे.

- **आहारात ओमेगा-३ :** फॅटी ऑसिड असलेले पदार्थ म्हणजे अक्रोड, बदाम. त्याचप्रमाणे माशांमध्ये ओमेगा-३ भरपूर असल्याने मांसाहाराऐवजी आहारात मासे उत्तम ठरतात. त्याचप्रमाणे माशांचे तेल असलेल्या प्रमाणित गोळ्या मर्यादित प्रमाणात घेतल्यास एचडीएल वाढू शकते. सॅण्डविचसाठी प्राणिजन्य मार्गरिनऐवजी वनस्पतिजन्य मार्गरिन वापरावे.

गव्हाचा कोंडा असलेले 'होल व्हीट' पीठ, हातसडीचा तांदूळ आहारात असावे. इनसोल्युबल फायबर असलेले पदार्थ म्हणजे फळे, पालेभाज्या, ओट्स, इसबगोल यांचा वापर आहारात असल्यास एलडीएल कमी होते.

ट्रायग्लिसेराइड्स हा एक महत्त्वाचा घटक असतो. मैदा आणि प्रक्रियायुक्त पिठांमध्ये तो जास्त आढळतो. मैद्यापासून बनलेले नान, पुऱ्या आहारात असल्यास ट्रायग्लिसेराईड्स वाढतात. त्याऐवजी हातसडीचा तांदूळ, नाचणीच्या भाकऱ्या आहारात असल्यास ही ट्रायग्लिसेराईड्स कमी राहतात. थोडक्यात सांगायचे झाले, तर

कोलेस्टेरॉल कमी करणारी औषधे

रक्तातील कोलेस्टेरॉलची पातळी ज्यांच्यामध्ये जास्त आहे आणि हृदयविकार उद्भवू शकेल अशा गोष्टी (उदाहरणार्थ, धूम्रपान, उच्च रक्तदाब, मधुमेह, स्थूलत्व, आनुवंशिकता) ज्या व्यक्तींमध्ये आढळतात, अशा व्यक्तींना आहार आणि व्यायाम यायोगे कोलेस्टेरॉलची पातळी प्रथम कमी करावी लागते. त्याच्या जोडीला कोलेस्टेरॉल कमी करणारी औषधे डॉक्टरांच्या सल्ल्याने घ्यावीत. यामध्ये स्टॅटिन्सया औषधवर्गातील विविध प्रकार वापरले जातात. सिम्व्हास्टॅटिन, ॲटोर्व्हास्टॅटिन, रोझुव्हास्टॅटिन अशी औषधे त्यात येतात. ट्रायग्लिसेराईड्सची पातळी जर जास्त असेल तर फायब्रेट्स वर्गातील औषधे वापरण्याचा प्रघात आहे. ओमेगा-३-फॅटीऑसिड तसेच माशांचे तेल असलेल्या गोळ्यादेखील दिल्या जातात.

स्टॅटिन्समुळे कोलेस्टेरॉल कमी होते, मात्र काही रुग्णांना पोटऱ्या आणि अन्य स्नायूंमध्ये वेदना होण्याचा त्रास होऊ शकतो. मात्र याबाबत तज्ज्ञ डॉक्टरांचा सल्ला घ्यावा. आज कोलेस्टेरॉल कमी करणाऱ्या औषधांबद्दल असंख्य गैरसमज पसरवले जात आहेत. मात्र ज्यांना उच्च रक्तदाब आणि हृदयविकाराबाबत अन्य गोष्टी आहेत, अशांनी अशा गैरसमजांना बळी पडून अशी औषधे परस्पर बंद करू नयेत. तज्ज्ञ डॉक्टरांनी ती घेण्याचा सल्ला दिला तर नाकारूही नयेत.

दिवसभराच्या आहारात दोन मुठी भाजीपाला, एक मूठभर फळे, बदाम किंवा अक्रोड १२ आणि शून्य प्रमाणात प्रक्रियायुक्त खाद्ये आणि पेये असली तर कोलेस्टेरॉलचे नियंत्रण उत्तम होते.

- **व्यायाम :** शरीराची भराभर हालचाल करणारा व्यायाम रोज ३० मिनिटे केला तरी कोलेस्टेरॉलच्या दृष्टीने तो उत्तम ठरतो. फार न दमता हा व्यायाम करावा. यात भराभर चालणे, सायकलिंग, पोहणे तर येतातच पण नृत्य आणि बागकाम अशा मन रिझवणाऱ्या छंदांचाही समावेश होतो.
- **आदर्श वजन :** भारतीय आणि दक्षिण आशियायी जनतेमध्ये वजनवाढीची समस्या गंभीर स्वरूप धारण करते आहे. वाढत्या वजनाचे कारण पोटाचा वाढता घेर असते. पोटाचा घेर हा पोटावर आणि पोटात साठणाऱ्या चरबीशी संबंधित असतो. त्यामुळे कोलेस्टेरॉल नियंत्रणासाठी तो आवश्यक ठरतो.

इंडियन हार्ट असोसिएशनच्या मार्गदर्शक तत्त्वांनुसार भारतीयांमध्ये सर्वसाधारणपणे स्त्रियांकरता ८० सेंमी आणि पुरुषांकरता ९० सेंमीपेक्षा कमरेचा घेर जास्त नसावा. त्याचप्रमाणे वजनाच्या बाबतीत बीएमआय हा पुरुषांनी आणि स्त्रियांनी २३ पर्यंत कमी ठेवावा.

वाढते कोलेस्टेरॉल आणि त्यातून उद्भवणारा उच्च रक्तदाब आणि हृदयविकार हे आजच्या आधुनिक जीवनशैलीचे परिणाम आहेत. त्यामुळे जीवनशैलीत बदल आणि त्याचबरोबर तज्ज्ञांच्या साहाय्याने औषधोपचार हाच या त्रासातून मुक्त होण्याचा मार्ग ठरतो.

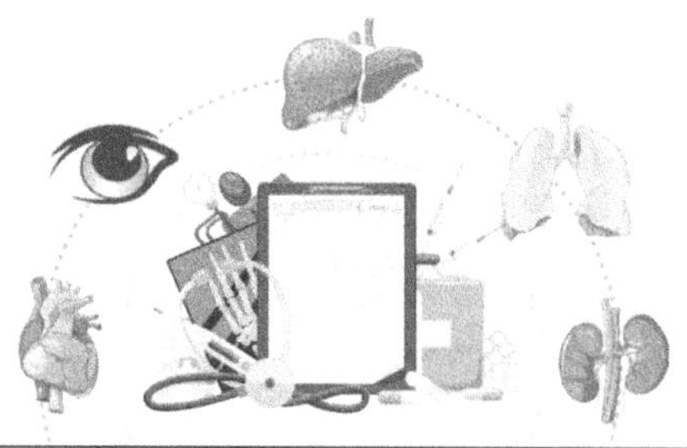

डीप व्हेन श्रोम्बोसिस– रक्तवाहिन्यांतल्या गुठळ्या

डीप व्हेन श्रोम्बोसिस (Deep vein Thrombosis) किंवा डी.व्ही.टी. या आजाराबद्दल अनेकदा बोलले जाते, अनेकदा काही नामवंत खेळाडू, अभिनेता, नेता अशा व्यक्तींना हा त्रास झाल्याच्या बातम्या वर्तमानपत्रात किंवा दूरदर्शन वाहिन्यांवर सांगितल्या जातात. पण खरे तर ही नक्की काय आफत असते, याची अनेकांना कल्पना नसते.

आपल्या पायात त्वचेपासून खूप खोलवर असलेल्या नीलांमध्ये रक्ताच्या गुठळ्या निर्माण होणे, म्हणजे डीप व्हेन श्रोम्बोसिस.

रक्ताभिसरण आणि गुठळ्या

आपल्या शरीराच्या प्रत्येक कार्याला रक्ताची गरज असते. हे रक्त हृदयाच्या स्पंदनात होणाऱ्या दबावाने हृदयाच्या डाव्या भागातून शरीरातल्या सर्व अवयवांपर्यंत रोहिणी (शुद्ध रक्तवाहिनी) मार्फत पोचवले जाते. या अवयवातील कार्यासाठी रक्तातील प्राणवायू आणि इतर घटक वापरले जातात, आणि निर्माण झालेले कार्बन डायऑक्साइड व बरेच अशुद्ध घटक रक्तामधून नीलेवाटे परत हृदयातील उजव्या भागात जातात. हृदयाच्या उजव्या भागातून ते रक्त फुप्फुसाकडे शुद्ध होण्यासाठी जाते आणि तिथे त्यातील कार्बन डायऑक्साइड उच्छ्वासावाटे बाहेर पडून श्वासावाटे येणारा प्राणवायू मिसळला जातो. असे शुद्ध झालेले रक्त फुप्फुसाकडून हृदयाच्या डाव्या बाजूकडे पोचवले जाते.

कोणत्याही नीलेत रक्ताची गुठळी होण्याच्या क्रियेला व्हीनस श्रोम्बोसिस (Venous Thrombosis) म्हणतात. परंतु पायाच्या पोटरी आणि मांड्यांच्या स्नायूमधून खूप आतून जाणाऱ्या रक्तवाहिन्यांमध्ये गुठळ्या होण्याच्या क्रियेला डीप व्हेन श्रोम्बोसिस म्हणतात.

आपल्या पायात त्वचेच्या लगोलग खाली काही अरुंद रक्तवाहिन्या असतात, तर रुंद आणि मोठ्या रक्तवाहिन्या खूप खोलवर असतात. या खोलवरच्या रक्तवाहिन्यातून रक्त फुप्फुसात जात असल्याने मोठ्या आकाराच्या गुठळ्या पायांच्या रक्तवाहिन्यातून फुप्फुसात जाण्याची आणि पर्यायाने श्वसनक्रियेत गंभीर दोष निर्माण करण्याची शक्यता असते. त्यामुळे डीप व्हेन श्रोम्बोसिस ही प्राणघातक घटना ठरते. डीव्हीटीमुळे रक्ताची गुठळी होऊन रक्तवाहिनीला सूज येते त्याला 'श्रोम्बोफ्लेबायटीस' (Thrombophlebitis) म्हणतात. नुसती गाठ येते पण सूज नसते त्याला 'फ्लेबोश्रोम्बोसिस' (Phlebothrombosis) म्हणतात, रक्तवाहिनीतून गाठ पुढे सरकण्याला 'श्रोम्बोएम्बोलिझम' (Thromboembolism) म्हणतात. ती गुठळी फुप्फुसात जाऊन अडकण्याच्या क्रियेला 'पल्मनरी एम्बोलिझम'(Pulmonary Embolism) किंवा 'व्हीनस श्रोम्बोएम्बोलिझम' (Venous Thromboembolism) म्हणतात.

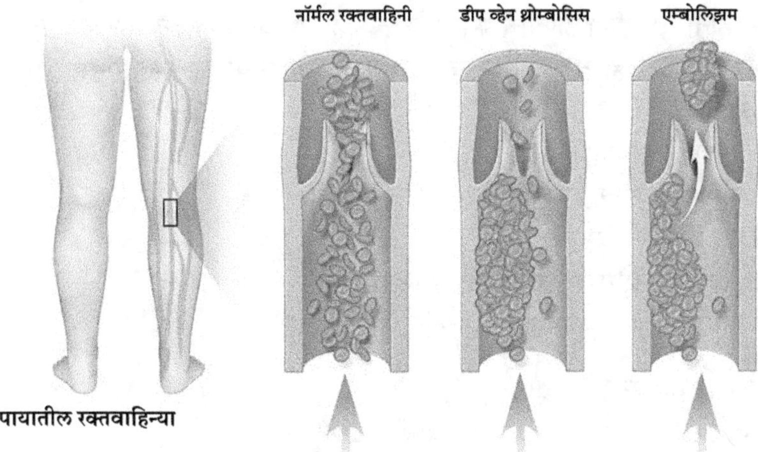

लक्षणे

काही रुग्णांमध्ये पायांच्या रक्तवाहिन्यात रक्ताची गुठळी निर्माण झाल्यावर कोणतीही लक्षणे आढळून येत नाहीत. मात्र बऱ्याच जणांना खालील त्रास जाणवतात.

- एका पायाच्या पोटरीत तीव्र वेदना होतात, नुसता स्पर्श केल्यावरही पोटरी दुखते.
- गुडघ्याखालील तो पाय खूप दुखतो. रुग्ण पायावर शरीराचा भर तोलून चालू शकत नाही, किंवा चालल्यास लंगडत चालतो.
- वेदनेमुळे पाय वाकवून सरळ करता येत नाही.
- पोटरीवर सूज येते पोटरीवरील त्वचा गरम आणि लालसर बनते. त्वचेखालील रक्तवाहिन्या लालबुंद आणि पसरलेल्या दिसतात. सुजलेल्या पायावर बोट दाबून ठेवल्यास खड्डा पडतो.
- काही रुग्णांत पायावर काळे चट्टे, पायांची बोटे जांभळी किंवा काळसर दिसणे अशी लक्षणे आढळून येतात.
- त्रास जास्त वाढल्यास पाय काळा-निळा पडून निकामी होऊ शकतो. याला गॅंगरीन म्हणतात.

पल्मनरी एम्बोलिझम (Pulmonary Embolism)

- डीव्हीटीसाठी जर उपचार घेतले नाहीत, तर ३४ टक्के रुग्णांना पल्मनरी एम्बोलिझम होण्याचा धोका नक्कीच उद्भवतो. या घटनेत रुग्णाला गंभीर त्रास होतात.
- अचानक कमालीचा दम लागतो.
- श्वास घेण्यास खूप त्रास होतो आणि श्वास घेताना छातीत खूप दुखू लागते.
- रुग्ण अचानक बेशुद्ध होतो.

  साहजिकच कुणाच्याही एका पोटरीला सूज येऊन त्याला दम लागणे, छातीत दुखणे असे त्रास जाणवतात, तेव्हा त्याला तत्काळ 'आयसीयु' असलेल्या मोठ्या रुग्णालयात दाखल करणे आत्यंतिक गरजेचे ठरते.

आजाराची व्याप्ती

दरवर्षी जगभरात तीन लाख लोक डीप व्हेन थ्रोम्बोसिसमुळे मृत्युमुखी पडतात. त्यातील सात टक्के रुग्ण वेळेवर उपचार घेतात आणि ५९ टक्के लोक कोणताही उपचार घेत नाहीत. एकुणातील ३४ टक्के व्यक्तींना 'पल्मनरी

एम्बोलिझम'चा त्रास होतो. जागतिक आकडेवारीनुसार याचे प्रमाण दरवर्षी दर एक लाख लोकांमधील ११७ व्यक्तींना हा त्रास होतो. डीव्हीटी होण्याचे प्रमाण गेली काही वर्षे वेगाने वाढत चालले आहे.

शस्त्रक्रियांनंतर डीव्हीटी होण्याचे प्रमाण जास्त असते. जागतिक आकडेवारीनुसार एकुणातल्या डीव्हीटी होणाऱ्या रुग्णांपैकी-

- ४५ ते ६० टक्के हाडांच्या शस्त्रक्रियांनंतर
- २६ टक्के पोटाच्या शस्त्रक्रियांनंतर
- २२ टक्के मेंदूच्या शस्त्रक्रियेनंतर
- १५ ते ४० टक्के- मूत्ररोगविषयक शस्त्रक्रिया झाल्यावर
- १४ टक्के स्त्रीरोग व प्रसूतीशास्त्रातील शस्त्रक्रियेनंतर होत असतात.

धोका असणाऱ्या व्यक्ती

- चाळीस वर्षांवरील व्यक्तींना हा त्रास होण्याची शक्यता जास्त असते.
- एखाद्याला काही काळापूर्वी डीव्हीटी किंवा पल्मनरी एम्बोलिझम होऊन गेले असल्यास त्याला तो पुन्हा होण्याची खूप शक्यता असते.
- रक्तात गुठळ्या होण्याचे आजार जवळच्या नातेवाईकांना होऊन गेले असल्यास धोका अधिक संभवतो.
- काही रुग्णात रक्त गोठू नये म्हणून शरीरात जी नैसर्गिक द्रव्ये असतात, त्यांचा जन्मजात अभाव असतो. उदाहरणार्थ, प्रोटीन-एस, प्रोटीन-सी, ॲण्टीथ्रोम्बीन-३.
- दीर्घ टप्प्याच्या प्रवासामध्ये, विशेषतः बस किंवा विमानप्रवासात खूप काळ शरीराची हालचाल न करता बसल्याने हा त्रास उद्भवतो.
- काही विशिष्ट आजारात रुग्णांना दीर्घकाळ झोपून राहावेच लागते, त्यामुळे त्यांना हा त्रास उद्भवण्याची शक्यता असते. उदाहरणार्थ, मोठी शस्त्रक्रिया झाल्यानंतर, पायांना फ्रॅक्चर झाल्यामुळे त्यावर प्लास्टर घातल्याने, अर्धांगवायू झाल्याने, पाठीच्या मणक्यांना इजा झाल्याने, हृदयविकारामध्ये सक्तीची विश्रांती घ्यावे लागल्याने,
- धूम्रपान करणाऱ्या व्यक्तींना
- अपघातामुळे किंवा काही वैद्यकीय प्रक्रियेत शिरेतील इंजेक्शन देताना एखाद्या महत्त्वाच्या रक्तवाहिनीला इजा पोचल्यामुळे
- कर्करोगाच्या रुग्णांना केमोथेरपी किंवा रेडीओथेरपी सुरू असल्यास.
- हार्ट-लंग डिसीज, थ्रोम्बोफिलिया, ह्युजेस सिंड्रोम, कावीळ, संधिवात, ॲण्टिफॉस्फोलिपिड सिंड्रोम, नेफ्रोटिक सिंड्रोम अशा आजारात
- गर्भवती स्त्रियांमध्ये विशेषतः ज्यांचे वय ३५ वर्षांपिक्षा जास्त असते, पूर्वी सिझेरियन झालेले असते
- खूप स्थूल व्यक्तींमध्ये
- संतती नियमनासाठी गर्भप्रतिबंधक गोळ्या घेणाऱ्या स्त्रियांना याचा धोका संभवतो.
- रजोनिवृत्तीनंतर 'हार्मोन रिप्लेसमेंट थेरपी' घेणाऱ्या स्त्रियांनाही या त्रासाची शक्यता असते.

कारणमीमांसा

रुडॉल्फ व्हर्चाव या वैद्यकीय संशोधकाने सुमारे १०० वर्षांपूर्वींच डीप व्हेन थ्रोम्बोसिसची प्रक्रिया आणि कारणे

शोधून काढली. त्याच्या मते याची तीन कारणे असतात.

१. रक्तप्रवाह थांबून राहणे किंवा मंदगतीने वाहणे- व्हीनस स्टॅसिस (Venous Stasis)

२. यामधून रक्ताची गोठणक्रिया वाढणे- हायपर कोऑग्युएबल स्टेट (Hypercoagulable State)

३. रक्तवाहिन्यांच्या आतील अस्तर एन्डोथेलीयम (Endothelium) खराब होणे

या तीन कारणांमुळे डीव्हीटी निर्माण होते असे या शास्त्रज्ञाने शोधून काढले आणि आजही ही करणे 'व्हर्चाव ट्रायड' म्हणून ओळखली जातात.

- **डीप व्हेन थ्रोम्बोसिसचे निदान** : सर्वात प्रथम रुग्णाची वैद्यकीय तपासणी करणे महत्त्वाचे असते. त्यात सुजलेली पोटरी किंवा मांडी, वेदना या गोष्टी पहिल्या जातात. रुग्णाचा पूर्वेतिहास, कौटुंबिक इतिहास, त्याचे वजन, सवयी यामधून प्राथमिक अंदाज केला जातो. त्याचप्रमाणे 'वेल्स क्लिनिकल प्रेडीक्शन गाईड'प्रमाणे आजाराची तीव्रता मोजली जाते.

- **रक्त तपासणीत डी डायमर** : ही रक्ताची चाचणी केली जाते. त्यात रक्ताच्या गुठळीचे काही भाग रक्तात सापडतात. ही तपासणी एलायझा, लॅटेक्स ऑग्ल्युटीनेशन किंवा ब्लड ऑग्ल्युटीनेशन पद्धतीने केली जाते. ही तपासणी ९० टक्के उपयुक्त असते.

- **पेरिफेरल डॉपलर अल्ट्रासाऊंड तपासणी** : यात रक्तवाहिन्यांमधील रक्तप्रवाहाची गती तपासली जाते. रक्तप्रवाह काही रक्तवाहिन्यात मंदावलेला आढळल्यास किंवा पूर्णपणे थांबलेला आहे असे दिसल्यास त्याला अडथळा आहे हे लक्षात येते. त्यानुसार कुठल्या रक्तवाहिनीत गुठळी झाली आहे ते समजते.

- **व्हीनोग्राम** : यामध्ये पायाच्या रक्तवाहिनीत एक अपारदर्शक रासायनिक पदार्थ (डाय) टोचला जातो. हा डाय रक्तवाहिनीतून पसरताना त्याचे एक्सरे काढले जातात. यामध्ये नेमक्या कोणत्या रक्तवाहिनीत आणि कुठल्या स्थानी रक्ताची गुठळी अडकलेली आहे हे कळते. जर डी-डायमर आणि डॉपलर या तपासण्यात पक्के निदान झाले नाही तर व्हीनोग्राम केला जातो.

रेडीओलेबल्ड आय-१२५ फायब्रिनोजेन, प्लेथीझ्मोग्राफी, एमआरआय यांचाही वापर अचूक निदानासाठी केला जातो.

डीप व्हेन थ्रोम्बोसिसवरील उपचार

- **औषधे** : डीप व्हेन थ्रोम्बोसिससाठी ऑन्टिकोऑग्युलन्ट म्हणजे रक्ताची गोठण्याची क्रिया कमी करणारी औषधे द्यावी लागतात. यायोगे रक्ताच्या गुठळ्या नव्याने होत नाहीत, झाल्या असल्यास त्यांचा आकार छोटा होतो आणि त्या इतर अवयवांच्या रक्तवाहिनीत अडकत नाहीत.

यामध्ये हिपॅरीन हे महत्त्वाचे औषध इंजेक्शनवाटे दिले जाते. हिपॅरीन दोन प्रकारचे असते, एक स्टॅडर्ड अनफ्रॅक्शशण्ड आणि दुसरे लो मॉलिक्युलर वेट. ही इंजेक्शन्स शिरेतून, सलाईनवाटे किंवा त्वचेखाली दिली जातात. रुग्ण रुग्णालयात दाखल झाल्यावर ते लगेचच सुरू केले जाते. साधारणपणे ५ ते १० दिवस ते दिले जाते.

१. त्यानंतर वॉरफॅरिनच्या गोळ्या देता येतात.

२. ही दोन्ही औषधे एकत्र दिली जात नाहीत.

३. वॉरफॅरिन घेताना ते रोज दिवसाच्या ठरावीक वेळेसच न चुकता घ्यावे.

४. ते सुरू असताना रक्ताचा गोठण्याचा गुणधर्म किती कमी झाला आहे, यावर सतत बारकाईने लक्ष ठेवावे लागते. याबाबत आय.एन.आर. ही तपासणी करावी लागते. तिची पातळी २ ते ३च्या दरम्यान राखावी लागते.

त्याचप्रमाणे त्या चालू असताना रुग्णाने मद्यपान करू नये, हर्बल किंवा तत्सम औषधे त्यासोबत घेऊ नयेत. या गोळ्या ३ ते ६ महिने किंवा त्याहीपेक्षा दीर्घकाळ द्याव्या लागतात.

- **नवी औषधे** : वॉर्फरिनऐवजी रिव्हारॉक्सेबॉन, ऑपिक्साबॉन अशी नवी औषधे सुलभरित्या देता येतात.

- **शस्त्रक्रिया** : जेव्हा गुठळ्या विरघळवून टाकणाऱ्या औषधांचा परिणाम होत नाही किंवा रुग्णाच्या इतर काही आजारामुळे ही औषधे वापरता येत नाहीत, तेव्हा शस्त्रक्रियेचा पर्याय वापरला जातो. यामध्ये रक्ताची गाठ रक्तवाहिनीमधून पूर्णपणे काढून टाकली जाते.

- **कॅथेटर वापरून गाठ विरघळवणे** : (पी.सी.डी.टी) फार्माको-मेकॅनिकल कॅथेटर डायरेक्टेड श्रोम्बोलायसिस- यात पायाच्या रक्तवाहिनीमध्ये एक नलिका सोडली जाते. तिच्याद्वारे रक्ताची गुठळी विरघळविणारी औषधे खूप धीम्या गतीने त्या गुठळीत सोडली जातात. साधारणपणे १ ते ३ दिवसांत ही गुठळी विरघळून जाते.

- **इतर उपचार** : रुग्णाचा पाय घट्ट बांधायच्या कॉम्प्रेशन बॅण्डेजने सतत बांधून ठेवावा लागतो. आजकाल काही कॉम्प्रेशन उपकरणे मिळतात. त्यात पायाभोवती पट्टा बांधून हवा भरण्याच्या उपकरणाने आवश्यक तेवढी हवा त्या पट्ट्यात भरता येते. रुग्णाने शक्यतो पाय बिछान्यावर सपाट ठेवण्याऐवजी उंचावून झोपावे. चालण्याचा आणि पायांचे व्यायाम करावेत. काहीतरी हालचाल होणारे व्यायाम साधारणतः दर तासाला करावेत.

- **फिल्टर्स** : काही रुग्णांना गुठळ्या विरघळवणारी औषधे देणे शक्य नसते, अशांमध्ये विशेष प्रकारच्या जाळीचा वापर केला जातो. या जाळीमध्ये रक्ताच्या गुठळ्या अडकून त्या गाळल्या जातात. त्यामुळे गुठळी पुढे जाऊन फुफ्फुसात किंवा महत्त्वाच्या अवयवात जाऊन उद्भवणारी मोठी आपत्ती टळते. ही प्रक्रिया पूर्ण भूल न देता केवळ पाय बधीर करून केली जाते. अल्ट्रासाऊंडद्वारे पाहत ही जाळी पायाच्या किंवा मानेच्या रक्तवाहिनीतून बसवली जाते.

प्रतिबंधक उपाय

ज्यांना डीव्हीटी होण्याचा धोका आहे, अशा रुग्णांनी प्रतिबंधक उपाय समजून घेऊन त्यांचा अवलंब करावा. यामध्ये धूम्रपान बंद करणे, चौरस आहार घेणे, नियमित चालण्या-पळण्याचा व्यायाम करणे, वजन खूप जास्त असल्यास ते कमी करणे असे उपाय येतात.

दूरचा प्रवास करताना, पाय सतत ताणण्याचा आणि आकसून घेण्याचा व्यायाम करत राहावे. दर दोन तासांनी 'टॉयलेट ब्रेक'च्या निमित्ताने मिनिटभर तरी चालून यावे. पाणी भरपूर प्यावे. इलॅस्टिक स्टॉकिंग्ज वापरावीत.

प्रतिबंधात्मक औषधांमध्ये ऑस्पिरीन घेतल्याने डीव्हीटीचा त्रास टळण्याच्या दृष्टीने विशेष फायदा होत नाही असे दिसून आले आहे. त्याऐवजी डॅबिगॅट्रान, फोंडापॅरिनक्स अशी औषधे वापरली जातात.

आज आयुर्मर्यादा सुमारे ७० वर्षांच्या आसपास गेली आहे. त्यामुळे वृद्ध व्यक्तींची संख्या वाढली आहे. त्याचबरोबर प्रवासाची साधने सुकर झाल्यामुळे बसेस, कार, रेल्वे आणि विमानप्रवास वाढले आहेत. अशा कारणांनी रक्तवाहिनीत गुठळ्या होणाऱ्या रुग्णांचे प्रमाण वाढत चालले आहे. पण यासाठी योग्य ते प्रतिबंधक उपाय केले, बैठ्या जीवनशैलीचा त्याग करून व्यायाम आणि हालचाली केल्या आणि प्रवासादरम्यान काळजी घेतली तर या आजारांचे प्रमाण कमी होईल. या त्रासाची कल्पना येताच त्वरित डॉक्टरांचा सल्ला घेतला, तर या आजारामुळे होणारी प्राणहानी आणि शरीराला होणारे त्रास वाचू शकतील.

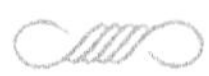

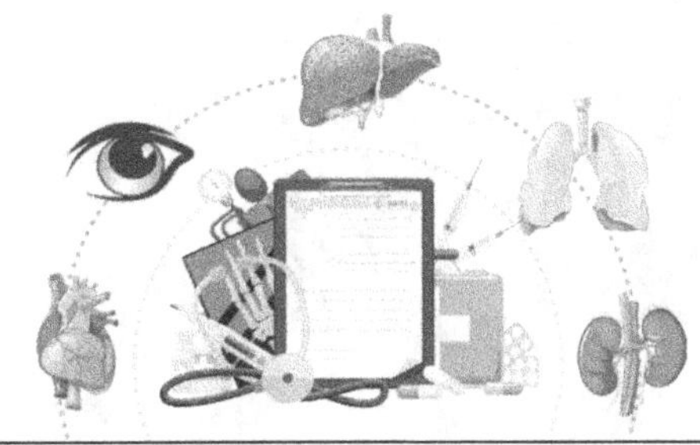

बरा होऊ शकतो रक्ताचा कर्करोग

आपल्या शरीरातला प्रत्येक अवयव हा पेशींनी बनलेला असतो. एखाद्या अवयवाच्या पेशींची जेव्हा वारेमाप वाढ होते, तेव्हा त्या अवयवाला कर्करोगाने ग्रासले आहे असे निदान करण्यात येते. शरीरातील रक्त तांबड्या आणि पांढऱ्या पेशींनी बनलेले असते. या पेशी आपल्या शरीरातील हाडांच्या अंतर्गत असलेल्या मगजामध्ये (बोन मॅरो) तयार होतात. हाडांच्या या मगजामध्ये काही मूलपेशी असतात त्या परिपक्व होऊन लाल रक्तपेशी, पांढऱ्या रक्तपेशी आणि प्लेटलेट्समध्ये रूपांतरीत होतात.

रक्तातील पेशींची सतत झीज होत असते व या झीज झालेल्या किंवा मृत झालेल्या पेशींच्या जागी 'बोन मॅरो' नवीन पेशी तयार करत असतो. असे हे चक्र सतत चालूच असते. पण रक्ताच्या कर्करोगांमध्ये या पेशी निर्माण होण्यात आणि त्यांची वाढ होण्याच्या प्रक्रियेत बदल होतो. या रोगात रक्तातील पांढऱ्या पेशी बाधित होतात. या बाधित पांढऱ्या पेशी मृत न होता रक्तात साठत जातात. परिणामी, या बाधित पांढऱ्या पेशींची संख्या अपरिमित संख्येने रक्तात वाढते. त्यामुळे रक्ताच्या नेहमीच्या कार्यात बाधा येते, चांगल्या पांढऱ्या पेशी तयार होण्याचे हळूहळू बंद होते. या आजारात मूलपेशींची संख्या अमर्याद वाढते. त्यामुळे रक्तातल्या पांढऱ्या पेशींची संख्याही अमर्याद वाढते. यालाच 'रक्ताचा कर्करोग' किंवा ल्युकेमिया म्हणतात. या कर्करोगात रक्तपेशी, त्या तयार करणारा हाडातील मगज, शरीरातील रसवाहिन्या, रसग्रंथी आणि पाणथरी समाविष्ट असतात.

मानवजातीसाठी प्राणघातक ठरणाऱ्या कर्करोगांमध्ये रक्ताच्या कर्करोगाचा सहावा क्रमांक आहे. रक्ताच्या कर्करोगाचे तीन मुख्य प्रकार आहेत. ल्युकेमिया (Leukemia), लिम्फोमा (Lymphoma) आणि मायलोमा (Myeloma).

- **ल्युकेमिया** : ल्युकेमिया हा सर्वाधिक आढळणारा रक्ताचा कर्करोग आहे. दरवर्षी देशभरात ल्युकेमियाचे ३५ हजार नवे रुग्ण आढळून येतात. यामध्ये पांढऱ्या रक्तपेशींची संख्या अमर्याद वाढलेली असते, पण त्या परिपक्व नसतात. त्यांची वाढ पूर्ण झालेली नसते. कोणताही जंतुसंसर्ग होतो त्यावेळेस आपल्या शरीरामध्ये जिवाणू आणि विषाणू प्रवेश करतात. या जिवाणू-विषाणूंना नष्ट करण्याचे काम पांढऱ्या पेशींचे असते. मात्र ल्युकेमियामध्ये या पांढऱ्या पेशी अकार्यक्षम झालेल्या असतात. साहजिकच ल्युकेमियाच्या रुग्णांची प्रतिकारशक्ती दुर्बळ बनते आणि ते जंतुसंसर्गामुळे सहजपणे बाधित होतात. ल्युकेमियाचे चार उपप्रकार आहेत.

१. **ॲक्युट लिम्फोसायटिक ल्युकेमिया (Acute Lymphocytic Leukemia) (ए.एल. एल.)** : आपल्या रक्तात पाच प्रकारच्या पांढऱ्या रक्तपेशी असतात. न्यूट्रोफिल्स, लिम्फोसाइट्स, बेसोफिल्स, इओसिनोफिल्स आणि मोनोसाइट्स. त्यातील लिम्फोसाइट्स प्रकारच्या पेशी बाधित होणारा कर्करोग म्हणजे ॲक्युट लिम्फोसायटिक ल्युकेमिया. हा सर्व वयोगटाच्या लोकांना होतो. पण यातील २५

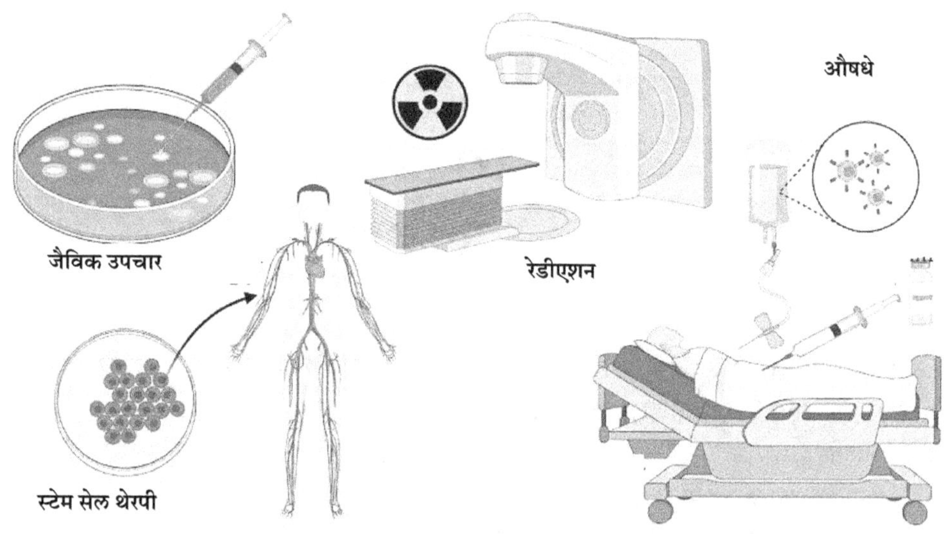

रक्ताच्या कर्करोगावरील उपचार

टक्के रुग्ण हे १५ वर्षांपिक्षा लहान आणि बहुतांशी २ ते ५ वर्षे वयाची मुले असतात. प्रौढांमध्ये ४५ वर्षांपिक्षा जास्त वयाच्या लोकांमध्ये हा आजार जास्त प्रमाणात आढळतो. काही संशोधनानुसार अणुबॉम्बच्या किरणोत्सर्गाने, बेंझिनसारख्या रासायनिक पदार्थांशी दीर्घकाळ संपर्क झाल्याने, डाऊन सिंड्रोम (Down Syndrome), क्लायनेफेल्टर सिंड्रोम (Klinefelter Syndrome), न्यूरोफायब्रोमेटॉसिससारख्या (Neurofibromatoses) जन्मजात जनुकीय दोषांमध्ये, फिलाडेल्फिया क्रोमोसोमसारख्या (Philadelphia Chromosome) जन्म झाल्यावर होणारे जनुकीय आजार असलेल्या व्यक्तींत ए.एल.एल. होण्याची शक्यता जास्त असते.

यामध्ये अपरिपक्व पांढऱ्या पेशी मगजामध्ये जमा होत राहतात आणि मूलपेशींना नष्ट करतात. या ल्युकेमियाच्या पेशी रक्तप्रवाहातून यकृत, प्लीहा, रसग्रंथी, मेंदू आणि अंडकोषात पोचतात. तिथे त्यांची वाढ आणि विभाजन वेगाने होत राहते. यामुळे मेंदूला तसेच मज्जारज्जूंच्या आवरणांना सूज येऊन मेनिनजायटीस होतो. तसेच रक्तातील लाल पेशींची संख्या कमी होऊन ॲनिमिया होतो. या रुग्णांमध्ये यकृत आणि मूत्रपिंडाचे कार्य कमी होऊन लिव्हर आणि किडनी फेल्युअर हे गंभीर आजार होतात.

२. **ॲक्युट मायलॉइड ल्युकेमिया (Acute Myeloid Leukemia ए.एम.एल.)** : रक्तातील पांढऱ्या पेशींपैकी लिम्फोसाइट्स सोडून अन्य प्रकारच्या पांढऱ्या पेशी, लाल रक्तपेशी, प्लेटलेट्स कॅन्सरग्रस्त झाल्यास मायलॉइड ल्युकेमिया (Myeloid Leukemial) होतो. जनुकीय कारणे, धूम्रपान, किरणोत्सर्ग, कर्करोगासाठी रेडीयेशन थेरपी काही रासायनिक पदार्थांशी दीर्घकाळ संपर्क यामुळे हा आजार होण्याची शक्यता असते.

३. **क्रॉनिक लिम्फोसायटिक ल्युकेमिया (Chronic Lyumphocytic Leukemia) (सी. एल.एल.)** : यामध्ये हा आजार दीर्घकाळ शरीरात असतो, पण त्याची लक्षणे बरीच वर्षे जाणवत नाहीत. त्यामुळे हा साधारणतः पन्नाशीच्या आसपास लक्षात येतो. या आजारात बी-लिम्फोसाईट्स या प्रकारच्या

पांढऱ्या पेशी रोगग्रस्त होतात. त्याच बरोबर तांबड्या रक्तपेशी आणि प्लेटलेट्सदेखील बाधित होतात. यामध्ये रुग्णाला सतत थकवा येतो आणि त्याच्या रसग्रंथी सुजलेल्या आढळतात. या आजाराचे त्याच्या तीव्रतेप्रमाणे शून्य ते चार असे पाच टप्पे असतात.

४. **क्रॉनिक मायलोसायटिक ल्युकेमिया** (Chronic Mylophocytic Leukemia) **(सी. एम.एल.)** : हा होण्याचे कारण या रुग्णात फिलाडेल्फिया क्रोमोसोम नावाची वेगळी रंगसूत्रे सापडतात. फिलाडेल्फिया रंगसूत्र हे टायरोसिन कायनेज नावाच्या एका वेगळ्या पाचकरसाची निर्मिती करते, त्यामुळे पांढऱ्या रक्तपेशी अमर्याद वाढतात.

कोणत्याही वयोगटातल्या आणि लिंगाच्या व्यक्तीला हा आजार होऊ शकतो. पण १० वर्षांपिक्षा लहान असलेल्या मुलांमध्ये हा आढळत नाही. हा आजार साधारणपणे ४० वर्षे वयाच्या प्रौढांमध्ये होतो. या आजारात रुग्णाला अनेक वर्षे काहीही त्रास होत नाही. मात्र त्याची पाणथरी मात्र आकाराने अमर्याद वाढलेली असते. कित्येकदा या लक्षणासाठी तपासण्या करताना या आजाराचे निदान होते.

सीएमएलमध्ये बाधित पांढऱ्या पेशी हाडाच्या मगजात निर्माण होतात, पण काही प्रमाणात त्या पाणथरी आणि यकृतातही वाढतात. ऑक्युट ल्युकेमियामध्ये अपरिपक्व पांढऱ्या रक्तपेशी फार मोठ्या प्रमाणात वाढतात, त्या उलट सीएमएलमध्ये सामान्य वाटणाऱ्या पांढऱ्या रक्तपेशी आणि प्लेटसलेटच्या संख्येतदेखील उल्लेखनीय वाढ होते. या आजारात ल्युकेमिया पेशी मगजामध्ये प्रवेश करतात आणि इतर रक्तप्रवाहात मिसळून जातात.

ल्युकेमियाची कारणे

या आजाराचे नेमके कारण अद्याप कळलेले नाही. मात्र संशोधनात आणि सर्वेक्षणात काही कारणे प्रामुख्याने आढळतात.

- जनुकीय प्राबल्य
- जन्मजात प्रतिकारशक्तीचा अभाव
- ह्युमन टी सेल ल्युकेमिया व्हायरस टाईप-१ आणि २ या विषाणूंचा संसर्ग
- ह्युमन इम्युनोडेफिशियन्सी व्हायरसचा संसर्ग
- किरणोत्सर्ग- अणूंपासून निघालेले किरण,
- क्ष-किरणांचा जास्त वापर
- काही प्रकारचे विषाणू
- बेन्झीनसारख्या रसायनांशी शारीरिक संपर्क
- स्तनाच्या, फुप्फुसाच्या आणि वृषणांच्या कर्करोगात वापरली जाणारी औषधे
- पर्यावरणातील काही घटक
- ऑक्युट मायलॉइड ल्युकेमिया होण्यासाठी फँकोनी ॲनिमिया हा धोक्याचा घटक मानला जातो.

लक्षणे

- वरचेवर जंतुसंसर्ग होणे, फ्लू, घसा दुखणे, टॉन्सिल्स सुजणे, खोकला, लांबणारा ताप असे आजार सतत होतात.
- रात्री खूप घाम सुटतो.
- दाताच्या हिरड्यांतून, नाकातून रक्तस्राव होतो.

प्राथमिक समस्यावर उपचार आवश्यक

ल्युकेमियाचे निदान झाल्यावर तो प्राथमिक स्वरूपात असताना त्यावर त्वरित उपचार करावे. ल्युकेमियाच्या पेशी शरीरातून नाहिशा करणे हा या उपचारांचा प्रमुख उद्देश असतो. त्यानंतर ल्युकेमिया पुन्हा उद्भवू नये यासाठी पुढचे उपचार केले जातात. याला कन्सॉलिडेशन किंवा मेंटेनन्स थेरपी म्हणतात.

सौम्य ल्युकेमिया उपचार करून बरा केला जाऊ शकतो, पण गंभीर स्वरूपाच्या ल्युकेमियावर उपचार करून पूर्णपणे बरा करता येत नाही, मात्र उपचाराने कर्करोगाची लक्षणे नियंत्रणात आणली जातात. त्या लक्षणांचे व्यवस्थापन केले जाते. गंभीर स्वरूपाचा ल्युकेमिया असलेल्या काही रुग्णांवर स्टेम सेल प्रत्यारोपण करता येऊ शकते. त्यामुळे कदाचित ल्युकेमिया पूर्ण बरा होऊ शकतो.

- शरीरात जागोजागी अवधाणाच्या कठीण, घट्ट, पण न दुखणाऱ्या गाठी येतात.
- **ॲनिमिया :** रक्तातील हिमोग्लोबिनचे प्रमाण कमी होते, चेहरा पांढरका दिसू लागतो. सतत थकवा येतो आणि थोड्याशा कष्टाने दम लागतो.
- **पाणथरीची वाढ :** पोटात डाव्या बरगडीखाली असणारी पाणथरी वाढून कधीकधी पोट दुखते. ही पाणथरी वाढून कधीकधी बेंबीपर्यंत किंवा त्याखालपर्यंत येते.
- **हाडे दुखत राहतात :** मुलांमध्ये वजन न वाढणे, वाढ कमी होणे हे दोष आढळू शकतात.

निदान

१. रुग्णाचा वैयक्तिक आणि कौटुंबिक आजारांचा इतिहास

२. डॉक्टरांच्या तपासणीत पोटामध्ये पाणथरी आणि यकृताच्या आकाराची वाढ झालेली आढळणे.

३. हिमोग्रॅम या रक्ततपासणीत पांढऱ्या पेशींची संख्या अमर्याद वाढलेली आढळणे.

४. सूक्ष्मदर्शक यंत्राखाली केलेल्या रक्त तपासणीत ॲक्युट मायलॉइड ल्युकेमियामध्ये ओअर रॉड्स नावाचे घटक आढळतात. तर ॲक्युट लिम्फोसायटिक ल्युकेमिया आणि ॲक्युट मायलॉइड ल्युकेमियामध्ये ब्लास्टसेल्स नावाच्या पेशी दिसून येतात.

५. **बोन मॅरो बायॉप्सी :** रक्ततपासणीतील निष्कर्ष बोन मॅरो बायॉप्सी करून पक्का होऊ शकतो. कमरेच्या हाडातील बोन मॅरोचा नमुना घेतला जातो. हाडाच्या त्या भागाला इंजेक्शनद्वारे बधीर केले जाते. एक विशिष्ट सुई त्या हाडामध्ये टोचून मगजाचा नमुना घेतला जातो. ल्युकेमियाच्या पेशींकडून काही पेशींच्या पृष्ठभागांवरील एक भाग जनुकीय बदल किंवा इतर परिणाम पाहण्यासाठी बोन मॅरोचा नमुना प्रयोगशाळेत पाठवण्यात येतो. या चाचण्यांच्या निष्कर्षावरून ल्युकेमियाचे निश्चित वर्गीकरण करता येते.

६. **जनुकीय चाचण्या (सायटोजेनिक टेस्टिंग) :** यामध्ये सर्व रंगसूत्रांचे कॅरिओटायपिंग किंवा फ्लुरोसन्स तंत्राद्वारे विश्लेषण केले जाते. यामध्ये फिलाडेल्फिया क्रोमोसोम (बीसीआर-एबीएल-१ फ्युजन जीन) शोधला जातो. त्यामुळे सीएमएल ल्युकेमियाचे निदान होऊ शकते. या जनुकीय चाचण्यांमध्ये जनुकांमधील इतर बदल लक्षात आल्यास त्या त्या ल्युकेमियाचे आणखी उपप्रकार ध्यानात येतात. यामुळे रुग्णाचे निदान आणि उपचार अधिक चांगल्या प्रकारे होऊ शकतात.

७. **फ्लो सायटोमेट्री (Flow Cytometry) व इम्युनोफिनोटायपिंग (Immunophenotyping):** यात रुग्णाच्या रक्तातील आणि बोन मॅरो बायॉप्सीमधील पेशींवर विशेष मार्कर वापरून त्यांचे परीक्षण

केले जाते.

८. **मॉलिक्युलर टेस्टिंग** : यामध्ये पॉलिमरेज चेन रीऑक्शन तंत्र वापरून पेशींमधील डीएनए पातळीवरील बदल तपासले जातात.

उपचार

ल्युकेमियावर उपचार करण्यासाठी विविध प्रकारच्या पद्धती उपलब्ध आहेत. ल्युकेमियाचा प्रकार, रुग्णाचे वय, प्रकृती आणि ल्युकेमियाच्या पेशी मेंदूतील द्रावामध्ये (सेरेब्रोस्पायनल फ्लुइड) पसरल्या आहेत की नाही यावर उपचार पद्धत अवलंबून असते. रुग्णाच्या चाचण्यात आढळलेले ल्युकेमियाच्या पेशींचे जनुकीय बदल आणि विशेष गुणधर्म यावरूनही कोणत्या प्रकारचे उपचार सर्वांत परिणामकारक ठरतील, हे समजू शकते. ल्युकेमियाच्या उपचारांमध्ये केमोथेरपी (ल्युकेमियासाठी परिणामकारक ठरणारी उपचार पद्धत आहे), रेडिएशन थेरपी, बायोलॉजिकल थेरपी, टारगेटेड थेरपी आणि स्टेम सेल प्रत्यारोपण या उपचार पद्धतींचा समावेश आहे. या उपचारपद्धती संयुक्तपणेही वापरल्या जाऊ शकतात.

- **केमोथेरपी** : या पद्धतीमध्ये ल्युकेमिया किंवा इतर कर्करोगाच्या वेगाने विभाजित होणाऱ्या पेशी नष्ट केल्या जातात. हे उपचार तोंडावाटे दिल्या जाणाऱ्या गोळ्यांच्या स्वरूपात असतात. तसेच कॅथेटर किंवा सलाईनद्वारे थेट रक्तात देण्यात येतात.

- **बायोलॉजिकल थेरपी** : यात ॲबनॉर्मल पेशींना ओळखण्यासाठी शरीरातील रोग प्रतिकारशक्ती राबवणाऱ्या यंत्रणेला मदत केली जाते. या पेशी शोधल्या गेल्यावर त्यांच्यावर आक्रमण करून त्या नष्ट केल्या जातात. विविध प्रकारच्या कर्करोगांवरील बायोलॉजिकल थेरपींमध्ये मोनोक्लोनल अँटिबॉडी, ट्युमर लशी किंवा सायटोकाइन्स (प्रतिकारक्षमता नियंत्रित करण्यासाठी शरीरात निर्माण होणारा स्राव) यांचा वापर केला जातो.

- **टारगेटेड थेरपी** : यामध्ये औषधे वेगाने वाढणाऱ्या कर्करोगाच्या सगळ्या पेशींना नष्ट करत नाहीत, पण त्या पेशीच्या गुणधर्मांमध्ये हस्तक्षेप करतात. त्यामुळे केमोथेरपीच्या तुलनेत टारगेटेड थेरपीमध्ये नॉर्मल पेशींचे नुकसान कमी प्रमाणात होते. टारगेटेड थेरपीमध्ये टारगेटेड पेशींना नष्ट न करता, कर्करोग पसरवणाऱ्या विशिष्ट रेणूंमध्ये हस्तक्षेप करून त्यांची वाढ थांबवली जाते.

- **रेडिएशन थेरपी** : या पद्धतीत उच्च पातळीवरील रेडिएशन्स लहरी टारगेट पेशींवर सोडण्यात येतात. मेंदूपर्यंत पसरलेल्या ल्युकेमियावर उपचार करण्यासाठी किंवा ल्युकेमियाच्या पेशी पाणथरी किंवा शरीरात ज्या ठिकाणी जमा झालेल्या आहेत त्या भागाला लक्ष्य करण्यासाठी वापरल्या जातात.

- **स्टेमसेल थेरपी** : स्टेम सेल किंवा मूलपेशी प्रत्यारोपणात केमोथेरपी अथवा रेडिशनचे हाय डोस देऊन किंवा दोन्ही पद्धती वापरून ल्युकेमियाच्या पेशी आणि नॉर्मल बोन मॅरो नष्ट केला जातो. त्यानंतर रुग्णाच्या रक्तवाहिनीमध्ये सलाईन दिल्याप्रमाणे मूलपेशींचा पुरवठा केला जातो. या मूलपेशी बोन मॅरोपर्यंत पोहोचतात आणि नव्या रक्तपेशी निर्माण करण्यास सुरुवात करतात. या मूलपेशी रुग्णाच्या किंवा दात्याच्या असू शकतात.

लिम्फोमा (Lymphoma)

लिम्फोमा हादेखील एक प्रकारचा रक्ताचा कर्करोग असतो. हा आजार आपल्या शरीरातील रसग्रंथी लिम्फ नोडस (Lymph Nodes) आणि रस वाहिन्यांशी (लिम्फॅटिक्स) तसेच या संस्थेशी संबंधित असलेल्या टॉन्सिल्स,

पाणथरी, थायमस अशा शरीरातील अवयवांशी संबंधित आहे. रक्तवाहिन्यांप्रमाणेच रसवाहिन्यांचे जाळे शरीरभर पसरलेले असते. या रसवाहिन्या शरीरातील अनेक रसग्रंथींना जोडतात. मानवी शरीरात एक ते दीड सेंमी आकाराच्या सुमारे ७०० रसग्रंथी असतात. शरीरातील टाकाऊ पदार्थ बाहेर उत्सर्जित करण्यासाठी त्या वापरल्या जातात. त्याचप्रमाणे त्यात लिम्फोसाईट्स प्रकारच्या पांढऱ्या रक्तपेशी बनवल्या व साठविल्या जातात. ए आणि बी अशा दोन प्रकारच्या लिम्फोसाईट्स आणि रीड्स स्टेनबर्ग सेल्स असा आणखी एक प्रकार यामध्ये असतो. शरीरावर जेव्हा रोगजंतूंचे आक्रमण होते त्यावेळेस या पेशी त्यांचा प्रतिकार करून रोगजंतूंना नष्ट करतात. यामध्ये नष्ट झालेल्या पांढऱ्या पेशी आणि रोगजंतू या संस्थेद्वारे नष्ट केल्या जातात. शरीरातल्या या लिम्फॅटिक संस्थेला कर्करोगाने ग्रासले जाते तेव्हा त्याला लिम्फोमा म्हणतात. यात लिम्फोसाईट्सची संख्या अमर्याद वाढते आणि रसग्रंथी आकाराने खूप मोठ्या होतात. साधारणपणे ८५ टक्के लिम्फोमा बी-लिम्फोसाईट्समध्ये आढळतो. लिम्फोमामध्ये जेव्हा रीड्स स्टेनबर्ग सेल्स (Reed - Sternberg cells) बाधित होतात त्यांना हॉजकिन्स लिम्फोमा म्हणतात. तर त्या न आढळणाऱ्या लिम्फोमांना नॉन हॉजकिन्स लिम्फोमा (Hodgkin Lymphoma) म्हणतात.

मायलोमा (Myeloma)

रक्तामध्ये पांढऱ्या, तांबड्या रक्तपेशी, प्लेटलेट्स वगळता प्लाझ्मा हा एक घटक असतो. शरीराच्या रोग प्रतिकारक शक्ती प्रणालीचा तो एक महत्त्वाचा भाग असतो. याचीदेखील निर्मिती मगजामध्ये होते. या घटकाला जेव्हा कर्करोग होतो त्याला मायलोमा म्हणतात. यामध्ये मगजात या पेशींची संख्या एवढी वाढते की त्याचा पांढऱ्या व तांबड्या रक्तपेशींच्या निर्मितीवर परिणाम होतो. परिणामतः शरीरावर गंभीर परिणाम होतात. आधुनिक जीवनशैलीत आण्विक किरणोत्सर्ग, रासायनिक पदार्थांचा संपर्क यामुळे रक्ताच्या कर्करोगाच्या रुग्णांची संख्या वाढली आहे. परंतु आधुनिक निदान शास्त्र आणि नवनवे उपचार यामुळे त्यातून बऱ्या होणाऱ्या रुग्णांची संख्याही वाढत चालली आहे. रक्ताचा कर्करोग हा जीवघेणा वाटतो; परंतु वेळेवर निदान आणि योग्य इलाज करून तो पूर्णपणे बरा करता येऊ शकतो. यावरील उपचार खर्चिक असले तरी सरकारी किंवा निमसरकारी संस्था यांच्या मदतीमुळे रुग्णांना निश्चितच दिलासा मिळू शकतो.

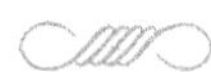

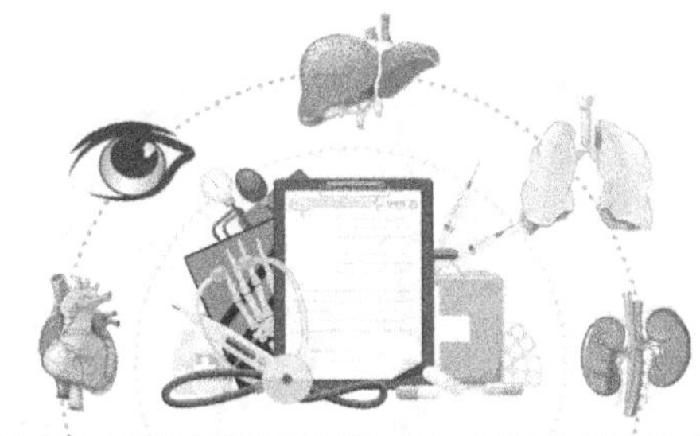

पचनसंस्था

शरीरातली पचनसंस्था ही शरीरातील अनेक अवयवांची बनलेली आहे. या संस्थेमुळे खाल्लेल्या अन्नाचे पोषकद्रव्यांमध्ये रूपांतर होते. या प्रक्रियेला पचन म्हणतात. ही पोषकद्रव्ये शरीराची वाढ व चलनवलन यांसाठी उपयोगी पडतात.

माणसाच्या पचनसंस्थेत पुढील अवयव असतात

तोंड, घसा, अन्ननलिका, जठर, स्वादुपिंड, यकृत, पित्ताशय, लहान आतडे, मोठे आतडे, गुदाशय व गुद्द्वार.

पचनसंस्थेतील इंद्रियांची रचना व कार्ये

- **दात :** अन्नपचनाची सुरुवात मुख्यतः दातांपासून होते. दात अन्नाला चावून चावून बारीक करत असतात. दातावर कठीण पदार्थांचे आवरण असते. त्याला एनॅमल म्हणतात. एनॅमल हे कॅल्शियमच्या क्षारांपासून बनलेले असते. त्यामुळे आपल्या दातांचे बाहेरील आवरण हे कठीण असते आणि आपल्याला अन्नाला बारीक तुकड्यात तोडून गिळंकृत करायला मदत होते.

- **तोंड :** तोंडात अन्नाचा घास घेतल्यापासून त्याच्या पचनक्रियेला सुरुवात होते. तोंडातील दातांनी घास चावले जातात व त्याचे बारीक तुकड्यात रूपांतर होते. यात टायलीन नावाचा पाचकरस असतो. तो पिष्टमय पदार्थांचे विघटन करून माल्टोजमध्ये त्याचे रूपांतर करतो.

- **लाळग्रंथी :** कानशिलाजवळ आणि घशाजवळ जिभेखाली असलेल्या वेगवेगळ्या ग्रंथीमध्ये लाळ तयार होत असते. निर्मित झालेली ही लाळ नलिकेच्या माध्यमातून तोंडात येते आणि अन्न चावण्याची क्रिया सुरू असताना त्यात लाळसुद्धा मिसळली जाते. आपण खात असलेले अन्न हे स्थायी रूपात असते आणि त्याला पुढे अन्ननलिकेतून प्रवास हा करायचा असतो. त्यामुळे त्याला सुलभ करण्यासाठी व आपल्या दातांमध्ये अडकलेले अन्नाचे कण काढण्यासाठी ही लाळ उपयोगी पडते.

- **ग्रसनी/ घसा :** अन्ननलिकेसोबत श्वसननलिकेचे तोंडदेखील घशात म्हणजेच ग्रसानीत उघडते.

- **ग्रासिका/अन्ननलिका :** ग्रासिका ही नळी घशापासून सुरू होऊन ती जठरापर्यंत जाते. या पूर्ण नलिकेत ते अन्न पुढे ढकलण्याचे काम हे ग्रासिका करते.

- **यकृत (लिव्हर) :** यकृत ही मनुष्याच्या शरीरातील सर्वांत मोठी ग्रंथी म्हणून ओळखली जाते. यकृताला शरीरात भरपूर रक्तपुरवठा करावा लागतो. यकृताचे महत्त्वाचे कार्य म्हणजे शरीरात ग्लुकोजचा साठा करणे हे आहे. ग्लुकोज हे ऊर्जेचे स्रोत आहेत. आपण जे अन्न खातो, त्याचे ऊर्जेत रूपांतर होते. त्या ऊर्जेच्या कणांना ग्लुकोज म्हटले जाते.

यकृताच्या खालच्या बाजूस पित्ताशय आहे, ज्यामध्ये यकृताचे कार्य सुरू असताना एक पित्तरस स्रवला जातो, तो साठवला जातो. हाच पित्तरस पुढे लहान आतड्यामध्ये आपल्या अन्नाचे पचन सुलभ करण्यास मदत

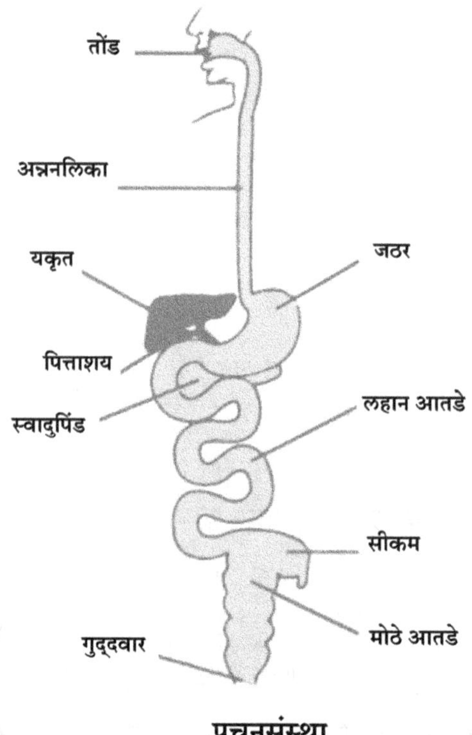

पचनसंस्था

करत असतो. पित्तरसात क्षार असल्याने स्निग्ध पदार्थांचे (fats) पचन होण्यास मदत होते.

- **स्वादुपिंड (पॅनक्रियाज) :** स्वादुपिंडातून स्वादुरस स्रवतो. याच स्वादुपिंडात विकरे म्हणजेच एन्झाइम्स असतात. हे Enzyms एक प्रकारे उत्प्रेरकाचे कार्य करतात. उत्प्रेरक म्हणजे Catalyst होय. शरीरात घडणाऱ्या क्रियांना वेग देण्याचे काम ही उत्प्रेरके करत असतात, परंतु त्या रासायनिक क्रियेत ही उत्प्रेरके सहभाग घेत नाहीत.
- **ट्रिप्सिन :** प्रथिनांचे रूपांतर अमिनो आम्लात करणे.
- **लायपेज :** मेदाचे रूपांतर मेदाम्ल व ग्लिसरॉलमध्ये करणे.
- **अमायलेज :** पिष्टमय पदार्थांचे रूपांतर शर्करेत करणे.
- **जठर (स्टमक) :** अन्ननलिकेच्या सर्वात मोठ्या पिशवीसारख्या दिसणाऱ्या भागाला जठर असे म्हणतात. जठरातील जठरग्रंथी या जठररस स्रवतात. जठरात येणारे अन्न हे घुसळले जाते म्हणजे आपण ज्याप्रमाणे दह्यापासून लोणी काढण्यासाठी रवीच्या साहाय्याने दही घुसळतो, त्याप्रमाणे जठरात पुढील अन्नपचनासाठी ते घुसळले जाते.

अन्न घुसळत असताना त्यात हायड्रोक्लोरिक आम्ल, पेप्सीन आणि म्युकस हे तीन जठर रस मिसळले जातात. हे करताना आता अन्नाला आम्लधर्मी बनवले जाते. जठरात अन्नातील प्रथिनांचे विघटन होते. आपण गिळंकृत केलेल्या अन्नातील जे अन्न घुसळून आम्लधर्मी बनलेले आहे, ते पुढे लहान आतड्यांमध्ये हळूहळू पुढे ढकलले जाते.

- **हायड्रोक्लोरिक आम्ल** : अन्नाला आम्लधर्मी बनवणे.
- **पेप्सीन** : प्रथिनांचे विघटन करणे. (पेप्सीनचे कार्य होण्यासाठी अन्नाला आम्लधर्मी असणे गरजेचे असते.)
- **म्युकस** : हायड्रोक्लोरिक आम्ल हे खूप घातक असूनदेखील आपल्या जठराला काहीही इजा पोहोचवत नाही याचे कारण म्हणजे म्युकस होय. जेव्हा हायड्रोक्लोरिक आम्लाची अन्नासोबत क्रिया घडणार असते तेव्हा म्युकस जठराच्या भिंतीना संरक्षण देते.
- **लहान आतडे** : अन्नाचे पचन व शोषण हे प्रामुख्याने लहान आतड्यांमध्ये होत असते. लहान आतड्यांची लांबी ही सुमारे सहा मीटर इतकी असते. अन्नपचनातून मिळालेले पोषक घटक हे रक्तात शोषण्याचे काम हे लहान आतड्यांमध्ये घडते. लहान आतड्यांमध्येदेखील तीन पाचकरस अन्नात मिसळले जातात.
- **आंत्ररस** : प्रथिनांचे अमिनो आम्लात रूपांतर करणे. पिष्टमय पदार्थांचे ग्लुकोजमध्ये रूपांतर करण्याचे काम हे द्रव्य करते.
- **मोठे आतडे** : नावाने जरी मोठे असले तरीदेखील हे आतडे लहान आतड्यापेक्षा लांबीला कमी असते. मोठ्या आतड्याची लांबी ही सुमारे १.५ मीटर इतकी असते. या आतड्यामध्ये फक्त पाण्याचे शोषण होत असते. लहान आतड्यामध्ये अन्नाचे पचन झाल्यानंतर जे अन्न पचले नाही किंवा पचलेल्या अन्नातील उरलेला घनभाग हा मोठ्या आतड्यांमध्ये येतो.

पचनक्रियेनंतर उरलेले पदार्थ हे गुदद्वाराद्वारे शरीराबाहेर टाकले जातात.

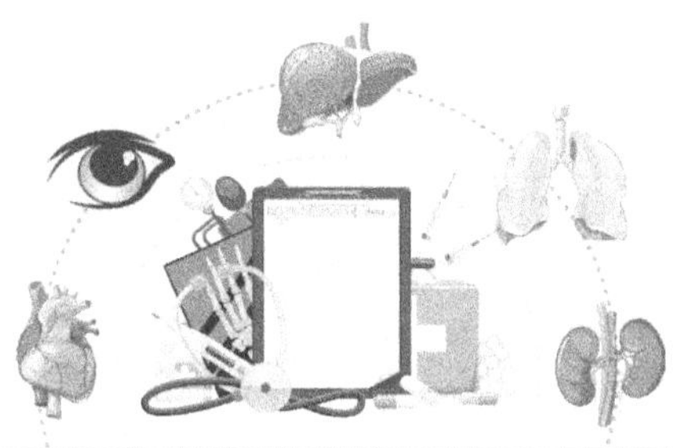

जठर- पचनसंस्थेचे शक्तिगृह

'आधी पोटोबा मग विठोबा', 'कशासाठी? पोटासाठी, खंडाळ्याच्या घाटासाठी', 'पापी पेट का सवाल है', 'हातावर पोट असणे'; पोट या संकल्पनेवर अशा असंख्य म्हणी आणि वाक्प्रचार आपण वाचत आणि ऐकत असतो. व्याकरणाच्या दृष्टीने केवळ दोन अक्षरे आणि तीन मात्रा असलेल्या पोट या शब्दाचे महत्त्व पंचखंडात व्यापलेले आहे. परमेश्वर जसा अनादी आणि अनंत आहे, तसेच पोट पण अनादी काळापासून माणसांची सोबत करत आहे आणि ती अनंतकाळ सुरूच राहील.

अनेकदा वाटते की पोटाचे महत्त्व लक्षात घेऊनच गणेशाला लंबोदर किंवा मोठ्या पोटाची देवता बनवले गेले असावे. आकाराने तशा लहान असणाऱ्या या अवयवाने, पृथ्वीवरच्या तमाम प्राण्यांच्या आयुष्यात महाकाय प्रश्न निर्माण केले आहेत. पोट नसते तर जग कितीतरी साधे, सरळ आणि समस्यारहीत झाले असते.

पोट म्हणजे वैद्यकीयदृष्ट्या जठर. हा अन्न पचवणारा एक मांसल अवयव पचनसंस्थेच्या मार्गाचा प्रमुख हिस्सा असतो. आपण घेतलेल्या अन्नाला घुसळून एकजीव करणे, त्यातील प्रथिने पचवणे आणि एकसंध झालेले अन्न पुढे लहान आतड्यात ढकलणे हे याचे कार्य असते. त्यामुळे याला पचनसंस्थेचे शक्तिगृह किंवा पॉवरहाउस म्हटले जाते.

पोट हा इंग्रजी 'जे' आकाराचा अवयव असून तो अन्न पचवतो. त्यात काही पाचक रस आणि जठराम्ल (गॅस्ट्रिक ॲसिड) तयार केली जातात. या दोन्हीच्या मिश्रणाने अन्नातील प्रथिनांचे विघटन होऊन त्यांचे पचन आणि अभिशोषण होते. त्यानंतर लहान आतड्यात सोडले जाते.

जठर हा पचनसंस्थेच्या मार्गातील महत्त्वाचा भाग असतो. पचनसंस्थेचा मार्ग ही एक लांबलचक नलिका असते, जी तोंडापासून सुरू होऊन गुदद्वारापाशी संपते.

जठराचे कार्य

जठराची तीन मुख्य कार्ये असतात.
- काही काळ अन्न साठवणे.
- जठराचे आकुंचन-प्रसरण होऊन अन्न घुसळले जाते, त्याचे विघटन होते. अन्नातील घन पदार्थ आणि पातळ पदार्थ एकत्रित होतात आणि जठरातील पाचक रस आणि आम्ल हे सर्व एकत्रितपणे मिसळले जातात.
- पाचक रस आणि आणि इतर विशेष पेशी तयार करणे. त्यांच्याद्वारे अन्नपचनाचा जठरातील टप्पा कार्यान्वित करणे.

पचनसंस्थेतील प्रत्येक अवयव आहारातील घन आणि द्रव पदार्थांचे विघटन करतो, विविध अवयवांतून स्रावणाऱ्या पाचक रसांनी त्यातील ठरावीक अन्नघटकांचे पचन होते आणि पचनसंस्थेच्या पुढील अवयवात पाठवले जाते. पचनप्रक्रियेमध्ये, पोषक तत्त्वे आणि पाणी शोषून घेतले जाते. शेवटी उरलेले टाकाऊ पदार्थ मोठ्या आतड्यातून उत्सर्जित केले जातात.

शरीरातील पचनसंस्थेचे अवयवांनुसार टप्पे

- **तोंड :** अन्न चघळणे आणि गिळणे हे मुख्य कार्य असते. जिभेद्वारे अन्न घशात ढकलले जाते. या वेळेस एपिग्लॉटिस हा घशातील अवयव श्वासनलिकेला आच्छादित करतो. त्यामुळे अन्न घशातून श्वासनलिकेत जाण्यापासून रोखले जाते आणि फक्त अन्ननलिकेतच जाते.

- **अन्ननलिका :** या पोकळ नळीतून घशातून आलेले अन्न पुढे जाते. अन्ननलिकेच्या शेवटाशी 'स्फिंक्टर' नावाची अंगठीच्या आकाराची स्नायूने बनलेली झडप असते. अन्न येण्यापूर्वी ती आकुंचन पावलेल्या स्थितीत असते आणि अन्न जाताना ती सैल होते. परिणामतः अन्न जठरात प्रवेश करते.

- **जठर :** जठर पाचक रस तयार करते आणि अन्नाचे विघटन करते. लहान आतड्यात अन्न जाईपर्यंत जठरात ते अन्न तीन तास घुसळले जाते. अन्नातील घनपदार्थ आणि द्रवपदार्थ पाचकरसांबरोबर एकजीव होऊन पचनक्रिया होते.

- **लहान आतडे :** जठरात एकजीव झालेले अन्न, लहान आतड्यामध्ये यकृत आणि स्वादुपिंडातील पाचक रसांमध्ये मिसळते. लहान आतड्याच्या बाह्य भिंतींमधून अन्नातील पोषक द्रव्ये आणि पाणी शोषून घेतले जाते आणि टाकाऊ पदार्थ मोठ्या आतड्यात सोडले जातात.

- **मोठे आतडे :** टाकाऊ पदार्थांचे विष्ठेमध्ये रूपांतर केले जाऊन ते मलाच्या स्वरूपात गुदाशयात ढकलले जाते.

- **गुदाशय :** गुदाशय हा तुमच्या मोठ्या आतड्याचा शेवटचा भाग असतो. आतड्याची हालचाल होऊन शौच विसर्जनाची भावना होईपर्यंत त्यात विष्ठा साचवली जाते. भावना झाल्यावर विष्ठा शरीराबाहेर ढकलली जाते.

जठराची रचना

जठर शरीराच्या डाव्या बाजूला आणि पोटाच्या वरच्या भागात असते. त्याचा सुरुवातीचा भाग अन्ननलिकेच्या अखेरीस असलेल्या झडपेला जोडलेला असतो. जठराच्या शेवटी ते ड्युओडेनम या लहान आतड्याचा सुरुवातीच्या भागाला जोडलेले असते.

व्यक्तीनुसार जठराचा आकार बदलतो. पोट भरले की ते विस्तारते आणि रिकामे असताना ते आकुंचित होते. घेतलेल्या आहाराच्या व्याप्तीप्रमाणे जठराचा आकार बदलू शकतो.

विभाग : रचनात्मकदृष्ट्या जठराचे पाच वेगळे विभाग असतात.

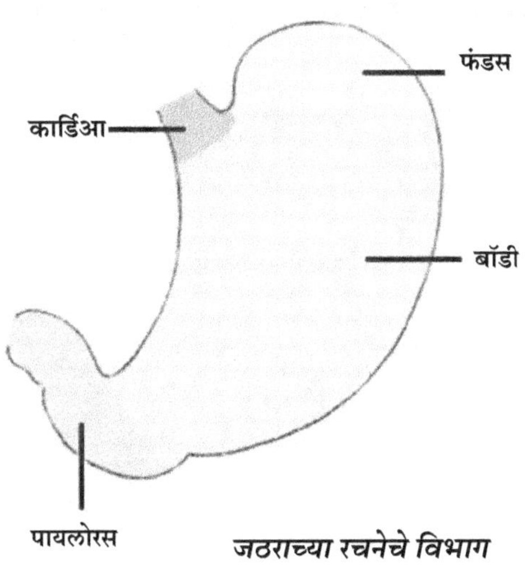

जठराच्या रचनेचे विभाग

- **कार्डिआ :** जठराचा हा सुरुवातीचा भाग असतो. आत आलेले अन्न उलट्या दिशेने अन्ननलिकेत जाऊ नये म्हणून तिथे कार्डिऑक स्फिंक्टर नावाची झडप असते.
- **फंडस :** कार्डिआच्या पुढे असलेला जठराचा हा गोलाकार भाग असतो. छातीची पोकळी आणि पोटाची पोकळी यांना विभागणाऱ्या विभाजक पडद्याच्या, म्हणजे श्वासपटलाच्या खाली असतो.
- **कॉर्पस :** हा जठराचा सर्वात मोठा भाग असतो. अन्नपचनासाठी आवश्यक असणारी आकुंचन-प्रसरण क्रिया यामध्ये होऊन अन्नपदार्थ घुसळले जातात आणि एकजीव होतात.
- **एंट्रम :** फंडसच्या खालील भागाला एंट्रम म्हणतात. जठरातून पचन होत असलेले अन्न लहान आतड्यात सोडण्यापूर्वी ते एन्ट्रममध्ये धरून ठेवले जाते.
- **पायलोरस :** हा जठराचा शेवटचा भाग असतो. यात पायलोरिक स्फिंक्टर ही झडप असते. विशेष पेशीसमूहाने बनलेल्या या छोट्या गोलाकार झडपेद्वारे, जठरात पचन झालेले अन्न त्यावरील पुढील कार्यवाहीसाठी लहान आतड्यात सोडले जाते.

जठराची अंतर्रचना

स्नायू आणि इतर ऊर्तींनी जठराच्या अंतर्रचनेत विविध स्तर बनलेले आढळतात.

- **म्युकोझा (श्लेष्मल स्तर) :** हे जठराच्या आतील अस्तर असते. जठर रिकामे असताना म्युकोझाला छोट्या घड्या किंवा वळकट्या (रुगी) पडलेल्या असतात. अन्ननलिकेतून अन्नपदार्थ किंवा द्रवपदार्थ आल्यावर म्युकोझाच्या या घड्या उलगडतात, त्यांच्या कडा सपाट होतात आणि जठराचे आकारमान विस्तृत होऊ लागते.
- **सबम्युकोझा :** यात संयोजी ऊतक (कनेक्टिव्ह टिशू), रक्तवाहिन्या, रसवाहिन्या आणि मज्जातंतू असतात. सबम्युकोझावरती म्युकोझाचे आवरण असते आणि त्यामुळे ते संरक्षित होते.
- **मस्कुलॅरिस एक्स्टर्ना :** हा जठराचा प्राथमिक स्नायू असतो. त्यात तीन स्तर असतात. ते आकुंचन-प्रसरण पावून जठरात अन्न घुसळतात आणि अन्नाचे विघटन करतात.
- **सीरोझा :** हे बाह्यआवरण जठराला बाहेरून संपूर्णपणे आच्छादून घेते.

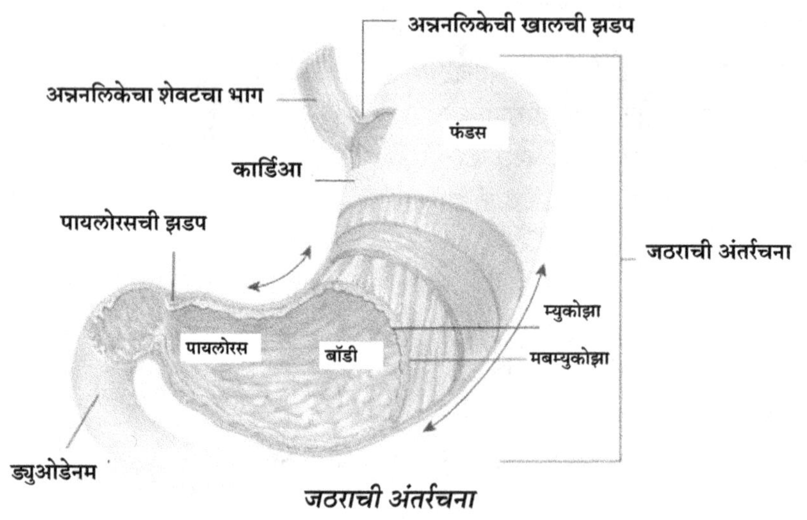

जठराची अंतर्रचना

गॅस्ट्रिक ॲसिड-जठरातील आम्ल

जठरासंबंधी आम्ल, जठराच्या अस्तरात तयार होणारा पाचक द्रव असतो. अत्यंत तीव्र अशा जठराम्लाचा रासायनिक पीएच १ ते ३च्या दरम्यान असतो. गॅस्ट्रिक ॲसिड जठरातील पाचक रसांना सक्रिय करून प्रथिनांच्या पचनामध्ये महत्त्वाची भूमिका बजावते. या पचनात प्रथिनांमधील मूळ घटक असलेल्या अमीनो ॲसिडच्या लांब साखळ्या तोडून ते पचनाला आणि शरीरात शोषल्या जाण्यास योग्य बनवल्या जातात.

हायड्रोक्लोरिक ॲसिड जठरातील आम्लाचा मुख्य घटक असतो. जठराच्या अस्तरातून नैसर्गिकरीत्या हे आम्ल स्त्रवत असते. हा स्त्राव हार्मोन्स आणि मज्जासंस्थेद्वारे नियंत्रित केला जातो. खाल्लेले अन्न पचवण्यास मदत करणे, हे जठराचे कार्य करण्यासाठी हे ॲसिड उपयुक्त असते. परंतु काही जंतुसंसर्ग आणि शारीरिक स्थितीमुळे जठरात जास्त ॲसिड तयार होते. त्यामुळे अनेक त्रासदायक आजार उद्भवतात.

जठरातील गॅस्ट्रिक ॲसिडच्या सूक्ष्म अंतर्वाहिन्यात या आम्लाची तीव्रता १६० मिनिमोलपर्यंत (मिनिमोल हे द्रावातील घटक मोजण्याचे परिमाण आहे.) तीव्र असते. ही घनता रक्तवाहिनीतील रक्ताच्या सुमारे ३० लक्ष पट असते. मात्र इतर शारीरिक द्रवांच्या तुलनेत ती समस्थानिक असते. जठरात स्त्रवणाऱ्या ॲसिडची सर्वात कमी पीएच ०.८ इतकी तीव्र असते. परंतु ॲसिड जठराच्या पोकळीत १ ते ३ च्या दरम्यान पीएचपर्यंत सौम्य केले जाते.

जठरातील पाचक रस

अन्नपचनासाठी उपयुक्त असलेले विविध पाचक रस जठराप्रमाणे तोंडातील लाळग्रंथी, स्वादुपिंड, यकृत आणि लहान आतड्यांमधूनदेखील स्त्रवतात. यातील काही पाचक रसांची कार्ये एकमेकांसारखीच असतात, परंतु कार्यक्षम पचनासाठी आणि अन्नातील पोषक घटकांच्या शोषणासाठी पचनमार्गाच्या प्रत्येक भागातील पाचकरस आवश्यक आणि महत्त्वाचे असतात. या पाचकरसांमध्ये दोष किंवा कमतरता निर्माण झाल्यास अन्नपचन आणि शरीराचे पोषण या दोहोंवर परिणाम दिसून येतात.

- **जठरातील ग्रंथी** : जठराच्या कडांमध्ये वेगवेगळ्या ठिकाणी असलेल्या ग्रंथी वेगवेगळे स्त्राव निर्माण करतात.
- **कार्डिया ग्रंथी** : प्रामुख्याने म्युकस (श्लेष्म) हा शेंबडासारखा घट्ट द्राव.
- **फंडिक ग्रंथी (ऑक्सिंटिक ग्रंथी)** : पेप्सिनोजेन, इंट्रिन्झिक फॅक्टर (आंतरिक घटक) आणि गॅस्ट्रिक ॲसिड.
- **पायलोरिक ग्रंथी** : गॅस्ट्रिन.

जठरात दोन प्रकारच्या विशेष पेशी असतात. मुख्य पेशी (चीफ सेल्स) आणि परायटल पेशी. त्यातील मुख्य पेशीमधून पेप्सिन हा पाचक रस स्त्रवतो, तर परायटल पेशीमधून गॅस्ट्रिक ॲसिड आणि इंट्रिन्झिक घटक स्त्रवतात.

- **जठरातील पाचक रस** : जरी गॅस्ट्रिक ॲसिड जठराच्या कडांमधून स्त्रवत असले, तरी त्याला पाचक रस मानले जात नाही. ॲसिडमुळे कोणताही प्रतिरोध न होता, अन्नातील अन्नघटकांचे विघटन होते. जठरातील अस्तरामधून श्लेष्म स्त्रवते. या श्लेष्माचे मुख्य कार्य म्हणजे जठराच्या आतील कडांचे आणि अस्तरांचे संरक्षण करणे. गॅस्ट्रिन हा हार्मोन पायलोरिक ग्रंथींमधून स्त्रवतो. गॅस्ट्रिक ॲसिड, श्लेष्म आणि गॅस्ट्रिन हे पाचक रस नसतात, पण जठरातील पाचक रसांच्या कार्यात मदत करतात.

जठरामधील पेप्सिन हा पाचक रस पेप्सिनोजेन या निष्क्रिय स्वरूपात पोटाच्या भिंतीतील मुख्य पेशींद्वारे स्त्रावित होतो. जठरातील ॲसिडच्या क्रियेने पेप्सिनोजेनचे पेप्सिनमध्ये रूपांतर होते. पेप्सिनद्वारे मोठ्या

साखळ्यांच्या स्वरूपात असलेल्या प्रथिनांचे (पॉलीपेप्टाइड्स), छोट्या व्याप्तीच्या प्रथिनांमध्ये (डायपेप्टाइड्स आणि पेप्टाइड्स) रुपांतर होते.

आम्ल वातावरणात पेप्सिन जास्त सक्रिय असते. ते निष्क्रिय स्वरूपात स्रावित होते. जठराचे आतील स्तरदेखील प्रथिनांनीच बनलेले असतात. मात्र अस्तरामधील श्लेष्मामुळे पेप्सीन किंवा ॲसिड त्याचे विघटन करू शकत नाही. अन्नामधून बाधित करणारे काही जीवाणू जठरातील ॲसिड आणि पेप्सिनयोगे नष्ट होतात.

- **जठरातील पाचक रसांचे कार्य :** आहारातील अन्नघटकांचे सोप्या पोषक घटकांमध्ये विभाजन करून त्यांना पचण्यायोग्य आणि नंतर आतड्यात अभिशोषणास योग्य बनवणे.

- **पेप्सिन :** हे पेप्सिनोजेनचे सक्रिय रूप असते.

- **इंट्रिन्झिक फॅक्टर :** आंतरिक घटक हे एक ग्लायकोप्रोटीन असते. जठरातील परायटल पेशींद्वारे ते स्रवते. पाचक रसाशी साधर्म्य असलेला हा घटक ब-१२ जीवनसत्त्वाचे अभिशोषण करण्याची कामगिरी पार पाडतो. इंट्रिन्झिक फॅक्टर जरी जठरामध्ये असला त्याचे कार्य लहान आतड्यात पार पडले जाते. जठरातून अन्न लहान आतड्यात जाताना अन्नातील ब-१२ जीवनसत्त्व विशिष्ट बंधनकारक प्रथिनांनी (बाइंडिंग प्रोटिन्स) बांधले जाते, अन्नासोबत हे बांधलेले ब-१२ जेव्हा आतड्यात प्रवेश करते, त्या वेळेस स्वादुपिंडातील पाचकरस या बांधलेल्या ब-१२ जीवनसत्त्वाला मुक्त करतात. त्यानंतर ते आंतरिक घटकाशी बांधले जाते आणि लहान आतड्याच्या पुढच्या भागात सोडले जाते. त्या ठिकाणी ते रक्तप्रवाहात शोषले जाते.

- **जठरातील पाचक रसांचे विकार :** जठरातील पाचक रसांचे प्रमाण आणि कार्य प्रभावित करणारे विकार प्रामुख्याने दोन कारणांमुळे होतात.

- **ग्रंथींना होणारी इजा :** जठराच्या कडांना किंवा आतील अस्तराला होणाऱ्या विकारांचा परिणाम जठरातील पाचक रसांची निर्मिती, स्राव निर्माण करणाऱ्या ग्रंथी आणि पेशींवर परिणाम करतात. इतर वेळेस जठराचे अस्तर इजा झाल्यावर अल्पकाळात परत भरून येते, मात्र ॲट्रोफिक गॅस्ट्रायटिससारख्या काही विकारात हे घडत नाही. अशा स्थितीत दीर्घकाळ दाह राहिल्यामुळे ग्रंथीच्या पेशींचा नाश होतो.

ऑटो इम्युन विकारांमध्ये जठराच्या अस्तरातील परायटल पेशींना लक्ष्य करणाऱ्या रोगप्रतिकारक प्रणालीद्वारे ॲंटीबॉडीज तयार केल्या जाऊ शकतात. त्यामुळे या पेशींना इजा होते किंवा त्या नष्ट होतात. अशाच प्रकारे आंतरिक घटक तसेच जठरातील गॅस्ट्रिक ॲसिड यांच्यावरही परिणाम होतो. दुसरा परिणाम म्हणजे, गॅस्ट्रिक ॲसिड बनवणाऱ्या आम्ल-उत्पादक पेशी नष्ट होतात. त्यामुळे जठरातले आम्ल कमी होते. त्याचा परिणाम म्हणून, पेप्सिन या पाचकरसाचे सक्रियकरण होत नाही.

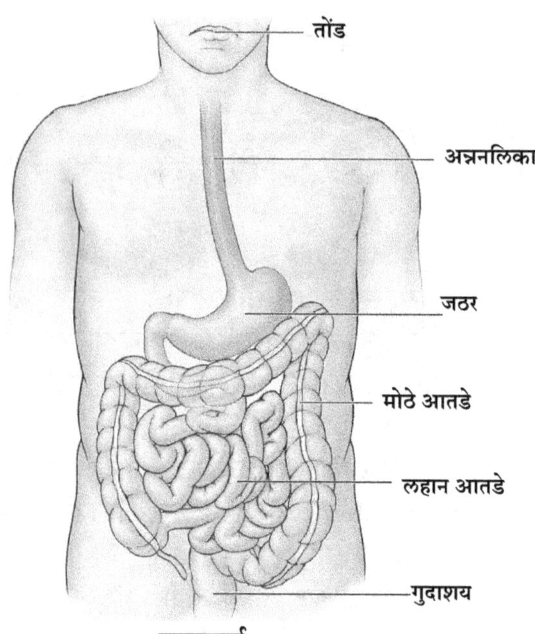

पचनमार्ग

पोटातील पीएचची समस्या

गॅस्ट्रिक ऑसिड हा पाचक रस नसला तरी पेप्सिनोजेनचे पेप्सिनच्या रूपात बदल होऊन तो सक्रिय होण्यासाठी, त्याची आवश्यकता असते. आम्ल-उत्पादक पेशी नष्ट होणे, आम्ल-उत्पादक पेशींच्या स्रावित कार्यात अडथळा येणे, ऑसिड उत्पादनात अडथळा आणणारी औषधे वापरणे यामुळे जठरातील आम्लता कमी होऊ शकते. पेप्सिनच्या सक्रियतेसाठी आवश्यक असलेली आम्लता कमी झाल्याने पेप्सिनोजेन सक्रिय होत नाही आणि पचन बिघडते.

एच. पायलोरी या जीवाणूंच्या तीव्र संसर्गामध्ये, जठराचा दाह होण्यास कारणीभूत रसायने निर्माण होतात आणि आम्ल-उत्पादक पेशींचे आम्ल स्रवण्याचे कार्य बिघडते. सामान्यपणे प्रोटॉन पंप इनहिबिटरसारखी आम्ल-दमन करणारी औषधे गॅस्ट्रायटिस आणि पेप्टिक अल्सर यांसारख्या परिस्थितींवर उपचार करण्यासाठी वापरली जातात. ही औषधे जास्त वापरल्यास आम्लाचे उत्पादन कमी राहून पेप्सिनोजेनचे रूपांतर पेप्सिनमध्ये होण्यास अडथळा निर्माण होतो.

जठराचे विकार आणि आजार

पचनसंस्थेच्या अनेक आजारात जठरावरदेखील परिणाम होतात. गर्भधारणेदरम्यान जठरावर वाढत्या गर्भाशयाचा दबाव येऊन छातीत जळजळ होऊ शकते. जठराचे काही आजार तातुरते असतात, काही दीर्घकालीन असतात तर काही गंभीर होऊ शकतात. जठराचे सर्वसामान्यपणे आढळणारे आजार खालीलप्रमाणे असतात.

- **गॅस्ट्रिक अल्सर :** जठराच्या म्युकोझ्झा या अंतःस्थ अस्तराची झीज होऊन त्यात जखमा होतात. खूप वेदना, खाल्ल्यावर उलट्या होतात आणि अनेकदा उलटीवाटे रक्त पडते.
- **गॅस्ट्रायटिस (जठराची सूज) :** यामध्ये जठराच्या म्युकोझ्झाला सूज येऊन पोटात जळजळ होते.
- **गॅस्ट्रोइसोफेजल रिफ्लक्स डिसीज (जीइआरडी) :** यात पोटातील अन्न, पाचक रस आणि आम्ल अन्ननलिकेपर्यंत उलटे जाते, त्यामुळे छातीत जळजळ होणे, मळमळणे, खोकला होणे असे त्रास होतात.
- **गॅस्ट्रोपॅरेसीस :** जठरातील मज्जातंतूंना इजा होऊन पोटाच्या स्नायूंच्या आकुंचनावर परिणाम होतो.
- **अपचन :** जठराच्या वरच्या भागात अस्वस्थता, वेदना किंवा जळजळ होते.
- **पेप्टिक अल्सर :** तुमच्या पोटात किंवा तुमच्या लहान आतड्याच्या पहिल्या भागात (ड्युओडेनम) जखम होते, वेदना, उलट्या, उलटीत रक्त पडणे असे तीव्र त्रास जाणवतात.
- **जठराचा कर्करोग :** यामध्ये जठरात कर्करोगाच्या पेशी अनियंत्रितपणे वाढतात.

जठराच्या आरोग्याबाबत काळजी

जठर आणि पचनसंस्था निरोगी ठेवण्यासाठी जीवनशैलीत बदल करावे लागतात.

- मद्यपान टाळावे, नियंत्रित आणि मर्यादित ठेवावे.
- दररोज किमान २ ते ३ लिटर पाणी प्यावे.
- दररोज २५ ते ३५ ग्रॅम तंतुमय पदार्थ (फायबर) पालेभाज्या, संत्री, मोसंबी, सलाड आहारात घ्यावेत.
- नियमित व्यायाम करावा.
- प्रक्रियायुक्त (प्रोसेस्ड फूड्स), डबाबंद किंवा पॅकेज्ड पदार्थांचे सेवन मर्यादित ठेवावे.
- ध्यानधारणा, मेडीटेशनद्वारे तणाव व्यवस्थापन करावे.

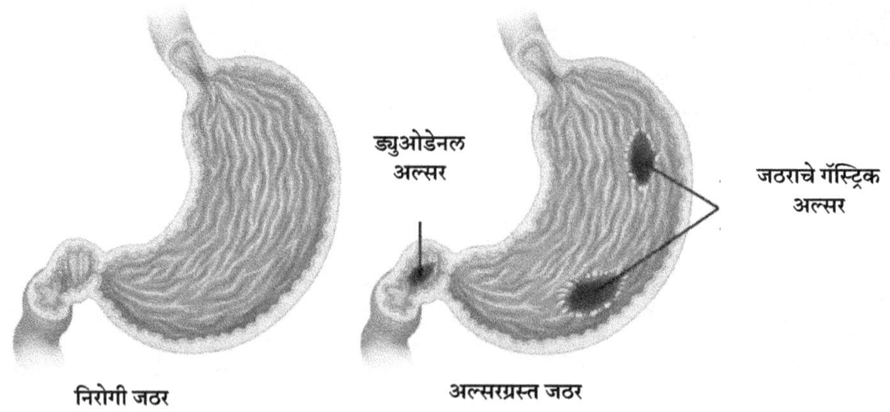

निरोगी जठर   अल्सरग्रस्त जठर

पोटातील अल्सर्स

- धूम्रपान किंवा तंबाखूजन्य पदार्थ वर्ज्य करावेत.

पोटाच्या त्रासासमवेत खालील लक्षणे आढळल्यास त्वरित डॉक्टरांचा सल्ला घ्यावा

- छाती दुखणे.
- ताप येणे.
- मळमळ आणि उलट्या होणे.
- शौचाला काळी होणे.
- शौचामध्ये पू किंवा रक्त आढळणे.
- खूप जुलाब होणे.
- तीव्र निर्जलीकरण होऊन गरगरणे, चक्कर येणे.
- पोटात अचानक आणि तीव्रतेने दुखणे.

जठर हे अन्नपचन संस्थेचे महत्त्वाचे शक्तिस्थान असते. त्याच्या आरोग्यासाठी काळजी घ्यावीच पण होणाऱ्या छोट्या मोठ्या त्रासाची किरकोळ आजार म्हणून बोळवण करू नये.

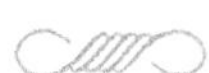

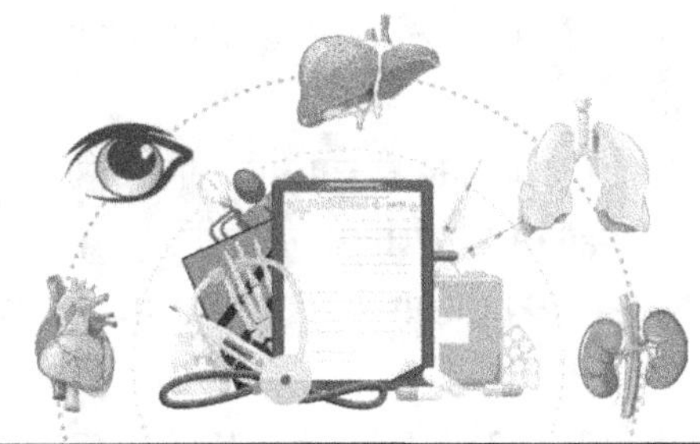

आतडे लहान पचन महान

लहान आतड्याला, लहान म्हटले जात असले तरी प्रत्यक्षात पचनमार्गाचा तो सर्वांत लांबलचक भाग असतो. त्याची रुंदी मोठ्या आतड्यापेक्षा कमी असल्याने त्याला 'लहान' ही उपाधी मिळाली. आपल्या आहारातील अन्नपदार्थ पचन करत वाहून नेणाऱ्या लांब मार्गाला 'गॅस्ट्रोइन्टेस्टायनल ट्रॅक्ट' (Gastrointestinal Tract) (जीआयटी) म्हणतात. या मार्गाची सुरुवात तोंडापासून होते. त्यानंतर अन्न अन्ननलिकेतून जठरात जाते, जठरातून अन्न लहान आतड्यात प्रवेश करते. लहान आतडे पुढे मोठ्या आतड्याला जोडलेले असते. बहुतांशी अन्नाचे पचन लहान आतड्यातच होते.

- **रचना :** लहान आतडे पोटाच्या खाली खालच्या उदरपोकळीच्या आत गुंडाळलेले असते. मोठे आतडे त्याच्या सभोवती असते, उदर पोकळीच्या कडा तयार करते. हे बऱ्याच पटांसह लांब, गुलाबी किंवा लाल नळीसारखे दिसते. हे तुमच्या सूचक बोटाच्या रुंदीइतके आहे. रुंदीमुळे ते मोठ्या आतड्यापेक्षा 'लहान' बनते, लांबीमुळे नाही.

लहान आतड्याची लांबी सुमारे २२ फूट असते आणि त्यातल्या अस्तराच्या घड्या पडलेल्या दिसतात आणि त्यावर उंचवटे असतात. लहान आतड्याच्या पृष्ठभागाचे क्षेत्र विस्तीर्ण असते, अस्तर ताणले तर ते संपूर्ण टेनिस कोर्ट कव्हर करू शकेल.

लहान आतड्याची नलिका ऊती आणि स्नायूंच्या अनेक स्तरांनी बनलेली असते. या ऊतींमध्ये मज्जातंतू, रक्तवाहिन्या, रोगप्रतिकारक पेशी आणि लसिका ग्रंथी असतात.

लहान आतड्याचे विभाग

या भागांमध्ये तसे वेगळे कप्पे नसले तरी त्यांच्यात थोडी वेगळी वैशिष्ट्ये आणि भूमिका आहेत.

- **ड्युओडेनम (Duodenum) :** हा लहान आतड्याचा पहिला भाग असतो. जठरातून त्यात अन्न येते.

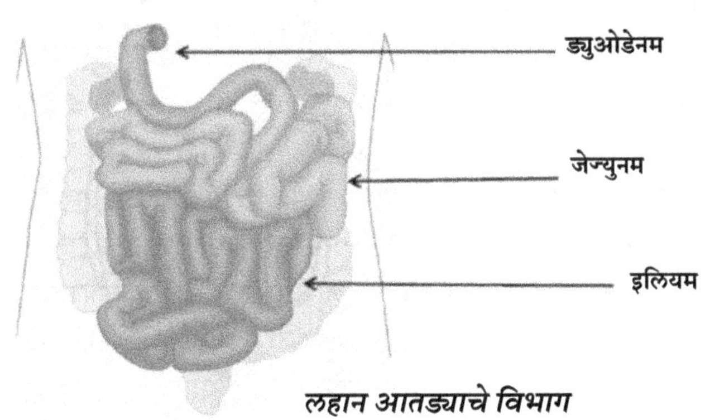

लहान आतड्याचे विभाग

ही सुमारे २५ सें.मी. लांब अशी वरून खाली उतरण असलेली नलिका असते. ती स्वादुपिंडाच्या भोवती इंग्रजी 'सी' आकारात वळते आणि पुढच्या भागाला जोडली जाते.

- **जेजुनम (Jejunum) :** ड्युओडेनम नंतर उर्वरित लहान आतडे पोटाच्या खालच्या पोकळीत अनेक वेटोळ्यांच्या स्वरूपात असते. त्यातल्या मधल्या भागाला जेजुनम म्हणतात. लांबीच्या बाबतीत हा भाग आतड्याच्या उर्वरित भागाच्या अध्यपिक्षा थोडा कमी असतो. जेजुनममध्ये मोठ्या प्रमाणात रक्तवाहिन्या असतात, त्यामुळे त्याचा रंग, गडद लाल दिसतो.
- **इलियम (Ileum) :** हा लहान आतड्याचा शेवटचा विभाग आणि लांबीने सर्वांत जास्त असतो. लहान आतड्याच्या या विभागातील बाह्य कडा, पातळ आणि अरुंद होऊ लागतात. याचा रक्तपुरवठा जेजुनमपेक्षा कमी असतो. पचन होत आलेले अन्न सर्वांत जास्त वेळ इलियममध्ये राहते आणि त्यात अन्नातील पाणी आणि पोषक द्रव्ये मोठ्या प्रमाणात शोषली जातात.

लहान आतड्याचे कार्य

लहान आतड्यामध्ये पचनाची बहुतांशी आणि दीर्घ प्रक्रिया होते.

- अन्नाचे पद्धतशीरपणे विघटन करणे.
- पोषकद्रव्यांचे शोषण करणे.
- अन्नातील पाण्याचे शोषण करणे.
- पचन मार्गातील अन्न आतड्याच्या हालचालींनी पुढे ढकलणे. लहान आतड्यातील या प्रक्रियेस पाच तास लागतात.

लहान आतड्याच्या विभागांचे कार्य

- **ड्युओडेनम :** यकृत, पित्ताशय आणि स्वादुपिंडासह पचनसंस्थेतील इतर अवयवांतील पाचक रसांच्या नलिका ड्युओडेनममध्ये उघडतात ड्युओडेनममध्ये अन्नाने प्रवेश केल्यावर, ड्युओडेनमच्या अस्तरातील संप्रेरक ग्रंथी या अवयवांना त्यांचे पाचक रस सोडण्याचे संकेत देते. हे सर्व पाचक रस ड्युओडेनममध्ये आल्यावर ड्युओडेनम अन्नाचे विघटन आणि पचन सुरू करते.
- **जेजुनम :** ड्युओडेनममध्ये रासायनिक पचन झाल्यानंतर, अन्न जेजुनममध्ये जाते. तिथे पचनाचे स्नायू कार्य करतात. आतड्यांच्या कडांमधील मज्जातंतू तेथील स्नायूंना अन्न पुढे-मागे करण्यास आणि घुसळण्यास प्रवृत्त करतात. या योगे अन्न आणि पाचक रस एकत्र मिसळतात आणि अन्नपचन होते. स्नायूंच्या हालचालीमुळे (पेरिस्टॅलिसिस) अन्न हळूहळू पुढे सरकत राहते.
- **म्युकोझा :** लहान आतड्याच्या कडांच्या आतील बाजूस दाट म्युकस मेम्ब्रेनमध्ये (श्लेष्मल त्वचा) अनेक ग्रंथी स्रवतात. जेजुनम आणि इलियममध्ये, श्लेष्मल त्वचा आपल्या अन्नातून पोषक द्रव्ये शोषून घेत असताना, पाचक रस आणि श्लेष्म यांचा स्राव कमी प्रमाणात स्रवला जातो. प्रत्येक विभागाची अंतर्गत रचना, विविध पोषक तत्त्वे तसेच पाणी शोषण्याच्या दृष्टीने बनलेली असते.

जाड श्लेष्मल त्वचेमध्ये वळकट्या आणि उंचवटे एवढ्या मोठ्या प्रमाणात असतात की त्यांच्या पृष्ठभागाचे क्षेत्रफळ त्वचेच्या पृष्ठभागाच्या क्षेत्रफळाच्या १०० पट जास्त असते. या विस्तृत क्षेत्रफळामुळेच आहारातली ९५ टक्के कर्बोदके आणि प्रथिने लहान आतड्यात शोषली जातात. तसेच प्यायलेल्या पाणी आणि द्रवपदार्थांतील ९० टक्के पाणी त्यात शोषून घेतले जाते. द्रव पदार्थांचा उर्वरित भाग मोठ्या आतड्यात शोषला जातो.

- **इलियम :** इलियममध्ये अन्नाचे विभाजन सावकाश होते आणि आतड्याच्या हालचालीद्वारे (पेरिस्टॅल्सिस) अन्नातील पचन आणि शोषण होऊन उरलेला टाकाऊ भाग हळूहळू मोठ्या आतड्याकडे पाठवला जातो. इलियमच्या शेवटाला ते मोठ्या आतड्याला जोडलेले असते. या जोडाच्या ठिकाणी असलेला 'इलिओसेकल व्हॉल्व्ह' मोठ्या आतड्यापासून इलियमला वेगळे करतो. मज्जातंतू आणि संप्रेरकाद्वारे 'इलिओसेकल व्हॉल्व्ह' उघडण्याचे संकेत दिले जातात आणि अन्नाचा चोथा लहान आतड्यातून मोठ्या आतड्यात सोडला जातो. या क्रियेमध्ये अन्नातील जीवाणू पुढे जाऊ दिले जात नाहीत. इलियमच्या कडांमध्ये असलेल्या विशेष रोगप्रतिकारक पेशी जीवाणूंपासून संरक्षण करतात.

लहान आतड्याचे आजार

लहान आतडे अन्नातून पोषक द्रव्ये आणि पाणी शोषून घेते. ही कार्ये बिघडल्यास शरीराला योग्य अन्नघटक मिळत तर नाहीतच, पण जुलाब होऊ लागतात. लहान आतड्यातील स्नायूंच्या हालचालींमुळे अन्नाचे विघटन होण्यास आणि त्यावर शरीरात प्रक्रिया करण्यास मदत होते. जर या हालचाली बिघडल्या तर तुम्हाला अपचन आणि बद्धकोष्ठता जाणवू शकते. विविध आजार आणि जंतुसंक्रमणांमुळे लहान आतड्याचा दाह होतो. त्यामुळे पोटात दुखणे, मळमळ आणि उलट्या होणे असे त्रास होतात.

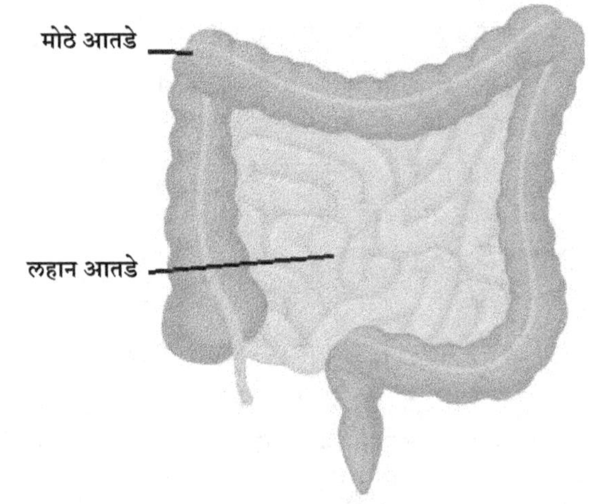

लहान आतडे

लहान आतड्याच्या जन्मजात विकृती, त्यात होणाऱ्या गाठी, त्यात निर्माण होणारे अडथळे (ऑबस्ट्रक्शन), जुनाट आजार आणि अधूनमधून होणारे जंतुसंक्रमण अशा प्रकारचे आजार लहान आतड्याबाबत होताना आढळतात. लहान आतड्याच्या प्रमुख आजारांमध्ये-

- सिलिऑक डिसीज
- क्रॉह्न्स डिसीज
- आतड्याचा दाह
- जंतुसंसर्गामुळे होणारा दाह- एन्टेरायटिस
- पेप्टिक अल्सर
- लहान आतड्यांत निर्माण होणारे अडथळे (ऑबस्ट्रक्शन),
- आतड्यांसंबंधी सुडो-ऑबस्ट्रक्शन (वरवरचे-अडथळे)
- स्मॉल इंटेस्टाइन बॅक्टेरियल ओव्हरग्रोथ- (लहान आतड्यांतील जीवाणूंची अतिवृद्धी- सिबो)
- स्मॉल बॉवेल सिंड्रोम
- मेकेल्स डायव्हर्टिकुलम
- सुपीरियर मिझेंटेरिक आर्टरी सिंड्रोम
- नेक्रोटाइझिंग एन्टेरोकोलायटिस

- ड्युओडेनल अ‍ॅट्रेझिया
- मालरोटेशन
- इन्टूससेप्शन
- इंटेस्टायनल इस्केमिक सिंड्रोम
- एन्टरोसील (स्मॉल बॉवेल प्रोलॅप्स)
- लहान आतड्याचा कर्करोग

यांचा समावेश होतो.

वैद्यकीय चाचण्या

- लहान आतड्याचे एक्स-रे बेरियम औषध तोंडावाटे देऊन मग एक्सरे काही ठरावीक वेळाने एकामागून एक असे मालिकेमध्ये काढले जातात.
- सीटी स्कॅन
- एंडोस्कोपिक अल्ट्रासाउंड
- व्हिडिओ कॅप्सूल एंडोस्कोपी
- एन्ट्रोस्कोपी
- बायोप्सी
- एच. पायलोरी संसर्गासाठी श्वास चाचणी
- 'सिबो'साठी श्वास चाचणी

लहान आतड्याच्या आजारात उपचारासाठी अनेक वैद्यकीय प्रक्रिया केल्या जातात. यामध्ये एंडोस्कोपिक म्यूकोसल रेसेक्शन, लहान आतड्याचे विच्छेदन (रेसेक्शन), सर्जिकल बायपास, इलिऑस्टोमी यांचा समावेश होतो. लहान आतडे निरोगी ठेवण्यासाठी आरोग्यासंबंधी काही सामान्य मार्गदर्शक तत्त्वांचे पालन करून आतड्याची काळजी घेता येते. यामध्ये-

- **भाजीपाला आणि तंतुमय पदार्थ :** फळे, भाज्या आणि होल ग्रेन्समधून आतड्यांना पुरेशा प्रमाणात फायबर मिळते. फायबरमुळे आतड्यातील उपयुक्त बॅक्टेरियांना पोषण मिळते आणि त्याचा उर्वरित हिस्सा पुढे ढकलला जातो. आहारात अधिक फायबर असल्यास पाणी भरपूर प्यावेसे वाटते. फायबर आणि पाणी या दोहोंमुळे आतड्याची हालचाल व्यवस्थित होत राहते. त्याचबरोबर लहान आतड्यातून अन्नाचा चोथा पुढे ढकलला जाऊन ते स्वच्छ होते.

बहुतेक फळे आणि भाज्या क्षारयुक्त असतात, त्यामुळे अतिआम्लता असलेला पाश्चात्य आहार संतुलित करण्यास मदत करतात. उच्च आम्लतेमुळे आतड्यांमधील संरक्षणात्मक श्लेष्मा नष्ट होऊ शकतो. आजच्या जीवनशैलीत वापरले जाणारे अनेक खाद्यपदार्थ आणि सवयी आम्लीय असतात. उदाहरणार्थ, प्रक्रिया केलेले पदार्थ, मांस आणि दुधजन्य पदार्थ, कॉफिन आणि अल्कोहोल वगैरे. पालेभाज्या आणि फळांसारख्या अधिक अल्कधर्मी पदार्थांमुळे या आम्लतेचे निराकरण होऊन आरोग्याला फायदा होतो.

- **व्यसने :** तंबाखू आणि अल्कोहोल जठरातील आम्लता वाढवते. परिणामतः जठराचे संरक्षणात्मक अस्तर नष्ट होते. तसेच ऑस्पिरिन आणि अन्य वेदनाशामक औषधांमुळेदेखील या अस्तराला इजा होऊ शकते. त्यामुळे धूम्रपान आणि मद्यपान टाळावे, याबरोबरच वेदनाशामक औषधे गरजेनुसार आणि आवश्यक तेवढीच घ्यावीत.

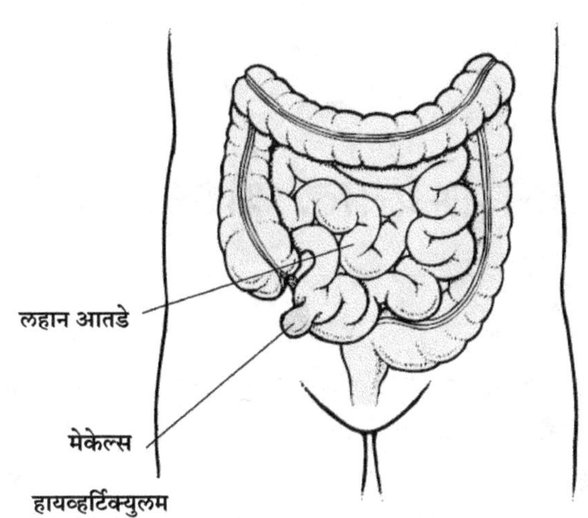

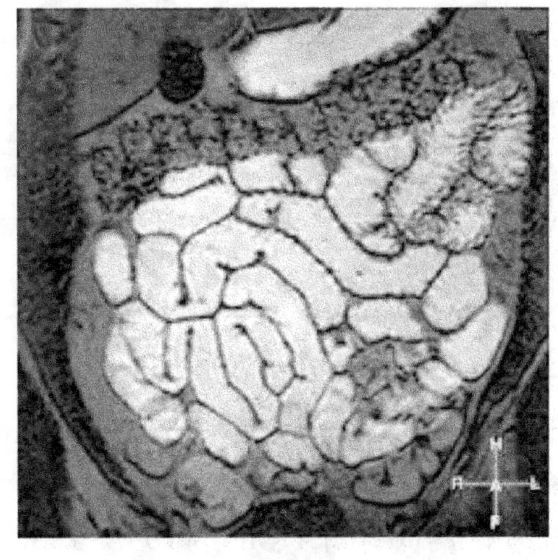

लहान आतड्याचा एमआरआय

जठरातील या त्रासाचा परिणाम ड्युओडेनमवरही होऊ शकतो. पोटातील तीव्र आम्ल ड्युओडेनममध्ये येऊन त्याच्या अस्तरालाही जखमा होऊ शकतात. इजा झालेल्या जठराच्या अस्तरात एच. पायलोरीसारख्या जीवाणूंचा संसर्ग होतो आणि तो ड्युओडेनममध्ये संक्रमित होऊ शकतो. वेदनाशामक औषधांचा अतिवापर आणि एच. पायलोरी जीवाणूंचा संसर्ग ही जठराच्या आणि ड्युओडेनममधील अल्सरची प्रमुख कारणे असतात.

- **लक्षणांकडे लक्ष द्या :** आतड्याचे आरोग्य ही एक संतुलित क्रिया असते. आतड्यांतील वेगवेगळ्या जीवाणूंची निरोगी पातळी, ॲसिड्स, प्रतिकारशक्ती आणि वेगवेगळ्या पदार्थांचे वावडे या सर्व गोष्टींचा तोल आतड्यांच्या आरोग्यात सांभाळावा लागतो. पोटाच्या आरोग्याबाबत बहुतेक लोक बेफिकीर असतात, पण योग्य आहार आणि योग्य सवयी पाळून छोट्या मोठ्या लक्षणांमध्ये काळजी घेतल्यास, पचनसंस्थेचे आरोग्य अबाधित राहू शकते. याशिवाय डॉक्टरांच्या सल्ल्याने काही प्रोबायोटिक्स वापरणे, भरपूर पाणी पिणे, बद्धकोष्ठता तयार होण्यापूर्वी काही नैसर्गिक पूरक आहार घेणे, लक्षणे कायम राहिल्यास वैद्यकीय मार्गदर्शन घेणे गरजेचे असते.

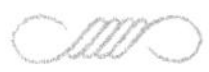

मोठे आतडे

तोंडापासून गुदद्वारापर्यंत लांबवर पसरलेल्या पचनसंस्थेत मोठे आतडे हा शेवटचा भाग असतो. नावाप्रमाणेच त्याचे महत्त्वही मोठे असते. पचनाच्या संस्थानातील मोठी पातीच म्हणा ना.

मोठ्या आतड्यात कोलॉन, गुदाशय आणि गुदद्वार यांचा समावेश होतो. लहान आतड्यापासून सुरू झालेली ही एक पाईपलाईनच असते. मोठ्या आतड्यात अन्न आपल्या पचनसंस्थेतील प्रवासाच्या शेवटापाशी येते. मोठ्या आतड्यात अन्नाच्या चोथ्याचे शौचामध्ये रूपांतर होते. गुदाशयात ते काही काळ साठून राहते आणि मलविसर्जनाची भावना झाल्यावर गुदद्वारामार्फत मलविसर्जन क्रियेने ते शरीरातून बाहेर टाकले जाते.

- **मोठ्या आतड्याचे विभाग :** मोठे आतडे एखाद्या लांबलचक नळीसारखे असते. त्याचे तीन विभाग पडतात. कोलॉन (Cecum), गुदाशय आणि गुदद्वार आहेत. कोलॉनचेदेखील पाच विभाग पडतात. १. सीकम २. असेंडिंग कोलॉन (Ascending Colon) ३. ट्रान्सव्हर्स कोलॉन (Transverse Colon) ४. डिसेन्डिंग कोलॉन (Descending Colon) ५. सिग्मॉइड कोलॉन-(Sigmoid Colon) यामध्येच गुदाशय आणि गुदद्वार येतात. या भागांमध्ये कोणतेही अंतर्गत विभाजन नसते त्यामुळे त्यांचा आकार, त्यांचा प्रवास आणि जागेप्रमाणे हे विभाग पडलेले आहेत.

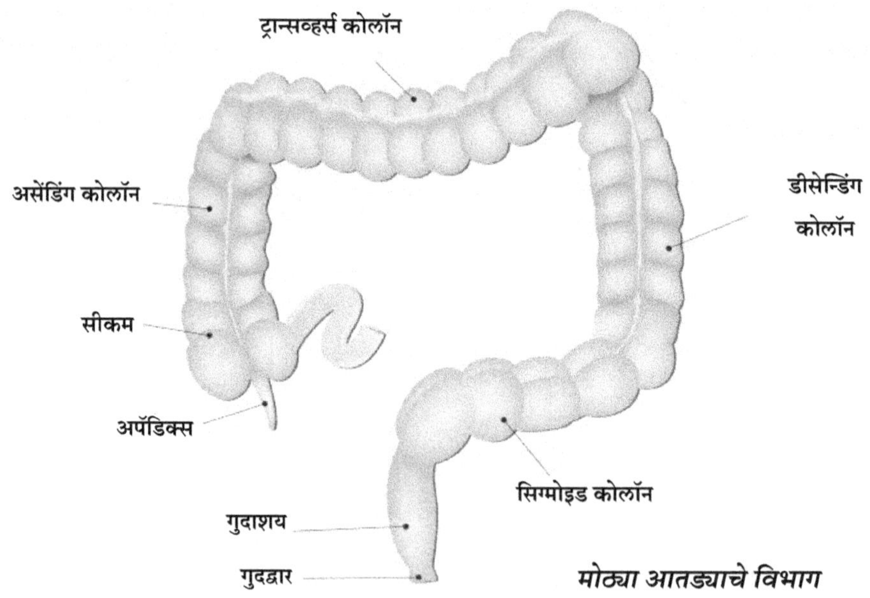

मोठ्या आतड्याचे विभाग

- **मोठ्या आतड्याचे कार्य :** लहान आतड्यातून मोठ्या आतड्यात पचनक्रियेमध्ये द्रवीकरण झालेले अन्न येते. यातील पोषक द्रव्यांचे शोषण आधीच झालेले असते. या उरलेल्या अन्नातील पाण्याचे अभिशोषण करून त्याचे शौचात रूपांतर करण्याचे कार्य मोठ्या आतड्यात होते. मोठ्या आतड्यातील अंतःस्थ त्वचा अन्नातील पाणी आणि इलेक्ट्रोलाइट्स हळूहळू शोषून घेते. याचवेळी मोठ्या आतड्याचे स्नायू अन्नाचा चोथा पुढे ढकलत राहतात.

मोठ्या आतड्यात राहणारे पूरक जीवाणू या चोथ्यामधील काही पूरक पदार्थांचे विघटन करतात आणि अन्नपचनातील रासायनिक प्रक्रिया पूर्ण करतात. कोलनमध्ये राहणारे बॅक्टेरिया अन्नातील टाकाऊ पदार्थांचे आणखी विघटन करतात.

कोलनमधील बॅक्टेरियाचे मुख्य प्रकार ऑब्लिगेट ॲनारोब्ज असतात. त्याचे प्रकार म्हणजे बॅक्टेरॉइड्स, ॲनारोबिक ग्रॅम-पॉझिटिव्ह कॉकाय, पेप्टोस्ट्रेप्टोकॉकस एसपी, युबॅक्टेरियम एसपी, लॅक्टोबॅसिलस एसपी आणि क्लोस्ट्रिडियम वंशाचे सदस्य प्रकारातील सदस्य असे विविध प्रकारचे बॅक्टेरिया असतात.

मोठ्या आतड्यात राहणारे हे जीवाणू बी कॉम्प्लेक्स जीवनसत्त्वे आणि व्हिटॅमिन 'के' बनवतात. एन्टेरिक बॅक्टेरिया कार्बन-डाय-ऑक्साईड, मिथेन, हायड्रोजन, नायट्रोजनसारखे वायू तयार करतात. सेल्युलोजसारख्या मानवी पचनसंस्थेत पचन न होणाऱ्या स्टार्चचे चयापचय करताना हे पदार्थ तयार होतात. मोठ्या आतड्यात, एकुणात अंदाजे ४० ट्रिलियन जीवाणू असतात. असे जीवाणू त्वचा, तोंड, लहान आतडे आणि जठरातही असतात, पण संख्या खूप कमी असते आणि त्यांच्यामार्फत असे पदार्थ खूपच अल्पप्रमाणात तयार होतात.

मोठ्या आतड्याचे विभागवार कार्य

- **सीकम (Cecum) :** ही मोठ्या आतड्याची सुरुवात असते. लहान आतड्यातील अन्न त्याच्या शेवटास असलेल्या इलिओसेकल व्हॉल्व्ह नामक छोट्या झडपेतून सीकममध्ये प्रवेश करते. सीकम एखाद्या बटव्याप्रमाणे असते. सहा इंच लांबीचा हा भाग, मोठ्या आतड्याचा सर्वात रुंद भाग असतो. सीकम भरले गेल्यावर मोठ्या आतड्याच्या स्नायूंच्या हालचाली सुरू होतात.

- **कोलॉन (Colon) :** सीकममधून आलेले अन्न असेंडिंग कोलॉनमध्ये येते. असेंडिंग कोलॉन वरच्या दिशेने जाऊन ट्रान्सव्हर्स कोलॉनला मिळते. मोठ्या आतड्याचे असेंडिंग कोलॉन, ट्रान्सव्हर्स कोलॉन आणि त्याच्या पुढचे डिसेन्डिंग कोलॉन हे तिन्ही विभाग अनेक गुंडाळ्यांत लपेटलेल्या लहान आतड्याभोवती एक चौकट तयार करतात. लहान आतड्यातून आलेले पाणी आणि इलेक्ट्रोलाइट्स असेंडिंग आणि ट्रान्सव्हर्स कोलॉनमध्ये शोषले जातात. त्यामुळे डिसेन्डिंग कोलॉनमध्ये येणारा अन्नाचा भाग हा चोथ्याप्रमाणे बहुतांशी घन असतो. कोलॉनमधील श्लेष्म स्त्रवते आणि निर्जलीकरण झालेला अन्नाचा चोथा मोठ्या आतड्याच्या हालचालींसह सुरळीतपणे पुढे सरकत जातो.

लहान आतड्यांप्रमाणे, मोठ्या आतड्यातही अंतर्गत श्लेष्मल अस्तरांसह अन्न घुसळले जाते आणि स्नायूंच्या आकुंचनाद्वारे होणाऱ्या हालचालींमुळे पुढे सरकत राहते, परंतु मोठ्या आतड्यात ही प्रक्रिया खूपच सावकाश होते. काही व्यक्तींमध्ये ती सुमारे २४ तासांपर्यंत सुरू असते. मोठ्या आतड्यात लहान आतड्याप्रमाणे पाचकरसांद्वारे पचन होत नाही, तर अंतर्गत श्लेष्मल त्वचेद्वारे 'ब' आणि 'के' ही जीवनसत्त्वे तयार करण्यासाठी आतड्यांतील पूरक जीवाणू उर्वरित कर्बोदकांचे विघटन करतात. या साऱ्या प्रक्रियेला बराच वेळ लागतो.

- **गुदाशय :** डिसेन्डिंग कोलॉनमधून अन्नाचा चोथा गुदाशयामध्ये येतो. तोपर्यंत त्याचे विष्ठेमध्ये रूपांतर झालेले असते. या विष्ठेमध्ये न पचलेले अन्नपदार्थ, आतड्यांच्या अंतर्गत असलेल्या श्लेष्मल त्वचेच्या

मृत पेशी, थोड्या प्रमाणात श्लेष्मा आणि पाणी असते. जेव्हा सुमारे ५०० मि.लि. द्रव स्वरूपातील अन्न मोठ्या आतड्यात शिरते, तेव्हा पचनक्रियेतून त्यातील १५०-१६० मि.लि. विष्ठेच्या स्वरूपात गुदाशयात प्रवेश करते. गुदाशय भरल्यानंतर मलविसर्जनाची भावना निर्माण होते.

- **गुद्दार :** गुदाशयातील शौच गुद्दार या पचनसंस्थेच्या बाह्यद्वारातून शरीराबाहेर टाकले जाते. आकुंचन- प्रसरण पावू शकणाऱ्या स्नायूंनी बनलेले गुद्दार, म्हणजे एक छोटी नलिका असते. त्याच्या बाहेरून आणि आतून असे स्नायूंनी बनलेल्या दोन झडपा (स्फिंक्टर) असतात. गुदाशयातील विष्ठा आल्यावर आतील स्फिंक्टर आपोआप उघडतो आणि मलविसर्जनाची सोय असलेली जागा मिळाल्यावर बाह्य स्फिंक्टर आपल्या इच्छेनुसार शिथिल होतो आणि मलविसर्जनाची क्रिया होते.

मोठ्या आतड्याची रचना

मोठे आतडे कमरेपासून खालच्या उदरपोकळीत असते. हे लहान आतड्याभोवती चौकोनी प्रश्नचिन्हाच्या आकारात असते. त्या प्रश्नचिन्हाची शेपटी गुद्द्वारापाशी संपते.

मोठे आतडे अर्ध-सपाट, कप्पेकप्पे असलेल्या नळीसारखे दिसते. पोटाच्या पोकळीच्या कडांभोवती सैलपणे स्थित असते. या नलिकेच्या मध्यभागी एक शिवण असते. त्यामुळे नालिकेचे दोन आडवे भाग पडतात आणि त्यातील कप्पे फुगीर बनलेले दिसतात.

मोठे आतडे सुमारे सहा फूट (१.८२ मीटर) लांब असते. २२ फूट (६.७ मीटर) लांबीच्या लहान आतड्यापेक्षा ते खूप लहान असले तरी ते रुंद असल्याने त्याला मोठे आतडे म्हणतात. मोठ्या आतड्याची रुंदी सुमारे तीन इंच (७.६ सें.मी.) असते.

- **अंतर्गत रचना :** स्नायू आणि ऊतींचे थर आतड्याच्या बाह्य कडा बनवतात. त्यासोबत गोलाकार स्नायू (सर्क्युलर मसल्स) आणि लांबलचक स्नायूंचे (लॉंगिट्युडिनल मसल्स) वेगळे स्तर मोठ्या आतड्याचे आकुंचन-प्रसरण होण्यास मदत करतात. श्लेष्मल अस्तरामध्ये रक्तवाहिन्या, मज्जातंतूची टोके आणि स्राव पाझरणाऱ्या तसेच शोषण करणाऱ्या ग्रंथी असतात.

मोठ्या आतड्याचे आजार

मोठ्या आतड्याच्या आजारांमध्ये कार्यात्मक विकार, रचनात्मक विकार, जंतुसंसर्गामुळे आणि दाह निर्माण झाल्यामुळे होणाऱ्या आजारांचा समावेश होतो. कोलॉन, गुदाशय आणि गुद्द्वार यांना होणाऱ्या आजारांपैकी काही आजार खालीलप्रमाणे-

- डायव्हर्टिक्युलायटिस
- अल्सरेटिव्ह कोलायटिस
- मायक्रोस्कोपिक कोलायटिस
- स्युडोमेम्ब्रेनस कोलायटिस
- प्रोक्टायटिस
- अपेंडिसायटिस
- नेक्रोटाइझिंग एन्टरोकोलायटिस
- मालरोटेशन
- क्रॉह्न्स डिसीज

- गुदाशयाचा अल्सर
- मूळव्याध
- कोलोरेक्टल पॉलिप्स
- कोलोरेक्टल कर्करोग
- हिर्शस्प्रुग रोग
- मोठ्या आतड्यांतील अडथळा (लार्ज बॉवेल ऑब्स्ट्रक्शन)
- आतड्यांसंबंधी भ्रामक अडथळा (स्युडो ऑब्स्ट्रक्शन)
- इंटेस्टायनल इस्केमिक सिंड्रोम
- गुदाशय रक्तस्राव
- रेक्टल प्रोलॅप्स
- रेक्टोसील
- पेल्व्हिक फ्लोअर डिसफंक्शन
- एनल फिस्च्युला
- एनल फिशर
- गॅस आणि गॅसमुळे होणाऱ्या वेदना
- बद्धकोष्ठता
- मलविसर्जनावर ताबा न राहणे (फीकल इनकॉन्टिनन्स)
- इरिटेबल बोवेल सिंड्रोम
- शौचास अडथळा
- ॲनिस्मस
- पॅरॅलायटिक इलियस

मोठ्या आतड्याच्या आजारात केल्या जाणाऱ्या चाचण्या

- लोअर जीआय एक्स-रे
- बेरियम एनीमा
- फ्लेक्झीबल सिग्मॉइडोस्कोपी
- प्रॉक्टोस्कोपी
- कोलॉनोस्कोपी
- व्हर्च्युअल कोलोनोस्कोपी
- एनोरेक्टल मॅनोमेट्री
- एंडोस्कोपिक अल्ट्रासाउंड
- यूरिया श्वास चाचणी
- हायड्रोजन श्वास चाचणी
- डिफेकोग्राफी
- कोलॉनिक ट्रान्झिट चाचणी
- शौच चाचणी

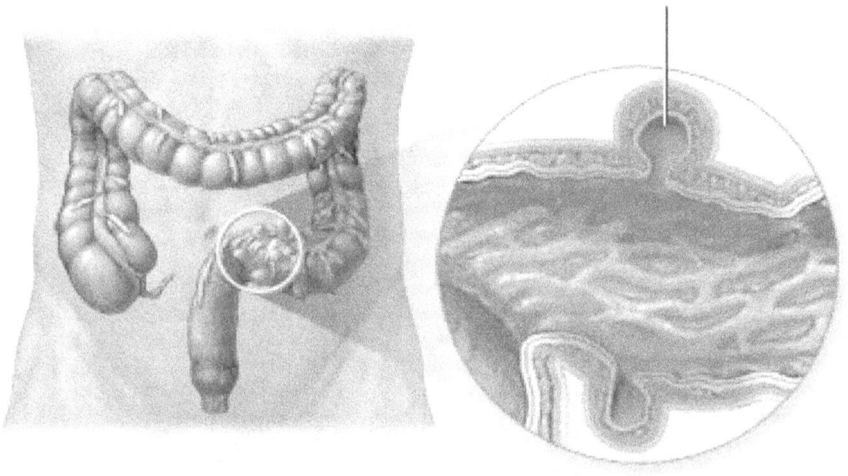

मोठ्या आतड्याचे हायव्हर्टिक्युलायटिस

मोठ्या आतड्याच्या आजारात केले जाणारे उपचार (प्रोसीजर्स)

- ट्रान्सएनल एंडोस्कोपिक मायक्रोसर्जरी
- लॅपरोस्कोपिक रेक्टोपेक्सी
- रेक्टोसील रिपेअर
- लॅप्रोस्कोपिक ॲबडोमिनोपेरिनीअल रिसेक्शन
- कोलेक्टोमी (Colectomy)
- कोलॉस्टोमी (Colostomy)
- अपेंडेक्टॉमी (Appendectomy)
- पॉलीपेक्टॉमी (Polypectomy)

मोठ्या आतड्याच्या बाबतीत धोकादायक लक्षणे

- **मलविसर्जनाच्या सवयींमध्ये बदल :** उदाहरणार्थ, आलटून पालटून जुलाब आणि बद्धकोष्ठता होणे, सतत जुलाब होणे, मलविसर्जनात वेदना होणे, शौच उत्सर्जित करण्यास त्रास होणे किंवा वेळी अवेळी शौचाची भावना होणे.
- **शौचामध्ये बदल :** उदाहरणार्थ, रक्तस्राव, शौचाला काळी होणे, शौचात रक्त पडणे, शौचाच्या घनतेत फरक पडणे.
- **पोटात सतत गुबारा धरणे :** हे कोलॉनमधील जंतुसंसर्गाचे परिणाम असू शकतात. त्रास जास्त असल्यास बद्धकोष्ठता किंवा काही अन्नपदार्थांचे वावडे असणे.
- **कमालीचा थकवा आणि अस्वस्थता :** असा त्रास अनेक छोट्या-मोठ्या आजारात होत असतो, पण पोटाच्या त्रासात हे नक्की जाणवतात.

प्रतिबंधक उपाय

आरोग्याची नेहमीचीच मार्गदर्शक तत्त्वे आतडे निरोगी राखण्यात मदत करतात.

- **तंतुयुक्त पदार्थ खाणे** : फायबर स्नायूंच्या आकुंचनाला चालना देते. त्यामुळे आतड्यामधून अन्न पुढे सरकत राहते आणि पोट साफ होण्यास मदत होते. त्यामुळे पालेभाज्या, फळे, कंदमुळे खाणे इष्ट असते.

- संतृप्त चरबी, लाल मांस यांचा समावेश आहारात अधिक असेल तर आतड्याचे आजार नक्कीच होतात, मात्र ओमेगा-३ फॅटी ॲसिड्स आणि सागरी मासे यातील स्निग्ध पदार्थांमुळे आतड्यांमधील अनुकूल जीवाणूंची वाढ होते आणि आतड्याचे आरोग्य उत्तम राहते.

- भरपूर पाणी पिणे. मोठ्या आतड्याच्या कार्यात पाणी भरपूर प्रमाणात वापरले जाते. आतडे स्वच्छ राहण्यासाठी, पोषक द्रव्ये शोषण्यासाठी पाण्याची आवश्यकता असते. पुरेसे पाणी दररोज प्यायल्यास आतड्यांचे आरोग्य निरामय राहते.

- **कोलॉनोस्कोपी** : मोठ्या आतड्याचे कर्करोग कॉमन तर असतातच, पण ते टाळता येतात. आतड्यासंबंधित लक्षणे दिसू लागल्यावर कोलॉनोस्कोपी करवून घेतल्यास, आजारांचे निदान होऊ शकते. कर्करोगास, अनेक आजारांचे लवकर निदान झाल्यास पुढील संभाव्य त्रास नक्कीच टाळता येतात.

आजच्या जीवनशैलीत पाश्चात्त्य पद्धतीचा आहार घेण्याचे प्रमाण वाढत चालले आहे. पाश्चात्त्य आहाराचे मोठ्या आतड्यावर दुष्परिणाम होताना आढळत आहेत. त्यामुळेच पाश्चात्त्य देशांमध्ये कोलॉनच्या कर्करोगाचे आकडे वाढत आहेत. प्रक्रिया केलेले पदार्थ, साखर आणि सॅच्युरेटेड फॅट्सचे प्रमाण जास्त असणे, त्याच बरोबर होल ग्रेन्स, फायबर, अल्कलीयुक्त वनस्पतींचे कमी प्रमाण याच्यामुळे जीवनातली कार्यक्षमता कदाचित वाढत असेल, परंतु आरोग्यासाठी ते आहार हानिकारक ठरतात.

या आहारशैलीत बदल घडवणे आवश्यक आहे. मोठ्या आतड्याच्या कोणत्याही त्रासाकडे कानाडोळा न करता त्याबाबत त्वरित वैद्यकीय सल्ला घेणे आणि त्यावर उपचार करणे नक्कीच यथोचित ठरते.

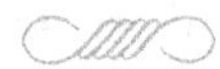

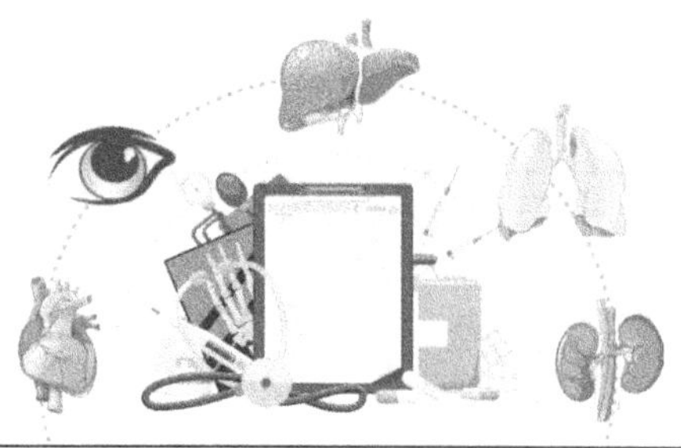

मुळातून दूर करा मूळव्याध

आजारांसंबंधाने जगात दोन प्रकारची माणसे असतात. काही जण आपल्याला असलेल्या आजाराबाबत सतत चर्चा करतात, आपल्याला कसा त्रास होतो याची रसभरीत वर्णने करतात, आपल्या आजारावरची औषधे, त्यांना येणारा खर्च, निरनिराळ्या डॉक्टरांबद्दलचे अनुभव आणि मते, एक ना दोन, सतत ते आपल्या आजाराचे गुणगान करायची एकही संधी सोडत नाहीत. याउलट काही व्यक्ती आपल्या खूप त्रासदायक आजाराबाबत शब्दही काढत नाहीत. जणू काही आपल्याला काही आजार असल्याचे दुसऱ्यांना कळले तर आपल्यावर आभाळच कोसळेल अशी त्यांना मनोमन बहुधा भीती वाटत असते.

पण काही आजारच असे असतात, त्यांच्याबाबत कोणीही उघडपणे कुणाशीही बोलत नाहीत. अगदी डॉक्टरांना दाखवायलाही लाज वाटते. अशा अवघड जागच्या दुखण्यांमध्ये सर्वात वरचा क्रमांक लागतो तो म्हणजे मूळव्याधीचा.

भारतात आजमितीला साधारणतः चार कोटी लोकांना मूळव्याधीचा म्हणजेच हिमोऱ्हॉइड्स किंवा पाइल्सचा त्रास आहे. दरवर्षी या आजाराचे १० लाख रुग्ण नव्याने तयार होत असतात. काही वर्षांपूर्वी मूळव्याध हा साधारण चाळिशीनंतर उद्भवणारा आजार समजला जायचा. पण, आता १८ ते २५ या वयोगटातील युवक युवतींनाही मूळव्याध होऊ लागली आहे. मूळव्याधीग्रस्त एकूण रुग्णांपैकी १० ते १२ टक्के रुग्ण हे १८ ते २५ वयोगटातील आहेत. मूळव्याधीबाबत नागरिकांमध्ये जागृती करण्याच्या उद्देशाने, दरवर्षी २० नोव्हेंबर हा दिवस जगभर 'जागतिक मूळव्याध दिन' म्हणून साजरा होत असतो.

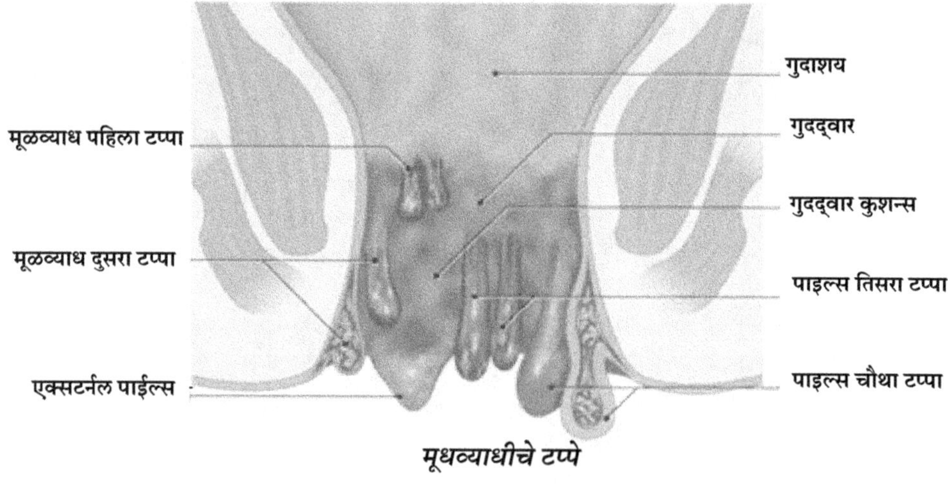

मूळव्याधीचे टप्पे

गुद्द्वाराशी म्हणजेच शरीराच्या मुळाशी होणाऱ्या व्याधीला मूळव्याध म्हणतात. याला वैद्यकीय परिभाषेत हिमोऱ्हॉइड्स (Himorrhoids) किंवा पाइल्स (Piles) म्हणतात. हिमोऱ्हॉइड्स म्हणजे रक्तवाहिन्या आणि असंख्य पेशीसमूह गुद्द्वाराशी जमा होऊन झालेला मांसल भाग असतो. आजाराच्या टप्प्याप्रमाणे त्यांचा आकार कमी जास्त असतो.

गुद्द्वाराच्या बाह्यभागाबाहेर असलेल्या मूळव्याधीला, बाह्य मूळव्याध किंवा 'एक्स्टर्नल पाइल्स' म्हणतात. तर गुद्द्वाराच्या आत २ आणि ४ सेंमी आत असलेल्या मुळव्याधीला 'इंटर्नल पाइल्स' म्हटले जाते. ही अंतर्गत मूळव्याध खूप लोकात सर्वसामान्यपणे आढळते.

मूळव्याधीची कारणे

मोठ्या आतड्याच्या शेवटच्या भागाला गुदाशय म्हणतात. गुदाशयावर जेव्हा सातत्याने खूप ताण पडत जातो, तेव्हा गुद्द्वार आणि गुदाशयातील रक्तवाहिन्यांवर ताण पडून त्या आकाराने लांब होतात, सुजून रुंद होतात, फुगतात आणि पाइल्सचा त्रास सुरू होऊ लागतो. गुदाशयावर ताण पडून पाइल्स होण्यामागे जी निरनिराळी कारणे असतात, त्यातील काही कारणे-

- दीर्घकालीन बद्धकोष्ठता, ● सातत्याने जुलाब होणे, ● व्यायामाचा किंवा कामाचा भाग म्हणून खूप जड वजन सतत उचलणे, ● गरोदरपणा, ● शौचाला कुंथण्याची किंवा जोर लावण्याची सवय, ● शौचाला लागल्याची ऊर्मी सातत्याने दाबून ठेवणे किंवा टाळणे

व्यायामाचा अभाव, आहारात तंतुमय पदार्थांची कमतरता, कडक मलप्रवृत्ती, मलावरोध, सतत मांसाहार व रुक्ष पदार्थ खाणे, अति तिखट सेवन, सतत बैठे काम, अनियमित दिनचर्या, शौचाला आल्यावर ती दाबून टाळत राहणे, अतिजागरणे, मधुमेह, वृद्धत्वामुळे येणारे पचनाचे दौर्बल्य, गर्भारपण, आमांश, गुद्द्वारावर जोर देणे, सतत उन्हात फिरणे, पाणी कमी पिणे अशा गोष्टी मूळव्याधीला निमंत्रण देतात.

भारतीयांमध्ये सकाळी उठल्यावर शौचास जाणे, खाली बसून मलविसर्जन करणे अशा पद्धतीमुळे मूळव्याधीचे प्रमाण पाश्चात्त्य देशांतील लोकांपेक्षा कमी आहे. परंतु आजच्या अद्ययावत जीवनशैलीत कमोडचा वापर आणि दैनंदिन अनियमित धावपळ यामुळे आपल्याकडेही, विशेषतः तरुण वर्गात मूळव्याधीचे प्रमाण वाढते आहे. मूळव्याधीचा म्हणजेच पाइल्सचा त्रास आनुवंशिक असू शकतो. उतारवयात पाइल्स होण्याची शक्यता वाढते.

मूळव्याधीची लक्षणे

सुरुवातीला बहुसंख्य रुग्णांमध्ये मूळव्याधीची लक्षणे अगदी किरकोळ असतात आणि ती आपोआपच बरीसुद्धा होतात. मूळव्याधीची लक्षणे सर्वसाधारणपणे अशी असतात.

१. शौचाला झाल्यावर तांबडे लाल रक्त पडते. हे कधीकधी थेंब थेंब पडते, पण बऱ्याचदा पिचकारी उडाल्याप्रमाणे पडते.

२. शौचाला झाल्यावरही पोट साफ झाल्यासारखे वाटत नाही.

३. गुद्द्वाराभोवतालच्या भागाला खाज सुटते, ते लाल होते आणि हुळहुळल्यासारखे वाटते.

४. शौचाला होताना क्वचितप्रसंगी थोडे दुखते.

५. गुद्द्वाराभोवती गुठळी असल्याचे जाणवते. याला सामान्य भाषेत कोंब म्हणतात. ही गुठळी म्हणजे रक्त साकळून तयार झालेली रक्तवाहिनी असते. याला थ्रोम्बोज्ड पाइल्स (Thrombosed Piles) म्हणतात.

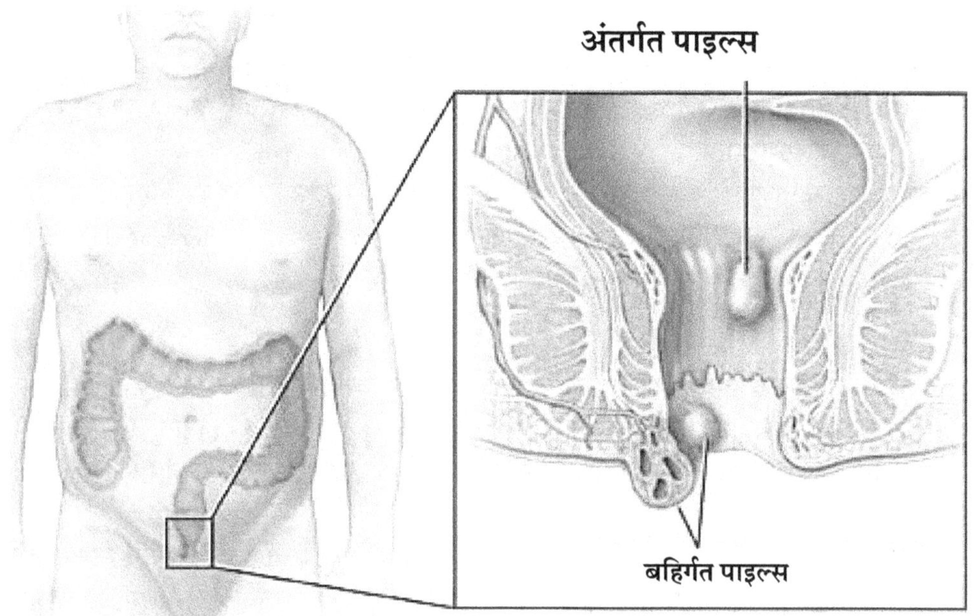

वेळेवर वैद्यकीय उपचार न घेतल्यास पाइल्समध्ये काही गुंतागुंतीची लक्षणे आढळतात. उदाहरणार्थ,

१. सतत रक्तस्राव होत राहून रुग्णाच्या हिमोग्लोबिनमध्ये घट होऊन रुग्ण ॲनिमिक बनतो.

२. मूळव्याधीमधील रक्तवाहिनीतला रक्तप्रवाह अडकून तिथे रक्ताची गाठ होते. याला स्ट्रॅन्युलेटेड हिमोऱ्हॉइड्स (Strangulated Hemorrhoids) म्हणतात.

३. अशा मूळव्याधीच्या मांसल भागात आणि रक्तवाहिन्यात जंतुसंसर्ग होतो आणि तिथे गळू निर्माण होते, त्याची सूज वाढते आणि तो संसर्ग इतरत्र पसरतो. गुदद्वार आणि त्याच्या बाजूचा स्नायू यांच्याभोवती पू तयार होऊ शकतो.

४. मूळव्याधीतील जंतुसंसर्गामुळे आतील पू शरीराबाहेर पडण्यासाठी दुसरा मार्ग शोधतो. त्यामधून भगेंद्र किंवा 'हाय एनल फिश्च्युला' (High Anal Fistula) निर्माण होतात.

५. यामध्ये अनेकदा गुदद्वाराची आकुंचन क्षमता नष्ट होऊन शौचावरचा ताबा नष्ट होऊन कपड्यात नकळत शौचाला होऊ लागते. याला 'फीकल इंकॉन्टीनन्स' (Fickle Incontinence) म्हणतात.

मूळव्याधीमध्ये गुदद्वाराभोवतली तीन मुख्य कोंब असतात. घड्याळातील २, ७ आणि ११ या स्थानांप्रमाणे त्या आढळून येतात. यांना 'प्रायमरी पाइल्स' असे म्हणतात. इतर जागी असणाऱ्या कोंबांना 'सेकंडरी पाइल्स'असे संबोधले जाते. या मूळव्याधीमध्ये रक्तस्राव होण्याचे प्रमाण जास्त असते. फार काळ दुर्लक्ष केल्यास अंतर्गत कोंब बाहेर येऊन गुदद्वाराची संपूर्ण चंबळच बाहेर येते.

- **अंतर्गत पाइल्सचे टप्पे :** मूळव्याधीचा त्रास सुरू होऊन हळूहळू वाढत जातो. या दरम्यान त्याची वाढ होत जाते. मूळव्याध साधारणपणे चार टप्प्यात आढळते. या टप्प्यांना मूळव्याधीची अवस्था किंवा पाइल्सच्या ग्रेड्स म्हणतात.

ग्रेड १ : यात मूळव्याधीची अगदी सुरुवात असते. त्यांना थोडी सूज असते, पण गुदद्वाराच्या बाहेर त्या दिसत नाहीत.

ग्रेड २ : पहिल्या टप्प्यापेक्षा त्या वाढलेल्या असतात. इतर वेळी त्या गुद्द्वाराच्या आतील बाजूस राहतात, पण शौचाला होताना त्या गुद्द्वाराच्या बाहेर येतात. मात्र शौचाची क्रिया पूर्ण झाल्यावर त्या आपोआप आत जातात.

ग्रेड ३ : या अवस्थेत मूळव्याध गुद्द्वारातून बाहेर पूर्ण लोंबू लागतात. याला 'प्रोलॅप्स्ड हिमॉन्हॉइड्स' (Prolapsed Hemorrhoids) म्हणतात. त्यातून रक्त पडताना जाणवते. मात्र शौचानंतर त्या पुन्हा आत ढकलता येतात.

ग्रेड ४ : या टप्प्यात मूळव्याध आत ढकलता येत नाही. त्या पूर्णपणे बाहेर लोंबत राहतात. या टप्प्यात त्वरित उपचाराची गरज असते.

- **बाह्य मूळव्याध :** यात गुद्द्वाराच्या बाहेरील बाजूने रक्तवाहिन्यांच्या गुठळ्या होतात. त्या फुगतात, त्यांना खाज सुटत राहते. त्यातील रक्त गोठळ्यामुळे त्या दुखतात. त्यात जंतूसंसर्ग होतो. यांना 'थ्रोम्बोज्ड पाइल्स' म्हणतात. यातही त्वरित उपचाराची गरज असते.

मूळव्याधीचे निदान

रुग्णाच्या शौचाबाबत असणाऱ्या तक्रारीवरून उदाहरणार्थ, शौचाला रक्त पडणे, रक्ताची चिळकांडी उडणे, गुद्द्वाराला खाज येणे इत्यादी आणि लक्षणांवरून मूळव्याधीचे प्राथमिक निदान डॉक्टर करतात.

रुग्णाची तपासणी करताना बाह्य निरीक्षणांवरून पाइल्सच्या प्रकाराची आणि टप्प्याची कल्पना येऊ शकते. 'डिजिटल रेक्टल एक्झामिनेशन' (Digital Rectal Examination) म्हणजे ग्लोव्ह्ज घालून गुद्द्वाराची बोटांनी केलेली तपासणी महत्त्वाची असते. त्याचप्रमाणे प्रोक्टोस्कोप (Proctoscope) हे उपकरण गुद्द्वारातून आत घालून मूळव्याध तपासली जाते. यात त्याची व्याप्ती निश्चित कळते.

रुग्णाला आतड्याचे अन्य आजार असल्याची शक्यता लक्षात घेऊन, आतड्याची दुर्बिणीद्वारे केली जाणारी तपासणी म्हणजे कोलॉनोस्कोपी करणे अनेकदा आवश्यक असते. आतड्याच्या कर्करोगामध्येदेखील पाइल्स होऊ शकतात. आतड्याच्या कर्करोगाचे वाढते प्रमाण लक्षात घेता कोलोनोस्कोपी खूप महत्त्वाची ठरते. रुग्णाच्या पोटाचा सिटीस्कॅन केल्यास अशा कर्करोगांची शक्यता दूर करता येते.

मूळव्याधीवरील प्रतिबंधक उपाय

मूळव्याध होऊ नये म्हणून काही काळजी घेतल्यास आणि सुरुवातीच्या काळात मूळव्याध रोखण्यासाठी उपाय केल्यास ती टाळता येते. मूळव्याध होऊ नये किंवा झाल्यास वेळेत आटोक्यात यावी यासाठी मुख्यत्वे जीवनशैलीत बदल करणे गरजेचे असते.

- **आहार :** मांसाहार केल्यास शौचाला घट्ट होते. त्यामुळे सतत मांसाहार करणे टाळावे. याउलट ज्यामध्ये तंतूमय पदार्थ किंवा फायबर असते अशा घटकांचा समावेश आहारात जरूर असावा. या पदार्थात सर्व प्रकारच्या पालेभाज्या, कोशिंबिरी, ताजी फळे यांचा दररोज समावेश असावा. फायबरमुळे शौचाला मऊ होऊन जोर लावावा लागत नाही. त्याचबरोबर रोज २-३ लिटर पाणी घेणे आवश्यक ठरते. दही, ताक, घरगुती सरबते यांचा वापर करणे, नाश्ता, जेवण वेळच्या वेळी घेणे हे आवश्यक असते.

- **व्यायाम :** अतिरिक्त वजनवाढ झाल्यास मूळव्याध होण्याची शक्यता वाढते. आपल्या शक्तीपेक्षा जास्त वजने उचलणे टाळावे. त्यामुळे पोटावर आणि गुदाशयावर दबाव येऊन मूळव्याधीचा त्रास होतो. याउलट चालणे, धावणे, जॉगिंग, पोहणे, सायकल चालवणे अशा व्यायामांनी वजन कमी होऊन

मूळव्याधीचे त्रास कमी होतात.

* **विश्रांती** : रात्रीची झोप किमान ७-८ तास व्हायला हवी. जागरणे करणाऱ्यांना मूळव्याधीचा त्रास हमखास होतो.

* **औषधोपचार** : शौच मऊ होण्याकरिता इसबगोल, लिक्विड पॅराफिन, एरंडेल, क्रिमॉफिन, मिल्क ऑफ मॅग्नेशिया, लॅक्ट्युलोझ यांसारखी औषधे वापरता येतात. गुद्द्वाराचा दाह कमी करण्याकरिता अनेक प्रकारची वेदनाशामक मलमे उपलब्ध आहेत. वेदना फार असल्यास वेदनाशामक गोळ्या आणि जंतुसंसर्ग असल्यास प्रतिजैविकांचाही वापर केला जातो. संडासला जाऊन आल्यावर टबात कोमट पाणी घेऊन त्यात बसून शेक घेण्याने दाह कमी होतो. वरील सर्व उपचारांनी आराम न मिळाल्यास शस्त्रक्रियेचा मार्ग अवलंबिण्यात येतो.

* **शस्त्रक्रिया** : हा रोग अनेक दिवस लपवला जातो आणि मग तो वाढल्यावर लोक उपचारासाठी धावतात. आधुनिक वैद्यकीय शास्त्रात शस्त्रक्रिया हा उपचार आहे. या रोगात पथ्य फारच जरुरी आहे. सर्वसाधारणपणे मूळव्याधीच्या रुग्णांपैकी १० टक्के रुग्णांना शस्त्रक्रियेची आवश्यकता भासते. यासाठी वेगवेगळ्या शस्त्रक्रिया उपलब्ध आहेत.

१. **बॅण्डिंग (Banding)** : दुसऱ्या आणि तिसऱ्या ग्रेडच्या पाइल्ससाठी हा उत्तम उपाय असतो. यामध्ये मूळव्याधीच्या उगमाशी इलॅस्टिक बंध घट्ट आवळून ठेवला जातो आणि त्या मूळव्याधीचा रक्तप्रवाह खंडित केला जातो. दोन-चार दिवसात त्या पाइल्स निर्जीव होऊन गळून पडतात. यात कमीत कमी रक्तस्राव होतो आणि रुग्ण लवकर कामावर रुजू होऊ शकतो. मात्र एकावेळी जास्तीत जास्त दोनच कोंबावर हा इलाज केला जाऊ शकतो.

२. **स्क्लेरोथेरपी (Sclerotherapy)** : लहान कोंब असल्यास मूळव्याधीच्या कोंबात फिनॉल आणि बदामाच्या तेलाचे इंजेक्शन देऊन फायदा होऊ शकतो. सहा आठवड्यांच्या अंतराने तीन वेळा अशा प्रकारचे इंजेक्शन देता येते. तिसऱ्या आणि दुसऱ्या ग्रेडमध्ये हा उपचार केला जातो.

३. **इन्फ्रारेड कोॲग्युलेशन (Infrared Coagulation)** : इन्फ्रारेड किरणांच्या तीव्रतेने यामध्ये पहिल्या आणि दुसऱ्या टप्प्यातील पाइल्सचे कोंब जाळले जातात.

४. **हिमोऱ्हॉइडेक्टोमी (Hemorrhoidectomy)** : पूर्वापार चालत आलेली ही शस्त्रक्रिया पाइल्स पूर्ण बरी करू शकते. यात वाढलेल्या पाइल्स शस्त्रक्रियेद्वारे पूर्णपणे काढून टाकल्या जातात. ही शस्त्रक्रिया पूर्ण भूल देऊन (जनरल ॲनेस्थेशिया), जागा बधीर करून (लोकल) किंवा पाठीत इंजेक्शन देऊन (स्पायनल) करता येते.

५. **स्टेपलर (Stapler)** : यामध्ये स्टेपलरच्या पिनांसारख्या पिन्स मूळव्याधीच्या उगमाशी टाचून त्यांचा रक्तपुरवठा खंडित करून त्या निर्जीव केल्या जातात. यामध्ये क्वचित प्रसंगी गुदाशयाचा भाग गुद्द्वारात घसरला जाण्याची (रेक्टल प्रोलॅप्स) शक्यता असते.

६. **नवे उपाय** : अल्ट्रासाऊंड सर्जरी, लेझर सर्जरी असे नवे पर्याय आज विकसित झालेले आहेत.

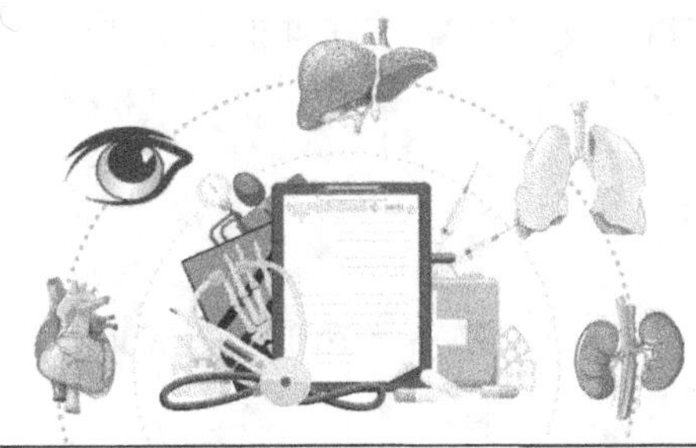

अस्थिसंस्था (स्केलेटल सिस्टीम)

उत्क्रांतीच्या अखेरच्या साखळीत पृथ्वीवर अवतरलेला माणूस हा प्राणी, उभा राहून दोन पायांवर चालू लागला, पळू लागला, कंबरेत खाली वाकून खाली पडलेल्या गोष्टी हातांनी उचलू लागला, हाताच्या बोटांनी कलाकुसर, वाद्यवादनही करू लागला आणि हाताची मूठ वळून मुष्टियुद्धदेखील करू लागला, ही सारी मानवी शरीरातल्या अस्थिसंस्थेची आणि त्यांच्या समवेत कार्य करणाऱ्या स्नायूंची कामगिरी होती.

शरीरातील हाडे, सांधे व त्यांना हलवणारे स्नायू यांमुळे आपले चलनवलन होते. बहुतेक सर्व शारीरिक हालचालींत हाडे व स्नायूंचा भाग असतो. मात्र पापणी, जीभ वगैरे काही भागांत मुख्यतः फक्त स्नायूंचेच काम असते.

अस्थिसंस्थेच्या रचनेचे मुख्यतः चार भाग पडतात

- पाठीचा कणा
- डोक्याची कवटी
- हात, खांदे, छातीच्या फासळ्या
- पाय, खुबे व कमरेची हाडे
- **वैशिष्ट्ये :** शरीराच्या मध्यवर्ती असलेल्या पाठीच्या कण्याला, इतर सांधे आणि हाडे जोडलेली असतात. हातांची आणि पायांची रचना स्थूलमानाने बरीचशी एकसारखी असते. फक्त हाताच्या विशिष्ट ठेवणीमुळे अधिक कुशल हालचाली होऊ शकतात.

शरीराचा आकार, उंची, हालचाली अस्थिसंस्थेमुळेच शक्य होतात. कवटीमुळे मेंदूचे संरक्षण होते. छातीच्या पिंजऱ्यामुळे फुप्फुसे व हृदयाचे संरक्षण होते. कंबरेच्या हाडांमुळे मूत्राशय, स्त्रियांची जननसंस्था इत्यादी सुरक्षित राहतात.

हाडे कठीण पेशींनी बनलेली असते. त्यातला

अस्थिसंस्था

कठीणपणा कॅल्शियममुळे येतो. काही हाडांच्या अंतर्भागात पोकळ्या असतात, त्याला मगज म्हणतात. त्यांत रक्तपेशी तयार होतात. हाडांच्या रचनेवरून व आकारांवरून त्यांचे प्रकार पाडलेले आहेत. (उदाहरणार्थ चपटी हाडे, लांब हाडे).

- **सांधे :** दोन किंवा अधिक हाडे एकत्र येतात त्याला सांधा म्हणतात. सांधे दोन प्रकारे कार्य करतात. पहिले कार्य म्हणजे निरनिराळी हाडे एकमेकांशी जोडणे आणि धरून ठेवणे. दुसरे काम म्हणजे विशिष्ट प्रकारची हालचाल होऊ देणे.

रचनेप्रमाणे सांध्यांचे खालीलप्रमाणे प्रकार पडतात

- **करवती (अचल) सांधा :** यात हालचाल होत नाही. हाडे पक्की जोडलेली असतात. उदाहरणार्थ, कवटीची हाडे एकमेकाला अशी जोडलेली असतात.

- **बिजागरीचा सांधा :** या सांध्यात दाराप्रमाणे किंवा अडकित्त्याप्रमाणे एकाच दिशेने हालचाल होऊ शकते. उदाहरणार्थ, गुडघा, कोपर, इ.

- **उखळीचा सांधा:** खुबा, खांदा यांमध्ये मागेपुढे, बाजूला वगैरे दोन-तीन दिशांनी हालचाल होऊ शकते.

- **सरकता सांधा :** यांमध्ये हाडे फक्त एकमेकांवर थोडी सरकू शकतात. उदाहरणार्थ, मनगटातील सांधे, पायाचा घोटा, टाचा, तळवा यांतील सांधे.

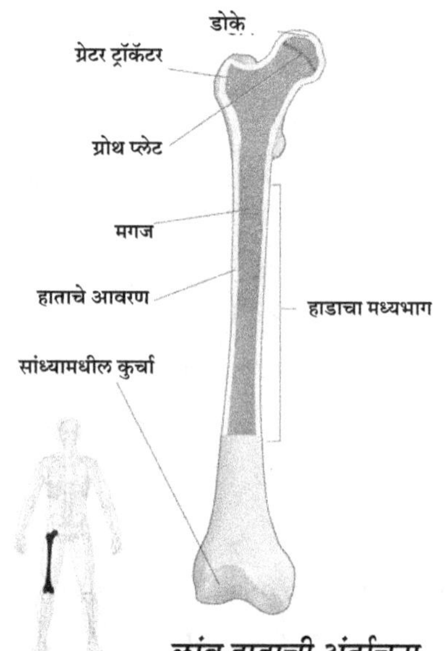

लांब हाडाची अंतर्रचना

याखेरीज सांध्याला मजबुती येण्यासाठी बाजूंनी घट्ट पडद्याचे आवरण (सांधेकोष) असते. एखादा सांधा मुरगळतो, तेव्हा या पडद्यांना ताण पडून इजा झालेली असते. या आवरणातून एक प्रकारचा दाट तेलकट पदार्थ असतो, तो यंत्रातल्या वंगणासारखे काम करतो. त्यामुळे हालचालीदरम्यान होणारी हाडांची झीज कमी होते. हाडांचे एकमेकांवर घर्षण होऊ नये आणि हालचालींमुळे बसणारे धक्के कमी व्हावेत यासाठी हाडांवर मऊ कूर्चेचे आवरण असते.

हाडे हा संयोजी ऊतींचा एक प्रकार असून त्यामुळे आपल्या शरीराचा आकृतिबंध तयार होतो. जन्मतः आपल्या शरीरात २७२ हाडे असतात. प्रौढ व्यक्तींमध्ये अनेक लहान हाडे एकमेकांना जोडली जाऊन २०६ हाडे बनतात. वयाच्या ३०व्या वर्षापर्यंत हाडे अंतर्गतरीत्या पूर्णपणे भरली जाऊन त्यांची घनता वाढते. कॅल्शियम आणि फॉस्फरसमुळे हाडांना मजबुती प्राप्त होते.

हाडांच्या ऊतींचे दोन प्रकार आहेत : कॉम्पॅक्ट आणि स्पंज. हे दोन प्रकार त्यांच्या घनतेमुळे पडतात. हाडांच्या जडणघडणीत तीन प्रकारच्या पेशी आपले योगदान देतात.

- **ऑस्टिओब्लास्ट्स (Osteoblast) :** या नवीन हाडे तयार बनवणाऱ्या पेशी असतात.

- **ऑस्टियोक्लास्ट (Osteoclasts) :** जुन्या हाडांच्या ऊतींचे विघटन करून नवीन, निरोगी ऊतींसाठी मार्ग मोकळा करतात.

- **ऑस्टियोसाइट्स (Osteocytes) :** या परिपक्व हाडांच्या पेशी असतात. ऑस्टिओब्लास्ट्स आणि ऑस्टियोक्लास्ट्समधील समतोल हाडांच्या ऊतींचे संरक्षण करते.

- **बोन मॅट्रिक्स (Bone Matrix) :** हा हाडाच्या अंतर्गत असलेला पेशीमय पदार्थ असतो. त्यामुळे हाडाला वजन प्राप्त होते. त्यामध्ये खनिज पदार्थ आणि हाडे बनविणाऱ्या विविध पेशी अंतर्भूत असतात.

बोन मॅट्रिक्स दोन घटकांनी बनलेला असतो, एक सेंद्रिय आणि दुसरा अजैविक. हाडांच्या वजनापैकी निम्मे वजन अजैविक भागामुळे असते.

- **कॉम्पॅक्ट हाड :** या हाडांची अंतर्गत रचना दाट असते. यात घट्ट आवळून बसवलेले ऑस्टिओन्स किंवा हॅव्हर्सियन सिस्टीम्स असतात. ऑस्टिओनमध्ये ऑस्टियोनिक (हॅव्हर्सियन) कॅनाल नावाची मध्यवर्ती लांब घळ असते. ऑस्टिओनिक कॅनालला वलयांकृत पद्धतीने मॅट्रिक्सने वेढलेले असते. मॅट्रिक्सच्या या वलयाकार रिंगांच्या दरम्यान, हाडांच्या पेशी (ऑस्टिओसाइट्स) लॅक्युने नावाच्या जागेत असतात. हाड मॅट्रिक्समधून लहान वाहिन्या लॅक्यूनेपासून ऑस्टिओनिक कालव्यापर्यंत पसरतात. त्यांना कॅनालिक्युले म्हणतात.

कॉम्पॅक्ट हाडांमध्ये, हॅव्हर्सियन सिस्टीम घट्ट एकत्र बांधल्यामुळे हाड एखाद्या पदार्थासारखे बनते. ऑस्टिओनिक कालव्यामध्ये रक्तवाहिन्या असतात, ज्या हाडांच्या लांब अक्षाला समांतर असतात. या रक्तवाहिन्या हाडांच्या पृष्ठभागावरील वाहिन्यांसह एकमेकांशी जोडल्या जातात.

- **स्पॉन्जी (कॅन्सेलस) हाड :** स्पॉन्जी (कॅन्सेलस) हाड कॉम्पॅक्ट हाडांपेक्षा हलके आणि कमी दाट असते. स्पॉन्जी हाडांमध्ये प्लेट्स (ट्रॅबेक्युले) आणि हाडांच्या पट्ट्या लहान, अनियमित पोकळ्यांच्या स्वरूपात असतात. त्यात लाल अस्थिमज्जा असते. कॅनालिक्युलीना रक्तपुरवठा मध्यवर्ती ऑस्टियोनिक कालव्याऐवजी, जवळच्या पोकळ्यांमार्फत मिळतो. ट्रॅबेक्युले एखाद्या इमारतीला आधार देण्यासाठी वापरल्या जाणाऱ्या पिलर्सप्रमाणे हाडांना ताकद देतात. स्पंजी हाडांचे ट्रॅबेक्युले तणावाच्या रेषांचे अनुसरण करतात आणि तणावाची दिशा बदलल्यास ते पुन्हा तयार होऊ शकतात.

हाडांचे कार्य

- हाडांमुळे शरीराला आधार, मजबुती आणि संरक्षण मिळते.
- हाडांमुळे शरीराच्या विविध हालचाली होतात.
- हाडांमध्ये रक्तपेशींची निर्मिती होण्यास मदत होते.
- हाडांमध्ये विविध रेणू साठविले जातात.
- अंतःस्रावी संस्थेचे नियमन केले जाते.

अक्षीय / केंद्रीय अस्थिसंस्था (एक्सियल स्केलीटल सिस्टीम)

यामध्ये शरीरातील एकूण ८० अस्थींचा समावेश होतो. खालील अवयवांमध्ये या अस्थी आढळतात.

कवटी (Skull)

- कवटीमध्ये कपाळ आणि चेहरा यात २२ हाडे असतात. कवटी ८, चेहरा १४ हाडांनी बनलेला असतो.
- मानेमध्ये इंग्रजी 'यु' आकाराचे हायॉइड (Hyoid) हे लहान हाड असते आणि ते इतर कोणत्याही हाडाला जोडलेले नसते. पण जीभ आणि मानेचे स्नायू त्याला जोडलेले असतात.
- क्लॅव्हिकल (कॉलर बोन) हे हाड मानेमध्ये आढळते.
- पाठीमध्ये स्कॅप्युला (Scapula) हे हाड असते.
- **पाठीचा कणा (व्हर्टिब्रल कॉलम) :** पाठीचा कणा म्हणजे मज्जारज्जूला संरक्षण देणारी अस्थिसंस्था असते. त्यात एकूण ३३ हाडे असतात, त्यांना मणके म्हणतात. त्यांचे पाच विभाग पडतात.

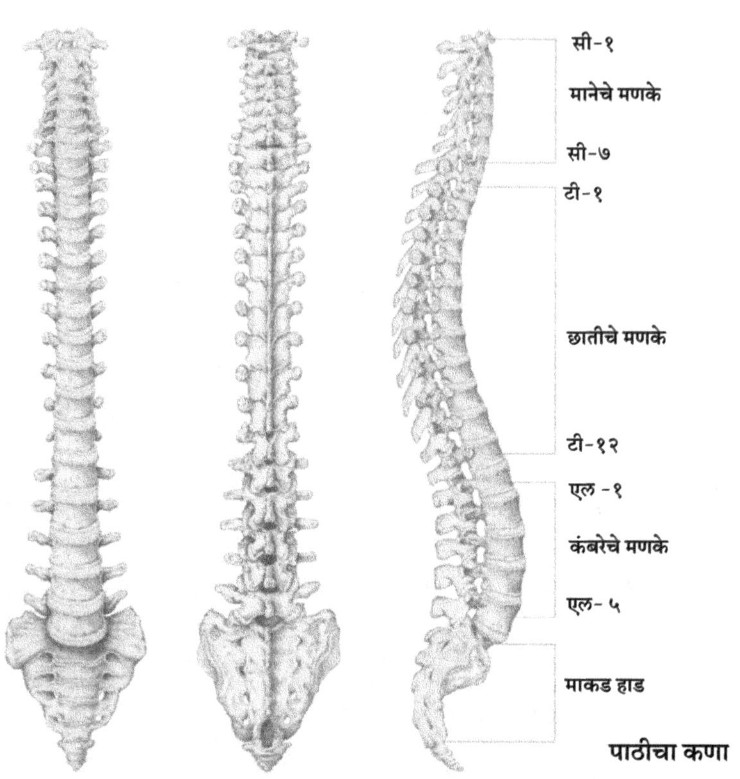

सर्व्हायकल मणके (मान) सी १ ते सी ७	एकूण ७
थोरॅसिक मणके (छाती) टी १ ते टी १२	एकूण १२
लंबर मणके (कंबर) एल १ ते एल ५	एकूण ५
सॅक्रलस बोन (त्रिकास्थी) एस१ ते एस ५	एकूण ५
कोंकिक्स (माकडहाड)	एकूण ४

● **छातीचा पिंजरा आणि बरगड्या** : आपल्या बरगड्या हाडांच्या १२ जोड्या आणि एक स्टर्नम (Sternum) हाड (खंजिरी हाड- उरोस्थी) अशा एकूण २५ हाडांपासून बनलेल्या असतात. यांनाच फासळ्या असेही म्हणतात. बरगड्या पुढे स्टर्नमला आणि मागील बाजूस पाठीच्या कण्यातील छातीच्या मणक्यांना जोडलेल्या असतात. बरगड्यांच्या शेवटच्या दोन म्हणजे ११वी आणि १२ वी जोडी फक्त मागील बाजूने, छातीच्या अनुक्रमे ११ व्या आणि १२ व्या मणक्यांना जोडलेल्या असतात. पुढील बाजूने त्या मोकळ्या असतात. त्यांना तरंगत्या बरगड्या म्हणतात.

सह अस्थिसंस्था (अपेंडीक्युलर स्केलेटल सिस्टीम)

यामध्ये एकूण १२६ अस्थींचा समावेश होतो. यांच्यामुळे आपल्या शरीराचा सांगाडा पूर्ण होतो. आणि शारीरिक

हालचाली घडून येतात. यांचे प्रमुख सहा गटांत वर्गीकरण केले जाते.

कॉलर बोन (Collar Bone)	२ अस्थी
स्कॅप्युला (Scapula)	२ अस्थी
दंडाचे हाड (ह्युमेरस) (Humerus)	प्रत्येकी २ अस्थी
बाहू (अल्ना) (Ulna)	प्रत्येकी २ अस्थी
मनगट	प्रत्येकी ८ अस्थी
तळहात (मेटाकार्पल्स) (Metacarpals)	प्रत्येकी ५ अस्थी
तळहातातील बोटे	
प्रॉक्झीमल फॅलेन्जस (बोटांचे पहिले पेर)	प्रत्येकी ५ अस्थी
इंटरमेडिएट फॅलेन्जस (बोटांचे मधले पेर)	प्रत्येकी ४ अस्थी
डिस्टल फॅलेन्जस (बोटांचे तिसरे पेर)	प्रत्येकी ५ अस्थी
हिप बोन्स (नितंब)२	२ अस्थी
मांडीचे हाड (फीमर)	२ अस्थी
गुडघ्याची वाटी (पटेला)	२ अस्थी
टिबिया (पायाचे पुढील हाड)	२ अस्थी
पायाचे आतील बाजूचे हाड (फिब्युला)	२ अस्थी
तळपाय (टार्सल बोन्स)	प्रत्येकी ७ अस्थी
तळपाय (मेटाटार्सल्स)	प्रत्येकी ५ अस्थी
तळपायातील बोटे	–
प्रॉक्झीमल फॅलेन्जस (पायाच्या बोटांचे तिसरे पेर)	प्रत्येकी ५ अस्थी
इंटरमेडिएट फॅलेन्जस (पायाच्या बोटांचे दुसरे पेर)	प्रत्येकी ४ अस्थी
डिस्टल फॅलेन्जस (पायाच्या बोटांचे पहिले पेर)	प्रत्येकी ५ अस्थी

हाडांबाबत काही विशेष मुद्दे

अस्थी	नाव	ठिकाण
शरीरातील सर्वात लहान अस्थी	स्टेपीस	मध्यकर्णात असते
शरीरातील सर्वात मोठी अस्थी	फीमर	मांडीचे हाड
शरीरातील सर्वात मजबूत अस्थी	मॅडिबल	जबड्याचे हाड

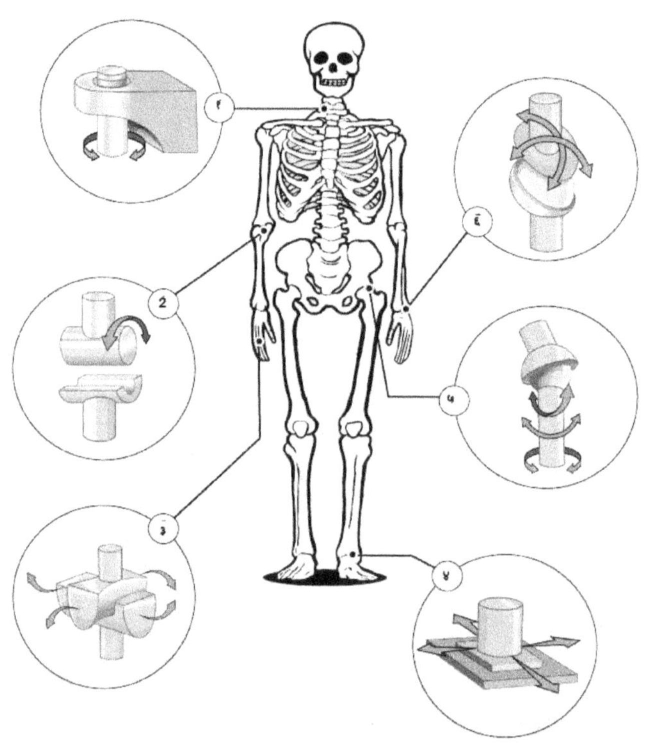

शरीरातील सांध्यांचे प्रकार

सांध्यांचे प्रकार

सांधे तीन प्रकारचे असतात

१. **तंतुमय सांधे (फायब्रस जॉइंट)** : हे स्थिर सांधे असतात आणि त्याला स्थावर सांधे म्हणूनही ओळखले जाते. जिथे हाडे लवचीक नसतात, अशा जागी हे सांधे असतात. उदाहणार्थ, छातीचा पिंजरा, पाठीचा कणा

२. **उपास्थी (कार्टिलेज) सांधे** : उपास्थी सांधे अंशतः लवचीक सांधे असतात. उदाहणार्थ, पाठीचा कणा आणि बरगडी.

३. **सायनोव्हियल सांधे** : सायनोव्हियल सांधे हे सर्वांत महत्त्वाचे सांधे असतात. कारण ते चालणे, धावणे, टायपिंग आणि यासारख्या बऱ्याच विस्तृत हालचाली करण्यास मदत करतात. सायनोव्हियल सांधे लवचीक, हलते असतात, ते एकमेकांवर सरकतात आणि फिरवता येतात.

हाडांचे आजार

- ऑस्टियोजेनेसिस (Octeogenesis)
- मल्टिपल मायलोमा (Multiple Myeloma)

- पाठीचा वाकडा कणा
- एप्लास्टिक अॅनेमिया (Aplastic Anemia)
- मुडदूस
- संधिवात
- सांध्यांचे अन्य आजार
- ऑस्टियोमायलिटिस (Osteomyelitis)

वयोमानानुसार हाडांमधील बदल

वयाच्या पन्नाशीनंतर हाडांचे आकार आणि घनता कमी होत जाते. ती ठिसूळ आणि कमकुवत बनत जातात. त्यांना थोड्याशा धक्क्याने फ्रॅक्चर होण्याची शक्यता असते. वयाच्या सत्तरीनंतर पाठीच्या मणक्यांची हाडे झिजल्यामुळे उंचीही थोडी कमी होते. हाडांची शक्ती, सहनशक्ती आणि लवचिकता वयोमानाप्रमाणे कमी होत जाते. त्याचा परिणाम शरीराचा समन्वय, तोल आणि शारीरिक स्थिरतेवर होतो.

वाढत्या वयातही हाडांची मजबुती टिकवण्यासाठी

- आहारात पुरेशा प्रमाणात कॅल्शियम घ्यावे. वय वर्षे ४० ते ७० या काळात दररोज किमान १००० मिलीग्रॅम कॅल्शियम पूरक गोळीच्या स्वरूपात घ्यावे. ५१ वर्षे आणि त्याहून अधिक वयाच्या महिलांसाठी आणि ७१ आणि त्याहून अधिक वयाच्या पुरुषांसाठी ही शिफारस दररोज १२०० मिलीग्रॅमपर्यंत वाढते.
- कॅल्शियमच्या आहारातील स्रोतांमध्ये दुग्धजन्य पदार्थ, ब्रोकोली, केल, सामन मासे आणि टोफू यांचा समावेश होतो.
- पुरेशा प्रमाणात व्हिटॅमिन 'डी' घेणे आवश्यक असते. ७० वर्षांपर्यंतच्या प्रौढांसाठी ६०० आंतरराष्ट्रीय युनिट्स आणि ७० वर्षांपिक्षा जास्त वयाच्या प्रौढांसाठी ८०० आंतरराष्ट्रीय युनिट्स व्हिटॅमिन 'डी'चे दररोज सेवन करावे.
- 'डी' जीवनसत्त्वाचा महत्त्वाचा स्रोत म्हणजे सूर्यप्रकाश. अन्य आहारामध्ये अंडी, व्हिटॅमिन 'डी'-फोर्टिफाइड दूध आणि व्हिटॅमिन 'डी' पूरक आहाराचा समावेश करावा

दैनंदिन दिनचर्येत शारीरिक हालचालींचा समावेश करावा. वेट ट्रेनिंग, वजन उचलण्याचे व्यायाम, चालणे, जॉगिंग, टेनिस खेळणे, पायऱ्या चढणे यामुळे हाडे मजबूत होतात आणि हाडांची झीज कमी होते. यासोबत अमली पदार्थांचा वापर, धूम्रपान, मद्यपान टाळावे.

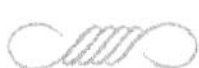

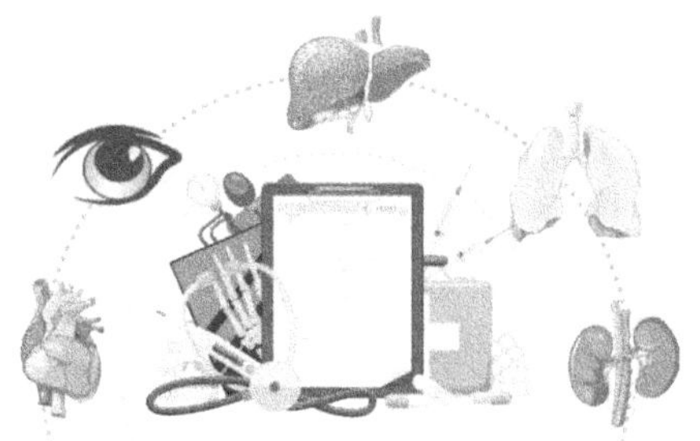

ताठ कणा आरोग्याचा बाणा

पृथ्वीवरच्या सजीवसृष्टीत मानव हा दोन पायांवर चालणारा पहिला आणि एकमेव प्राणी. त्या आधीचे सर्व प्राणी चारी पायांवर चालायचे. माकडाच्या प्रजातींचे प्राणी, कधी दोन तर कधी चारही पायांचा वापर करायचे. मानवाचे दोन पायांवर उभे राहणे हे केवळ पायांच्या शक्तीमुळे नव्हे, तर पाठीच्या कण्यात झालेल्या उत्क्रांतीमुळे शक्य झाले.

मानवी पाठीच्या कण्याची वाढ अगदी बालपणापासूनच होऊ लागते. हा कणा ३३ मणक्यांनी बनलेला असतो. त्यातील माकडहाडाची चार आणि त्याच्यावरील त्रिकोणी सेक्रमची पाच ही एकत्रित जुळलेली असतात, त्यामुळे त्यातील मणक्यांची हालचाल होत नाही. पण बाकीच्या २४ मणक्यांत मानेचे सात, पाठीचे १२ आणि कंबरेचे पाच मणके हे एखाद्या स्प्रिंगसारखे लवचिक असतात. हे मणके एकावर एक असतात आणि समोरून पाहिले तर एका लंबरेषेत दिसतात. मात्र बाजूने पाहिले तर त्यात तीन ठिकाणी, इंग्रजी 'सी' अक्षराप्रमाणे गोलाई असते. बाळ जन्मते तेव्हा संपूर्ण कण्याला एकच 'सी' सारखा आकार असतो. जेव्हा बाळ मान धरू लागते, तेव्हा मानेच्या मणक्यांपाशी एक अर्धवर्तुळाकृती 'सी' तयार होतो. त्यानंतर बाळ चालू लागले की पाठीचा आणि कंबरेचा उलटसुलट असा 'सी' किंवा इंग्रजी 'एस'सारखा वक्राकार येतो.

जेव्हा शरीराची वाढ पूर्ण होते, तेव्हा आपण कसे उभे राहतो, कसे बसतो, कसे झोपतो, कसे चालतो, याला इंग्रजीत 'पोश्चर' म्हणतात. आपल्या दैनंदिन जीवनात आपले पोश्चर म्हणजेच शरीराची ढब कशी सांभाळतो, यावर या कण्याचा ताठपणा आणि लवचिकपणा तसेच आपल्या आरोग्यामधील बऱ्याच गोष्टी अवलंबून असतात.

आपल्या शरीराचे स्थैर्य राखून, अवयवांचा समतोल सांभाळून, कमीत कमी बाह्य आधार घेऊन, शरीरावर कुठेही अतिरिक्त ताण न पडता जेव्हा हालचाली सहजपणे करता येतात, तेव्हा आपल्या शरीराची ती ढब योग्य आहे असे समजले जाते. आपल्या शरीराची ढब योग्य तऱ्हेने ठेवण्यासाठी, कुठलीही ताकद न लावता शरीराचा 'कणा' ताठ आणि उभा असावा लागतो. भौतिकशास्त्राच्या तत्त्वानुसार आपण बसलेलो किंवा उभे असताना आपल्या शरीरातून जाणारी लंबरेषा पायांच्या मधोमध पडलेली असावी लागते.

ताठ कण्याचे फायदे

- शरीरातील स्नायू विनाकारण कडक किंवा ताणलेले न राहता, आरामदायकरित्या सैल आणि शिथिल राहतात.
- श्वसनक्रिया आणि शरीरातील रक्ताभिसरण क्रिया सुरळीतपणे कार्यशील राहतात.
- अकारण शारीरिक ताण किंवा थकवा येत नाही.
- चुकीच्या पद्धतीच्या उभे राहण्याने किंवा बसण्याने होणारी पाठदुखी किंवा शरीरातील इतर सांध्यांची दुखणी उद्भवत नाहीत.

- शारीरिक ढब व्यवस्थित ठेवल्याने, व्यक्तीचे स्वास्थ्य शारीरिक आणि विशेषतः मानसिक दृष्ट्या उत्तम राहते.

शारीरिक ढबीचे प्रकार

निरनिराळ्या व्यक्तींच्या उभे राहण्याची शारीरिक ढब पाहिली, तर त्याचे काही प्रकार आढळून येतात. यात थकल्यासारखी किंवा गळून गेल्यासारखी ढब, पूर्णपणे वेडेवाकडे उभे राहण्याची, अतिशय कडक किंवा ताठरलेल्या अवस्थेत उभे राहण्याची ढब आणि संपूर्ण शरीर छानपैकी शिथिल ठेवून उभे राहण्याची एक साधी-सोपी ढब असते.

- **साधी सोपी ढब** : यामध्ये व्यक्ती दोन पायांवर मस्तपैकी समतोल राखून उभी असते. शरीरावर कुठेही ताण नसतो. सर्व सांधे आणि हातपाय शिथिल असतात. थोड्या वेळाने जेव्हा ताण जाणवायला लागतो, तेव्हा एका पायावरील वजन दुसऱ्या पायावर बदलून पुन्हा स्थैर्य राखले जाते. यामध्ये पायातले आणि शरीरातले रक्ताभिसरण उत्तमपैकी होत राहते. ही खरी आदर्श ढब असते.

- **थकलेली ढब** : यामध्ये शरीर जास्त शिथिल होते आणि स्थिर राहते. मान पुढे वाकलेली, कंबरेत बाक आणि हातपाय अर्धवट वाकलेल्या स्थितीत असतात. अशी स्थिती जास्त काळ राखता येते. यामध्ये शरीरातील ऊर्जा १० टक्क्यांनी कमी वापरली जाते.

- **अतिशय कडक** : मिलिटरी परेडमध्ये 'अटेन्शन'मध्ये उभे राहताना जी पोझ घेतली जाते, ती ही ढब. यात संपूर्ण शरीर आणि सर्व सांधे ताणलेल्या अवस्थेत असतात. ही स्थिती जास्त काळ टिकवून ठेवता येत नाही. सोप्या ढबीपेक्षा यात २० टक्के जास्त ऊर्जा वापरली जाते.

- **वेडीवाकडी ढब** : यात शरीराचा कणा आणि अवयव एका सरळ रेषेत न ठेवता अनेक ठिकाणी वेड्यावाकड्या स्थितीत उभे राहिले किंवा बसले जाते.

१. सांध्यांचे विकार असतात, संधिवात किंवा हाडांचे आजार; स्नायूंचे आजार, स्नायू कायमचे आखडलेले असतात किंवा अर्धांगवायू; अथवा खूप अधू दृष्टी किंवा कमालीचा बहिरेपणा असतो, अशा व्यक्तींमध्ये ही वेडीवाकडी ढब आढळून येते.

२. आजकाल अगदी लहानपणापासून सर्वांमध्येच सरळ बसण्याची सवय जवळजवळ नष्ट झाली आहे. जेवताना, अभ्यास करताना, वर्गात बसल्यावर, सोफ्यावर बसून टीव्ही पाहताना संपूर्ण कुटुंब वेडेवाकडे बसलेले आढळते.

३. काही व्यवसायांमध्ये विशेषतः कारखान्यातील कामगार, वाहनदुरुस्ती करणारे फिटर यांना त्यांच्या कामाच्या सुलभतेसाठी वेडीवाकडी ढब स्वीकारावी लागते. त्यापैकी बऱ्याच जणांना पुढे रोजच्या आयुष्यात तशीच सवय लागून जाते.

४. अतीव शारीरिक वेदना, मानसिक आजार आणि खूप दमल्यावर शरीराची ढब वेडीवाकडी होऊ शकते.

चुकीच्या ढबीचे दीर्घकालीन परिणाम

कुठल्याही कारणामुळे एखादी व्यक्ती जर चुकीची बसत-उठत असेल, तर त्यामुळे शरीराच्या वेगवेगळ्या कार्यांवर दीर्घकालीन परिणाम नक्कीच विपरीत होतात. हे परिणाम एका दिवसात होत नाहीत, तर महिनोन्महिने ती चुकीची पद्धत अनुसरल्यामुळे सुरुवातीला स्नायू, अस्थिबंध आणि नंतर मणक्यांमध्ये दीर्घकालीन रचनात्मक बदल होतात.

- **पाठीच्या कण्याची वक्रता** : वर्षानुवर्षे चुकीची शारीरिक ढब वापरली जात असेल, तर त्या व्यक्तीच्या पाठीच्या कण्याची वक्रता बिघडते. लंबरेषेत असलेला कणा, पाठीच्या किंवा कंबरेच्या भागात तिरपा होऊ शकतो. मानेत, पाठीत किंवा कंबरेत असलेली 'सी' आकाराची वक्रता कमी होऊन मणके एकमेकांवर दबू शकतात. त्यामुळे त्या त्या ठिकाणी वेदना तर होतातच, पण हालचालींवरदेखील मर्यादा येते.

- **अन्नपचन** : शास्त्रीय सर्वेक्षणांनुसार, एखादी व्यक्ती जर कायमची चुकीच्या पद्धतीने बसत उठत असेल, तर तिच्या पचनसंस्थेवर परिणाम होऊन अन्नपचन, अन्नाचे अभिशोषण आणि चयापचय क्रिया कायमच्या कमकुवत होतात.

- **हृदयविकार** : ज्या व्यक्ती दिवसभर चुकीच्या पद्धतीत बसतात, त्यांना हृदयविकार होण्याची आणि कमी वयात दगावण्याची शक्यता दीडपटीने जास्त असते. 'चुकीचे बसणे आणि त्याचा आयुर्मर्यादेवर परिणाम', या विषयावर ऑस्ट्रेलियामध्ये आणि इंग्लंडमध्ये झालेल्या दोन वेगवेगळ्या अभ्यासपूर्ण संशोधनात ही गोष्ट सप्रमाण सिद्ध झाली आहे.

- **व्हेरिकोज व्हेन्स** : चुकीच्या पद्धतीने दिवसभर बसणे किंवा उभे राहणे यामुळे पायाच्या रक्तवाहिन्यांवर विशेषतः नीलांवर, दुष्परिणाम होतात. या रक्तवाहिन्यांच्या अंतर्गत असलेल्या झडपा निकामी होतात, त्यामुळे त्या फुगतात. त्याचा परिणाम म्हणून त्या व्यक्तींना पाय दुखणे, पायांवर सूज येणे, पायांवर काळे चट्टे पडणे, न भरून येणाऱ्या जखमा होणे असे त्रास होतात. या विकाराला व्हेरिकोज व्हेन्स म्हणतात.

- **पाठदुखी** : आजच्या जगात चुकीचे बसणे सातत्याने घडत असते. त्यामुळे पाठ, कंबर दुखण्याच्या तक्रारी वाढत चाललेल्या आहेत. बसण्याउठण्यात चुकीची ढब ठेवल्यामुळे मानेचे, पाठीच्या कण्याचे आणि कंबरेचे स्पॉण्डिलायटिसचे रुग्ण कमालीचे वाढलेले आहेत. या दुखण्यात मणक्यांची झीज होणे, दोन मणक्यांमधली कूर्चा नष्ट होणे, त्या मणक्यालगतच्या मज्जातंतूंवर दबाव येणे असे प्रकार घडतात. आणि परिणामतः मानेच्या स्पॉण्डिलायटिसमध्ये हातांना मुंग्या येणे, संपूर्ण बाहू दुखणे असे त्रास होतात, तर कंबरेच्या स्पॉण्डिलायटिसमध्ये खुब्यापासून टाचेपर्यंत वेदना देणारी 'सयाटिका' होते. यात संपूर्ण पायाला वेदना तर होतातच, पण त्रास जास्त वाढल्यास बसणे-उठणे-चालणे मुश्कील होते. याशिवाय मज्जातंतूंवर जास्तच दबाव वाढल्यास मलमूत्रविसर्जनाच्या ऐच्छिक कार्यांवर परिणाम होऊ शकतो.

- **डिस्क प्रोलॅप्स** : आपल्या शरीरात ३३ मणके असतात. त्या मणक्यांमध्ये एक कूर्चेची गादी असते, त्याला डिस्क म्हणतात. आपण उभ्या अवस्थेत असताना या, कुर्चेवर ३० पौंड प्रति चौरस इंच एवढा दबाव असतो. आपण वाकताना ते १२० पौंड प्रति चौरस इंचाइतके म्हणजे चौपटीने वाढते. हा दबाव सतत येत राहिला तर काही काळाने ही डिस्क किंवा गादी फाटते नाहीतर मागे सरकते आणि मज्जासंस्थेवर दबाव आणते. यामुळे मज्जारज्जू दबतो आणि भयंकर वेदना सुरू होतात. बहुतेकदा कंबरेत उसण भरली असे समजून त्याकडे दुर्लक्ष केले जाते.

मानेसाठी व्यायाम

१. मान ताठ ठेवा, सरळ अवस्थेत ती पूर्ण मागे न्या. पाच सेकंद तशीच ठेवा. परत हळूहळू पुढे आणत हनुवटी छातीला लागेपर्यंत खाली आणा. पाच सेकंद याच अवस्थेत मान राहू द्या. पुन्हा ती मागे न्या. असा व्यायाम रोज १० वेळा करा.

२. मान ताठ ठेवा. कान खांद्याला लावण्याचा प्रयत्न करा. त्यासाठी मान खांद्याच्या रेषेत प्रथम डावीकडे आणि नंतर उजवीकडे हळूहळू न्या. खांद्याला मान लागणार नाही, पण त्या अवस्थेत मान पाच सेकंद ठेवा. हा प्रकार १० वेळा करा.

३. मान सरळ ताठ ठेवून, आडव्या रेषेत नेत, हळू हळू आधी डाव्या बाजूस वळवा. पाच सेकंद थांबा. मग ती पूर्ण उजव्या बाजूला हळूहळू न्या. तिथेसुद्धा पाच सेकंद थांबा. असे १० वेळेस करा.

४. मान, डोके सरळ ठेवा. दोन्ही हात अंगालगत खाली ठेवून कोपरात वाकवा. खांद्यामध्ये आधी पुढून मागे असे १० वेळा गोलाकार फिरवा. नंतर उलट्या दिशेने खांद्यात पुन्हा गोलाकार १० वेळा फिरवा.

चुकीच्या पद्धतीने बसणे-उठणे हा आजच्या जीवनशैलीचा हिस्सा आहे. त्यामुळे निर्माण होणारे आजार आणि विकार आपणच ओढवून घेतलेले असतात; कधी कामाच्या ओझ्यामुळे, कधी अति रीलॅक्स राहिल्यामुळे, कधी नाईलाज म्हणून. विविध आरोग्यसमस्या उभी करणारी ही शारीरिक ढब वेळीच सांभाळणे आवश्यक आहे.

उपाय काय करावेत

- विद्यार्थ्यांनी अभ्यासासाठी गादीवर किंवा सोफ्यावर बसून, झोपून वाचू नये. टेबलखुर्चींचा वापर करावा. खुर्चीत ताठ बसावे.

- ज्यांच्या कामाच्या स्वरूपात बैठे 'टेबलवर्क' असते त्यांनी खुर्चीत ताठ बसणे तर अपेक्षित आहेच; पण साधारणतः एका तासाने उभे राहणे, ऑफिसमध्येच थोडे इकडेतिकडे चालणे, अधून मधून टॉयलेट ब्रेक घेणे या गोष्टी कराव्यात. जेवणाच्या सुटीत, जेवणापूर्वी कंबरेचे, मानेचे व्यायाम करावेत आणि जेवण झाल्यावर थोडे फिरून यावे.

- **एक साधा व्यायाम :** भिंतीला पाठ लावून उभे राहा. पायांमध्ये खांद्यांच्या रुंदीएवढे अंतर ठेवा. पाठ, डोके, खांदे आणि कंबर भिंतीला चिकटवून उभे राहा. दोन्ही हात पसरवून बाजूला करा. हातांचे कोपर आणि तळहात भिंतीला चिकटवून, दोन्ही बाजूंनी हळू हळू वर न्या. असे करताना डोके, खांदे, पाठ आणि कंबर भिंतीला लागून राहिलेली असली पाहिजे. हात वर नेल्यावर दोन्ही तळहात जुळवून पाच सेकंद थांबा. नंतर पुन्हा हात वरून पूर्ण खाली आणा. हा व्यायाम रोज १० वेळा करत राहा. यामुळे आपले 'पोश्चर'नक्कीच सुधारते.

- **पाठीसाठी व्यायाम :** जमिनीवर उताणे झोपा. पाठीच्या मध्यभागी, म्हणजे छातीच्या मागील बाजूस एक छोटी उशी ठेवा. यामुळे छातीचा भाग थोडा उंचावेल. या स्थितीत ५ ते १० मिनिटे पडून रहा. रोज सकाळी आणि संध्याकाळी असे एकेकदा करा. यामुळे पाठीचे दुखणे सुरुवातीच्या काळात कमी होऊ शकते.

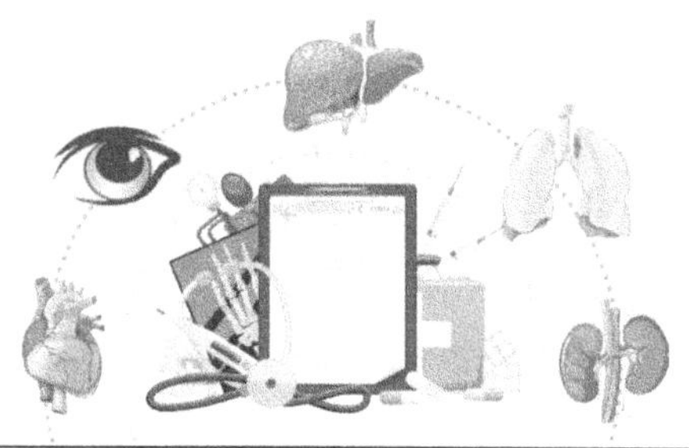

<h1 style="text-align:right">वेदनामय पायांची कहाणी</h1>

तुमचे पाय कधी दुखतात? सुजतात? काळजी नका करू... असे पायांचे त्रास असणारे तुम्ही एकटेच नाही. दर चार भारतीयांमध्ये तिघांना आयुष्यात कधी ना कधी पायांचा त्रास झालेला असतो, किंवा होणार असतो. हे त्रास खूप वेदनादायी आणि बेचैन करणारे असतात. दोन पायांवर चालणाऱ्या माणसाला त्यातील बहुतेक आजारांची मुळीच जाणीव नसते, त्यामुळे योग्य ती काळजी घेतली जात नाही आणि त्याकडे कमालीचे दुर्लक्ष होत जाते. त्यामुळे गंभीर नसले तरी त्रासदायक आणि कधी कधी वैगुण्य निर्माण करणाऱ्या पायांच्या संबंधित काही आजारांची थोडी माहिती प्रत्येकाला असणे आवश्यक ठरते.

१. **बुनिअन (Bunion) :** यात पायाच्या अंगठ्यापाशी सूज येऊन एक गुठळी येते. अंगठा दुखत राहतो आणि हळूहळू तो पायाच्या आतल्या बाजूला झुकत जाऊन वाकडा होत जातो. इतर सांध्यांवर त्याचे परिणाम होऊन चालणे वेदनामय बनते.

    याच्या उपचारात पुढील बाजूस थोडे रुंद असलेले आणि टाच फारशी उंच नसलेले बूट वापरावे लागतात. बुटांच्या आतील कडांवर अंगठ्याचे घर्षण होऊ नये म्हणून मऊसर कपड्याची छोटी घडी ठेवावी. चपला वापरणे तसे सोयीचे पडते. सांध्याची सूज कमी करणाऱ्या गोळ्या, सूज कमी करणारी मलमे, शेकणे यांचा वापर करूनही बरे न वाटल्यास अस्थिरोग तज्ज्ञाकडून वाकडे झालेले बोट सरळ करण्याची शस्त्रक्रिया करणे भाग पडते.

२. **कॉर्न किंवा घट्टे :** खूप घट्ट पादत्राणे, चपला, बूट यांच्याशी पायाच्या बाह्यकडांचे घर्षण होऊन घट्टे तयार होतात. क्वचित प्रसंगी पायांना काट्यांनी अथवा अन्य तीक्ष्ण वस्तूंनी झालेल्या जखमांमुळेही कॉर्न तयार होते. यासाठी खूप कडक चामड्याची आणि घट्ट होणारी पादत्राणे वापरू नयेत. पायात मोजे न घालता बूट घालणे टाळावे. या त्रासाने चालताना पायांवर वजन येऊन ती दुखतात, अशावेळेस कापसाच्या मऊ घड्या त्यावर लावाव्यात.

    कॉर्न्स किंवा घट्टे सॅलिसिलिक ऑसिड आणि लॅक्टिक ऑसिड यांचे मिश्रण असलेला द्राव पायांवर रात्री झोपताना लावल्यास हळूहळू निघून जातात. प्रसंगी शस्त्रक्रिया करून ती काढावी लागतात. परंतु मनानेच कॉर्न कॅप्स वापरण्याचे प्रयोग करू नयेत.

३. **गाउट (Gout) :** शरीरामध्ये युरिक ऑसिडचे प्रमाण वाढले की त्याचे स्फटिक होतात आणि ते पायाच्या अंगठ्याच्या मुळाशी जमा होतात. त्यामुळे तिथे सूज येऊन दुखते, तळवा आखडतो आणि चालणे कठीण होते. गाउटचा त्रास एकदा सुरू झाला की पुढे अनेक दिवस तो काबूत येत नाही.

    या आजारात प्रथिनयुक्त खाणे, विशेषतः मांसाहार टाळावा लागतो. त्याचप्रमाणे युरिक ऑसिड कमी करणारी औषधे नियमितपणे घ्यावी लागतात. तीव्र त्रास झाल्यास सूज कमी करणारी औषधे आणि

स्टीरॉइड्सदेखील घ्यावी लागतात. वेळेवर आणि नियमित औषधे न घेतल्यास अंगठ्याचा सांधा वेडावाकडा होतो. ही विकृती दूर करण्यासाठी शस्त्रक्रियेची गरज भासू शकते.

४. **प्लांटर वॉर्ट्स (Plantar Warts)** : पायाच्या तळव्याला होणारी ही विषाणूजन्य इन्फेक्शन्स असतात. यामध्ये तळव्यावर छोटे फोड येतात, ते तळव्यावर पसरतात आणि सूज येते. त्यामुळे चालणे अशक्य बनते. असे रुग्ण सार्वजनिक तलावात पोहत असल्यास त्यांच्यामुळे इतरांना संसर्ग होऊ शकतो.

सॅलिसिलिक ऑसिड लावून हे वॉर्ट्स बरे होऊ शकतात. पण वेळप्रसंगी कॉपर सल्फेटसारखी काही रसायने, लेझर, सर्जिकल कॉटरी वापरूनही त्याचा इलाज करावा लागतो.

५. **चिखल्या** : पायाच्या बोटांमधील बेचक्यात बुरशीजन्य संसर्ग होणे म्हणजे चिखल्या. याला अथलिट्स फीट असेही म्हणतात. यात बेचक्याची त्वचा सुजते, तिचे पापुद्रे निघतात, त्यात फोड होतात, जखमा होतात आणि पू होतो. पाण्यात काम करणाऱ्या व्यक्तींना, पाय दीर्घकाळ ओले राहिल्याने हा त्रास होतो. सतत पायात सतत बूटमोजे घालणाऱ्यांनासुद्धा चिखल्या होऊ शकतात.

चिखल्या होऊ नयेत याकरिता पाण्यात काम केल्यानंतर तसेच अंघोळीनंतर पाय आणि पायाच्या बेचक्या पुसून कोरड्या करणे आवश्यक असते. नित्य वापरातले बूट अधून मधून उन्हात ठेवावेत, मोजे रोजच्या रोज बदलावेत. अँटीफंगल मलमे आणि गोळ्या डॉक्टरांच्या सल्ल्याने काही काळ घेतल्यावर हा त्रास पूर्ण बरा होऊ शकतो. मात्र जाहिरातीतील मलमे वापरू नयेत.

६. **पायाच्या नखांचे आजार** : पायाच्या नखाच्या जखमांत बुरशीजन्य संसर्ग होऊन नखे बेढब आणि विद्रूप होतात. सतत बूट वापरणाऱ्या व्यक्तींना याचा त्रास झाल्यास तो पायाच्या सर्व नखांत पसरतो. एका व्यक्तीकडून दुसऱ्याला होणारा हादेखील संसर्गजन्य आजार आहे. पोहण्याचे तलाव, स्पा, एकमेकांचे मोजे-बूट वापरणे यातून तो पसरतो. हा आजार काबूत आणण्यासाठी दीर्घकाळ औषधे घ्यावी लागतात. यामध्ये लेझर उपचारही उपयुक्त ठरू शकतात.

७. **हॅमर टो (Hammer Toe)** : पायाच्या बोटात असलेल्या दोषांमुळे तसेच पायाच्या आकारापेक्षा आखूड बूट वापरणाऱ्यांना हा आजार होतो. यात पायाच्या बोटांचे स्नायू आकसतात, बोटांचे मधले सांधे आकसून उंचावतात आणि ती वक्राकार बनून एखाद्या हातोड्यासारखी दिसतात. शाळेत जाणाऱ्या लहान मुलांच्या पायाचा आकार वाढत जात असतो, पण वाढत्या आकाराप्रमाणे बूट न बदलता, आखूड आकाराचे बूट वापरत राहिल्याने हा त्रास हमखास होऊ शकतो. यातही चालणे, पळणे वेदनामय होते. शस्त्रक्रियेद्वारे हा दोष दूर करावा लागतो.

८. **इनग्रोन टो नेल्स (Ingrown Toenail)** : आखूड किंवा खूप घट्ट बसणारे बूट वापरणाऱ्या मुलांना आणि तरुणांना हा आजार होतो. पायाची नखे खूप आखूड किंवा अर्धवट कापल्यानेसुद्धा हा त्रास उद्भवतो. काही व्यक्तींमध्ये बुनिअनसारख्या त्रासामुळे हा आजार उद्भवू शकतो. यात पायाच्या बोटांच्या नखांचे कोपरे खालच्या बाजूने वळून नखाखालील मांसामध्ये घुसतात. त्यामध्ये सूज येते, जंतुसंसर्ग होतो आणि पायांना वेदना होतात.

हा आजार प्राथमिक स्वरूपात असतानाच सैल पादत्राणे वापरणे, नखे बोटांच्या वरील भागाला समांतर कापणे याकडे लक्ष पुरवावे लागते. रोज रात्री झोपताना कोमट पाण्यात १०-१५ मिनिटे पाय बुडवून ठेवावेत. पाण्यात एप्सम सॉल्ट टाकल्यास अधिक आराम मिळतो. त्यानंतर पाय कोरडे करून त्यावर ऑंटिबायोटिक मलम लावावे. त्रास खूप वाढलेला असल्यास छोटी शस्त्रक्रिया करून पायाचे नख पूर्ण

सपाट चपला

शास्त्रीय दृष्ट्या चपलांच्या टाचांची उंची दोन इंचापेक्षा जास्त नसावी आणि अशा चपला कमीत कमी वेळ वापराव्या. टाचा जितक्या अरुंद तितक्या त्या जास्त धोकादायक असतात. साहजिकच 'स्टीलेटो' हा अगदी अरुंद आणि टोकदार टाचांचा प्रकार सर्वात धोकादायक ठरतो.

आजकाल अजिबात टाच नसलेल्या सपाता, फ्लिप फ्लॉप्स, बॅले फ्लॅट्स वगैरे वापरण्याचीही प्रथा दिसून येते. काही जुन्या जमान्यातल्या व्यक्ती चामड्याच्या सपाट असलेल्या कोल्हापुरी चपला वापरतात, साधू-संत खडावा वापरतात, तर काही व्यक्ती रबरी स्लीपर्सला प्राधान्य देतात. अशा सपाट चपलांनी पायाच्या तळव्यातील मांसल थर (प्लांटर फेशिया) ताणला जाऊन त्याला सूज येते आणि सुया टोचल्याप्रमाणे पायाच्या तळव्यात वेदना होतात. याला 'प्लांटर फेसायटीस' (Planter Fasciitis) म्हणतात.

टोकदार टाचांचे बूट स्त्रिया आणि पुरुषांमध्येही प्रचलित आहे. मात्र त्यात पायांच्या बोटांची टोके दबली जाऊन बुनिअन, हॅमर टो, इनग्रोन तो नेल्स असे त्रास सहज उद्भवतात.

चपला वापरल्याने पायांना बाह्य गोष्टींमुळे सहज इजा होऊ शकते. पायांना धूळ, माती, चिखल सहज लागतो. त्यातून जंतूसंसर्ग होण्याची शक्यता असते. स्लीपर्स, फ्लिप फ्लॉपच्या तळव्यातून तीक्ष्ण खडे, काटे, काचांचे सूक्ष्म तुकडे पायाच्या तळव्यात घुसून इजा होऊ शकते. तसेच सपाट चपलांच्या टाचा काही काळाने झिजतात आणि पायाच्या टाचा बाहेर राहतात. त्यामुळे टाचांना जखमा होऊ शकतात.

मधुमेही व्यक्तींच्या पायांना इजा झाल्यास त्यात जंतुसंसर्ग होऊन पायांना गँगरीन होऊन पाय धोक्यात येऊ शकतो. या कारणांकरिता मधुमेही व्यक्तींनी एकतर बूट वापरावेत किंवा सँडल्सचा वापर करावा.

काढावे लागते. त्यानंतर चांगले नख येते, त्याची प्रतिबंधात्मक काळजी घ्यावी लागते.

९. **सपाट पाय :** आपल्या पायांच्या हाडांची रचना एखाद्या कमानीसारखी असते. उभे असताना, चालताना, पळताना पायावर शरीराचे पूर्ण वजन पेलले जाते. हे वजन सहजतेने पेलण्यासाठी या कमानी असतात. या विशेष रचनेमुळे चालताना पायाच्या बोटांचे तळवे, पायाच्या आतील कडा आणि टाचा एवढाच भाग जमिनीला स्पर्श करतो. परंतु काही व्यक्तींमध्ये जन्मजात या कमानी सपाट असतात, किंवा काहींमध्ये एखाद्या अपघाताने पायाच्या हाडांना किंवा स्नायूंना इजा होऊन त्या सपाट होतात. साहजिकच अशा व्यक्तींचा पाय जमिनीला पूर्ण टेकला जातो.

सपाट पायांच्या व्यक्ती जास्त वेळ उभ्या राहिल्यास, अधिक चालल्यास त्यांचे पाय दुखू लागतात. हा त्रास टाळण्यासाठी त्यांना विशेष प्रकारची पादत्राणे वापरावी लागतात. तसेच त्यात मऊ कापडाचे किंवा स्पंज असलेले 'इनसोल' वापरावे लागतात. अशा व्यक्तींनी रबरी तळ असलेली पादत्राणे वापरावीत. कडक तळ असलेली किंवा तळ नसलेली पादत्राणे वापरल्यास त्यांचे पाय जास्त लवकर आणि अधिक प्रमाणात दुखतात.

१०. **टाचांच्या भेगा-जळवात :** पायांना सतत माती लागत असेल तर पायांना भेगा पडतात. त्या रुंदावून त्यात जंतूंचा शिरकाव होतो, त्यांना सूज येते, त्यात पू भरतो. अशा वेळेस पाऊल टाकणेही अशक्य होते.

हे टाळण्याकरिता अंघोळीच्या वेळेस स्क्रबर वापरून तळपाय रोजच्या रोज स्वच्छ घासावेत. पाय मऊ ठेवण्यासाठी ते रात्री झोपताना कोमट पाण्यात १०-१५ मिनिटे सोडावेत. त्यानंतर ते कोरडे करून व्हॅसलिन किंवा मॉइश्चरायझर मलम लावावे.

उंच टाचांच्या चपलांचे परिणाम

उंच टाचांच्या चपलांची फॅशन आता आपल्याकडे चांगलीच रुजली आहे. या चपलांमुळे-

- पायाच्या मागील बाजूस असलेल्या दोरास (टेन्डो अचायलीस) सूज येते, त्याला इजा होते आणि कायमच्या वेदना होत राहतात.
- पायांच्या आणि टाचेच्या हाडांमध्ये विकृती निर्माण होण्याची शक्यता बळावते.
- उंच टाचांच्या बुटांची मागील बाजू पायाच्या मागे सतत घासली जाऊन तिथे एक कायमस्वरूपी गाठ होऊ शकते. याला 'पंप बंप' म्हणतात.
- उंच टाचांची पादत्राणे वापरताना शरीराचे वजन पायाच्या बोटांच्या मुळावर पेलले जाऊन त्यांच्यावर अतिरिक्त ताण पडतो. त्या भागातील हाडांवर असा सतत दाब राहिल्याने बोटांच्या हाडांना सूक्ष्म आकाराची (हेअरलाईन) स्ट्रेस फ्रॅक्चर होतात.
- उंच टाचांची पादत्राणे वापरताना पायाच्या घोट्याचे स्नायू आकसले जाऊन तिथे दीर्घकाळ राहणारी चमक भरू शकते. अशा स्त्रियांना एरवी साध्या चपला घालूनही चालणे मुश्किल होते.
- हाय हील्स वापरताना स्वतःचा तोल सांभाळण्याची विशेष कसरत करावी लागते. अशावेळेस जर एखादी स्त्री तोल जाऊन पडली, तर पायाच्या घोट्याला इजा होऊन घोट्याचा सांधा निखळतो किंवा तिथे फ्रॅक्चर होते.
- पायाच्या सांध्यांना कायमची सूज येऊन घोट्याचा संधिवात होण्याची शक्यता जास्त असते.
- पायांची बोटे वाकडी होण्याची शक्यता असते.

आपल्या हातांची काळजी आपण जास्त घेतो. पण पायांच्या व्यथाही बोलत असतात, त्यांच्या आवाजाकडे दुर्लक्ष करू नये. पायांची काळजी घेणे म्हणजे आरोग्याचा पाया मजबूत करणे.

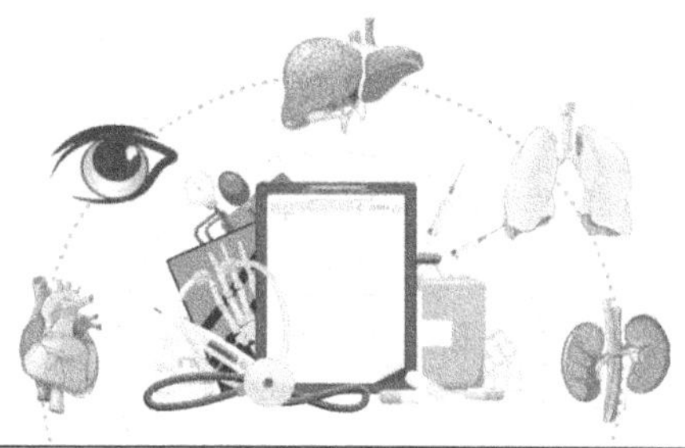

हाडांचे आरोग्य आणि 'ऑस्टिओपोरोसिस'

मानवी शरीरात हाडांचे महत्त्व अनन्यसाधारण आहे. आपल्या शरीराला हाडांमुळेच आकार येतो. लहान मुलांच्या हातापायांच्या हाडांची वाढणारी लांबी, त्यांची उंची वाढवते. बरगड्यांच्या हाडांच्या पिंजऱ्यामुळे हृदय आणि फुप्फुसे सुरक्षित राहतात, तर कवटीच्या हाडांमुळे मेंदूचे रक्षण होते. शरीरातील असंख्य स्नायूंमुळे आपल्या विविध हालचाली आपण करतो, पण ते स्नायू कुठल्याना कुठल्यातरी हाडांनाच जोडलेले असतात. सर्वात महत्त्वाचे कार्य म्हणजे हाडांमध्ये आहारातून मिळणाऱ्या कॅल्शियमचा साठा होतो.

जन्मापासून हाडांच्या वाढीला सुरुवात होते ते वयाच्या तिशीपर्यंत. यातील पहिल्या टप्प्यात हाडांची लांबी, रुंदी आणि घनता वाढत असते. मुलींच्या बाबतीत १४ ते १६ वर्षे आणि मुलांच्या बाबत १६ ते १८ वर्षे असा हा काळ असतो. त्यानंतर तीस वर्षे वयाचा टप्पा गाठेपर्यंत हाडांची घनता वाढत राहते. ही घनता हाडात साठवलेल्या कॅल्शियममुळे येते. तिशीनंतर मात्र हाडांमधील कॅल्शियम आणि इतर खनिजे कमी होत जाऊन त्यांची घनता कमी होत ती विरळ होऊ लागतात.

हाडांच्या सुरूवातीच्या विरळतेला 'ऑस्टिओपेनिया' (Osteopenia) म्हणतात आणि ती अधिक विरळ होऊन जेव्हा ठिसूळ होतात, तेव्हा त्याला 'ऑस्टिओपोरोसिस' (Osteoporosis) म्हणतात. हाडांमधील कॅल्शियम आणि इतर खनिजांची घनता 'बोन मिनरल डेन्सिटी' (Bone Mineral Density) या नावाने ओळखली जाते.

ऑस्टिओपोरोसिस हा एक हाडांचा महत्त्वाचा विकार मानला जातो. वाढत्या वयाबरोबर हाडांमधील कॅल्शियम कमी होण्यास सुरुवात होते. तो प्रौढावस्थेत लक्षणे दाखवणारा, पण लहान वयापासूनच उद्भवणारा आजार आहे. त्यावर उपाय आहेत. पण नंतर उपचार करण्यापेक्षा आधीपासूनच हा आजार होऊ नये म्हणून काळजी घेणे जास्त हितावह आहे.

ऑस्टिओपोरोसिसची कारणे

१. वाढत्या वयानुसार पुरुषांमध्ये अँड्रोजन आणि स्त्रियातील इस्ट्रोजेन या हार्मोन्सची होणारी कमतरता. या कारणाने चाळीस ते पन्नास या वयात नैसर्गिकरित्या रजोनिवृत्ती झालेल्या स्त्रियांमध्ये हा त्रास उद्भवण्यास सुरुवात होते. ज्या स्त्रियांच्या गर्भाशय, स्त्री-बीजांडकोष काही आजारांमुळे शस्त्रक्रियेद्वारे काढून टाकलेले असतात त्यांना हा त्रास कमी वयात होऊ शकतो. पुरुषांमध्ये साधारणतः साठीनंतर हा आजार डोके वर काढू लागतो.

२. आहारात कॅल्शियम आणि 'ड' जीवनसत्त्वाचा अभाव - हाडे बळकट करण्यासाठी शरीर कॅल्शियम आणि फॉस्फेट या खनिजांचा वापर करते. कॅल्शियम हृदय, मेंदू तसेच दुसऱ्या अवयवांसाठीदेखील आवश्यक असते. योग्य प्रमाणात शरीरात कॅल्शियम नसेल, तर त्याचा परिणाम हाडांवर आणि मांसावर होतो.

त्यामुळे हाडे ठिसूळ होतात, म्हणजेच थोड्याशा आघाताने मोडतात. यासाठी वयाच्या ३० वर्षांपर्यंत हाडाचा विकास मोठ्या प्रमाणात होत असल्याने आहारात कॅल्शियम योग्य प्रमाणात असणे आवश्यक असते.

३. थायरॉईड हार्मोनची कमतरता

४. हाडांचा कर्करोग

५. काही विशिष्ट औषधांचा अतिरेकी वापर- यामध्ये स्टीरॉइडस, स्तनाच्या कर्करोगात वापरले जाणारे ॲरोमाटेज, मानसिक रोगांवरची काही औषधे (एसएसआरआय), फेनीटॉइन सोडियम हे अपस्मारावरील औषध, मेथोट्रिक्सेट हे रक्ताच्या कर्करोगावरील आणि संधिवातावरील औषधे येतात.

६. बैठी जीवनशैली, शारीरिक व्यायामाचा आणि हालचालीचा अभाव

७. खूप दीर्घकाळ अंथरुणाला खिळवून ठेवणारी व्याधी

८. अतिरिक्त धूम्रपान आणि मद्यपान

९. आनुवंशिकता

- **इतर कारणे :** पुरुषांपेक्षा स्त्रियांना ऑस्टिओपोरोसिस होण्याची शक्यता जास्त असते. त्यातही खूप सडपातळ आणि लहान चणीच्या व्यक्तींना तो जास्त होतो. आफ्रिकन कृष्णवर्णीयांमध्ये तो कमी प्रमाणात असतो, मात्र श्वेतवर्णीय आणि आशियायी देशांतील नागरिकांमध्ये तो जास्त प्रमाणात आढळतो. पोटाच्या शस्त्रक्रिया, वजन कमी करण्याच्या शस्त्रक्रिया झाल्यानंतर तो होऊ शकतो. क्रॉहन्स डिसीज (Crohn Disease), सिलीॲक डिसीज (Celiac Disease) अशासारखे पोटाचे काही आजार झाल्यावर किंवा कुशिन्ज डिसीजमध्ये (Cushing's Disease) ऑस्टिओपोरोसिस होण्याची शक्यता बळावते.

लक्षणे

भारतात ऑस्टिओपोरोसिसचे सुमारे साडेतीन कोटीहून जास्त रुग्ण आहेत. साधारणतः वयाची ४५ वर्षे झाल्यावर या आजाराची सुरुवात होते, मात्र साठीनंतर हा आजार जास्त त्रासदायक होतो. ऑस्टिओपोरोसिसची लक्षणे आजार झाल्या-झाल्या लगेच दिसून येत नाहीत.

याचे प्रमुख लक्षण म्हणजे हाडांची फ्रॅक्चर्स. सामान्यतः माणसाची हाडे सहजासहजी मोडत नाहीत, पण ऑस्टिओपोरोसिसमध्ये छोट्याशा आघाताने, घसरून पडल्याने हाडे मोडतात. त्यामुळे यांना फ्रॅजाईल फ्रॅक्चर्स अशी संज्ञा आहे. ही फ्रॅक्चर्स पाठीचे मणके, माकडहाड, मनगटाची हाडे यांच्या बाबतीत आढळून येतात.

- ऑस्टिओपोरोसिसमध्ये हाडे आकुंचन पावतात. हाडातील टिशू कडक बनतात आणि मांसल भाग नष्ट होऊ लागतो.
- कंबरेचा खालील भाग, मान सतत दुखत राहते.
- ढगाळ हवामानात तसेच थंडीत हाडांमध्ये कमालीच्या वेदना होऊ लागतात.
- शरीराच्या हालचाली मंदावतात आणि हालचाल करताना वेदना होतात.

प्रतिबंध व उपाय

यासाठी वयाच्या तिशीपासूनच जीवनशैलीत बदल करावे लागतात. आहारात कॅल्शियम, 'ड' जीवनसत्त्व यांचा

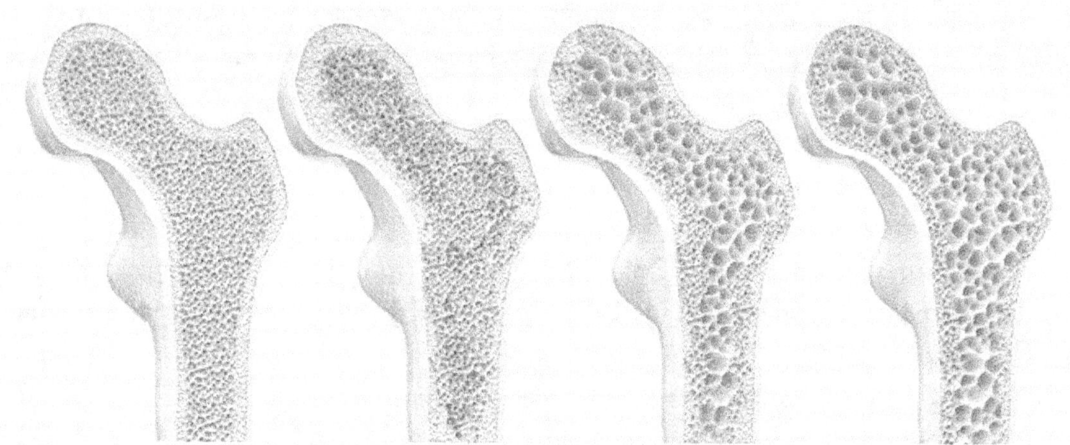

समावेश योग्य प्रमाणात पाहिजे. हिरव्या पालेभाज्या, दुग्धजन्य पदार्थ, मासे या गोष्टींचा आहारात भरपूर प्रमाणात समावेश असावा.

शरीराचे वजन वाढून स्थूलत्व येऊन देऊ नये. वजन आणि शरीराला प्रमाणबद्ध ठेवावे. ३० ते ६० वयोगटातील प्रत्येकाने दररोज किमान सहा किमी पायी चालावे. त्यामुळे हाडांची बळकटी वाढते. वजन उचलण्याचा व्यायाम, योगासने ही देखील उपयुक्त असतात.

हाडांच्या आजारांचे निदान

हाडांची मजबुती ठरवण्यासाठी त्यांची घनता तपासतात. त्यालाच 'बोन मिनरल डेन्सिटी' (बीएमडी) म्हणतात. साधारणपणे वयाच्या ३०व्या वर्षी हाडांची घनता सर्वाधिक असते. त्यानंतर ती हळूहळू कमी होत जाते. हाडांची घनता मोजण्याच्या तपासणीला 'डेक्सा स्कॅन'म्हणतात. आजकाल संपूर्ण शरीराची तपासणी करण्याची जी 'पॅकेजेस' असतात, त्यामध्ये बऱ्याचदा डेक्सा स्कनही केला जातो.

अल्ट्रासोनोग्राफी, क्वांटिटेटिव्ह कॉम्प्युटेड टोमोग्राफी अशा काही तपासण्यांच्या मदतीनेसुद्धा हाडांची घनता मोजता येते. डेक्सा म्हणजे 'ड्युअल एनर्जी एक्सरे ऑबसॉर्शिओमेट्री.' डेक्सा स्कनरमध्ये दोन वेगवेगळ्या क्षमतेच्या क्ष-किरण लहरी वापरल्या जातात आणि म्हणूनच या पद्धतीला डेक्सा म्हणतात. जास्त क्षमतेच्या लहरी आणि कमी क्षमतेच्या लहरींमधील फरकाच्या मदतीने हाडांची घनता मोजली जाते. यातून होणारा क्ष-किरणांचा मारा छातीचा एक्सरे काढताना होणाऱ्या माऱ्यापेक्षाही कमी असतो, साहजिकच या तपासणीचे त्रास कमी असतात. संपूर्ण तपासणीला साधारणपणे १५ ते २० मिनिटे लागू शकतात. ही तपासणी वेदनारहित असते. यात कोणतेही इंजेक्शन किंवा सलाईन वापरावे लागत नाही. तपासणीआधी नेहमीचे जेवण घेतले तरी चालते. मात्र साधारण २४ तास आधीपासून कॅल्शियमची पूरक औषधे बंद ठेवावी लागतात.

खुब्याचे हाड आणि मणका या दोन ठिकाणची घनता तपासून त्याच्या सहाय्याने शरीरातील इतर हाडांना असणाऱ्या फ्रॅक्चरच्या धोक्याचा अंदाज वर्तविला जातो.

टी-स्कोअर कसा काढतात

३० वर्षे वयाच्या निरोगी व्यक्तीच्या हाडांच्या घनतेशी रुग्णाच्या हाडांच्या घनतेची तुलना करून रुग्णाचा 'टी-स्कोअर' काढला जातो.

जागतिक आरोग्य संस्थेने ऑस्टिओपोरॉसिसच्या निदानासाठी काही व्याख्या बनवल्या आहेत.

- नॉर्मल टी स्कोअर ० ते -१ या दरम्यान
- ऑस्टिओपेनिया (काही प्रमाणात ठिसूळ झालेली हाडे) १ ते -२.५
- टी-स्कोअर ऑस्टिओपोरोसिस (ठिसूळ हाडे) -२.५ किंवा त्याहून कमी असलेला टी-स्कोअर

तुमचा टी-स्कोअर ऑस्टिओपेनिया या वर्गात असेल, तर हाडे ठिसूळ होऊन फ्रॅक्चर्सचा धोका २ ते ३ पटीने अधिक असतो आणि टी-स्कोअर जर ऑस्टिओपोरोसिस या वर्गात असेल तर असा धोका पाच पटीने अधिक असू शकतो.

बोन डेन्सिटी कुणाची करावी

- ६५ वर्षांपिक्षा अधिक वयाच्या स्त्रिया
- ऑस्टिओपोरोसिस होण्याची शक्यता असलेल्या ६५ वर्षे वयाच्या आतील स्त्रिया
- ऑस्टिओपोरोसिस होण्याची शक्यता असणारे पुरूष
- अस्थिरोगतज्ज्ञांनी सल्ला दिला असल्यास

ऑस्टिओपोरोसिसवरील उपचार

१. ज्या स्त्रियांमध्ये ऑस्टिओपोरोसिसचे पक्के निदान झालेले असते, त्यांनी ॲलेन्ड्रोनेट, रिसेड्रोनेट, झोलेन्ड्रोनिक ॲसिड अशा बायोफॉस्फोनेटचा वापर करायलाच हवा. यामुळे कंबरेच्या आणि मणक्यांच्या हाडांची **फ्रजाईल फ्रॅक्चर्स** टळू शकतात. ज्या रुग्णांना बायोफॉस्फोनेट वापरता येणार नाहीत त्यांनी टेरीपॅराटाईड आणि डिनोसुमॅब वापरावे. ही औषधे किमान पाच वर्षे द्यावी लागतात. त्यानंतर जरी ही औषधे दिली तर त्यांचा अधिक चांगला परिणाम होतो.

२. स्त्रियांमध्ये यापूर्वी इस्ट्रोजेन, रॅलॉक्सिफेन अशी औषधे ऑस्टिओपोरोसिस टाळण्यासाठी दिली जात असत ती देऊ नयेत असे स्पष्ट निर्देश आंतराष्ट्रीय संघटनेने दिले आहेत.

३. रुग्णाला डी-३ जीवनसत्त्व आणि पूरक स्वरूपात दिले जाते. यासाठी गोळीच्या स्वरूपातील कॅल्शियम १५०० मिलीग्रॅम आणि डी-३ जीवनसत्त्व १००० युनिट्स दररोज घेणे गरजेचे असते.

४. 'क' जीवनसत्त्वदेखील बोन डेन्सिटी वाढविण्यास उपयुक्त असते.

५. 'सिलेक्टिव्ह इस्ट्रोजेन रिसेप्टर मॉड्युलेटर'चा (एसइआरएम) यासाठी विशेष वापर केला जातो.

ऑस्टिओपोरोसिसनंतरचे धोके टाळण्यासाठी

आज भारतीयांची आयुर्मर्यादा ६७ ते ७० दरम्यान गेली आहे. साहजिकच त्यामुळे घराघरात ज्येष्ठ नागरिक असणारच आहेत. घरातील हालचालीत किरकोळ कारणाने घसरून पडणे आणि खुब्याच्या हाडांचे, कंबरेचे, मांडीच्या हाडांचे फ्रॅक्चर होणे, कवटीला दुखापत होणे, मेंदूला मार लागणे अशा दुर्दैवी घटना ही एक सर्वत्र मोठ्या प्रमाणात घडणारी बाब आहे. अशी फ्रॅक्चर्स वृद्धांसाठी गंभीर ठरू शकतात. त्यासाठी काही प्रतिबंधात्मक काळजी घेणे गरजेचे ठरते.

- घरात सर्व खोल्यात प्रकाश व्यवस्थित हवा. खिडक्यातून प्रकाश पुरेसा येत नसल्यास योग्य प्रकाश देणारे विजेचे दिवे हवेत.
- खोल्यांना आणि दारांना उंबरे नसावेत. त्यामध्ये पाय ठेचकाळून पडण्याच्या घटना जास्त आढळतात.
- घराच्या अंतर्गत पायऱ्या नसाव्यात. असल्यास त्यांना कठडे किंवा रेलिंग असले पाहिजे.

- घरातल्या फरशांवर पाय अडकतील असे सामान किंवा कारपेट नसावीत.

- बाथरूम आणि संडासामध्ये घसरून पडण्याच्या घटना खूपच जास्त असतात. त्यामुळे त्यात अँटी स्किड फरशा बसवाव्यात. ते शक्य नसल्यास अँटी-स्किड मॅट्स वापराव्यात. त्याचप्रमाणे बाथरूम आणि संडासच्या आत तोल गेल्यास भिंतीच्या कडेने, हात धरण्यासाठी छोटे रेलिंग लावावे.

- घरात जमिनीवर अस्ताव्यस्त सामान पडलेले नसावे.

माणसाच्या शरीरात संपूर्ण वाढ झाल्यावर २०६ हाडे असतात. एवढ्या मोठ्या प्रमाणात असलेल्या हाडांच्या दृढतेची काळजी आपण सदैव घेणे गरजेचे असते. आहार, व्यायाम, चांगल्या-वाईट सवयी यातूनच हाडांच्या आरोग्याची निगा राखली जाते. मात्र माणसाच्या शरीराला भक्कम करणाऱ्या या महत्त्वाच्या शरीरसंस्थेबाबत आजही सर्वसामान्यांमध्ये जागृतीचा अभाव आहे.

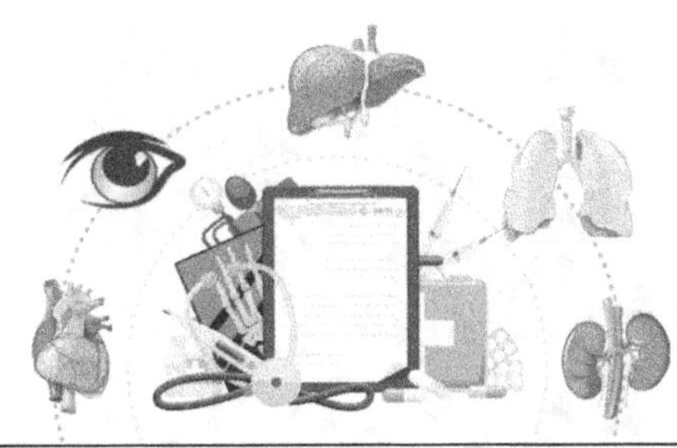

संधिवात : केवळ सांधेदुखी नव्हे

मानवी जीवनात वेदना देणारे असंख्य आजार आहेत. काही वेदना तात्पुरत्या असतात, तर काही वेदना दीर्घकाळ टिकतात. पण असेही वेदनामय आजार असतात की जे आयुष्यभर पिच्छा पुरवतात. संधिवात हा असाच एक आजार आहे.

मानवी शरीरात जन्मजात २७० हाडे असतात आणि तारुण्यात प्रवेश करेपर्यंत त्यातील बरीच हाडे एकत्र जोडली जातात. पूर्ण वाढ झालेल्या व्यक्तीत एकून २०६ हाडे असतात. ही हाडे विविध सांध्यांनी एकत्र जोडली जातात. असे एकंदरीत ३६० सांधे मानवी शरीर जन्मतः सांभाळत राहते. या सांध्यांची शरीरातील विभागणी पाहू गेल्यास-

शरीराचा भाग	सांध्यांची संख्या
कवटी	८६
मान आणि गळा	६
छाती	६६
कंबर आणि ओटीपोट	७६
दंड, हात आणि हाताची बोटे	६४
मांड्या, पाय आणि पायाची बोटे	६२

सांध्यांचे प्रकार

दोन किंवा अधिक हाडे एकत्र येऊन सांधा तयार होतो खरा, पण त्याचे बरेच प्रकार आहेत. नुसती रचना पाहू गेलो, तर खांदा आणि खुबा हे सांधे बॉल आणि सॉकेट पद्धतीचे; गुडघा आणि कोपराचे सांधे बिजागरीप्रमाणे; मनगटे, मणके आणि पायाच्या घोट्याचे सांधे एकमेकांवर सरकणारे (ग्लायडिंग); तर हातापायांच्या बोटांचे आणि जबड्याचे सांधे वाटोळा उंचवटा करून (कॉण्डिलॉइड) पद्धतीचे आणि हाताच्या अंगठ्याचे सांधे घोड्याच्या खोगिराप्रमाणे असतात.

सांध्यांच्या अंतर्गत घटकात असलेले टिश्यूदेखील वेगवेगळे असतात. कवटीचे सांधे तंतुमय पदार्थांनी बनतात आणि ते जुळून गेलेले असतात आणि त्यात हालचाल होत नाही. काही सांधे कुर्चेने बनतात, पण बहुसंख्य सांध्यांमध्ये दोन्ही-तिन्ही हाडांत हालचाल सुलभ व्हावी म्हणून सायनोव्हिअल (Synovial Fluid) द्राव नावाचा एक द्रवपदार्थ असतो.

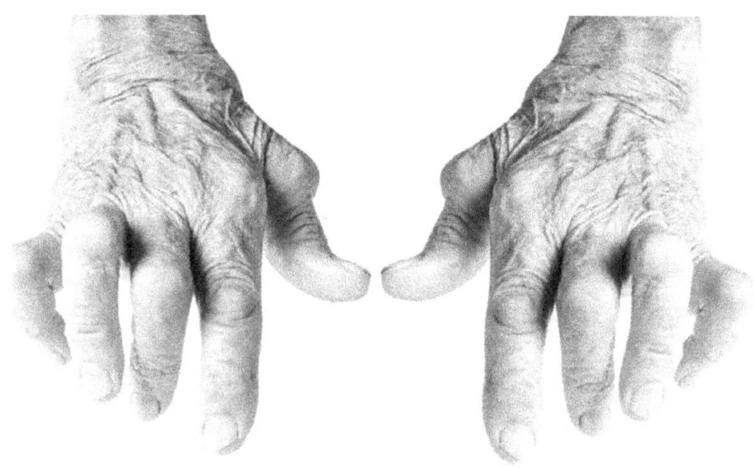

संधिवाताची कारणे (ऱ्हुमॅटॉइड आर्थ्रायटिस Rheumatoid Arthritis)

सर्वसाधारणपणे सांधे दुखण्याला संधिवात समजले जाते. मात्र बोलीभाषेतल्या संधिवात शब्दात आणि 'संधिवात' या वैद्यकीय आजारात फरक आहे. सांधे अनेक कारणांनी दुखतात. उदाहरणार्थ, आपण खूप चाललो, प्रथमच बैठका मारण्याचा व्यायाम केला, खूप धावपळीचा प्रवास झाला, एखाद्या सांध्यावर आघात झाला, खूप थंडी पडली, ताप आला तर आपले सांधे ठणकतात. पण केवळ सांधे दुखणे म्हणजे संधिवात नव्हे. शरीरातील चयापचय क्रियेतील दोषामध्ये जेव्हा सांध्यांच्या आवरणावर सूज येते तेव्हा त्याला संधिवात किंवा वैद्यकीय भाषेत 'ऱ्हुमॅटॉइड आर्थ्रायटिस' म्हणतात.

सांध्यांना सूज येऊन होणारा हा संधिवात म्हणजे एक त्रासदायक प्रकरण असते. यामध्ये शरीराच्या रोगप्रतिकार प्रणालीमध्ये (इम्युन सिस्टीम) दोष निर्माण होतो. आपल्या शरीराची ही प्रणाली खरे तर बाहेरून आक्रमण करणारे रोगजंतू, विषाणू किंवा शरीराला धोकादायक पदार्थांवर आक्रमण करून त्यांचा नाश करण्यासाठी असते. पण या प्रणालीत दोष निर्माण होऊन आपल्या शरीरातील सांध्यांवर आक्रमण होते आणि सांध्यांना सूज येते. सांध्यातले सायनोव्हियम सुजले की त्यामुळे कूर्चा आणि हाडांना खड्डे पडून दोन-तीन महिन्यांतच सांध्यांचा नाश व्हायला सुरूवात होते. त्याचबरोबर हाडांना जोडून ठेवणारे स्नायू आणि त्यांचे दोर (लिगामेंट्स) कमकुवत बनतात आणि सांध्याचा आकार बदलून त्यात विकृती निर्माण होऊ लागते. त्यामुळे आजारांच्या या प्रकाराला 'ऑटो-इम्युन डिसीज' म्हणतात. अशाप्रकारचे आजार सांध्यांप्रमाणे त्वचा, डोळे, फुप्फुसे, हृदय, रक्तवाहिन्या यांमध्येही होतात.

लक्षणे (ऱ्हुमॅटॉइड आर्थ्रायटिस)

१. सांधे सुजतात, स्पर्श केल्यास ते गरम लागतात आणि खूप दुखतात.

२. सकाळी उठल्यावर सांधे कडक आणि ताठर असतात. थोड्या हालचालीनंतर त्यांचा कडकपणा जातो. एरवीदेखील काही हालचाल न केल्यास सांधे कडक होऊन सांध्यातील हालचाली वेदनादायी होतात.

३. अनेकदा ताप येतो, खूप थकवा येतो आणि वजनात घट होऊ लागते.

४. संधिवातात सुरुवातीला हातांच्या आणि पायाच्या बोटांना सूज येते.

५. आजार वाढू लागला की मनगटे, गुडघे, घोटे, कोपर, खांदे आणि खुब्याचे सांधे यामध्ये सूज येते.

६. ह्युमॅटॉइड आर्थ्रायटिसने त्रस्त ४० टक्के रुग्णांना सांध्यांसोबत त्वचा, डोळे, फुप्फुसे, हृदय, रक्तवाहिन्या, मूत्रपिंडे, मज्जातंतू, हाडातील मगज आणि लालोत्पादक पिंडे यांनाही सूज येण्याचा त्रास होतो.

७. अनेक रुग्णांमध्ये सांधे काही काळ खूप सुजतात आणि त्यानंतर सूज नाहीशी होऊन रुग्णाला बरे वाटते. असा त्रास कमी-जास्त होत राहतो. पण या काळात अंतर्गतरित्या सांध्याच्या हाडांची झीज सातत्याने सुरूच राहते आणि कालांतराने ते वेडेवाकडे होतात.

विशेष गोष्टी

- संधिवात होण्याचे प्रमाण पुरुषांपेक्षा स्त्रियांत जास्त असते.
- संधिवात वयाच्या कोणत्याही टप्प्यावर होऊ शकतो, पण आकडेवारीनुसार ४० ते ६० वयोगटात त्याचे प्रमाण जास्त असते.
- एखाद्याच्या आईवडिलांना, भावाबहिणींना, जवळच्या रक्ताच्या नात्यात संधिवात असल्यास त्याला ह्युमॅटॉइड आर्थ्रायटिस होण्याची शक्यता अधिक असते.
- ज्यांना अशी आनुवंशिकता असते, अशा व्यक्ती धूम्रपान करत असतील तर त्यांना संधिवात लवकर होतो आणि त्याची लक्षणे व वेदना जास्त तीव्र असतात.
- ऍस्बेस्टॉस, सिलिका या गोष्टींचा संपर्क जास्त असेल तर हा आजार होतो, असेही सर्वेक्षणात आढळून आले आहे. अमेरिकेतील ९/११ दुर्घटनेत वर्ल्ड ट्रेड सेंटर कोसळल्यामुळे जी धूळ निर्माण झाली त्यामुळे तेथील अनेक रुग्णांमध्ये संधिवाताची सुरुवात झाली असेही ध्यानात आले आहे.
- अतिवजनवाढ किंवा स्थूलत्वामध्ये संधिवात होण्याची शक्यता बळावते.

शरीरावर होणारे परिणाम

संधिवात हा दीर्घकाळ त्रास देणारा आजार असतो, त्यामुळे त्याचे शरीरावर अनेक दुष्परिणाम होतात. यामध्ये-

- **हाडे ठिसूळ होणे :** ह्युमॅटॉइड आर्थ्रायटिसमुळे आणि त्यासाठी वापरल्या जाणाऱ्या काही औषधांमुळे हाडांमधील कॅल्शियम आणि इतर खनिजे कमी होऊन हाडे ठिसूळ बनतात, याचा परिणाम किरकोळ कारणांनी हाडांची फ्रॅक्चर्स उद्भवण्यात होतो.
- **संधिवाताच्या गाठी :** शरीरावर, सांध्यांवर विशेषतः कोपरावर आणि शरीरांतर्गत फुप्फुसांमध्ये संधिवाताच्या गाठी निर्माण होतात. यांना ह्युमॅटॉइड नोड्यूल्स (Rheumatoid Nodules) म्हणतात.
- संधिवाताच्या रुग्णांना डोळे शुष्क पडणे, तोंडाला सतत कोरडेपणा वाटणे असे त्रास उद्भवतात. याला स्योग्रेन्स सिंड्रोम (Sjogren's Sundrome) म्हणतात.
- **जंतुसंसर्ग :** या आजारात शरीराच्या रोगप्रतिकारक प्रणालीमध्ये दोष निर्माण होतो. तसेच त्यासाठी वापरल्या जाणाऱ्या काही औषधांनी प्रतिकारशक्ती आणखी कमी होते. त्यामुळे या रुग्णांना वरचेवर जंतुसंसर्ग होण्याची भीती असते.
- **बेडौलपणा :** संधिवातामध्ये शरीरातील मेदाचे प्रमाण स्नायू आणि मांसल भागांपेक्षा जास्त होते. त्यामुळे शरीराचा डौल बिघडतो.
- **कार्पल टनेल सिंड्रोम (Carpal Tunnel Syndrome) :** यात मनगटाची हाडे सुजल्यामुळे त्यातून जाणारे मज्जातंतू दबून जातात आणि बोटे बधीर होऊन त्यातील शक्ती कमी होण्याचा त्रास होतो.
- **हृदयविकार :** रक्तवाहिन्या कडक होऊन त्या बंद होण्याची शक्यता उद्भवते. तसेच हृदयाची जी वेष्टणे

मुलांमधील संधिवात

चौदा वर्षांपिक्षा लहान मुलांमध्ये आढळणारा संधिवात ही एक वेगळीच समस्या आहे. मुलांमध्ये सांधेदुखीची सुमारे शंभरपेक्षा अधिक कारणे असतात. त्यातही अर्थात ऱ्हुमॅटॉइड आर्थ्रायटिस महत्त्वाचा. वाढत्या वयाच्या मुलात सांध्यांच्या जवळच उंची वाढवणाऱ्या हाडांची वाढणारी टोके असतात. त्यामुळे सांधा बिघडला की वाढ खुंटते. लहान मुलांच्या संधिवाताचे एकूण सात उपप्रकार आहेत. ते सारे संधिवात मोठ्या माणसांसारखेच असले, तरी लहान वयामुळे या संधिवाताकडे जास्त गांभीर्याने पाहणे गरजेचे असते. लहान वयात होणारा आणखी एक महत्त्वाचा संधिवात म्हणजे 'ऱ्हुमॅटिक फीवर' (Rheumatic Fever). घशातल्या स्ट्रेप्टो कॉकस (Strepto coccus) जंतूंविरोधी शरीरात प्रतिकण तयार होतात. परिणामतः एकानंतर एक सांधे सुजत जातात. या संधिवातात हृदयाच्या झडपा खराब होण्याची शक्यता असते. त्यामुळे असे जंतू वारंवार उद्भवू नयेत म्हणून वयाच्या तीस-पस्तीस वर्षांपर्यंत पेनिसिलीन देतात.

माणसाच्या शरीराची हालचाल थांबवणारा, वेदनादायी असा हा संधिवात टाळता जरी येत नसला, तरी त्याची लक्षणे ओळखून वेळेत त्याचा उपचार करणे खूप महत्त्वाचे असते.

असतात त्यांना सूज येऊन पेरिकार्डायटीस (Pericarditis) होऊ शकतो.

- **फुप्फुसे** : संधिवातात फुप्फुसांना इजा होते. त्यामुळे श्वासास अडथळा होणे, दम लागणे असे प्रकार उद्भवतात.
- **लिम्फोमा** : शरीरातील रसवाहिन्या आणि रसग्रंथींमध्ये दोष निर्माण होऊन लिम्फोमा हा कर्करोगाचा एक प्रकार उद्भवू शकतो.

रोगनिदान

डॉक्टरांनी रुग्णाची शारीरिक तपासणी करताना आणि त्याचा आजाराचा इतिहास समजून घेताना बरेचसे निदान होते. त्याची खात्री करून घेण्यासाठी रक्ततपासणी करावी लागते. यात इ.एस.आर., सी.आर.पी., आर.ए. फॅक्टर, अँटिसीसीपी अँटिबॉडीज या तपासण्या कराव्या लागतात. रुग्णाच्या शरीरातील 'ड' जीवनसत्त्व, कॅल्शियम यांच्या पातळीची पडताळणीदेखील केली जाते. रुग्णाला संधिवाताचे इतर प्रकार नाहीत ना? ही शंका दूर करण्यासाठी आणखी काही आजारांच्या निदान तपासण्या केल्या जातात. रुग्णाच्या आजाराची व्याप्ती जास्त असेल, तर आजारामुळे सांध्यांमध्ये आणि हाडांमध्ये कितपत विकृती निर्माण झाली आहे, याची पडताळणी करण्याकरिता एक्सरे, एमआरआय, सोनोग्राफीसारख्या तपासण्या कराव्या लागतात.

उपचार

१. **नॉन स्टीरॉइड अँटि इन्फ्लेमेटरी ड्रग्ज** : (एनएसएआयडी)- या गटातील औषधे आजाराच्या सुरुवातीच्या काळात परिणामकारक ठरतात.

२. **स्टीरॉइड्स** : ही औषधे जेव्हा जास्त त्रास होतो तेव्हा वापरावी लागतात. प्रेड्नीसोलोन, डेक्सामिथाझोन आणि अन्य प्रकारची ही कॉर्टिकोस्टीरॉइड्स सांध्यांची सूज आणि वेदना वेगाने कमी करतात आणि सांधे खराब होण्याची क्रिया मंदावतात. मात्र ही दीर्घकाळ घ्यायची नसतात. ती एकदम बंद न करता, त्यांची मात्रा हळूहळू कमी करायची असते.

३. डिसीज मॉडिफाइंग एजंट्स : ही औषधे या आजाराची वाढ मंद करतात, त्यामुळे सांधे आणि त्याच्या बाजूचे स्नायू, लिगामेंट्स खराब होण्याचे टळू शकते. या प्रकारात मोडणारी औषधे म्हणजे मिथोट्रिक्सेट, लेफ्लूनोमाईड, हायड्रॉक्सिक्लोरोक्विन, सल्फासलाझिन. मात्र यांचा वापर करताना त्यांचा यकृत, रक्तपेशी निर्मिती, फुप्फुसांवरील परिणाम या साईड इफेक्ट्सचा पाठपुरावा ठेवावा लागतो.

४. बायोलॉजिकल एजंट्स : संधिवातामध्ये रोगप्रतिकार प्रणालीत दोष निर्माण होतात. त्यामुळे या प्रणालीवर कार्य करणारी ही नवी औषधे आल्यापासून असंख्य रुग्णांना दिलासा मिळाला आहे. यामध्ये ॲबाटासेप्ट, ॲडॅलिमुबाब, ॲनाकिनरा, सेट्रोलीझुमाब, इटानेर्सेप्ट, गोलीमुबाब, रिटूक्सीमाब, इनफ्लीक्सीमाब, टोसिलीझुमाब, टोफॅसिटीमाब आणि टोफॅसिटीनिब अशा अनेक औषधांची वर्णी लागू शकते.

५. व्यायाम : सांध्यांना आजाराच्या सुरुवातीपासून व्यायाम मिळाल्यास त्यांची हालचाल, गतिशीलता बऱ्याच प्रमाणात टिकवता येते. त्यासाठी फिजियोथेरपी, ऑक्युपेशनल थेरपी यांचा चांगला उपयोग होतो.

६. इतर पद्धती : आयुर्वेद, होमियोपॅथी यांचा उपचार घ्यायला हरकत नाही, मात्र तो त्यामध्ये अधिकृतपणे पदवी मिळवलेल्या डॉक्टर्सना प्राधान्य द्यावे. आयुर्वेद आणि होमिओपॅथीच्या नावावर रुग्णांना भुलवणाऱ्या बोगस वैदूंपासून जपून राहावे.

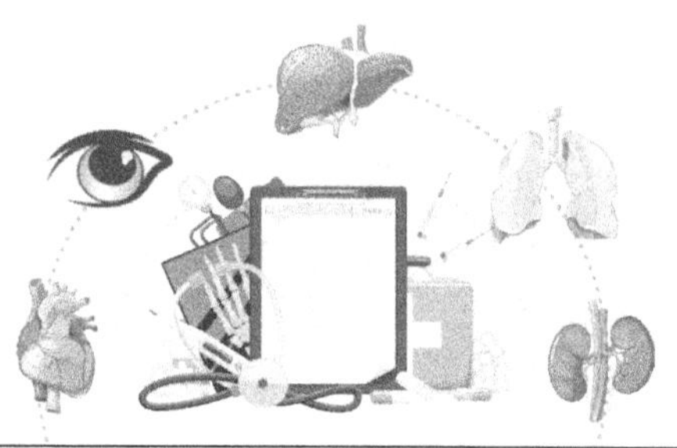

जीवन हलवणारे आणि चालवणारे स्नायू व स्नायुबंध

चालणे आणि हालचाल करणे, हे माणसाच्या जिवंतपणाचे लक्षण असते. मन मुरडणे, हातवारे करणे, हात वर करणे, पायाने लाथाडणे, हातांनी थोपटणे, बोटांनी काही दाखवणे अशा हालचाली मनातल्या भावनाही व्यक्त करत असतात. साध्या चालण्यातली देहबोलीही बरेच काही सांगून जाते. माणसाची हालचाल हे शरीरातल्या अस्थिसंस्थेसोबत स्नायुसंस्थेचे एकत्रितपणे होणारे कार्य असते. म्हणूनच वैद्यकीय शरीरशास्त्रात या दोन्हींना एकत्रितपणे मस्क्युलो स्केलेटल सिस्टीम (A) म्हणतात.

स्नायू म्हणजे गरजेनुसार आकुंचन-प्रसरण करू शकणा-या असंख्य तंतूंची एक जुडी किंवा गट असतो. स्नायू बहुधा दोन वेगवेगळ्या हाडांना घट्ट जोडला गेलेला असतो. स्नायू आकुंचन पावला की मधल्या सांध्यापाशी हालचाल होते. यामुळे हाडे एकमेकांच्या जवळ येतात किंवा लांब जातात. स्नायूंमुळे शरीरात पापणी लवण्याच्या लहान क्रियेपासून ते कु-हाडीने लाकडे फोडण्याच्या ताकदीच्या हालचालीपर्यंत सर्व गोष्टी घडतात. शिवाय श्वासोच्छ्वास, हृदयाची धडधड, मल-मूत्रविसर्जन, अन्न गिळणे, जठरात अन्न घुसळणे अशा सर्व जीवनावश्यक क्रिया स्नायूंच्याच हालचालींमुळे होतात.

काही स्नायूंची आकुंचन आणि प्रसरण पावण्याची क्रिया आपल्या इच्छेने होते. या स्नायूंना ऐच्छिक स्नायू

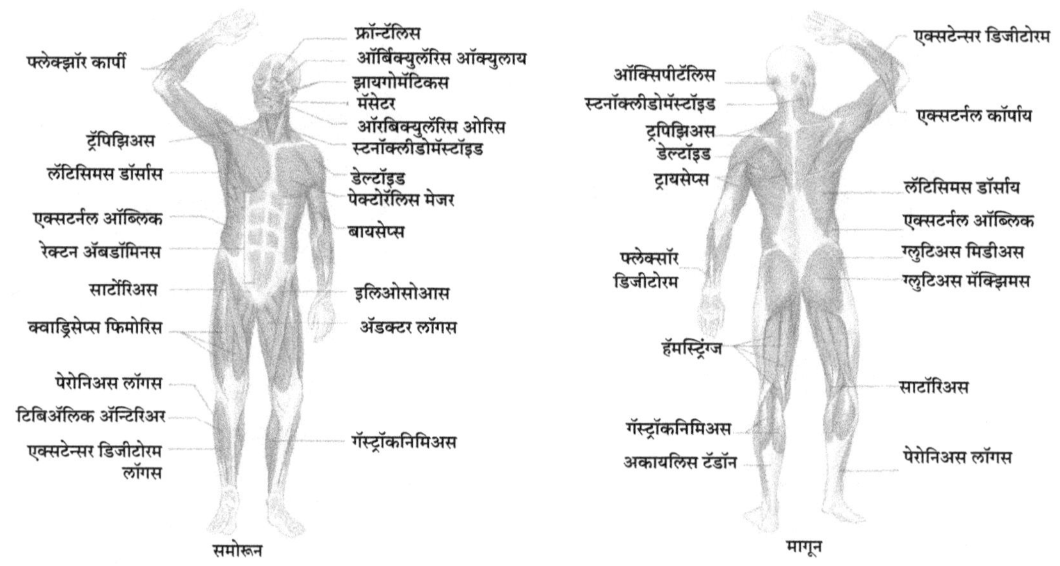

स्नायू आणि स्नायुबंध संस्था

म्हणतात. उदाहरणार्थ, हाताचे, पायाचे स्नायू. मात्र हृदय, आतडी यांचे स्नायू आपल्या इच्छेविना काम करतात, म्हणून या क्रिया आपल्याला फारशा जाणवत नाहीत. यांना अनैच्छिक स्नायू म्हणतात. काही स्नायू इच्छेविना तसेच इच्छेसह, अशा दोन्ही प्रकाराने कामे करतात. उदाहरणार्थ, छातीचे श्वसनाचे स्नायू आपोआप तर काम करतच असतात, पण आपण ठरवून श्वास घेऊ, रोखू आणि सोडू शकतो.

सर्व प्रकारच्या स्नायूंवर मेंदूचे नियंत्रण असते. विजेच्या किंवा टेलिफोनच्या तारा जशा एका जागीची वीज किंवा ध्वनी दुसऱ्या ठिकाणी पोहोचवतात, तसेच मेंदूपासून निघणारे आज्ञावर्ती मज्जातंतू स्नायूंना जोडलेले असतात. स्नायूंमध्ये काय चालले आहे आणि त्यांनी काय करायचे आहे, याबाबतचे संदेश या मज्जातंतूंमुळेच शक्य होतात. या मज्जातंतूना इजा झाली, ते तुटले तर हे काम बंद पडून स्नायू निर्जीव बनतात.

स्नायू काम करतात ते इंधनाच्या जोरावर. इंधन म्हणून ग्लुकोज साखर आणि प्राणवायूपासून मिळणाऱ्या ऊर्जेचा वापर करतात. साखर आणि प्राणवायू रक्तामार्फत प्रत्येक स्नायुतंतूपर्यंत पोहोचवली जाते. साखर वापरल्यानंतर उरलेले टाकाऊ पदार्थ रक्तामार्फत उचलले जातात.

स्नायूंमुळे आपल्या शारीरिक हालचाली घडून येतात. स्नायुशरीराला मजबुती देऊन शरीराचे आकारमान नियंत्रित ठेवतात. संपूर्ण शरीरात रक्ताभिसरण क्रिया घडवून आणतात.

मुलांच्या शरीरात एकूण ४०० स्नायू असतात. प्रौढ मनुष्याच्या शरीरात एकूण ६३९ स्नायू असतात. एकूण वजनाच्या तुलनेत पुरुषांमध्ये ४० टक्के, तर स्त्रियांमध्ये ३० टक्के वजन स्नायूंचे असते.

स्नायू हाडांशी किंवा इतर स्नायूंशी जोडलेले असतात. स्नायुसंस्थेतील स्नायू स्नायुतंतूंच्या लांब पेशींपासून बनलेले असतात. या पेशींमध्ये संकोची प्रथिने-काँट्रॅक्टाइल प्रोटीन्स (Contactile Proteins) असतात. त्यांच्यामुळेच स्नायूंचे आकुंचन-प्रसरण घडून येते. संकोची प्रथिन अकँटीन आणि मायोसीन या तंतूपासन बनलेले असते. स्नायूंच्या अभ्यासाच्या शास्त्राला मायॉलॉजी (Myology) म्हणतात.

स्नायूंचे प्रकार

अस्थी स्नायू, मृदू स्नायू आणि हृदयाचे स्नायू असे तीन प्रकार स्नायुसंस्थेमध्ये आढळतात.

- अस्थी स्नायू (स्केलेटल मसल्स) (Skeletal Muscle) : हे स्नायू शरीरात अस्थींना दोन्ही बाजूंनी जोडलेले असतात म्हणून त्यांना अस्थी स्नायू

म्हणतात. या स्नायूंच्या कार्यावर आपण मनाप्रमाणे नियंत्रण ठेवू शकतो. म्हणून यांना ऐच्छिक स्नायू व्हॉलन्टरी मसल्स (Voluntary Muscle) म्हणतात. सूक्ष्मदर्शकाखाली या स्नायूंचे निरीक्षण केल्यास त्यांच्या पृष्ठभागावर गडद आणि फिकट पट्टे आढळून येतात, म्हणून यांना पट्टकी स्नायू-स्ट्राएटेड मसल्स (Straited Muscle) असेही म्हणतात. ऐच्छिक स्नायूंच्या पेशी लांबट, दंडाकृति, अशाखीय तसेच बहुकेंद्रकी असतात. याची उदाहरणे म्हणजे हात, पाय इत्यादीमधील स्नायू.

- **मृदू स्नायू (स्मूथ मसल्स Smooth Muscle):** हे स्नायू शरीरात अस्थींना जोडलेले नसतात. म्हणून यांना मृदू स्नायु किंवा अंककाली स्नायू-नॉनस्केलेटल मसल्स म्हणतात. या स्नायूंच्या कार्यावर आपण

मनाप्रमाणे नियंत्रण ठेवू शकत नाही. म्हणून त्यांना अनैच्छिक स्नायू म्हणतात. सूक्ष्मदर्शकाखाली या स्नायूंचे निरीक्षण केल्यास त्यांच्या पृष्ठभागावर गडद आणि फिकट पट्टे आढळून येत नाहीत, म्हणून त्यांना अपट्टकी स्नायू (नॉन-स्ट्राएटेड मसल्स) असेही म्हणतात. अनैच्छिक स्नायूंच्या पेशी चकतीप्रमाणे तसेच एक केंद्रकीय असतात. मृदू स्नायूंचे कार्य स्वायत्त मज्जासंस्थेमार्फत (ऑटोनॉमस नर्व्हस सिस्टीम) नियंत्रित केले जाते. उदाहरणार्थ, अन्ननलिका, श्वासनलिका, डोळ्यातील परितारिका, मूत्रवाहिनी, रक्तवाहिन्या, आतडे, जठर, फुफ्फुसे, श्वासपटलाचे स्नायू इत्यादी.

- **हृदय स्नायू (कार्डिऑक मसल्स Cardiac Muscle):** हृदय स्नायू हा अनैच्छिक स्नायूंचा (इनव्हॉलन्टरी मसल्स) प्रकार असून त्यांच्या कार्यावर आपल्या मनाप्रमाणे नियंत्रण ठेवता येत नाही. हृदयाचे कार्य स्वायत्त मज्जासंस्थेमार्फत नियंत्रित केले जाते. त्या प्रक्रियेला सायनस मोड असे म्हणतात. आपल्या शरीरातील सर्वांत कार्यक्षम स्नायू म्हणून हृदय स्नायूंना ओळखले जाते. हृदयाचे स्नायू हृदयाच्या आकुंचन–प्रसरणाचे कार्य घडवून आणतात.

शरीरातील सर्वांत मोठा स्नायू, मांडीच्या हालचालींसाठी आवश्यक असलेला ग्लूटीअस-मॅक्सिमस ग्लूटीअस मॅक्झिमस (Gluteus Maximus) हा असतो. पाय पसरणे, पाय फिरवणे, मांडी घालणे अशा प्रकारचे कार्य ग्लूटीअस मॅक्झिमसमुळे शक्य होतात. स्टेपीडीएस (Stapedius) शरीरातील सर्वांत लहान स्नायू असतो. तो कानातील स्टेपीस (Stapes) या हाडांची हालचाल प्रमाणापेक्षा जास्त होऊ देत नाही.

हृदयाचे स्नायू शरीरातील सर्वांत जास्त कार्यक्षम स्नायू असतात. अतिशय जास्त व्यायाम केल्यास स्नायूंमध्ये लॅक्टिक ऑसिड तयार होऊन, त्याचा साठा वाढतो. त्यामुळे स्नायूंना थकवा जाणवतो.

स्नायूंचे आजार

स्नायूंच्या विकारांचे वर्गीकरण पुढीलप्रमाणे असते :

- **प्राथमिक किंवा दुय्यम :** स्नायूंच्या थेट विकृतीचा परिणाम म्हणून होणारे रोग आणि विकार, हे प्राथमिक स्नायूंचे आजार मानले जातात. उदाहरणार्थ, पोलिओमायलायटिस (Poliomyelitis). तसेच जे आजार जे दुसऱ्या स्थितीसाठी दुय्यम आहेत, पण त्या आजारामध्ये स्नायूंना इजा होऊ शकते. उदाहणार्थ, अंतःस्रावी समस्यांमुळे होणारे आजार.
- आनुवंशिक किंवा अधिग्रहित
- न्यूरोमस्क्युलर (Neuromuscular) किंवा मायोपथी (Myopathy)

कारणे

- वय
- दुखापत किंवा अतिवापर (Tendinitis), उदाहरणार्थ, स्नायू मुरगळणे किंवा ताणला जाणे, स्नायूमध्ये वात किंवा पेटके येणे, टेंडिनाइटिस
- आनुवंशिकता- उदाहरणार्थ, मस्क्युलर डिस्ट्रॉफी

कर्करोग

- स्नायूंचा दाह, उदाहरणार्थ, मायोसायटिस (Myositis)
- स्नायूंना प्रभावित करणारे मज्जासंस्थेचे आजार
- संसर्गजन्य रोग

- काही औषधांचा वापर
- चयापचय क्रिया आणि हार्मोनल (अंतःस्रावी) कारणे
- स्वयंप्रतिकार विकार - ऑटो-इम्युन डिसिजेस
- कोणतेही स्पष्ट कारण नसलेले इडिओपाथिक (Idiopathic)

लक्षणे

वेगवेगळ्या प्रकारच्या स्नायूंच्या विकारांनुसार लक्षणे बदलतात.

- हळूहळू वाढत विकोपाला जाणारी स्नायूंची कमकुवतता.
- श्वासोच्छ्वासाच्या समस्या, उदाहरणार्थ, दम लागणे (श्वास लागणे)
- चक्कर येणे
- थकवा
- मसल वेस्टिंग (स्नायूचे आकारमान घटत जाणे), स्नायूंची शक्ती कमी होणे
- खूप ताप येणे
- मान कडक होणे, पुढे मागे मान हलवणे अशक्य होणे
- सुन्नपणा वाटणे, मुंग्या येणे किंवा वेदनादायक संवेदना होणे
- दुहेरी दृष्टी- एकाचे दोन दिसणे
- पापण्या झिजणे
- अन्नाचा घास गिळताना अडकणे - डिसफेजिया (Dysphagia)
- स्नायूचा एक किंवा अधिक गट वापरण्यात अडचण, स्नायू कमकुवत होणे
- चालताना त्रास होणे, तोल जाणे, वारंवार पडणे

स्नायुविकारांचे प्रकार

- मायोपॅथी उदाहरणार्थ, पॉलीमायोसायटिस (Polymyositis), डरमॅटोमायोसायटिस (Dermatomyositis), ड्यूशेन मस्क्युलर डिस्ट्रॉफी (Duchenne Muscular Dystrophy), स्टिरॉइडमुळे होणारी मायोपॅथी
- **क्रॅम्प** : कंकाल स्नायूंचे वेदनादायक अनैच्छिक आकुंचन लांबणीवर टाकणे
- **फायब्रोसायटिस (Fibrositis)** : स्नायूंमध्ये तंतुमय संयोजी ऊतकांचा दाह. त्याचा कंबरेच्या आणि पाठीच्या स्नायूंवरही परिणाम होतो.
- मायस्थेनिया ग्रॅव्हिस (Myasthenia Gravis)
- हॅब्डोमायोसायटोसिस
- कार्डियाक मायोपॅथी (Cardiomyopathy) : कोरोनरी आर्टरी डिसीज
- कॅल्शियमचा क्षार साठा
- **सारकोपेनिया (Sarcopenia)** : हा स्नायूचा रोग प्राथमिक किंवा दुय्यम असू शकतो. सारकोपेनियामुळे स्नायूंचे वस्तुमान कमी होते आणि स्नायूंची ताकद कमी होते.

निदान

सहसा लक्षणांमुळे प्रथम संशय येतो. स्नायू कमकुवतपणा रुग्ण, कुटुंब किंवा डॉक्टरांच्या लक्षात येतो.

खालीलपैकी एक किंवा अधिक चाचण्या वापरून स्नायुविकारांचे निदान केले जाऊ शकते.

- **इलेक्ट्रोमायोग्राफी (ईएमजी)** : हे स्नायूमधील विद्युत क्रियाकलापांचे रेकॉर्डिंग आहे. हे स्नायुविकार, मज्जातंतू आणि हालचालीसंबंधित समस्या आणि डीजनरेटिव्ह आजारांचे निदान करू शकते.
- **रक्त चाचणी:** विशिष्ट स्नायू एंजाइम आणि प्रतिपिंडे मोजणे जे एक किंवा अनेक विकारांसाठी विशिष्ट असू शकतात.
- **स्नायूंची बायोप्सी** : यामध्ये स्थानिक ॲनेस्थेटिक अंतर्गत स्नायूंचा एक छोटा नमुना घेणे समाविष्ट आहे. नमुन्याची सूक्ष्मदर्शकाखाली तपासणी केली जाते आणि स्नायूंच्या रसायनांची (प्रथिने) चाचणी केली जाऊ शकते.
- **आनुवंशिक विश्लेषण** : यामध्ये रक्ताचा नमुना वापरून एखाद्या व्यक्तीच्या डीएनएची चाचणी केली जाते. यामध्ये मस्क्युलर डिस्ट्रॉफीच्या अनेक प्रकारच्या रुग्णांच्या आजाराचे निदान होऊ शकते.
- **एमआरआय:** असामान्य स्नायू क्षेत्र दर्शविण्यासाठी.
- **स्नायूंचा जन्मजात आजार** : कंजनायटल मस्क्युलर डिस्ट्रॉफी (Congenital Muscular Dystrophy) शोधण्यासाठी स्नायूंचा अल्ट्रासाउंड वापरला जातो.

मस्क्युलर डिस्ट्रॉफी (Muscular Dystrophy) आणि न्यूरोमस्क्यूलर (Neuromuscular) आजार

मस्क्युलर डिस्ट्रॉफी हा आनुवंशिक रोगांचा एक समूह आहे. यात स्नायूंना अशक्तपणा येतो आणि त्यांच्या ऊतींचा नाश होतो. यात मज्जातंतूंच्या ऊतींचे विघटनदेखील झालेले आढळते.

मस्क्युलर डिस्ट्रॉफीचे अनेक प्रकार आहेत. प्रत्येक प्रकारामध्ये स्नायूंची शक्ती कमी होणे, अपंगत्व वाढणे आणि शरीरात विकृती निर्माण होणे अशी लक्षणे दिसतात.

ड्युशेन मस्क्युलर डिस्ट्रॉफी (Duchenne Muscular Dystrophy) (डीएमडी) ही सर्वात संख्यात्मकदृष्ट्या जास्त प्रमाणात आढळते. त्यानंतर बेकर मस्क्युलर डिस्ट्रॉफीचा (Becker Muscular Dystrophy)

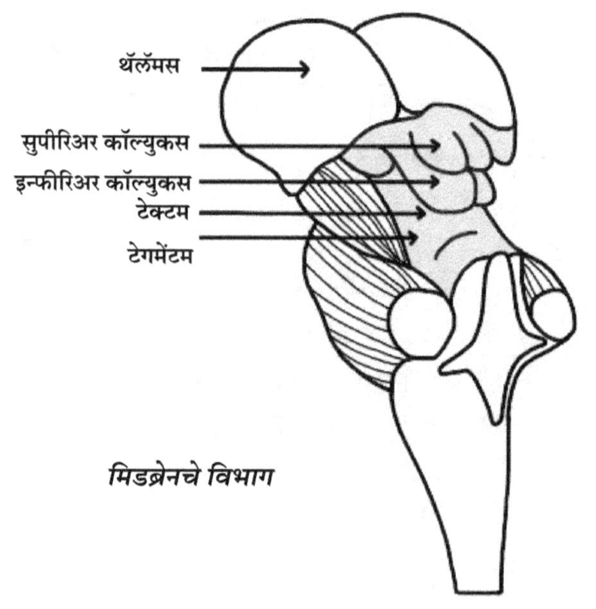

मिडब्रेनचे विभाग

(बीएमडी) क्रमांक लागतो. एकूण नऊ प्रमुख प्रकारच्या मस्क्युल डिस्ट्रॉफी आढळतात. प्रत्येक प्रकारात प्रभावित स्नायू, आजार सुरू होण्याचे वय आणि त्याच्या प्रगतीचा दर भिन्न असतो. प्रभावित स्नायूंसाठी काही प्रकारांची नावे दिली आहेत, ज्यात खालील गोष्टींचा समावेश आहे:

प्रकार	सुरुवातीचे वय	लक्षणे, प्रगतीचा दर आणि आयुर्मान
बेकर	किशोरवयीन ते लवकर प्रौढत्व	ड्युशेन सारखीच, परंतु कमी तीव्र असतात. याची प्रगती ड्युशेनपेक्षा थोडी कमी वेगाने होते. या व्यक्ती मध्यम वयापर्यंत जगतात. हा आजार ड्युशेनप्रमाणे पुरुषांपुरता मर्यादित असतो.
जन्मजात	जन्म	स्नायूंमध्ये कमकुवतपणा आणि विकृती निर्माण होऊन आजार हळूहळू वाढत जातो. या रुग्णांचे आयुर्मान कमी असते.
ड्युशेन	वय २ ते ६	स्नायू कमकुवत होणे, तो झडू लागणे अशी असतात. नितंब, हात आणि पायांवर हा परिणाम दिसून येतो. कालांतराने, त्यात सर्व ऐच्छिक स्नायूंचा समावेश होतो. २० वर्षांपिक्षा जास्त आयुष्य नसते. स्त्रियांना हा आजार क्वचितच होऊ शकतो आणि रोगनिदान झाल्यास आयुष्य थोडे जास्त असते.
डिस्टल	वय ४० ते ६०	स्नायूंचा कमकुवतपणा वाढत जाणे आणि दंड, हात, गुडघ्याखालील भागाचे स्नायू झडणे. हा आजार कमी वेगाने वाढतो. यात क्वचितच संपूर्ण अपंगत्व येते.
एमरी-ड्रायफस	बालपण ते किशोरावस्थेपर्यंत	खांदा, वरचा हात आणि नडगीचे स्नायू कमकुवत होतात आणि झडतात. यात सांधे वेडेवाकडे होऊ शकतात. हा आजार वाढण्याचा वेग मंद असतो. मात्र हृदयविकाराच्या झटक्यामुळे अचानक मृत्यू होऊ शकतो.
फेशिओ-स्कॅप्युलो-ह्युमरल	बालपण ते प्रौढत्वाच्या सुरुवातीपर्यंत	चेहऱ्याचे स्नायू कमकुवत होतात. खांदे आणि बाहू यांचे स्नायू काही प्रमाणात झडल्याचे दिसून येते. या आजाराचा वाढण्याचा वेग कमी असतो, पण स्नायूंमध्ये दोष मात्र लगेच निर्माण होतात. आजार सुरू झाल्यानंतर अनेक दशके कार्यरत राहतो.
लिंब-गर्डल	बालपणाच्या शेवटापासून मध्यमवयीन होईपर्यंत	या आजाराची सुरुवात खांद्याच्या आणि कंबरेच्या सांध्यांच्या स्नायूंमध्ये होते. तो मंदगतीने वाढत जातो. सामान्यतः हृदय आणि फुफ्फुसांचे विकार विकोपाला जाऊन या रुग्णांचा मृत्यू संभवतो.
मायोटोनिक	वय २० ते ४०	सर्व प्रकारचे स्नायू कमकुवत होतात. स्नायू आकुंचन पावल्यावर पुन्हा प्रसरण पावण्यात विलंब होतो. या आजाराचा परिणाम प्रथम चेहरा, पाय, हात आणि मानेवर दिसून येतो. हा आजार मंद गतीने वाढतो. अनेकदा वयाच्या ५० ते ६० वर्षांपर्यंत हा आजार वाढत राहतो.
ऑक्युलो-फॅरिंजियल	वय ४० ते ७०	यात पापण्या आणि घशाच्या स्नायूंवर परिणाम होतो. घशाचे स्नायू कमकुवत होतात. आजार हळूहळू वाढत जातो. कालांतराने, अन्न गिळण्यास त्रास होतो. आहार घटल्यामुळे वजन खूप कमी होत जाते.

स्नायूंचे इतर आजार

स्पायनल मस्क्युलर अॅट्रॉफी (Spinal Muscular Atrophy)

- एमायोट्रोफिक लॅटरल स्क्लेरोसिस (Amyotrophic Lateral Sclerosis), किंवा मोटर न्यूरॉन रोग
- इन्फन्टाइल प्रोग्रेसिव्ह स्पायनल मस्क्युलर अॅट्रॉफी (Infantile Progressive Spinal Muscular Atrophy)
- इंटरमीडिएट स्पाइनल मस्क्युलर अॅट्रॉफी (Intermedialte Spinal Muscular Atrophy)
- ज्युव्हेनाईल स्पाइनल मस्क्युलर अॅट्रॉफी (Juvenile Spinal Muscular Atrophy)
- अॅडल्ट स्पाइनल मस्क्युलर अॅट्रॉफी (Adult Spinal Muscular Atrophy)

इन्फ्लेमेटरी (दाहक) मायोपॅथी (Inflammatory Myopathy)

- डर्मॅटोमायोसायटिस (Dermatomyositis)
- पॉलीमायोसाटिस (Polymyositis)
- इन्क्लुजन बॉडी मायोसायटिस (Inclusion Body Myositis)

परिघीय मज्जातंतूचे पेरीफेरल नर्व्हज (Peripheral Nerve) आजार

- चारकोट-मेरी टूथ डिसीज (Charcot-Marie Tooth Disease)
- डेजेरिन-सोट्टास डिसीज (Dejerine-Sottas Disease)
- फ्रेडरिक्स अॅटॅक्सिया (Friedreich's Ataxia)

न्यूरोमस्क्युलर जंक्शनचे आजार

- मायस्थेनिया ग्रॅव्हिस (Myasthenia Gravis)
- लॅम्बर्ट-ईटन सिंड्रोम (Lambert Eaton Syndrome)
- बोटुलिझम (Botulism)

स्नायूंचे चयापचय (मेटाबोलिक) आजार

- अॅसिड माल्टेज डेफिशियन्सी (Acid Maltase Deficiency)
- कार्निटिन डेफिशियन्सी (Carnitine Deficiency)
- कार्निटिन पामिटाइल ट्रान्सफरेज डेफिशियन्सी (Carnitine Palmitoyl Transferase Deficiency)
- डीब्रांचर एंझाइम डेफिशियन्सी (Debrancher Enzyme Deficiency)
- लॅक्टेट डिहायड्रोजन डेफिशियन्सी (Lactate Dehydrogenase Deficiency)
- मायटोकॉन्ड्रियल मायोपॅथी (Mitochondrial Myopathy)
- मायोअॅडेनिलेट डीमायनेज डेफिशियन्सी (Myoadenylate Deaminase Deficiency)
- फॉस्फोरायलेज डेफिशियन्सी (Phosphorus Deficiency)
- फॉस्फोफ्रक्टोनेकायज डेफिशियन्सी (Phosphofructokinase Deficiency)
- फॉस्फोग्लिसरेट कायनेज डेफिशियन्सी (Phosphoglycerate Kinase Deficiency)

काही दुर्मीळ मायोपॅथी

- सेन्ट्रल कोअर डिसीज (Central Core Disease)
- हायपरथायरॉईड मायोपॅथी (Hypothyroid Mypathy)
- मायोटोनिया कन्जनायटा (Myotonia Congenita)
- मायोट्युब्युलर मायोपॅथी (Myotubular Myopathy)
- नीमॅलिन मायोपॅथी (Nemaline Myopathy)
- पॅरामायोटोनिया कन्जनायटा (Paramyotonia Congenita)
- पिरीऑडिक पॅरॅलिसिस- (हायपरकॅलेमिक आणि हायपोकॅलेमिक) (Periodic Paralysis)

मस्क्युलर डिस्ट्रॉफीचा उपचार

ड्युशेन किंवा मस्क्युलर डिस्ट्रॉफी, किंवा बेकर असलेल्या प्रत्येक रुणात वैविध्य आढळते. त्यामुळे प्रत्येक व्यक्तीसाठी आरोग्याच्या समस्या वेगळ्या असतात. ड्युशेन आणि बेकर मस्क्युलर डिस्ट्रॉफीसह पूर्ण आयुष्य जगण्यासाठी सातत्याने वैद्यकीय सेवा द्यावी लागते. शरीराच्या विविध भागांबद्दलचे विशेषज्ञ प्रत्येक रुणाच्या सेवेसाठी सांघिकरीत्या काम करतात. मस्क्युलर डिस्ट्रॉफी असलेल्या बहुतेक रुणांना बेकर- ड्युशेन मस्क्युलर डिस्ट्रॉफीसारखेच उपचार द्यावे लागतात.

या रुणांच्या उपचारासाठी खालील प्रकारच्या विशेषज्ञांची आवश्यकता असते.

- न्यूरोलॉजिस्ट किंवा पेडीऑट्रिक न्यूरोलॉजिस्ट
- पुनर्वसन तज्ज्ञ
- क्लिनिकल आनुवंशिकशास्त्रज्ञ
- बालरोगतज्ज्ञ
- प्राथमिक काळजी चिकित्सक

या सर्वांच्या सोबत, एक समन्वयक डॉक्टर किंवा नर्सची गरज असते. त्याला मस्क्युलर डिस्ट्रॉफी संबंधित सर्व ज्ञान आणि आवश्यक उपचार अवगत करून घेणे गरजेचे असते.

- **स्नायूंचे आरोग्य :** ड्युशेन मस्क्युलर डिस्ट्रॉफीच्या काळजीमध्ये स्नायूंच्या आरोग्यावर लक्ष ठेवणे आवश्यक असते. स्नायूंचा कमकुवतपणा बेकर मस्क्युलर डिस्ट्रॉफीमध्येही होतो; परंतु सहसा कमी प्रमाणात. ज्या लोकांना ड्युशेन आहे, त्यांना हळूहळू वाढत जाणाऱ्या स्नायूंच्या कमकुवतपणाची जाणीव होत राहते. त्यांच्या शरीरात स्नायू मजबूत आणि निरोगी ठेवण्यासाठी पुरेसे डिस्ट्रोफिन हे प्रथिन नसते.

जरी प्रत्येक व्यक्तीचा आजार वेगळ्या रीतीने वाढत असला, तरी, ड्युशेन मस्क्युलर डिस्ट्रॉफीमध्ये स्नायूंचा कमकुवतपणा ठरावीक मार्गाचा अवलंब करतो. स्नायूंच्या कमकुवतपणामुळे उद्भवलेल्या समस्यांमध्ये, रांगणे आणि चालायला शिकण्यात अडचण येणे, जिने चढण्यास आणि उतरण्यास त्रास होणे, इतर मुलांपेक्षा जास्त वेळा पडणे आणि सांधे एकाच स्थितीत ठेवण्यात अडचण येणे अशा लक्षणांचा समावेश असतो.

स्नायू कितपत योग्य काम करत आहेत, हे मोजण्यासाठी आणि रुणाला कोणत्या उपचारांची गरज आहे, हे शोधण्यासाठी नियमित वैद्यकीय तपासणी महत्त्वाची असते. उपचारांमध्ये शक्य तितका काळ स्नायूंची ताकद राखण्यासाठी स्टिरॉइड्सचा समावेश केला जातो. मस्क्युलर डिस्ट्रॉफीच्या रुणांसाठी तयार केलेले स्ट्रेचिंग आणि इतर विशेष व्यायाम दिले जातात. ब्रेसेस, स्प्लिंट, व्हीलचेअर, पडल्यास उचलण्याची साधने अशा उपकरणांचा

वापर केला जातो. ड्युशेन आणि बेकर मस्क्युलर डिस्ट्रॉफी असलेल्या लोकांना त्यांचे दैनंदिन क्रियाकलाप चालू ठेवण्यास मदत करण्यासाठी संगणक तंत्रज्ञान वापरले जाते. जास्त काळ चालण्यासाठी शस्त्रक्रियाही केल्या जातात.

- **स्टिरॉइड्स :** पायांच्या आणि हातांच्या लांब स्नायूंची ताकद टिकवून ठेवण्यासाठी वेगवेगळ्या प्रकारची स्टिरॉइड औषधे वापरली जातात. या औषधांमुळे या आजारात स्नायूंना होणाऱ्या इजा कमी होऊ शकतात. या प्रकारच्या आजाराच्या रुग्णांची सक्रियता कमी होत चालली आहे असे निदर्शनास आल्यावर स्टिरॉइड्सचा पर्याय स्वीकारला जातो. स्टिरॉइड्सचे दुष्परिणाम लक्षात घेऊन ही औषधे काळजीपूर्वक द्यावी लागतात. अशा व्यक्तींची शस्त्रक्रिया करावी लागल्यास स्टिरॉइडमुळे त्यांना जंतुसंसर्ग होणे, जखमा भरण्यास उशीर होणे असे त्रास होऊ शकतात.

- **हाडांचे आरोग्य :** स्नायूंचा कमकुवतपणा, हालचालींचा अभाव असताना स्नायूंची ताकद टिकवून ठेवण्यासाठी स्टिरॉइड औषधे घेतल्याने या रुग्णांची हाडे कमकुवत होऊ शकतात. हाडांच्या समस्यांमध्ये मणके एका बाजूला किंवा दोन्ही बाजूंना फिरले जाण्याची शक्यता असते. त्यामुळे श्वास घेण्यास त्रास होणे, हाडे कमकुवत आणि पातळ होणे, पायाच्या हाडांचे आणि मणक्याचे फ्रॅक्चर होण्याची शक्यता वाढणे असे गंभीर दुष्परिणाम दिसून येतात. या रुग्णांच्या हाडांची ताकद आणि मणक्याचे आरोग्य तपासून त्यांना औषधे आणि जीवनसत्त्वे द्यावी लागतात.

- **हृदयाचे आरोग्य :** ड्युशेन आणि बेकर मस्क्युलर डिस्ट्रॉफीचे हृदयातील स्नायूंवरही परिणाम होतात. या आजारांचे रुग्ण वयाने जसजसे मोठे होतात, तसतसे त्यांच्या हृदयाचे स्नायू कमकुवत होत जातात. त्यामुळे हृदय योग्यरीत्या रक्त पंप करू शकत नाही. हृदयाचे ठोके खूप वेगवान किंवा खूप मंद होऊ शकतात. त्यासाठी या रुग्णांच्या हृदयाची नियमितपणे तपासणी करावी लागते.

- **श्वास घेणे :** ड्युशेन आणि बेकर मस्क्युलर डिस्ट्रॉफी असलेल्या रुग्णांचे श्वासोच्छ्वासाला आधार देणारे स्नायू वाढत्या वयानुसार कमकुवत होतात. श्वासोच्छ्वासाच्या त्रासाची लक्षणे म्हणजे दम लागणे, सतत थकवा येणे, डोकेदुखी, झोपेचा त्रास ही सतत आढळून येतात. या रुग्णांना रात्री झोपताना श्वास घेण्यास त्रास होतो. त्यांना श्वास घेण्यास मदत करण्यासाठी मशीन वापरण्याची आवश्यकता भासू शकते. कालांतराने, त्यांना दिवसाही श्वास घेणे कठीण होऊ शकते आणि दिवसरात्र हे श्वसनाचे मशीन वापरावे लागते.

या रुग्णांचा आजार जसजसा वाढत जातो, तसतशी त्यांची फुफ्फुसे निकामी होत जातात. अशा वेळी न्यूमोनियासारख्या फुफ्फुसाच्या जंतुसंसर्गास प्रतिबंध करणे आवश्यक ठरते. न्यूमोनिया टाळण्यासाठी लसीकरणही करणे महत्त्वाचे असते. सर्दी किंवा जंतुसंसर्ग होऊन खोकला झाल्यास कफ बाहेर काढण्यासाठी मॅन्युअल आणि यांत्रिक साहाय्याची आवश्यकता असते.

- **पचन आणि पोषण :** ड्युशेन आणि बेकर मस्क्युलर डिस्ट्रॉफीच्या रुग्णांना आहार, पोषण आणि पचनाच्या समस्या उद्भवतात. वेळोवेळी या समस्या बदलू शकतात, त्यामुळे वजन कमी होणे, किंवा वजन वाढणे, अन्न गिळताना त्रास होणे, छातीत जळजळ होणे आणि बद्धकोष्ठता अशी लक्षणे आढळतात. हे त्रास टाळण्यासाठी संतुलित आहार आणि निरोगी राहणे, योग्य वजन राखणे महत्त्वाचे असते. या व्यक्तींना गिळण्याचा त्रास होत असेल, तर योग्य पोषण मिळण्यासाठी फीडिंग ट्यूब वापरावी लागते.

- **भावनिक आणि मानसिक आरोग्य :** ड्युशेन आणि बेकर मस्क्युलर डिस्ट्रॉफी असणाऱ्या रुग्णांना इतरांशी संवाद साधताना अडचणी येतात. या अडचणी त्यांच्या आजारामुळे किंवा त्यांना सुरू असलेल्या औषधांचे दुष्परिणाम असू शकतात. भावनिक आणि मानसिक त्रासामुळेही त्यांच्यासमोर अनेक

समस्या उद्भवत असतात. या रुग्णांच्या मानसिक आणि भावनिक समस्या हाताळताना मानसशास्त्रज्ञ, मनोचिकित्सक किंवा सामाजिक कार्यकर्त्यांनी एकत्रितपणे त्यांचे पुनर्वसन करणे अपेक्षित असते.

भावनिक आणि मानसिक आरोग्याच्या उपचारांमध्ये रुग्णाच्या वैयक्तिक स्वातंत्र्याला प्रोत्साहन देणे, निर्णय घेण्यामध्ये पुढाकार घेणे याबाबतच्या समुपदेशनाचा समावेश असावा लागतो. सामाजिक आणि विविध गोष्टी शिकण्याची कौशल्ये विकसित करण्यात मदत, मानसोपचार, वैयक्तिक किंवा कौटुंबिक उपचार, उपचारांसाठी औषधे अशा प्रकारच्या गोष्टींचा उपचारात समावेश असावा लागतो.

काही सामाजिक संस्था अशा रुग्णांना आणि कुटुंबांना साहाय्य करत असतात. त्यांच्या तर्फे अशा विशेष गरजा असलेल्या रुग्णांसाठी क्रीडा संघ, उन्हाळी शिबिरे असे कार्यक्रमही घेतले जातात. या आजाराचे रुग्ण घोडेस्वारी, वॉटर थेरपी, कला विकसित करणे अशातही सहभागी होण्यात आणि इंटरनेटवर इतरांशी संवाद साधण्यात आनंद घेऊ शकतात.

- **स्नायूंच्या इतर आजारांचे उपचार :** स्नायूंचा विकार पूर्ण बरा करणारा कोणताही उपचार सध्या उपलब्ध नाही ; परंतु विविध उपचारांमुळे या स्थितीचे व्यवस्थापन करण्यात मदत होऊ शकते. स्नायूंच्या आजारांवर उपचार करण्याच्या उद्दिष्टांमध्ये लक्षणांवर उपचार करणे, रोगाच्या वाढीस विलंब करणे आणि जीवनाची गुणवत्ता सुधारणे यांचा समावेश असतो.

- **वैद्यकीय व्यवस्थापन :** कॉर्टिकोस्टिरॉईड्सच्या गोळ्या कधीकधी स्नायूंना येणारे वेठ (क्रॅम्पिंग) आणि स्नायू आखडणे कमी करण्यासाठी दिल्या जातात. इम्युनोसप्रेसंट्स औषधे रोगप्रतिकारक यंत्रणेची अतिक्रियाशीलता रोखतात किंवा प्रतिबंधित करतात. काही स्नायू आणि मज्जातंतूंच्या आजारांसाठी या दोन्हींवर परिणाम करणारी औषधे दिली जातात. आवश्यक असल्यास शस्त्रक्रियेद्वारे स्नायूंचे कार्य सुधारण्याचा प्रयत्न केला जातो. बिछान्यावर सतत पडून राहणे टळावे आणि रुग्ण शक्य तितका सक्रिय व्हावा यासाठी वैद्यकीय व्यवस्थापन करावे लागते.

- **फिजिओथेरपी व्यवस्थापन :** फिजिकल थेरपिस्ट हा बहुविद्याशाखीय संघाचा भाग असतो आणि अशा विकारांचे व्यवस्थापन दीर्घकालीन असते. शारीरिक थेरपीच्या उद्दिष्टांमध्ये-
  - स्नायूंच्या बळकटीसाठी व्यायाम
  - वेदना व्यवस्थापन
  - स्नायू आकसून राहू नयेत यासाठीचे व्यवस्थापन. उदाहरणार्थ, स्ट्रेचिंग, व्यायाम आणि रात्रीचे स्प्लिंट
  - पोहणे आणि हायड्रोथेरपी
  - गरजेप्रमाणे घरगुती व्यायामाची व्यवस्था करणे
  - हृदय आणि श्वसन पुनर्वसन कार्यक्रम
  - तोल सांभाळण्यासाठी संतुलन प्रशिक्षण यांचा समावेश होतो.

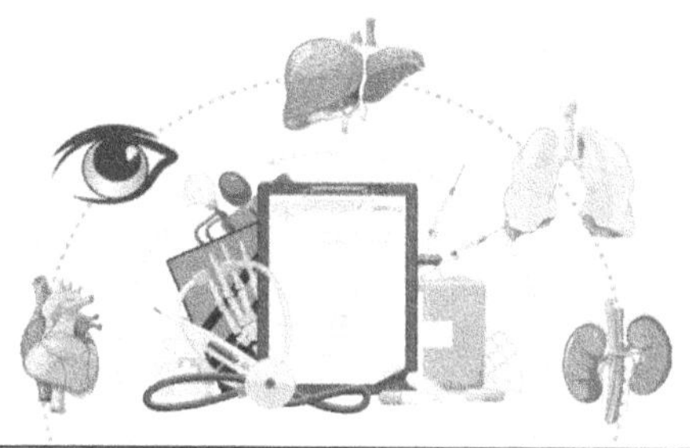

मानवी शरीराचे पॉवरहाउस : यकृत

मानवी शरीरातल्या मोठ्या अंतर्गत अवयवांपैकी यकृत हे प्रमुख असते. निरोगी प्रौढ व्यक्तीमध्ये त्याचे वजन १.३ ते १.५ किलोग्रॅमच्या दरम्यान असते. यकृत अनेक महत्त्वाची कार्ये पार पाडत असते. संक्रमणांशी लढा देणे, रक्त गोठणे, विविध हार्मोन्स आणि प्रथिने तयार करणे अशा बऱ्याच जीवनावश्यक जबाबदाऱ्या यकृत बजावते. याशिवाय ते विविध रसायने स्रावित करते, यकृत हा अवयव तर आहेच, पण एक ग्रंथीसुद्धा आहे. एका दृष्टीने यकृताला 'ग्रंथी अवयव' म्हणता येईल.

- **स्थान** : यकृत पोटाच्या पोकळीमध्ये उजव्या भागात वरच्या बाजूला स्थित असते. कार्यक्षमतेने पुनर्जन्म करण्याची क्षमता असलेला हा एकमेव अवयव असतो.

- **यकृताची रचना** : यकृत म्हणजे साधारणतः त्रिकोणी आकाराचा, दोन खंडात (लोब) विभागलेला अवयव असतो. यातला उजवा लोब मोठा आणि डावा लोब लहान असतो. 'फॅल्सीफॉर्म लिगामेंट' (Falciform Ligament) नावाचा स्नायुबंध हे दोन लोब वेगळे करते.

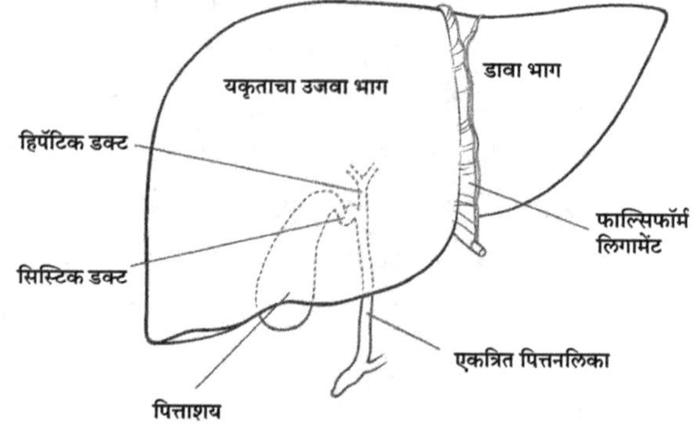

यकृताची रचना

यकृताभोवती बाहेरील बाजूस 'ग्लिसन कॅप्सूल' नावाचा तंतुमय ऊतकांचा एक थर असतो. हे कॅप्सूल पोटाच्या पोकळीमधील आवरणाने (पेरिटोनियम) आच्छादित असते. यामुळे यकृताचे बाह्य इजेपासून रक्षण होते.

यकृताला होणारा रक्तपुरवठा दोन मुख्य स्रोतांमधून होतो.

- **हिपॅटिक पोर्टल व्हेन्स** (Hepatic Portal Vein) : या पचनसंस्थेतून येणाऱ्या पोषक तत्त्वांनी युक्त असे रक्त वाहून नेते.

- **हिपॅटिक आर्टरी** (Hepatic Artery) : हृदयाकडून येणारे ऑक्सिजनयुक्त रक्त यकृताच्या आत आणते.

- **पोर्टल प्रणाली** : पोर्टल प्रणाली व्हेन्सपासून सुरू होते आणि आणि केशवाहिन्यांत संपते. आतड्यातून आलेले पोषक घटकांनी समृद्ध असे रक्त यकृतामध्ये हृदयापर्यंत पोहोचण्यापूर्वी शुद्धीकरणासाठी येते.

- **हिपॅटिक पोर्टल प्रणाली आणि त्याचे कार्य** : हिपॅटिक पोर्टल व्हेन्स आणि त्यांच्या केशवाहिन्या यांनी

बनलेली जटिल प्रणाली म्हणजे हिपॅटिक पोर्टल सिस्टीम. हे पोर्टल व्हीनस सिस्टीम म्हणूनही संबोधले जाते. हिपॅटिक पोर्टल सिस्टीम हा रक्ताभिसरण संस्थेचा एक महत्त्वाचा भाग असतो. शरीरात इतर अनेक ठिकाणी अशाच पोर्टल व्हीनस सिस्टीम्स असतात. हिपॅटिक पोर्टल व्हेन ही पोटाच्या पोकळीतील सर्वात मोठी व्हेन असते. प्लीहा आणि पचनमार्गामधील रक्त यकृतामध्ये आणले जाते. प्लीहेच्या व्हेन्स आणि सुपीरियर मेझेन्टरिक व्हेन जिथे मिळतात, त्या जागेपासून यकृताची पोर्टल व्हेन सुरू होते. सिस्टिक व्हेन आणि इन्फ्रिरिअर मेझेन्टरिक गॅस्ट्रिक व्हेन्समधील रक्तदेखील यकृताच्या पोर्टल व्हेनमधून वाहून नेले जाते.

यकृताच्या पोर्टल प्रणालीवर परिणाम करणारे आजारांचे निदान शक्य तितक्या लवकर करून त्यावर उपचार करणे गरजेचे असते. उपचार न केल्यास ते आजार प्राणघातक ठरू शकतात. लिव्हर सिऱ्होसिसमध्ये निर्माण होणारी पोर्टल हायपरटेन्शनसारखी वैद्यकीय स्थिती यकृतावर गंभीर परिणाम करू शकते.

पचनसंस्थेच्या मार्गावाटे यकृताकडे वाहून जाणाऱ्या रक्तामधले काही घटक लहान आतड्यात शोषले जातात आणि रक्ताद्वारे हृदयाकडे परत जाण्यापूर्वी यकृतातून जातात. हृदयापर्यंत पोहोचण्यापूर्वी प्राणवायूरहित (डीऑक्सीजनेटेड) रक्तातील अशुद्ध आणि टाकाऊ घटक वेगळे करण्याचे कार्य यकृत करते. (डिटॉक्सिफिकेशन) ही प्रक्रिया आपल्या शरीरातून टाकाऊ घटक आणि विषारी पदार्थ काढून टाकण्यासाठी असते. सर्व पृष्ठवंशीय प्राण्यांमध्ये ही प्रक्रिया अस्तित्वात असते. मात्र पचनसंस्थेतील इतर अवयवांमध्ये अशी प्रक्रिया होत नाही. हिपॅटिक पोर्टल सिस्टीम अन्ननलिकेच्या शेवटच्या भागापासून गुदद्वाराच्या वरच्या भागापर्यंत व्यापलेली असते.

हिपॅटिक पोर्टल सिस्टम बनवणाऱ्या रक्तवाहिन्या

हेपॅटिक पोर्टल सिस्टम काही ठरावीक रक्तवाहिन्यांच्या सहभागाने बनलेली असते. यामध्ये

- हिपॅटिक पोर्टल व्हेन (Hepatic Portal Vein)
- प्लीहेमधून येणारी स्प्लेनिक व्हेन (Splenic Vein)
- सुपीरियर मेझेन्टरिक व्हेन (Superior Mesenteric Vein)
- इन्फ्रिरिअर मेझेन्टरिक व्हेन (Inferior Mesenteric Vein) यांचा समावेश आहे.
- **हिपॅटिक पोर्टल सिस्टीमचे महत्त्व** : यकृताचा ७५ टक्के रक्तपुरवठा यकृताच्या पोर्टल व्हेन्सद्वारे होत असतो. त्यामुळे ती खूप महत्त्वाची असते. शरीरशास्त्राच्या तत्त्वांप्रमाणे ती खरी व्हेन किंवा नीला नसते, कारण त्यातून थेट हृदयापर्यंत रक्त वाहून नेले जात नाही. चयापचय क्रियेत सहभागी असणाऱ्या यकृताच्या स्तराला (मेटाबोलिक सब्स्ट्रेट्स) पोर्टल व्हेन्स जोडलेल्या असतात.

लहान आतड्यांनंतर पोषक द्रव्ये शोषून घेणारा यकृत हा पहिलाच अवयव असतो. खाल्लेल्या अन्नावर आधी यकृताद्वारे पचनक्रिया होते. त्यानंतर त्यातील विषारी आणि टाकाऊ पदार्थांचे डिटॉक्सिफिकेशन यकृताच्या पेशींमार्फत होते आणि त्यानंतर त्यातील पोषक द्रव्ये पोर्टल सिस्टीममधील रक्तात जातात. शरीराच्या रक्ताभिसरणात प्रवेश करण्यापूर्वी हे पचन, शोषण आणि डिटॉक्सिफिकेशन हिपॅटिक पोर्टल सिस्टीमयोगे नियंत्रित

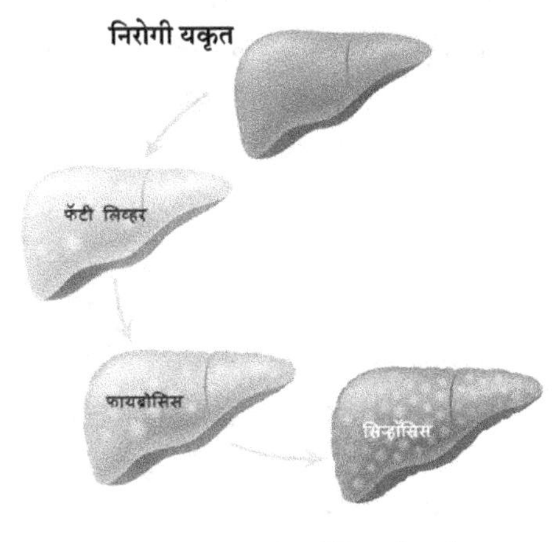

व्लिव्हर सिऱ्होसिसचे टप्पे

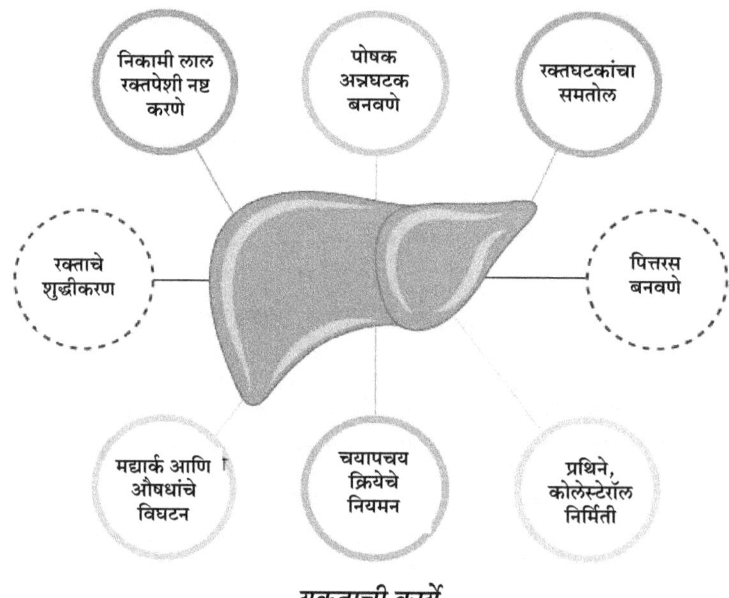

यकृताची कार्ये

केले जाते. पचनसंस्थेमधून शोषल्या गेलेल्या अन्नघटकांना हिपॅटिक पोर्टल सिस्टीम एकत्रितपणे गोळा करते आणि त्यांना चयापचयासाठी निर्देशित करते.

पचनसंस्थेतील अवयवांकडून येणारा रक्तप्रवाह यकृतामध्ये येतो, तिथे त्याच्यावर प्रक्रिया होते. त्यानंतर रक्तातील पोषक द्रव्ये यकृतात शोषून घेतली जातात. या पोषक द्रव्यांचा विनियोग, शरीरातील पेशींना वापरण्यासाठी किंवा त्यांचा साठा करण्यासाठी यकृतामार्फत केला जातो. या सर्व कामातील देवाण घेवाण आणि पोषक द्रव्यांची वाहतूक हिपॅटिक पोर्टल सिस्टीमद्वारे होते.

यकृताची कार्ये

एखाद्या प्रगत रसायन प्रयोगशाळेप्रमाणे यकृतामध्ये अनेक कार्ये अविरतपणे चालू असतात.

- साखरेच्या स्वरूपात ऊर्जा साठविणे.
- निकामी झालेल्या लाल रक्तपेशींवर प्रक्रिया करणे.
- रक्तपेशीतील निकामी हिमोग्लोबिनवर प्रक्रिया करून त्यापासून 'बिलिरुबिन'ची निर्मिती करणे.
- शरीरातील सुमारे सात टक्के लोह यकृतात साठवलेले असते.
- शरीराला सहा महिने पुरेल एवढा 'अ' जीवनसत्त्वाचा साठा करणे.
- 'ब-१२', 'ड', 'इ' आणि 'के' जीवनसत्त्वे यकृतात साठवली जातात.
- शरीराला आवश्यक असलेल्या काही क्षारांचा साठा करणे.
- आतड्यातून शरीरात प्रवेश करणारे जंतू नष्ट करणे.
- पित्तरस तयार करून त्याद्वारे स्निग्ध पदार्थांचे पचन करणे.
- आहारातील प्रथिनांचे पचन झाल्यावर निर्माण होणाऱ्या ॲमिनो ॲसिड्सचे विघटन होते. त्यातील रासायनिक क्रियांद्वारे युरिया हा उत्सर्जित होणारा घटक तयार होतो. त्यासाठी आवश्यक पाचक रस फक्त यकृत पेशींमध्येच असतात.

- आतड्याच्या मार्गात जीवाणूंद्वारे सतत अमोनिया निर्माण होत असतो आणि तो पोर्टल व्हेनमधून यकृतात येत असतो. हा अमोनिया गाळला जाऊन रक्ताची आम्लता कायम राखली जाते. त्यामुळे रक्तद्रवातील अमोनियाचे प्रमाण वाढत नाही. अमोनियाचे प्रमाण वाढले, तर यकृतजन्य बेशुद्धी आणि मृत्यू संभवतो.

- यकृतात अॅल्ब्युमीन, ग्लोब्युलीन, हिपॅरीन, प्रोथ्रॉम्बिन, फायब्रिनोजेन ही प्रथिने आणि द्रव्ये तयार होतात. दिवसाला ५०-१०० ग्रॅम प्रथिन निर्मितीची क्षमता यकृत पेशींमध्ये असते. प्रथिनांचे प्रमाण घटल्यास आवश्यक ती प्रथिने यकृताद्वारे तयार केली जातात.

- चयापचयासाठी शरीरास आवश्यक असलेल्या अॅमिनो अॅसिड्सचे अंतर्गत रूपांतरण यकृताद्वारे होते. काही आवश्यक अॅमिनो अॅसिड्सची निर्मिती यकृतात होते.

- रोजच्या आहारातल्या घटकामधून कोलेस्टेरॉल तयार करणे आणि त्याच्या पातळीवर नियंत्रण ठेवणे.

- शरीरात येणाऱ्या अनैसर्गिक, विषारी आणि निरुपयोगी रसायनांचे टाकाऊ पदार्थ करून त्याचे उत्सर्जन करणे. याखेरीज आपण घेत असलेल्या काही औषधांचे विघटनदेखील यकृतात होत असते.

- गर्भावस्थेत तिसऱ्या महिन्यापासून यकृतात रक्तपेशी निर्माण होत असतात.

- **पित्तरसाची निर्मिती :** आहारातील पदार्थांचे पचन करणे आणि त्यातील चरबी, कोलेस्टेरॉल यांच्या अभिशोषणास मदत करणे हे महत्त्वाचे कार्य पित्तरस करतो. हा पित्तरस यकृतामध्ये तयार होतो.

- **बिलीरुबिनचे शोषण :** हिमोग्लोबिनच्या विघटनाने बिलीरुबिन तयार होते. यातून उत्सर्जित होणारे लोह नव्या रक्तपेशी तयार करण्यासाठी यकृतामध्ये साठवले जाते.

- **रक्त साकळण्याबाबत :** रक्तप्रवाह गोठू न देणे आणि शरीराला इजा होऊन जखमेतून रक्त वाहू लागल्यास ते गोठू देणे हे शरीराच्या दृष्टीने महत्त्वाचे कार्य असते. 'के' नावाचे जीवनसत्त्व रक्ताच्या गोठण्यासाठी आवश्यक असते. आहारातील के जीवनसत्त्व पित्तरसामुळे शोषले जाते. पित्तरस योग्यरीत्या तयार न झाल्यास रक्त गोठण्याचे घटक तयार होत नाहीत.

- **चरबीचे चयापचय :** आहारातील स्निग्ध आणि चरबीयुक्त पदार्थांचे विघटन आणि पचन यकृतातून स्रवणाऱ्या पित्तरसामुळे होते.

- **कार्बोहायड्रेट्सचे चयापचय :** पिष्टमय पदार्थ आणि साखर यांचे पचन होऊन निर्माण झालेली ग्लुकोज शर्करा, ग्लायकोजेन स्वरूपात यकृतामध्ये साठवली जाते. शरीरात ग्लुकोजची कमतरता भासल्यावर

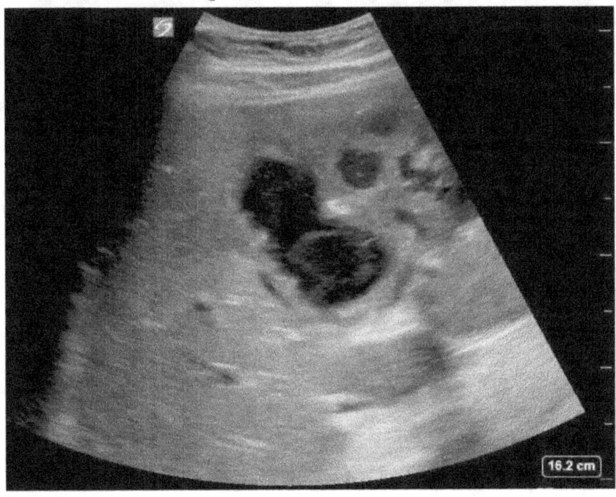

यकृतातील पू
(सोनोग्राफी प्रतिमा)

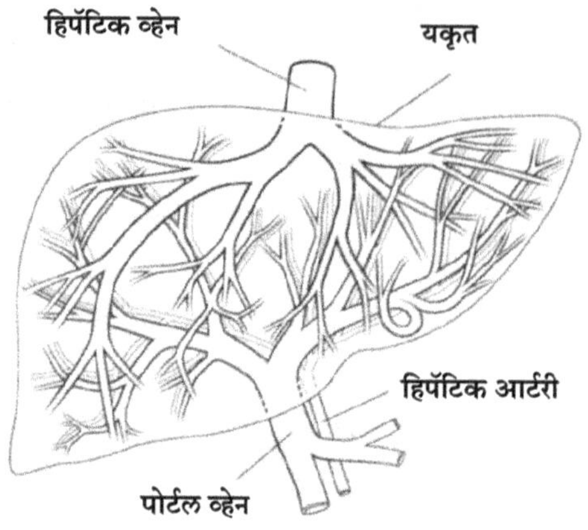

पोर्टल व्हीनस सिस्टीम

यकृतातील ग्लुकॅगॉन या रासायनिक द्रव्यामार्फत ग्लायकोजेनचे पुन्हा ग्लुकोजमध्ये रूपांतर करून रक्तात सोडले जाते.

- **जीवनसत्त्वे आणि खनिजसाठा :** यकृतामध्ये अ, ड, इ, के आणि बी-१२ ही जीवनसत्त्वे साठवली जातात. त्याचप्रमाणे नवीन लाल रक्तपेशी तयार करण्यासाठी लागणारे लोह, फेरीटिनच्या स्वरूपात साठवले जाते.

- **प्रथिनांचे चयापचय :** पित्तरसामुळे प्रथिनांच्या पचनास मदत होते.

- **रक्तातील हार्मोन्स आणि मद्यार्क :** हॉर्मोन्स, अल्कोहोल इत्यादी संयुगे यकृताद्वारे रक्तातून गाळून घेतली जातात.

- **प्रतिकारप्रणाली :** यकृतामध्ये रोगप्रतिकारक क्रियाकलापांमध्ये गुंतलेल्या 'कप्फर' पेशी असतात. त्या आजारांना कारणीभूत असलेले घटक नष्ट करतात.

- **अल्ब्युमिन निर्मिती :** रक्तवाहिन्यांमध्ये योग्य दाब राखण्यासाठी आणि रक्तवाहिन्यांची गळती रोखण्यासाठी आवश्यक असलेले अल्ब्युमिन, फॅटी ऑसिड्स आणि स्टिरॉइड्सची ने-आण यकृतामार्फत होते.

- **अँजियोटेन्सिनोजेन (Angiotensinogen) निर्मिती :** हा संप्रेरक रक्तवाहिन्या आकुंचन पावण्यासाठी आवश्यक असतो. त्यामुळे काही कारणांनी रक्तदाब कमी झाल्यास तो वाढवला जातो.

- **यकृताची पुनर्निर्मिती :** सर्व पृष्ठवंशीय प्राण्यांच्या यकृतामध्ये, त्यातील पेशी नष्ट झाल्यास त्यांची पुनर्निर्मिती करण्याची क्षमता असते. या प्रक्रियेत यकृत पूर्णपणे नष्ट झालेले असून चालत नाही. त्यातील काही भाग नष्ट झालेला असतो, पण यकृताची कार्ये नष्ट झालेली नसतात. मानवांमध्ये ही निर्मिती व्हायला ८ ते १५ दिवस लागतात. तर उंदरांमध्ये, हीच प्रक्रिया सुमारे ५ ते ७ दिवसांत होते.

यकृताचे आजार

- **फॅसिओलियासिस (Fascioliasis) :** लिव्हर फ्लूक नावाच्या परजीवी किड्यामुळे होतो. हा परजीवी यकृतामध्ये महिने किंवा वर्षांपर्यंत सुस राहू शकतो. लिव्हर फ्लुक हा परजीवी किड्यांचा (वर्म) एक समूह आहे. मानवांप्रमाणेच विविध सस्तन प्राण्यांच्या यकृत आणि पित्त नलिकांना तो संक्रमित

करतो. दूषित पाण्यातले किंवा अर्ध्या-कच्च्या शिजवलेल्या किंवा अजिबात न शिजवलेल्या गोड्या पाण्यातील मासे किंवा पाणवनस्पती खाल्ल्याने हा आजार होतो. लिव्हर फ्ल्यूकमुळे होणाऱ्या संसर्गाची काही लक्षणे म्हणजे- ओटीपोटात दुखणे, ताप, मळमळ, उलट्या, अतिसार, अंगावर उठणाऱ्या पित्ताच्या गाठी, अस्वस्थता, भूक कमी होणे आणि वजन कमी होणे. क्वचित प्रसंगी, यकृतात झालेल्या फ्ल्यूक संसर्गामुळे पित्ताशयात खडे तयार होणे, पित्तसंस्थेचे वारंवार संक्रमण आणि पित्तनलिकेचा कर्करोगदेखील होऊ शकतो.

यकृतातील फ्ल्यूक संसर्गावर, ट्रायक्लेबेंडाझोल नावाच्या औषधाने उपचार केले जाऊ शकतात. ते तोंडाने घेण्याच्या गोळीच्या स्वरूपात असते आणि एक किंवा दोन डोसमध्ये दिले जाते. काही रुग्णांमध्ये आजारात गुंतागुंत होऊन शस्त्रक्रिया आवश्यक असू शकते. लिव्हर फ्ल्युकचा संसर्ग रोखण्याचा सर्वोत्तम मार्ग म्हणजे गोड्या पाण्यातील मासे आणि पाणवनस्पती खाण्यापूर्वी पूर्णपणे शिजवणे आणि अस्वच्छ भागातील दूषित होऊ शकणारे अन्न आणि पाणी टाळणे. लिव्हर फ्ल्यूक संसर्गासाठी कोणतीही लस उपलब्ध नाही.

- **लिव्हर ॲबसिस (Liver Abscess)** : यकृतामध्ये जंतुसंसर्ग होऊन त्यात पू तयार होऊ शकतो. ॲमीबियासिस सारख्या जुलाबांच्या आजारात पोटातील ॲमिबाचे जंतू यकृतात जाऊन ॲमेबिक लिव्हर ॲबसिस होऊ शकतो.

- **लिव्हर सिन्होॉसिस (Liver Cirrhosis)** : अतिरिक्त मद्यप्राशन, आहारातील विषारी पदार्थ आणि हिपॅटायटीसचा संसर्ग यामुळे लिव्हर सिन्होॉसिस होऊ शकतो. या आजारांनी किंवा मद्याने तसेच विषारी पदार्थांनी इजा झालेल्या पेशींचे व्रण तयार होतात. आणि तेथील यकृताच्या पेशी नष्ट होऊन तंतुमय ऊती निर्माण होतात. फायब्रोसिस म्हणून ओळखल्या जाणाऱ्या प्रक्रियेमध्ये या तंतुमय पेशी यकृत पेशींची जागा घेतात. हे व्रण जेवढे व्यापक असतील, तेवढ्या मोठ्या प्रमाणात फायब्रोसिस होऊन यकृताच्या पेशींची कार्यक्षमता नष्ट होते, ज्यामुळे यकृत निकामी होऊ शकते. यालाच लिव्हर सिन्होॉसिस म्हणतात.

- **हिपॅटायटीस (Hepatitis)** : हिपॅटायटीस 'ए', 'बी' आणि 'सी' सारख्या विषाणूंमुळे यकृताचा दाह होतो. यातील हिपॅटायटीस 'बी' आणि हिपॅटायटीस 'सी'मुळे यकृत निकामी होऊ शकते.

- **अल्कोहोलिक लिव्हर डिसीज** : अनियंत्रित मद्यसेवनामुळे यकृताचे नुकसान होते. हे सिन्होॉसिसचे सर्वात कॉमन कारण असते.

- **फॅटी लिव्हर** : अतिरिक्त आणि नियमित मद्यसेवन, अधून मधून एकदम खूप मद्यप्राशन करणे, तसेच अतिरिक्त वजनवाढ यामुळे यकृताच्या पेशींमध्ये चरबी जमा होते. या विकारात यकृत पेशींमध्ये पोकळ जागा (व्हॅक्युओल्स) निर्माण होतात. याचे पर्यवसान लिव्हर सिन्होॉसिसमध्ये होऊ शकते.

- **ऑटोइम्यून हिपॅटायटीस (Autoimmune Hepatitis)** : या आजारात, शरीराची स्वतःची रोगप्रतिकारक शक्ती स्वतःच्याच यकृतावर आक्रमण करते. त्यामुळे यकृतात दाह निर्माण होतो आणि यकृताच्या पेशी नष्ट होत जातात. हा आजार अनेक वर्षे टिकतो. उपचार न केल्यास सिन्होॉसिस होतो आणि यकृत निकामी होते.

- **यकृताच्या रक्तवाहिन्यांमधील बिघाड** : अनेक वेळा यकृतामधून हृदयाकडे जाणाऱ्या वाहिन्या बंद झाल्यामुळे यकृताचा आजार उद्भवतो. लवकर निदान झाल्यास ॲंजिओग्राफीसदृश प्रक्रियेमुळे हा अडथळा दूर करता येतो आणि पुढे ओढविणारी गंभीर समस्या टाळली जाऊ शकते.

- **अयोग्य औषधांचा परिणाम यकृतावर होत असतो** : अंगदुखी, डोकेदुखीच्या औषधांचे अति सेवन

केल्यास यकृतात बिघाड होऊ शकतो. तसेच काही प्रतिजैविके, कर्करोगावरील औषधे, क्षयरोगावरील औषधे यांचा यकृतावर विपरीत परिणाम आढळतो.

- **विल्सन डिसीज (Wilson Disease) :** अन्य काही चयापचयाच्या आजारांमध्ये यकृत खराब होऊ शकते. यात लहान मुलांमध्ये आढळणारे आजार किंवा तरुणांमध्ये आढळणारे आजार येतात. 'कॉपर मेटाबॉलिजम'मध्ये बिघाड झाल्यामुळे विल्सन डिसीज आजार उद्भवतो.
- **यकृताचा कर्करोग :** अतिरिक्त मद्यसेवन आणि हिपॅटायटीस ही यकृताच्या कर्करोगाची प्रमुख कारणे आहेत. हिपॅटोसेल्युलर कार्सिनोमा (Hepatocellular Carinoma) आणि कोलान्जिओ-कार्सिनोमा (Colangleo Carcinoma) हे यकृत कर्करोगाचे दोन प्रकार आहेत.
- **सेकंडरी लिव्हर कॅन्सर (दुय्यम यकृत कर्करोग) :** यामध्ये शरीराच्या अन्य भागात सुरू होणारा कर्करोग यकृतामध्ये पसरतो. याचे सर्वात जास्त वेळा घडणारे उदाहरण म्हणजे, मोठ्या आतड्याचा कर्करोग. हा कर्करोग मोठ्या आतड्यात सुरू होऊन, पुढच्या टप्प्यात यकृतामध्येही पसरतो. दुय्यम यकृत कर्करोगाचे निदान इमेजिंग चाचण्या, बायोप्सी आणि शारीरिक तपासण्यांद्वारे करता येते. उपचार पर्यायांमध्ये शस्त्रक्रिया, केमोथेरपी, टार्गेटेड (लक्ष्यित) थेरपी, इम्युनोथेरपी तसेच रेडिएशन थेरपी यांचा समावेश असतो.

यकृताच्या आजारांची लक्षणे

यकृताच्या आजारात यकृताच्या कार्यामध्ये काही वेळा पूर्णपणे किंवा थोड्या प्रमाणात बिघाड आढळतो. बिघडलेले यकृत शरीराचा डोलारा पूर्णपणे नादुरुस्त करू शकते आणि तसेच मूत्रपिंड, मेंदू, फुफ्फुसे, रक्ताभिसरण अशा अन्य शरीरसंस्था बिघडवूसुद्धा शकते.

यकृताच्या आजाराची अनेक लक्षणे आढळतात. यात-

- कावीळ
- जलोदर / पोटात पाणी होणे
- रक्ताच्या उलट्या होणे
- मळमळ होणे / भूक न लागणे
- अंगावर सूज येणे (पायांवर आणि सर्वांगावर)
- थकवा येणे-अगदी दररोजची कामे करतानाही थकवा जाणवणे
- शरीरातील स्नायूंचे आकारमान कमी होणे, वजन कमी होणे
- मेंदूवर सूज येणे, सुरुवातीला झोपेचे वेळापत्रक ढासळते, नंतर खूप झोप येणे, शुद्ध हरपणे, गुंगी येणे, कोम्यात जाणे इत्यादी लक्षणे दिसू शकतात
- शरीराला खाज येणे
- पांढरट रंगाची विष्ठा होणे
- ताप येणे
- उजव्या बरगडीखाली दुखणे
- त्वचा कोरडी पडणे, काळे निळे डाग पडणे
- लघवीचे प्रमाण कमी होणे

यापैकी एक किंवा अनेक लक्षणे आढळल्यास ताबडतोब यकृततज्ज्ञांचा सल्ला घेणे अत्यावश्यक आहे. यकृत व्याधींमुळे आजारी रुग्णांची संख्याही मोठी असते. यकृताचा आजार हे जगातील मृत्यूच्या सर्व कारणांमधले एक महत्त्वाचे कारण समजले जाते.

यकृताच्या आजारांवरील उपचार

यकृताच्या आजारांवरील उपचारांमध्ये मुख्यत्वे चार प्रकार असतात.

- अचूक निदान करून, निदानाप्रमाणे उपचार करणे.
- यकृताच्या आजारामुळे ओढवणाऱ्या गुंतागुंतीचा उपचार.
- अंतिम टप्प्यातील यकृताच्या आजारासाठी यकृत प्रत्यारोपण.
- जीवनशैलीत करावयाचे बदल. यकृताची काळजी घेताना आजाराचा प्रकार, आजाराची तीव्रता, त्यामुळे दुसऱ्या अवयवांवर झालेले परिणाम, आजारामुळे झालेला शरीराचा ऱ्हास आणि कुपोषण या सर्व बाबींचा विचार करावा लागतो.

अचूक निदान केल्यावर केले जाणारे उपचार

- मद्यपानामुळे होणाऱ्या आजारात, सुरुवातीच्या काळात मद्यपान सोडल्यामुळे बदल घडवता येतो.
- विषाणूंमुळे होणाऱ्या आजारांसाठी विशेषतः हिपॅटायटिस बी आणि सी विषाणूंसाठी प्रभावी औषधे उपलब्ध आहेत.
- फॅटी लिव्हरच्या आजारासाठी काही उपयुक्त औषधे संशोधन करून उपलब्ध केली जात आहेत. त्याचबरोबर जीवनशैलीत बदल घडवून या आजाराचे प्रमाण कमी केले जाऊ शकते.
- ऑटोइम्युन प्रकारच्या यकृताच्या आजारासाठी स्टिरॉइड्स आणि काही इम्युनोसप्रेसन्ट औषधे लागू पडतात.
- रक्तवाहिन्यांच्या आजारावर रेडिओलॉजिकल पद्धतीने शिरेतून शस्त्रक्रिया करता येते.
- प्रतिजैविकांचा वापर करून यकृतातील जंतुसंसर्ग किंवा ॲबसिस (गळू) बरा करता येतो.
- यकृताच्या कर्करोगावर, त्याच्या टप्प्याप्रमाणे योग्य उपचार उपलब्ध आहेत.
- विल्सन डिसीजमध्ये किलेशन थेरपीचा प्रभावी उपयोग होतो.

यकृतामुळे उद्भवणाऱ्या गुंतागुंतीचा उपचार

यकृतात कायमस्वरूपी बिघाड झाल्यावर रक्ताची उलटी, रक्ताचे शौच होणे, मूत्रपिंडावर परिणाम होणे, वारंवार झोप येणे, पोटात पाणी होणे यासारख्या व्याधी दिसू लागतात आणि याबाबत योग्य त्या वेळी उपचार न केल्यास आजार गंभीर स्वरूप धारण करतात. यकृताचे कार्य कमी झाल्यास, गुंतागुंत वाढल्यास यकृतारोपण हा प्रभावी आणि आयुर्मान वाढविणारा उपाय ठरतो.

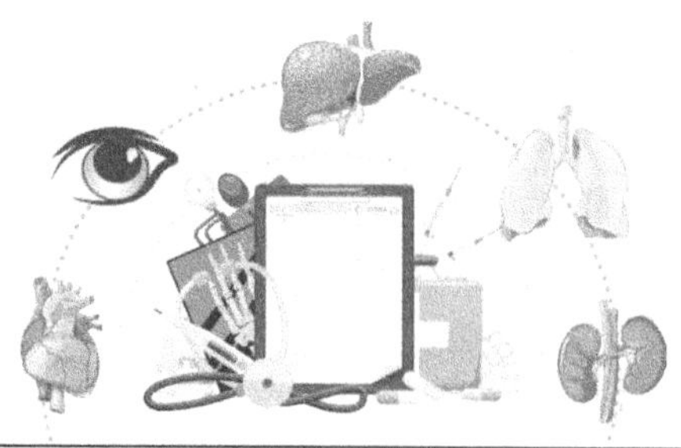

विषाणुजन्य कावीळ : सतर्कता आणि प्रतिबंध

हृदय, मेंदू, फुप्फुसे, मूत्रपिंडे या मानवी शरीरातल्या अतिमहत्त्वाच्या इंद्रियांमध्ये यकृताचासुद्धा समावेश होतो. यकृत हा आकाराने, वजनाने आणि कार्यकारण भावाने शरीरातील मोठा अवयव असतो. आपल्या छातीच्या पिंजऱ्याखाली, श्वासपटलाच्या खालील बाजूस आणि पोटाच्या मध्यभागापासून उजव्या कोपऱ्यापर्यंत यकृत पसरलेले असते. सर्वसाधारणपणे त्याची लांबी २०-२२ सेंमी, रुंदी १५-१७.५ सेंमी आणि जाडी १०-१२.५ सेंमी असते. सुमारे १५०० ग्रॅम वजन असलेले यकृत हे शरीराच्या ऊर्जेचे कोठार समजले जाते.

यकृताची कार्ये

आपल्या दैनंदिन चयापचय क्रियेत यकृत अनेक महत्त्वाची कार्ये बजावते.

- अन्नपचनातून निर्माण होणाऱ्या अतिरिक्त साखरेचा ग्लुकोजच्या स्वरूपात साठा करणे आणि शरीरक्रियेच्या ऊर्जेसाठी हे ग्लुकोज वापरणे.
- जीवनसत्त्वे, लोह, क्षार यांचा साठा करणे.
- निकामी झालेल्या लाल रक्तपेशींवर प्रक्रिया करणे.
- आतड्यांच्या माध्यमातून शरीरात प्रवेश करणारे जंतू नष्ट करणे.
- निकामी झालेल्या हिमोग्लोबिनवर प्रक्रिया करून बिलिरुबिनची निर्मिती करणे.
- पित्तरस तयार करून त्यायोगे स्निग्ध पदार्थांचे पचन करणे.
- दैनंदिन आहारातल्या घटकांमधून कोलेस्टेरॉल बनवणे आणि त्याची पातळी नियंत्रित ठेवणे.
- शरीरातील अनावश्यक गोष्टींचा, विषारी द्रव्यांचा, रासायनिक पदार्थांचा, अनैसर्गिक पदार्थांचा निचरा करणे.

कावीळ

यकृताच्या बहुसंख्य आजारात बिलिरुबिनचे उत्सर्जन कमालीचे वाढते. त्यामुळे बाह्य त्वचा आणि बाह्य डोळ्यातला पांढरा भाग पिवळा दिसतो, तसेच लघवी गडद पिवळी होते. यालाच कावीळ म्हणतात. मात्र कावीळ हा आजार नसून अनेक आजारात आढळणारे एक लक्षण आहे. वैद्यकीय परिभाषेत कावीळ म्हणजे 'इक्टेरस' आणि ज्या आजारात हे लक्षण दिसते, त्याला 'हिपॅटायटीस' म्हणतात.

मात्र मराठीत यकृताच्या सर्वच आजारांना कावीळ म्हणून संबोधले जाते. त्यात परत पोटातील कावीळ, सफेद कावीळ अशी नावे ऐकायला मिळतात, त्यांचा अर्थ अनेकांना माहिती नसतो. कावीळ अनेक प्रकारची असते आणि कावीळ होण्याची कारणेदेखील अनेक असतात. या विविध कारणांवरूनच काविळीचे उपचार ठरवले जातात.

काविळीचे प्रकार

१. **शरीरक्रियांमधील दोष** : काही कारणांमुळे लाल रक्तपेशींचा वेगाने नाश होतो आणि पिवळ्या रंगाचे बिलीरुबिन मोठ्या प्रमाणात तयार होते. लहान बाळाची पहिल्या दोन-तीन दिवसांतली कावीळ या प्रकारची असते. मलेरिया तसेच डेंग्यूच्या रुग्णांत हा प्रकार आढळतो.

२. **अवरोधक कावीळ** : यकृतातल्या पित्तप्रवाहाला अडथळा झाल्यामुळे होणाऱ्या काविळीला 'ऑब्स्ट्रक्टिव्ह' कावीळ म्हणतात. यात पित्ताचा खडा पित्त नलिकेत अडकणे, स्वादुपिंडाचा तसेच पित्तनलिकेचा कर्करोग असे प्रकार येतात.

३. **यकृत सुजेची कावीळ** : यकृताचे कामकाज आजाराने मंद होऊन हे पिवळे द्रव्य रक्तात साठून राहते.

४. **मद्यप्राशनाने होणारी कावीळ** : अतिरिक्त मद्यपान करत राहिल्याने यकृताच्या पेशींना इजा होऊन यकृताला सूज येते व त्यामुळे कावीळ होते. या काविळीमध्ये यकृताला सूज येणे, पोटात पाणी होणे, सतत आजारी वाटणे, डोळे पिवळे होणे ही लक्षणे दिसतात. या काविळीमध्ये शेवटी लिव्हर सिऱ्होसिस (Liver Cirrhosis) होते. म्हणजे यकृतच छोटे होते. सर्व यकृताच्या पेशी जाऊन फायबरचे धागे राहतात. त्यामुळे यकृताचे काम एकदम कमी प्रमाणात चालते. अति मद्यपानाने यकृत खराब होऊन अनेक बळी जातात.

५. **औषधांमुळे होणारी कावीळ** : अनेक औषधे यकृताला घातक असतात. त्यामुळे ही औषधे घेतल्यानंतर काही जणांमध्ये कावीळ झालेली दिसून येते. उदाहरणार्थ, टीबीवरील रिफाम्पिसीन, आयसोनायझिड अशी औषधे, कर्करोग, मधुमेहावरील काही औषधे, एड्सवरील काही औषधे, काही वेदनाशामके, कुटुंब नियोजनाच्या काही गोळ्या, अपस्माराची काही औषधे.

६. **जन्मजात आजार** : काही जन्मजात आजार यकृतावर परिणाम करतात आणि त्यामुळे कावीळ होते. यात हिमोलायटिक जॉण्डीस (Hemolytic Jaundice), ऑटोइम्युन डिसऑर्डर (स्वतःच्या प्रतिकारशक्तीने झालेले आजार), यकृतातील जन्मजात दोषामुळे होणारी कावीळ याच प्रकारात मोडते.

७. **विषाणूंमुळे होणारी कावीळ** : तसे पाहता, अनेक प्रकारच्या विषाणूंमुळे यकृताला सूज येऊ शकते. पण मोनोन्युक्लिओसिस, सायटोमेगॅलो व्हायरस अशांसारखे काही विषाणू इतर अवयवांनादेखील बाधित करतात. मात्र फक्त यकृताच्या पेशींवर हल्ला करून ते जायबंदी करणाऱ्या सहा प्रकारच्या विषाणूंमुळे कावीळ होते. त्यामुळे या प्रकाराचे पुन्हा सहा उपप्रकार पडतात. ए, बी, सी, डी, इ आणि जी हे ते प्रकार मानले जातात. यातले ए, बी आणि सी हे जास्त प्रमाणात आढळतात.

विषाणुजन्य कावीळ हा जागतिक आरोग्याच्या दृष्टीने एक महत्त्वाचा विषय आहे. साहजिकच ती होण्याची कारणे आणि प्रतिबंधक उपाय माहित असणे हा आरोग्याचा मूलमंत्र ठरू शकतो.

- **हिपॅटायटिस ए** : दूषित अन्न आणि पाणी तसेच प्रदूषित समुद्र मासळी यांच्या सेवनातून हा विकार होतो. हा आजार झालेल्या व्यक्तीच्या विष्ठेतून हे विषाणू अन्न-पाण्यात पसरतात. साहजिकच अस्वच्छ अन्न, असुरक्षित आणि अशुद्ध पाणी टाळणे महत्त्वाचे ठरते. सांडपाणी, मलमूत्रविसर्जन आणि त्याची विल्हेवाट योग्यरितीने होत नसल्यास हे आजार मोठ्या स्वरूपात पसरतात. भारतातील अनेक गावांमधली उघडी गटारे हा आजार फैलावू शकतात.

अनेक गावांमध्ये पिण्याच्या पाण्याच्या कूपनलिका किंवा विहिरी आणि मैल्याच्या सेप्टिक टाक्या शेजारी असतात. भेळपुरी आणि पाणीपुरी अशा तोंडाला पाणी सुटणाऱ्या रस्त्यावरील चाटविक्रेत्याच्या खाद्यासाठी

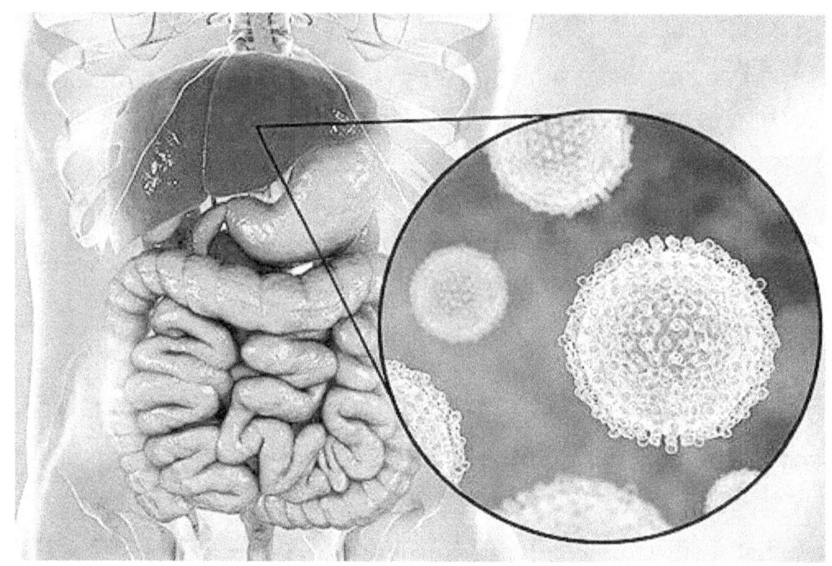

हमखास अस्वच्छ पाणी वापरले जाते. हीच गोष्ट हातगाडीवरील शीतपेये आणि ज्यूसविक्रेत्यांची आणि रसाच्या गुऱ्हाळांची. यामध्ये वापरला जाणारा बर्फ हा नियमानुसार नगरपालिकांनी प्रमाणित केलेल्या कारखान्यातला वापरावा अशी सक्ती असते. मात्र बहुसंख्य वेळेस दूषित पाण्यापासून बनवलेला बर्फ वापरला जातो. साहजिकच या पदार्थांतून आणि पेयातून हिपॅटायटिसची (Hepatitis) लागण होते.

- **हिपॅटायटिस 'ए'ची लक्षणे :** यामध्ये सुरुवातीस रुग्णास ताप येतो, अन्नपाण्याची आसक्ती कमी होते, मळमळ आणि उलट्या होतात, पोटात दुखते. दोन-तीन दिवसात डोळे पिवळे होतात, लघवी गडद पिवळी किंवा लाल होते, बऱ्याच जणांत पांढुरकी विष्ठा होते आणि यकृताला सूज येऊन त्याचा आकार वाढतो. रुग्णाच्या रक्ततपासणीत बिलिरुबिन, एसजीओटी, एसजीपीटी, जीजीटी, हे घटक नेहमीच्या प्रमाणापेक्षा दुपटीने वाढलेले असतात. हा सर्वसाधारणपणे लहान मुलांना होतो.

- **हिपॅटायटिस 'ए' वरील उपाय :** घरच्याघरी पूर्ण विश्रांती घेतल्यास जवळपास सर्वांचाच हा आजार पूर्ण बरा होतो आणि या आजाराबाबत कायमची प्रतिकारशक्ती येते. काविळीत आढळणाऱ्या लक्षणांची औषधे सोडल्यास इतर औषधांची किंवा सलाईनची मुळीच गरज नसते.

काविळीमध्ये काय खाऊ नये याबाबत खूपच समज-गैरसमज आहेत; मात्र वैद्यकीयदृष्ट्या ताजे, गरम आणि घरी शिजवलेले, पचनास हलके अन्न घेणे पुरेसे असते. मधुमेह नसणाऱ्या व्यक्तींनी ग्लुकोज साखरेचे पाणी, उकळून गार केलेले साधे पाणी दोन-तीन लिटर प्यावे.

फेरीवाल्यांकडचे पदार्थ, उघड्यावरील अन्न खाणे, दूषित पाणी पिणे टाळल्यास हा विकार टाळता येतो. या आजाराच्या साथीच्या दिवसात पाणी उकळून घेतल्यास उत्तम असते. हिपॅटायटिस 'ए' प्रतिबंधक लस घेतल्यास या आजाराविरुद्ध रोगप्रतिकारक शक्ती तयार होऊन तो होण्याचे टळते. इंजेक्शनच्या स्वरूपात असलेली ही लस लहान मुलांना दोन डोसमध्ये दिली जाते. वयाच्या १२व्या महिन्यात पहिला आणि सहा महिन्यांनी दुसरा डोस दिला जातो. अगोदर लस घेतलेली नसेल तर वयाच्या कुठल्याही टप्प्यात ती घेता येते. ११व्या वर्षाच्या किशोरापासून वृद्ध व्यक्तींपर्यंत, ज्यांना हिपॅटायटिस 'ए'ची लागण झालेली नसेल अशांनी ही जरूर घ्यावी. या व्यक्तींसाठी पहिले इंजेक्शन घेतल्यावर सहा महिन्यांच्या अंतराने दुसरे आणि एक वर्षाने तिसरे घ्यावे.

रुग्णालयात रुग्णाच्या तीव्र लक्षणांचा त्यांच्या पातळीनुसार उपाय केला जातो. हे उपाय खूप गुंतागुंतीचे असतात.

काही मोजक्या रुग्णांत मात्र कावीळ बरी न होता वाढत जाते आणि मृत्यू ओढवतो. झोपेचे चक्र बिघडणे किंवा बेशुद्धी, गुंगी अशी वाढलेल्या काविळीची धोक्याची चिन्हे असतात. अशा रुग्णांना रुग्णालयात दाखल करणे आवश्यक ठरते.

- **हिपॅटायटिस बी :** काविळीचा हा प्रकार रक्ताद्वारे आणि लैंगिक संबंधातून पसरतो. वीस वर्षांपूर्वी जेव्हा डिस्पोझेबल सिरींजेस नव्हत्या, तेव्हा काचेच्या सिरींजेस आणि धातूच्या सुया उकळून वापरल्या जायच्या. यामध्ये या आजाराने बाधित असलेल्या व्यक्तीला दिलेल्या सुईने पुन्हा निरोगी व्यक्तीला इंजेक्शन दिले जायचे तेव्हा हा आजार संक्रमित होण्याचा धोका असायचा. पण आता सर्वत्र एकदा वापरून फेकून दिल्या जाणाऱ्या डिस्पोझेबल सुया वापरल्या जात असल्याने हा धोका जवळपास नष्ट झाला आहे.

याचप्रमाणे रक्तदान करणाऱ्या व्यक्तीला हा आजार असेल तर त्याच्या रक्ताचा ज्या रुग्णासाठी वापर केला जायचा त्याच्यामध्ये हा विकार संक्रमित होण्याची शक्यता असायची. आजमितीला सर्वच रक्तपेढ्या या आजारांबाबत सखोल काळजी घेतात. त्यामुळे रक्तदात्याला जर काविळीचा 'बी' प्रकार असेल तर त्याचे रक्त घेतले जात नाही. संकलित केलेल्या रक्ताच्या तपासणीत जर या आजाराचे विषाणू सापडले, तर ते रक्त त्याज्य ठरवले जाते.

हिपॅटायटिस 'बी'ने बाधित व्यक्तीशी शरीरसंबंध आल्यास निरोगी व्यक्तीला त्याची बाधा होते.

- **हिपॅटायटिस 'बी'ची लक्षणे :** बहुसंख्य व्यक्तीत याची विशेष लक्षणे दिसतही नाहीत. मात्र भूक कमी होणे, मळमळणे, ताप, अंगदुखी, लघवी पिवळी होणे आणि डोळे पिवळे दिसणे, अंगाला खाज येणे ही लक्षणे दिसू शकतात.

रक्ततपासणीतून या आजाराचे निदान होते. बिलिरुबीन, एसजीपीटी, एसजीओटी (एएलटी, एएसटी) वाढलेले आढळतात. हिपॅटायटिस 'बी' विषाणूचे निदान एचबीएसएजी (सरफेस अँटिजेन), एचबीएसएबी (सरफेस अँटिबॉडीज), एचबीसीएबी (कोअर अँटिबॉडीज) या चाचण्यांनी होते. हिपॅटायटिस 'बी'ची चाचणी खूप कमी व्यक्तीत म्हणजे साधारणतः ०.५ टक्के व्यक्तींमध्ये पॉझिटिव्ह येते. ३० वर्षांच्या वयावरील सर्वांनी ही चाचणी करून घेण्यास हरकत नाही. हिपॅटायटिस 'बी'चा रुग्ण ज्यांच्या घरी आहे, अशा रुग्णाच्या मुलामुलींनी, भाऊ व बहिणींनी ही चाचणी अवश्य करून घ्यावी.

हिपॅटायटिस 'बी' प्रकारच्या काविळीमुळे बऱ्याच रुग्णांच्या यकृतावर कायमस्वरूपी परिणाम होतो. त्यामुळे या रुग्णांना अनेक काळ चाचण्या करत राहवे लागते. मात्र मोजक्या काही जणांच्या यकृतावर यामुळे परिणाम होतो. यातील बरेच रुग्ण या आजाराचे वाहक असतात. म्हणजे त्यांच्या चाचण्या जरी पॉझिटिव्ह आल्या तरी त्यांना त्याचा त्रास होत नाही, मात्र त्यांचा आजार इतरांना संक्रमित होऊ शकतो.

काही रुग्णांच्या यकृतावर हिपॅटायटिस 'बी' काविळीमुळे कायमचा यकृतविकार जडतो. यामुळे पुढे लिव्हर सिऱ्होसिस,यकृताचा कर्करोग असे गंभीर त्रास उद्भवू शकतात. मात्र हे गंभीर त्रास होण्याचे प्रमाण अगदी अत्यल्प असते.

गरोदर स्त्रियांना हिपॅटायटिस 'बी' झाल्यास त्यांच्या पोटातील गर्भावर त्यांचा परिणाम होऊ शकतो. मात्र आजमितीला या स्त्रियांना शेवटच्या तीन महिन्यांत काही औषधे, बालकाच्या जन्मानंतर एक विशेष लस दिल्यास बाल-बाळंतीण सुखरूप राहू शकतात.

आरोग्यदृष्ट्या महत्त्व

विषाणुजन्य काविळीची लक्षणे गंभीर वाटत नसल्याने अनेक रुग्ण सुरुवातीला या आजाराकडे दुर्लक्ष करतात. मात्र हा आजार पुढच्या पातळीवर गेल्यास रुग्णाचा मृत्यू होऊ शकतो.

- मृत्यूच्या जगभरातल्या १० कारणांमध्ये हिपॅटायटिस आठव्या क्रमांकावर आहे.
- जगभरामध्ये दर १२ व्यक्तींपैकी एका व्यक्तीचा मृत्यू या रोगाने होतो.
- भारतामध्ये दरवर्षी सुमारे ३ कोटी व्यक्तींना विषाणुजन्य कावीळ होते.
- या आजाराची लक्षणे दिसून येत नसल्यामुळे याला सायलंट किलर असे म्हटले जाते.
- भारतामध्ये ४० वर्षांखालील लोकसंख्येत ६७ टक्के व्यक्तींना हिपॅटायटिसचा संसर्ग आयुष्यात एकदा तरी झालेला आहे.
- दोन टक्के भारतीयांना हिपॅटायटिस 'बी' आणि 'सी'चा संसर्ग झालेला आहे.
- यकृताचे दीर्घ आजार वाढत गेल्यास शेवटचा उपाय म्हणजे यकृत प्रत्यारोपण.

हिपॅटायटिसचे आजार प्राथमिक स्वरूपाचे असताना त्यावर उपचार झाल्यास पुढे कर्करोगासारखे होणारे आजार टाळता येऊ शकतात.

सध्या प्रत्येक गरोदर स्त्रीची हिपॅटायटिस बीसाठी चाचणी केली जाते. ही चाचणी पॉझिटिव्ह येणाऱ्या महिलांच्या पुढील तपासण्या केल्या जातात. काहीच स्त्रियांना शेवटच्या तीन महिन्यांपासून टेनोफोविर दिले जाते. अशा मातेच्या बाळाला जन्मतः हिपॅटायटिस 'बी' इन्युग्लोब्युलीन दिले जाते. यामुळे बालकाला हिपॅटायटिस 'बी' आणि त्याच्या परिणामापासून कायमस्वरूपी संरक्षण देता येतं.

- **हिपॅटायटिस 'बी'वरील उपाय** : असुरक्षित लैंगिक संबंध टाळणे आणि डिस्पोझेबल सिरींजने इंजेक्शन घेणे या खबरदारीने हा आजार टाळता येतो.

आज हिपॅटायटिस 'बी'वर टेनोफोविर आणि इंटरकेविर ही दोन परिणामकारक, विशेष साईड इफेक्ट्स नसणारी, रोज 'फक्त एक गोळी एकदाच' अशी घेण्यास सोपी औषधे वापरली जातात. मात्र यामुळे आजार बरा होत नसून विषाणूंची वाढ दबवली जाते. त्यामुळे ती दीर्घ कालावधीपर्यंत घ्यावी लागू शकतात.

हिपॅटायटिस 'बी'साठी परिणामकारक लस उपलब्ध आहे. याची तीन इंजेक्शन्स घ्यावी लागतात. लहान मुलांना जन्मल्यावर पहिले, सहा महिन्यांनी दुसरे आणि वर्षाने तिसरे इंजेक्शन द्यायचे असते. असेच मोठ्या वयाच्या व्यक्तींनी आयुष्याच्या कोणत्याही टप्प्यावर घ्यायला हवे. विशेषतः वैद्यकीय व्यवसायातील, रक्ताची हाताळणी कराव्या लागणाऱ्या, लैंगिक व्यवसायातील, ड्रग्जचे व्यसन असणाऱ्या, असुरक्षित शरीरसंबंध असलेल्या व्यक्ती तसेच बाधित व्यक्तीच्या कुटुंबातील लोकांनी लसटोचणी करून घ्यावी. मात्र हिपॅटायटिस 'बी'ची चाचणी पॉझिटिव्ह असलेल्या व्यक्तींनी ती घेण्याची गरज नसते.

- **हिपॅटायटिस 'सी'** : हा विकार 'बी' प्रकाराप्रमाणे बाधित रक्तातून आणि शरीरसंबंधातून होतो. या विकारातदेखील सुरुवातीचा काळ उलटल्यावर त्याचे दीर्घकालीन गंभीर परिणाम दिसून येतात. जगभरात सुमारे सव्वासात कोटी रुग्णांना हा आजार झालेला असून दरवर्षी त्यातील चार लाख रुग्ण लिव्हर सिऱ्होसिस किंवा यकृताच्या कर्करोगाने दगावतात.
- **रक्ताच्या चाचणीत** : ॲन्टि एचसीव्ही-ॲन्टिबॉडीज, एचसीव्ही-आरएनए अशा तपासणीत याचे निदान होते. काही रुग्णात शरीराच्या अंतर्गत प्रतिकारशक्तीने हा आजार पूर्ण बरा होतो. इतरांसाठी

सोफोसबुव्हिर, डीक्लॅटास्व्हीर, लेडीपास्व्हीर अशी औषधे उपलब्ध आहेत. योग्य वेळेस ती घेतल्यास हा आजार पूर्ण बरा होतो. हिपॅटायटिस 'सी'करिता आज कुठलीही लस उपलब्ध नाही.

- **हिपॅटायटिस 'डी'** : 'डेल्टा' व्हायरस म्हणून ओळखल्या जाणाऱ्या या प्रकाराने, आज जगभरात दीड कोटी रुग्ण बाधित आहेत. रक्तातून आणि शरीरसंबंधातूनच होणारा हा आजार, विशेष म्हणजे हिपॅटायटिस 'बी' असणाऱ्यांनाच होतो. याचे निदान एचडीव्ही या रक्ततपासणीतूनच होते. 'बी' आणि 'डी' हे दोन्ही हिपॅटायटिस एकत्रित असलेल्या रुग्णांचा उपचार जास्त अवघड असतो आणि त्यांना लिव्हर सिऱ्होसिस जास्त लवकर होतो. हिपॅटायटिस 'डी'करिता वेगळी लस उपलब्ध नाही, मात्र त्यांनी हिपॅटायटिस 'बी'ची लस घेतल्यास हा आजार टाळता येतो. या रोगावर कोणतेही औषध सध्या उपलब्ध नाही.

- **हिपॅटायटिस 'इ'** : जगभरात सुमारे दोन कोटी रुग्णांना हा आजार असून त्यातील ४४ हजार व्यक्ती दरवर्षी मरण पावतात. साधारणपणे आशियातल्या पूर्व आणि दक्षिण भागात या विषाणूचा प्रादुर्भाव दिसून येतो. 'ए' प्रकाराप्रमाणे हादेखील दूषित पाण्यामुळे होतो. या रोगासाठी औषधे उपलब्ध नाहीत. आजाराची प्रतिबंधक लस चीनमध्ये बनवली गेली आहे, मात्र जगातील इतर देशात ती अद्याप पोचलेली नाही.

- **हिपॅटायटिस 'एफ' आणि 'जी'** : या दोन्ही विषाणूंचा १९६६मध्ये शोध लावला गेला. मात्र यापैकी 'एफ' विषाणूबाबत अजून पुरेशी माहिती नाही. 'जी' विषाणू हा यकृताच्या कामात मदत करतो पण त्यामध्ये बिघाड घडवून सूज आणतो. यामुळे दीर्घकालीन परिणाम होतात. नॉन-हॉजकिन लिम्फोमा, पोर्टल फायब्रोसिस असे गंभीर आजार यात उद्भवू शकतात. एचजीव्ही या रक्ततपासणीत या रोगाचे निदान होते. हा विषाणू रक्तातूनच पसरतो.

मानवी आयुष्य धोक्यात आणणाऱ्या या आजारांचा संसर्ग टाळता येऊ शकतो. दूषित अन्न-पाणी टाळणे, उपलब्ध असलेल्या लशी घेणे, खात्रीने तपासलेले रक्तच वापरणे आणि लैंगिक संबंधाबाबत सुरक्षितता बाळगणे याच प्रमुख प्रतिबंधक गोष्टी आहेत. याकरिता मोठ्या प्रमाणात जनजागृती आणि निदान शिबिरे राष्ट्रीय पातळीवर व्हायला हवीत.

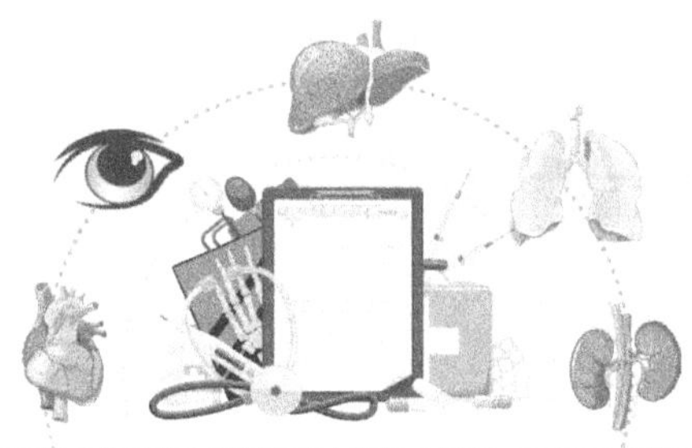

यकृताचे दुर्धर आजार

हृदय, फुप्फुसे, मेंदू, मूत्रपिंडे यांच्याप्रमाणेच यकृत हा मानवी शरीरातील एक महत्त्वाचा अवयव आहे. विकृत या शब्दाशी त्याचे यमक जुळत असले, तरी या अवयवात छोटा-मोठा बिघाड होऊनही त्याचे कार्य अविरतपणे सुरूच राहते. मात्र बिघाड खूप जास्त प्रमाणात झाला, तर शरीरावरील परिणाम दिसू लागून ते लक्षात येते. (यकृत हा आकाराने, वजनाने आणि कार्यकारण भावाने शरीरातील मोठा अवयव असतो. आपल्या छातीच्या पिंजऱ्याखाली, श्वासपटलाच्या खालील बाजूस आणि पोटाच्या मध्यभागापासून उजव्या कोपऱ्यापर्यंत यकृत पसरलेले असते. सर्वसाधारणपणे त्याची लांबी २०-२२ सेंमी रुंदी १५-१७.५ सेंमी आणि जाडी १०-१२.५ सेंमी असते. सुमारे १५०० ग्रॅम वजन असलेले यकृत हे शरीराच्या ऊर्जेचे कोठार समजले जाते.)

यकृताचे आजार

संसर्गजन्य आजार : हिपॅटायटिस 'ए', 'बी', 'सी', 'डी' आणि 'इ' या प्रकारांच्या विषाणूंचा संसर्ग होऊन यकृताला सूज येते. जो विषाणू संसर्गाला कारणीभूत आहे त्याच्या नावाने तो आजार ओळखला जातो. त्यामुळे हिपॅटायटिस 'ए', 'बी', 'सी' आणि 'इ' हे आजार प्रचलित आहेत.

सर्वसाधारणपणे या आजारांना 'कावीळ' म्हटले जाते. परंतु वैद्यकीय परिभाषेत कावीळ म्हणजे 'इक्टेरस' किंवा डोळे पिवळे दिसणे. हे आजारांचे केवळ लक्षण असते, तो आजार नसतो. त्यामुळे विषाणू संसर्गाने यकृताला होणाऱ्या या आजारात जरी डोळे पिवळे होत असले, तरी त्याला हिपॅटायटिस म्हणणेच योग्य ठरेल.

हिपॅटायटीसचे प्रकार

- **हिपॅटायटीस 'ए' :** दूषित पाणी आणि अन्नातून या विषाणूचा शरीरात प्रवेश होऊन हा आजार होतो.
- **हिपॅटायटीस 'बी':** या विषाणूशी शरीरातील दूषित रक्त, बाधित व्यक्तीचे रक्त, लाळ, वीर्य, थुंकी अशा द्रावांचा संबंध आल्यास हा आजार होतो.
- **हिपॅटायटीस 'सी':** वैद्यकीय चाचण्या किंवा उपचारादरम्यान बाधित व्यक्तीच्या रक्ताशी संबंध आल्यास हा आजार होण्याची शक्यता असते.
- **हिपॅटायटीस 'डी' :** 'हिपॅटायटीस बी'मुळे बाधित असणाऱ्या रुग्णांना 'हिपॅटायटिस डी' होतो. हे दोन्ही संसर्ग एकाच वेळी झाल्यास गंभीर आजार होतो.
- **हिपॅटायटीस 'इ':** दूषित पाणी आणि अन्नाच्या माध्यमातून हा विषाणू मानवी शरीरात प्रवेश करतो.

हिपॅटायटीसची लक्षणे

- कावीळ
- मळमळणे
- गडद लाल किंवा पिवळ्या रंगाची लघवी होणे
- उलट्या

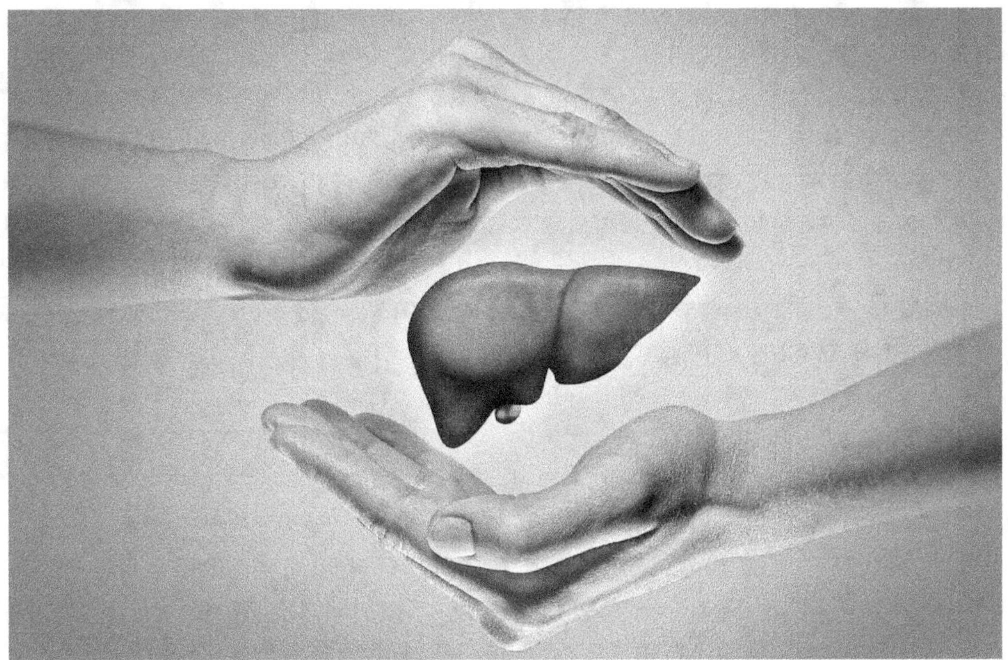

- पोटदुखी
- थकवा
- शरीराला खाज येणे
- भूक मंदावणे
- वजन घटणे

हिपॅटायटीसवरील प्रतिबंधक उपाय

सौम्य स्वरूपाचा हिपॅटायटीस योग्य उपचारांनंतर आटोक्यात आणणे शक्य आहे. मात्र या आजाराची तीव्रता वाढल्यास वेळीच उपाय करणे गरजेचे आहे.

हिपॅटायटीस 'ए' रोखण्यासाठी

- शारीरिक स्वच्छता पाळणे.
- स्वच्छतागृहाचा वापर केल्यानंतर तसेच खाण्यापूर्वी हात स्वच्छ धुणे.
- अस्वच्छ ठिकाणी खाणे टाळणे.
- लहान मुले, तरुण तसेच प्रौढ व्यक्तींनी हिपॅटायटीस 'ए' प्रतिबंधक लस घेणे.
- हिपॅटायटीस 'बी' आणि 'सी'चा प्रादुर्भाव विषाणू संसर्गामुळे होतो.

हिपॅटायटीस 'बी' आणि 'सी'चे मुद्दे

- इतरांनी वापरलेले ब्रश, रेझर किंवा सुया वापरू नयेत.
- पिअर्सिंग करताना, टॅट्टू काढताना वापरण्यात येणाऱ्या वस्तूंची काळजी घ्या.
- सुरक्षित शारीरिक संबंध ठेवणे, कंडोम वापरणे.

- हिपॅटायटीस बी प्रतिबंधक लस घेणे.

यकृतपेशींची हानी : काही रासायनिक द्रव्ये, मद्य, औषधे यांनी यकृताचे कार्य पार पाडणाऱ्या महत्त्वाच्या पेशींची हानी होते. हानी झालेल्या या पेशींची जागा सामान्य पेशी घेतात आणि यकृतात होणाऱ्या रक्तप्रवाहास अडथळा निर्माण करून त्यांचे कार्य रोखून धरतात. हळूहळू यकृताची सामान्य कामकाज करण्याची क्षमता कमी होते. यालाच यकृताचे 'लिव्हर फेल्युअर' म्हणतात. याचे काही प्रकार आहेत.

- **लिव्हर सिन्हॉसिस :** हा यकृताचा एक गंभीर आजार असतो. यकृत खराब होऊन 'लिव्हर सिन्हॉसिस' होण्याची अनेक कारणे आहेत.

१. ३० टक्के रुग्णांमध्ये दारूचे सातत्याने अतिसेवन

२. ३० टक्के लोकांमध्ये हिपॅटायटिस 'बी', हिपॅटायटिस 'सी' हे विषाणुजन्य संसर्ग, पॅरॉसिटॅमॉल, पेनकिलर्स, मिथोट्रीक्सेट, निकोटीनिक ॲसिड, काही आयुर्वेदिक औषधे आणि काही इतर औषधे जास्त प्रमाणात दीर्घकाळ घेतली गेली तर यकृतात बिघाड होऊन सिन्हॉसिस होतो.

३. काही रुग्णांमध्ये मधुमेह, उच्च रक्तदाब, वाढलेले कोलेस्टेरॉल, थायरॉइडचे असंतुलन, स्थूलता 'फॅटी लिव्हर' होऊन त्याचे पर्यवसान लिव्हर सिन्हॉसिसमध्ये होऊ शकते.

या आजारामध्ये प्रथम यकृताच्या पेशी फुटतात, त्यांचे कार्य मंदावते आणि हळूहळू त्या नष्ट होतात. त्याची जागा तंतुमय पेशींनी भरून येते. हे तंतू यकृताचे नेहमीचे कार्य करण्यास असमर्थ असतात. त्यामुळे यकृताचे कार्य कमी होते.

लिव्हर सिन्हॉसिसची लक्षणे

सुरुवातीस वजन कमी होणे, थकवा जाणवणे अशा प्रकारची लक्षणे दिसतात. पण आजार वाढू लागल्यावर कावीळ होणे, पोटात पाणी होणे (जलोदर), पायाला सूज येणे अशी लक्षणे दिसतात. या आजारात रुग्णास वारंवार जुलाब तसेच अपचन होते. पोटाच्या उजव्या बाजूस दुखते व भूकही मंदावते.

यकृतात तंतुमय पेशी निर्माण झाल्याने ते आकसते आणि घट्ट होते. त्यामुळे यकृतातील रक्तप्रवाह कमी होतो. परिणामतः यकृतातील पोर्टल व्हेनमधील रक्तदाब वाढतो. याला 'पोर्टल हायपरटेन्शन' म्हणतात. यातच पोर्टल व्हेनचा अन्ननलिकेमधील हिस्सा मोठ्या प्रमाणात फुगतो. याला 'इसोफेजियल व्हरायसेस' (Esophageal Varices) म्हणतात. त्यामुळे रुग्णास अन्ननलिकेतून रक्तस्त्राव होऊन रक्ताच्या उलट्या होतात.

सिन्हॉसिसचे प्रमाण वाढत गेल्यावर अपचनाचे त्रास होतात, भ्रम होतो आणि रुग्ण बेशुद्ध होऊ शकतो. लिव्हर सिन्हॉसिसच्या चाचण्या करून ग्रेड 'ए', 'बी' किंवा 'सी'मध्ये त्याचे वर्गीकरण केले जाते. 'ए' ग्रेड हा सुरुवातीचा, तर 'सी' ग्रेड हा शेवटच्या टप्प्यातील आजार असतो. सिन्हॉसिस हा आजार अनेकदा गंभीर स्वरूप झाल्यावर लक्षात येते. कावीळीबद्दलच्या गैरसमजुती, त्यासाठी घरगुती, गावठी औषधे घेऊन आजार बळावल्यावरच या रुग्णांना डॉक्टरकडे नेले जाते.

- **लिव्हर सिन्हॉसिसचा प्रतिबंध आणि उपाय :** आरोग्यदायी जीवनशैली अवलंबणे हाच लिव्हर सिन्हॉसिस होऊ नये यासाठीचा उत्तम प्रतिबंधात्मक उपाय आहे.
- दारू पिण्याची सवय असल्यास कुठे थांबावे याचा वेळीच विचार करणे गरजेचे.
- मद्यपी व्यक्तींनी वेळोवेळी यकृतासाठीच्या तपासण्या करून घ्याव्यात. लिव्हर सिन्हॉसिस होण्याची

शक्यता लक्षात आल्यास मद्यपान पूर्ण थांबवून जीवनशैलीत सकारात्मक बदल करावेत.

- चाळीस वर्षांनंतर पन्नास वर्षांचे होईपर्यंत प्रत्येक तीन वर्षांनी आणि वयाच्या पन्नास वर्षांनंतर प्रतिवर्षी रक्तचाचण्या व यकृताची अल्ट्रासाऊंड चाचणी करून घ्यावी.
- हिपॅटायटिस 'बी' व 'सी' झालेला असल्यास त्वरित तज्ज्ञ डॉक्टरांचा सल्ला घेऊन उपचार करावेत.
- कोणतीही औषधे वैद्यकीय सल्ल्याने घ्यावीत.

फॅटी लिव्हर

व्यग्र जीवनशैली आणि अयोग्य आहारामुळे आरोग्याच्या ज्या समस्या आज मोठ्या प्रमाणावर भेडसावत आहेत त्यापैकी एक म्हणजे फॅटी लिव्हर. यकृत पेशींमध्ये अनावश्यक चरबी साचल्याने ही परिस्थिती उद्भवते. आपल्या यकृतातील वाढत्या चरबीकडे योग्य लक्ष दिले नाहीत, तर गंभीर परिणाम होतात. 'फॅटी लिव्हर' या आजाराचे तीन प्रकार आहेत.

- **नॉन अल्कोहोलिक फॅटी लिव्हर डिसीज (एनएएफएलडी) :** यामध्ये यकृतात फक्त चरबी जमा झालेली असते, पण यकृतावर सूज नसते.
- **नॉन अल्कोहोलिक स्टीटोहिपॅटायटिस (एनएएसएच) :** यामध्ये यकृतावर सूज आढळते आणि यकृत पेशी नष्ट होत असल्याची लक्षणे दिसून येतात.
- **फॅटी लिव्हरची कारणे:** आहारातील चरबीचे योग्यरित्या विघटन न झाल्यास त्याचे रूपांतर यकृतातील वाढलेल्या चरबीत होते. आहारात साखर, स्निग्ध पदार्थ जास्त असणे आणि बैठ्या जीवनशैलीमुळे हालचालींचा व्यायामाचा अभाव असणे ही यामागची कारणे आहेत. स्थूलपणा, मधुमेह, थायरॉइड, इतर हार्मोन्सची कमतरता, कोलेस्टेरॉल किंवा ट्रायग्लिसेराइड्सचे रक्तातील वाढते प्रमाण यामुळे सुद्धा यकृतातील चरबी वाढते.

प्रत्येक लठ्ठ व्यक्तीला फॅटी लिव्हरची समस्या असू शकते. मधुमेहाच्या ७० ते ८० टक्के रुग्णांना फॅटी लिव्हर होण्याचा धोका असतो. बॉडी मास इंडेक्सद्वारे (बीएमआय) हा धोका लक्षात येऊ शकतो.

फॅटी लिव्हरची समस्या वयाच्या यापूर्वी पन्नाशी-साठीत दिसत असे. बदलती आहारशैली, तेलकट पदार्थांचे अतिसेवन, पिझ्झा-बर्गरसारख्या फास्टफूडमुळे आज तरुणांमध्ये हा आजार बळावताना आढळून येते आहे.

बहुतांश स्थूल व्यक्तीमध्ये चरबीचे प्रमाण अधिक असू शकते. दारू न पिणाऱ्या वा कमी पिणाऱ्या व्यक्तींच्या यकृतात चरबीचे प्रमाण वाढले, तर या आजाराचे निदान केले जाते. चरबीचे प्रमाण जास्त असल्यास यकृतास सूज येते, पुढे जखमा, घट्टपणा येतो. त्यामुळे सिऱ्हॉसिस वा कॅन्सरचीही भीती असते. जगभर दारूमुळे होणाऱ्या सिऱ्हॉसिसपेक्षा याचे प्रमाण जास्त आहे. साधारणतः सूज आलेल्या २० टक्के रुग्णांना सिऱ्हॉसिस होतो, त्यातील १०-११ टक्के रुग्णांमध्ये ते मृत्यूचे कारण ठरते.

- **फॅटी लिव्हरची लक्षणे :** पोटाचा घेर वाढणे, सतत वजन वाढणे, यकृताचा आकार वाढणे, यकृताला सूज येणे, मळमळणे, भूक न लागणे, कामात उत्साह न राहणे, पायांना सूज येणे, थकवा, पोटात उजव्या बाजूला दुखणे.
- **फॅटी लिव्हरचा प्रतिबंध व उपाय :** वजनाचे नियंत्रण करणे, रक्तातील साखरेचे प्रमाण नियंत्रित करणे, मद्यपान-धूम्रपान ताबडतोब बंद करणे, कोलेस्ट्रॉल आणि रक्तदाबावर नियंत्रण, पौष्टिक-संतुलित आहार, नियमित व्यायाम, आहारात फळे, भाज्या, बीन्स, कोंडायुक्त धान्याचा समावेश करणे. तळलेले पदार्थ

आणि जंकफूड वर्ज्य करणे, आहारतज्ज्ञांच्या सल्ल्याने वागणे, डॉक्टरांच्या सल्ल्याशिवाय कोणतेही औषध न घेणे.

४. यकृताचा कर्करोग : यकृतात दोन प्रकारे कर्करोग होतो. पहिल्यात यकृतातील पेशीमध्ये कर्कजन्य बदल होतात. याला 'प्रायमरी हिपॅटोमा' म्हणतात. तर दुसऱ्यात शरीरातील इतर भागात झालेल्या कर्करोगाच्या काही पेशी यकृतात येऊन तिथे त्यांची वाढ होते आणि कर्करोगाच्या गाठी निर्माण होतात. याला 'मेटॅस्टॅटिक लिव्हर डिसीज' म्हणतात. यकृताच्या पेशी किंवा यकृतातील पित्तनलिकांच्या पेशींमध्ये बदल होऊन निर्माण होणाऱ्या कर्करोगाबाबत अनेक कारणे सांगितली जातात. त्यात हिपॅटायटीस 'बी'आणि 'सी' विषाणूंचा प्रादुर्भाव, अतिरिक्त मद्यपान, लठ्ठपणा यांचा अंतर्भाव आहे. कधी-कधी बुरशीच्या विषामुळे यकृतात कर्करोगाच्या गाठी तयार होतात. मात्र बऱ्याचदा यकृताच्या कर्करोगाचे नेमके कारण सापडत नाही.

५. यकृतात होणारा पू : रस्त्यावरचे, हातगाड्यांवरचे, उघड्यावरचे अन्न खाऊन आमांश होतो. यात अमीबा नावाचे एकपेशीय सूक्ष्म सजीव आतड्यात जाऊन सूज येते. त्यावर योग्य व पूर्ण उपाय न झाल्यास हे अमीबा यकृतात जाऊन तिथे पू होतो. रुग्णाला पोटात दुखते, ताप येत राहतो आणि पचन मंदावते.

यकृताच्या आजारांचे निदान

रुग्णाचा इतिहास, त्याच्या सवयी, व्यसने, वजन, पोट तपासताना यकृताच्या आकारात होणारी वाढ, डोळ्यांचा व त्वचेचा पिवळेपणा, पोटात असलेले पाण्याचे प्रमाण यातून याचे प्राथमिक निदान होते. मात्र यकृताच्या गंभीर स्वरूपाच्या निदान करण्यासाठी काही चाचण्या आवश्यक असतात.

- **लिव्हर फंक्शन टेस्टस :** रक्तातील बिलीरुबिनचे प्रमाण, यकृताच्या कार्याबाबत केल्या जाणाऱ्या एन्झाइम टेस्ट्स (एसजीपीटी, एसजीओटी, जीजीटी, अल्कलाईन फॉस्फेटेज, सीरम अल्ब्युमिन-ग्लोब्युलीन आणि टोटल प्रोटीन्स)
- **अल्ट्रासाऊंड तपासणी :** यात यकृताच्या आकारमानातील वाढ किंवा घट लक्षात येते, यकृताच्या पेशींची हानी, त्यात झालेल्या गाठी, पू, कर्करोग या गोष्टी ध्यानात येतात.
- **ऑटोइम्युन ब्लड मार्कर :** आपल्या शरीरातील रोगप्रतिकारक शक्ती शरीरात बाहेरून आक्रमण करणाऱ्या जंतूंच्या पेशींना नष्ट करत असते. मात्र क्वचित प्रसंगी या रोगप्रतिकारक शक्तीमधील काही घटक आपल्याच शरीरातील पेशींना नष्ट करतात. अशा आजारांना ऑटोइम्युन आजार म्हतात. स्मूथ मसल अँटीबॉडीज, मायटोकॉन्ड्रिअल अँटीबॉडीज, अँटीन्युक्लियर अँटीबॉडीज, या तपासण्यांमध्ये अशा आजारांची शक्यता लक्षात येते.
  - १. हिपॅटायटिस 'ए,' 'बी' व 'सी' या विषाणूंचा शरीरातील संसर्ग दर्शविणाऱ्या चाचण्या-
  - २. हिपॅटायटिस 'ए'- एचएव्ही
  - ३. हिपॅटायटिस 'बी'- एचबीव्ही, एचबीएसएजी किंवा ऑस्ट्रेलियन अँटिजेन
  - ४. हिपॅटायटिस 'सी'- एचसीव्ही
  - ५. हिपॅटायटिस 'डी'- एचडीव्ही
  - ६. हिपॅटायटिस 'इ'- एचइव्ही
- **लिव्हर बायॉप्सी :** यात छोट्या शस्त्रक्रियेद्वारे यकृताचा तुकडा काढला जातो आणि त्याची

सूक्ष्मदर्शकाखाली तपासणी करून आजारांचे निदान केले जाते

- **पॅरासेन्टेसीस (Paracentesis) :** पोटातल्या अवयवांभोवती दोन पातळ आवरणे असतात. यकृताच्या काही आजारात या दोन आवरणांमध्ये पातळ द्राव जमा होतो. याला पोटात पाणी होणे (असायटीस) म्हणतात. सुईच्या साह्याने हे पाणी काढून त्याची तपासणी केल्यास यकृताच्या महत्त्वाच्या आजारांचे निदान होते.

यकृताच्या आजारांचे उपचार

- **हिपॅटायटिस 'ए' :** विश्रांती, पथ्ये- साधा आहार, प्रथिने कमी, दर आठ दिवसांनी रक्तातील बिलीरुबीन तपासणे.
- **हिपॅटायटिस 'बी' :** हिपॅटायटिस बी आपोआप बरा होतो आणि कोणत्याही उपचारांची गरज नसते. परंतु, एक टक्का रुग्णांत यामध्ये अतिशय गंभीर स्थिती निर्माण होते. जर हा आजार दीर्घकाळ चालू राहिला तर एन्टेकॅव्हिर, टेनोफॉव्हिर, लॅमिव्ह्युडीन, एडीफोव्हिर, टेल्बीव्ह्युडीन या अशापैकी एक गोळी रोज देऊन तो आजार नियंत्रणात ठेवता येतो. हा पूर्ण बरा करण्याचे औषध सध्या उपलब्ध नाही. यकृताचा आजार औषधांद्वारे नियंत्रणात ठेवून यकृताच्या इजा टाळून रुग्ण वाचतो.
- **हिपॅटायटिस 'सी' :** या विषाणूविरोधात नुकतीच अनेक औषधे आज उपलब्ध झाली आहेत. या औषधांमुळे हा विषाणू शरीरातून बाहेर काढणे शक्य होते किंवा कायमस्वरूपी त्याला नष्ट करता येते. एकूण १२ आठवडे ही औषधे घ्यावी लागतात.
- **ऑटो इम्युन डिसीजेस :** यात स्वतःचे शरीर यकृताला बाधक ठरते. स्टिरॉइड किंवा इतर औषधे घेऊन यकृताचे होणारे नुकसान थांबवता येते. ही औषधे बरीच वर्षे घ्यावी लागतात.
- **फॅटी लिव्हर :** नियमित व्यायाम, वजन ताब्यात ठेवणे, मधुमेह, कोलेस्टेरॉल नियंत्रणात ठेवणे. यात जीवनसत्त्व 'ई'चा उपयोग होतो. यकृत बरे करण्यासाठी मानवाला १८०० कॅलरीजचा आहार घ्यावा लागतो. त्यात शरीराच्या वजनाच्या प्रतिकिलो १.२ ग्रॅम्स प्रोटिन घ्यावी लागतात. नाहीतर यकृताची सुधारणा होण्याची प्रक्रिया खुंटते.
- **विल्सन्स डिसीज :** यात तांबे हा धातू शरीरात वाढल्याने शरीराला इजा होते. त्याला 'बी पेनिसिलअमायन' हे औषध द्यावे लागते.
- **लिव्हर सिन्हॉसिस :** यात यकृत मोठ्या प्रमाणात निकामी होते. यकृताची कार्यक्षमता कमी होते. अशा रुग्णाचे आयुर्मान एक ते दीड वर्षे असू शकते. या रुग्णांना यकृत प्रत्यारोपण करण्याशिवाय पर्याय राहत नाही. यकृताच्या आजारामुळे गुंतागुंत होते. त्यावरील इलाज हा यकृताच्या उपायावरचा मोठा भाग आहे.

पायावर सूज येणे आणि जलोदर (पोटात पाणी साचणे) यांच्यामुळे जास्त लघवी होण्याची औषधे दिली जातात. शरीरातील पाणी कमी होण्यापासून आराम मिळू शकतो. रक्तस्राव होऊन रक्ताच्या उलट्या थांबवण्यासाठी एंडोस्कोपीद्वारे अन्ननलिकेतील सुजलेल्या आणि फुगलेल्या रक्तवाहिन्या बॅण्डिंग करून बंद केल्या जातात.

- **जंतुसंसर्ग :** वारंवार होणारा संसर्ग रोखायला ॲण्टिबायोटिक्सचा वापर करावा लागतो.

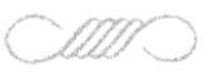

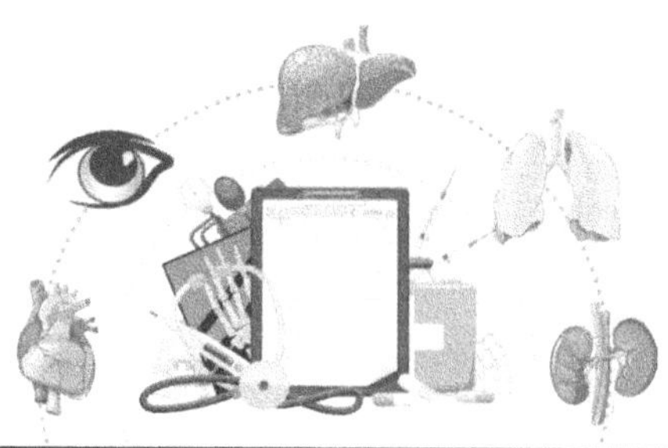

यकृत प्रत्यारोपण :
एक नवी आशा

यकृत प्रत्यारोपण ही एक प्रक्रिया असते. यात रोगग्रस्त किंवा खराब झालेले यकृत काढून टाकून, त्याच्या जागी दुसऱ्या निरोगी व्यक्तीचे यकृत बसविले जाते. शेवटच्या टप्प्यातील यकृताचा आजार किंवा ऑक्ट्यूट लिव्हर फेल्युअरमुळे ग्रस्त झालेल्या रुग्णांसाठी जेव्हा औषधोपचार किंवा इतर पद्धतीचे उपचार उपयुक्त ठरत नाहीत, अशा वेळेस हा जीवरक्षक उपचार आहे.

आपले यकृत हा एक महत्त्वाचा अवयव आहे, जो पचनास मदत करण्यासाठी पित्त तयार करणे, रक्तातील विषारी पदार्थ फिल्टर करणे आणि ग्लायकोजेनमध्ये ऊर्जा साठवणे यासारखे कार्य करतो. जेव्हा यकृत गंभीरपणे खराब होते किंवा योग्यरीत्या कार्य करण्यास अपयशी ठरते, तेव्हा गंभीर आरोग्य समस्या किंवा मृत्यूदेखील होऊ शकतो.

यकृत प्रत्यारोपणामध्ये रोगग्रस्त यकृत काढून टाकले जाते आणि निरोगी यकृत प्राप्तकर्त्याच्या शरीरात प्रत्यारोपित केले जाते. नवीन यकृत प्राप्तकर्त्याच्या रक्तवाहिन्या आणि पित्तनलिकांशी जोडले जाते आणि शस्त्रक्रियेचे छेद बंद केले जातात. यकृत प्रत्यारोपण ही एक जटिल शस्त्रक्रिया असते. त्यासाठी काळजीपूर्वक पूर्वतयारी, मूल्यमापन आणि फॉलो-अप काळजी आवश्यक असते.

दात्याचे यकृत मृत किंवा जिवंत दात्याकडून येऊ शकते. यशस्वी प्रत्यारोपण सुनिश्चित करण्यासाठी दाता आणि प्राप्तकर्ता यांचे रक्तगट आणि ह्यूमन ल्युकोसाईट ऑंटिजेन (एचएलए) जुळावे लागतात. प्रक्रियेनंतर, प्राप्तकर्त्याने त्यांच्या रोगप्रतिकारक प्रणालीद्वारे नवीन यकृत नाकारणे टाळण्यासाठी इम्युनोसप्रेसंट औषधे घेणे

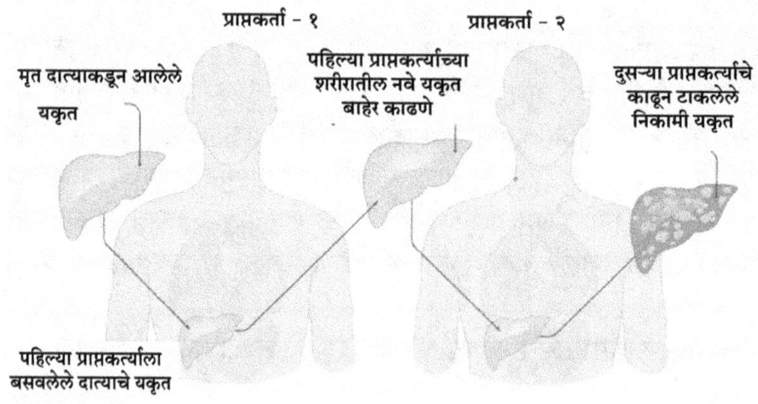

डॉमिनोज प्रत्यारोपण

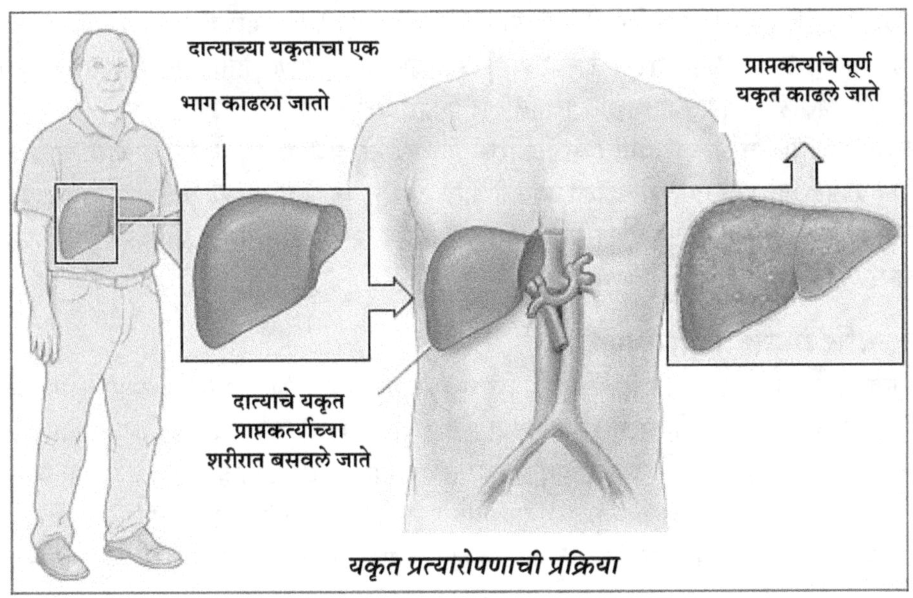

यकृत प्रत्यारोपणाची प्रक्रिया

आवश्यक ठरते.

यकृत प्रत्यारोपणाला उच्च यश दर आहे आणि प्राप्तकर्त्याच्या जीवनाची गुणवत्ता लक्षणीयरीत्या सुधारू शकते. तथापि, रक्तस्त्राव, संसर्ग, अवयव नाकारणे आणि औषधांचे दुष्परिणाम यांसारखे संभाव्य धोके आणि गुंतागुंत असलेली ही एक मोठी शस्त्रक्रिया आहे. म्हणून, यकृत प्रत्यारोपणाचा निर्णय वैद्यकीय व्यावसायिकांच्या टीमशी सल्लामसलत करून घ्यावा, ज्यामध्ये प्रत्यारोपण सर्जन, हेप्टोलॉजिस्ट आणि इतर तज्ज्ञांचा समावेश आहे. यकृत प्रत्यारोपण खालील आजारांमुळे यकृत निकामी झाल्यास करता येते.

- लिव्हर सिऱ्हॉसिस (Liver Cirrhosis)
- अल्कोहोलिक लिव्हर डिसीज (Alcoholic Liver Disease)
- ॲक्युट हिपॅटिक नेक्रोसिस (Acute Hepatic Necrosis) : यात यकृताच्या ऊती तीव्र संसर्ग किंवा औषधांच्या दुष्परिणामांमुळे मृत पावतात.
- **बिलीयरी अट्रेझिया (Biliary Atresia) :** नवजात बालकांमध्ये आढळणारा, यकृत आणि पित्त नलिकांचा, हा दुर्मीळ आणि जन्मजात आजार असतो. मुलांमध्ये होणाऱ्या यकृत प्रत्यारोपणामध्ये हे सर्वांत सामान्य कारण आढळते.
- **हिपॅटायटीस :** ए, बी,सी, डी आणि इ प्रकारच्या विषाणुजन्य हिपॅटायटीसमध्ये काही स्ट्रेन अल्पकालीन संक्रमणास कारणीभूत असतात, तर काही दीर्घकालीन संक्रमणास कारणीभूत असतात.

ऑटोइम्यून हिपॅटायटीस (Autoimmune Hepatitis)

- **यकृताचा कर्करोग :** हेप्टोसेल्युलर कार्सिनोमा नावाचा कर्करोग असलेल्या रुग्णांना यकृत प्रत्यारोपण करावे लागते. त्यांचा ट्यूमर पाच सेंटीमीटरपेक्षा कमी व्यासाचा असेल किंवा तीन सेमीपेक्षा कमी व्यासाचे पण एकाहून अधिक संख्येत ट्यूमर असल्यास, प्रत्यारोपणाचा सल्ला दिला जातो.
- **ॲक्युट लिव्हर फेल्युअर :** जास्त प्रमाणात पेनकिलर्स घेणे, रक्तवाहिन्यांमधील अडथळे, आनुवंशिक

विकार, स्वयंप्रतिकार रोग आणि औषधांच्या रिअॅक्शन्स यामुळे हा आजार उद्भवतो.

- **यकृत प्रत्यारोपणाचे प्रकार :** दात्याच्या यकृताचा स्रोत आणि दाता आणि प्राप्तकर्ता यांच्यातील संबंधांवर अवलंबून यकृत प्रत्यारोपणाचे विविध प्रकार आहेत.
- **मृत दात्याचे यकृत प्रत्यारोपण (कॅडव्हरिक लिव्हर ट्रान्सप्लांट) :** यकृत प्रत्यारोपणाचा हा सर्वात कॉमन प्रकार आहे. यात मृत पावलेली व्यक्ती दाता असते. ज्याने मृत्यूनंतर त्यांचे अवयव दान करण्यास संमती दिलेली असते. रक्तगट, शरीराचा आकार आणि इतर घटक यकृत प्राप्तकर्त्याशी काळजीपूर्वक जुळलेले असतात.

जिवंत दात्याचे यकृत प्रत्यारोपण

जिवंत व्यक्तीच्या यकृताचे प्रत्यारोपण ही एक महत्त्वाची शस्त्रक्रिया असते. यामध्ये यकृत योग्यरीत्या कार्य करत नाही अशा व्यक्तीच्या शरीरात ते बसवले जाते. दात्याचे उरलेले यकृत आणि प्रत्यारोपित भाग दोन्ही शस्त्रक्रियेनंतर काही आठवड्यांत त्यांच्या नॉर्मल आकारात वाढतात. अॅक्युट किंवा क्रॉनिक लिव्हर फेल्युअरमुळे ज्यांचे यकृत निकामी झाले आहे किंवा यकृताचा प्राथमिक कर्करोग आहे, किंवा मृत दाता यकृताची दीर्घ प्रतीक्षा आहे, पण तोपर्यंत थांबण्यासारखी शारीरिक स्थिती नाही, अशा रुग्णांना जिवंत दात्याचे यकृत प्रत्यारोपण देणे उपयुक्त ठरते.

जिवंत दाता यकृत प्रत्यारोपणाचे फायदे

- हे मृत दात्याच्या यकृताची वाट पाहत असताना मृत्यूचा धोका टाळून प्राप्तकर्त्याचे जीवन वाचवू शकते.
- यकृताचा त्रास हाताबाहेर जाऊन वाढण्याआधीच शस्त्रक्रिया केल्यास प्राप्तकर्त्याचे आरोग्य सुधारू शकते.
- दात्याच्या यकृताचीही गुणवत्ता वाढवू शकते, कारण जिवंत दात्याचे यकृत हे मृत दात्याच्या यकृतापेक्षा निरोगी असते.

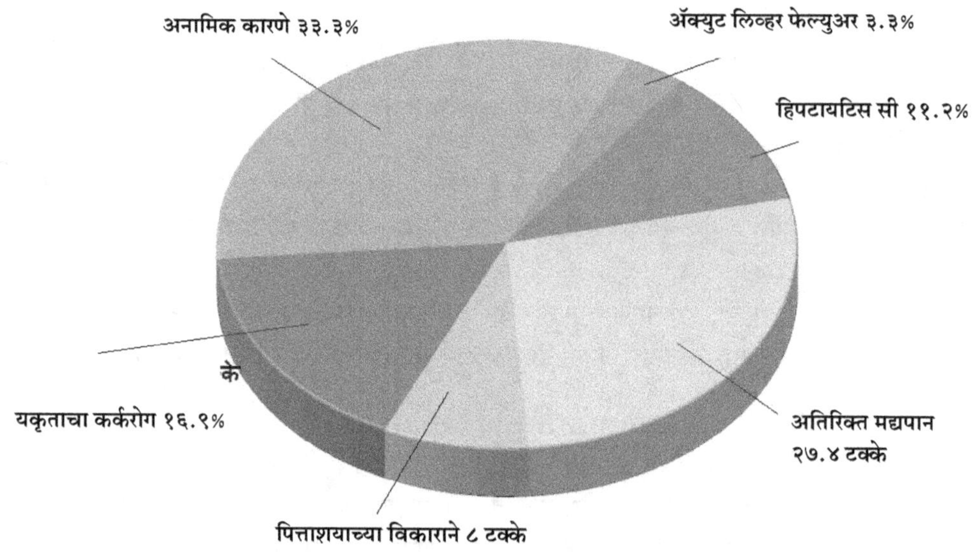

यकृताच्या प्रत्यारोपणाची गरज

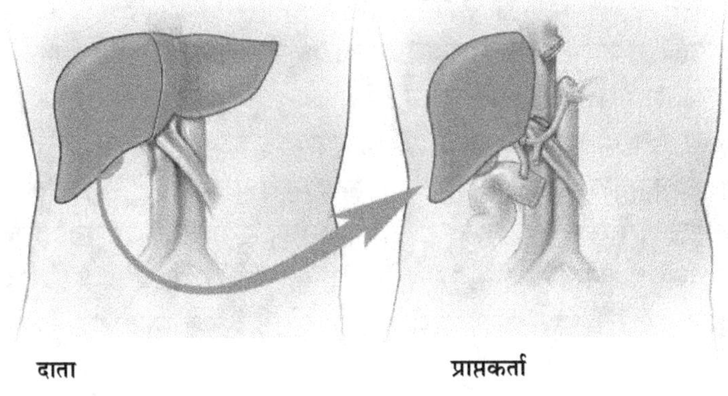

यकृत प्रत्यारोपण

- मृत दात्याच्या प्रतीक्षा यादीतील प्राप्तकर्त्या रुग्णांचा नंबर वरती जाऊन त्यांना आधीपेक्षा लवकर यकृत मिळू शकते. याचा फायदा होऊ शकतो.

जिवंत दाता यकृत प्रत्यारोपणातील धोके

- रक्तस्राव, जंतुसंसर्ग, पित्तरस गळती, हर्निया किंवा यकृत निकामी होणे यांसारखी गुंतागुंत होऊ शकते.
- यामुळे प्राप्तकर्त्यांसाठी गुंतागुंत होऊ शकते, जसे की शरीराने तो ग्राफ्ट नाकारणे, जंतुसंसर्ग, रक्तस्राव, पित्तरसाच्या नलिकांच्या समस्या किंवा कर्करोगाची पुनरावृत्ती.
- यामुळे देणगीदार आणि प्राप्तकर्ता आणि त्यांच्या कुटुंबीयांना भावनिक किंवा आर्थिक ताण येऊ शकतो. जिवंत दात्याच्या यकृत प्रत्यारोपणासाठी रक्ताचा प्रकार, शरीराचा आकार आणि यकृताच्या आरोग्याच्या बाबतीत ते सुसंगत असल्याची खात्री करण्यासाठी दाता आणि प्राप्तकर्ता या दोघांचे काळजीपूर्वक मूल्यांकन करणे आवश्यक असते. शस्त्रक्रियेमध्ये दात्याच्या यकृताचा एक भाग (सामान्यतः उजवा लोब) काढून टाकणे आणि प्राप्तकर्त्याच्या रक्तवाहिन्या आणि पित्तनलिकांना जोडणे आवश्यक असते. या शस्त्रक्रियेला कित्येक तास लागू शकतात आणि त्यासाठी सामान्य भूल आवश्यक असते.

रुग्णालयातून घरी जाण्यासाठी डिस्चार्जची वेळ व्यक्तीनुसार बदलते. सामान्यतः दाता सुमारे एका आठवड्यात हॉस्पिटल सोडू शकतो आणि सुमारे दोन महिन्यांत नेहमीची कामे पुन्हा सुरू करू शकतो. मात्र प्राप्तकर्त्याला अधिक काळ रुग्णालयात राहावे लागते. ग्राफ्टचा नकार टाळण्यासाठी आयुष्यभर इम्युनोसप्रेसंट औषधे घ्यावी लागतात. आयुर्मान आणि सुधारित जीवनगुणवत्ता यांत दाता आणि प्राप्तकर्ता दोघांना पुढे सहसा काही त्रास उद्भवत नाहीत.

- **विभाजित यकृत प्रत्यारोपण :** एकाच दात्याचे दान केलेले यकृत, दोन भागात विभागून, त्याचे दोन वेगवेगळ्या प्राप्तकर्त्यांमध्ये प्रत्यारोपण केले जाऊ शकते. अनेकदा प्राप्तकर्ता जर एखादे लहान मूल असेल, तर मृत दात्याकडून त्याप्रमाणात योग्य लहान यकृत उपलब्ध होत नाही. त्यामुळे लहान मुलाला यकृत प्रत्यारोपणाची आवश्यकता असते तेव्हा याचा उपयोग होतो.
- **कमी आकाराचे यकृत प्रत्यारोपण :** काही वेळेस, मृत दात्याचे अधिक महत्त्वपूर्ण यकृत दोन किंवा अधिक भागांमध्ये विभागले जाऊ शकते आणि वेगवेगळ्या प्राप्तकर्त्यांमध्ये प्रत्यारोपित केले जाऊ शकते.

जे लहान यकृत एखाद्या मुलासाठी किंवा लहान प्रौढांसाठी आवश्यक असते.

- **डोमिनोज यकृत प्रत्यारोपण :** यकृत प्रत्यारोपणाचा हा एक वेगळा आणि दुर्मीळ प्रकार आहे. यात फॅमिलिअल अमायलोइडोसिस किंवा विल्सन डिसीज यासारख्या चयापचयाशी संबंधित आजार असलेल्या रुग्णामध्ये मृत दात्याच्या यकृताचे प्रत्यारोपण केले जाते. रुग्णाचे मूळ यकृत नंतर यकृत प्रत्यारोपणाची आवश्यकता असलेल्या दुसऱ्या प्राप्तकर्त्यामध्ये प्रत्यारोपित केले जाते.

- **साहाय्यक यकृत प्रत्यारोपण :** या यकृत प्रत्यारोपणामध्ये, जिवंत किंवा मृत दात्याचे निरोगी यकृत प्राप्तकर्त्याच्या यकृताशी संलग्न केले जाते. या वेळेस प्राप्तकर्त्याचे यकृताचे कार्य बिघडलेले असते, परंतु यकृत पूर्णपणे निकामी झालेले नसते. प्राप्तकर्त्याचे यकृत बरे होईपर्यंत साहाय्यक यकृत अतिरिक्त मदत करते.

प्रत्येक प्रकारच्या यकृत प्रत्यारोपणाचे फायदे आणि धोके आहेत. वापरलेल्या प्रत्यारोपणाचा प्रकार प्राप्तकर्त्याच्या वैयक्तिक परिस्थितीवर आणि दात्याच्या अवयवांच्या उपलब्धतेवर अवलंबून असतो.

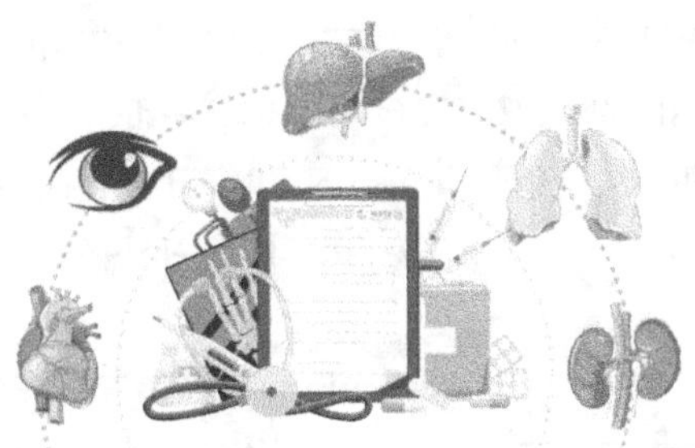

मूत्रपिंडे : रचना, कार्य आणि आजार

शरीरात सातत्याने चयापचय क्रिया घडत असते. शरीरात स्वीकारले गेलेले काही घटक चयापचय क्रियेत वापरले गेल्यानंतर त्यातून त्याज्य पदार्थ निर्माण होतात. त्यांचे शरीराबाहेर उत्सर्जन करण्यासाठी तीन यंत्रणा कार्यरत असतात.

- शरीरात तयार होणारा कार्बन डायऑक्साईड आणि अन्य अवांछित वायू शरीराबाहेर फेकण्याचे कार्य करणारी श्वसनसंस्था म्हणजे फुफ्फुसे.
- शरीराचे तापमान कायम ठेवण्यासाठी घाम येणे आणि थंडी वाजणे या दोन गोष्टी करणारी त्वचा.
- शरीराला नको असलेले क्षार, अधिकचे पाणी, युरिक ऑसिड आणि युरिया ही अशुद्ध द्रव्ये मूत्राद्वारे मूत्रपिंडाकडून शरीराबाहेर विसर्जित केली जातात.
- साधारणतः काजूच्या बीच्या आकाराची दोन मूत्रपिंडे आपल्या पोटाच्या पोकळीमध्ये, मात्र मागच्या बाजूला स्थित असतात. रक्तातील खनिजे गाळून घेणे, शरीरात द्रव पदार्थांचे संतुलन राखणे, टाकाऊ पदार्थांचे उत्सर्जन करणे आणि रक्ताचे प्रमाण नियंत्रित करणे अशी कामगिरी मूत्रपिंडे बजावत असतात.
- मूत्रपिंड हा शरीरातील अत्यंत महत्त्वाचा अवयव असतो. हृदयातून निघणाऱ्या एकूण रक्तापैकी सुमारे एक तृतीयांश रक्त, शरीराच्या पेशी आणि ऊतींमध्ये अभिसरण होण्याआधी ते गाळण्यासाठी मूत्रपिंडात जाते.
- मूत्रपिंडाचे कार्य बिघडले, किंवा काम करणे थांबले, किंवा ते निकामी झाले, तर विविध प्रकारच्या गुंतागुंतीच्या समस्या उद्भवतात. अशा वेळी शरीरातील द्रव शरीरातच टिकून राहतो आणि त्यामुळे हातापायांवर तसेच संपूर्ण शरीरावर सूज येऊ शकते. मूत्रपिंडाच्या कार्यात कमतरता आल्यास, फुफ्फुसांना सूज येते, फुफ्फुसात द्रव पदार्थ जमा होतो. पल्मनरी इडीमा (Pulmonary Edema), रक्तातील पोटॅशियमची पातळी वाढते. हायपरकॅलेमिया (Hyperkalemia), कमालीचा अशक्तपणा येतो, हृदयरोग बळावू शकतो, हृदयाच्या भोवतालच्या आवरणांमध्ये द्रव पदार्थ जमा होतो.

मूत्रपिंडाची रचना

- **स्थान :** मूत्रपिंड आतड्यांच्या आवरणाच्या पाठीमागील जागेत रेट्रोपेरिटोनियल (Retroperitoneum), पाठीच्या मणक्यांच्या दोन्ही बाजूला प्रत्येकी एक असे स्थित असतात. उजव्या मूत्रपिंडाच्या वर, उदर पोकळीच्या उजव्या बाजूला यकृत असल्यामुळे, डावे मूत्रपिंड उजव्या मूत्रपिंडापेक्षा थोडेसे वर असते.
- **रचना :** शेंगांच्या किंवा काजूच्या आकाराच्या या दोन अवयवांपैकी प्रत्येकाचे वजन पुरुषांमध्ये १२५ ते १७५ ग्रॅम आणि स्त्रियांमध्ये ११५ ते १५५ ग्रॅम असते. मूत्रपिंडाची लांबी साधारणपणे ११ ते १४ सेंटीमीटर, रुंदी ६ सेंटीमीटर आणि जाडी सुमारे ४ सेंटीमीटर असते.

रीनल कॅप्सूल हा मूत्रपिंडाभोवती कडक असा तंतुमय ऊतकांचा एक थर असतो, तो मूत्रपिंडाच्या चरबीच्या पॅडच्या अगदी आत आढळतो. चरबी, स्नायू आणि पाठीच्या कण्याद्वारे मूत्रपिंडे संरक्षित असतात. पेरिरीनल फॅट किंवा रीनल फॅट पॅड हा चरबीचा थर मूत्रपिंडाभोवती असतो, त्यामुळे बाह्य आघातांपासून मूत्रपिंडांचे संरक्षण होते. मूत्रपिंडाच्या वर बसलेल्या अधिवृक्क ग्रंथींनादेखील हा चरबीचा थर जोडतो. हे मूत्रपिंडाला पोटाच्या मागील भिंतीवर आधार देते.

मूत्रपिंडाच्या मध्यभागी रीनल हायलम नावाचा एक खड्डा असतो. त्यातून मज्जातंतू, मूत्रवाहिनी, रक्तवाहिन्या आणि रसवाहिन्या मूत्रपिंडामध्ये प्रवेश करतात तसेच बाहेरही पडतात.

- **रक्तवाहिन्या :** मूत्रपिंडांना रीनल आर्टरीद्वारे रक्तपुरवठा होतो. ही थेट पोटातील महारोहिणीमधून निघणारी शाखा असते. रीनल आर्टरीचा मूत्रपिंडात प्रवेश झाल्यावर ती विविध पातळ्यांमध्ये विभागली जाते आणि एक अत्यंत विशिष्ट आणि एकसमान असे जाळे तयार करते. याला 'ऑफरंट आर्टिरिओल्स' म्हणतात. त्यानंतर या जाळ्यातून 'ग्लोमरुलस' हा केशवाहिन्यांनी बनलेला विशेष तळ तयार करतात. ग्लोमरुलस आणि त्याजवळील नलिका (ट्युब्युल) मिळून एक 'नेफ्रॉन' बनतो. ग्लोमरुलसपासून पुन्हा बाहेर पडणाऱ्या केशवाहिन्या विलीन होऊन 'इफरंट आर्टिरिओल्स' तयार होते. बाह्य कॉर्टेक्समध्ये, इफरंट आर्टिरिओल्स नलिका एकमेकांत गुंफून 'पेरिट्युब्युलर नेटवर्क' तयार होते. कॉर्टेक्स आणि मेड्युलाच्या आतील तिसऱ्या भागात, पेरिट्युब्युलर नेटवर्कची जागा केशवाहिन्यांच्या लांब सरळ शाखांद्वारे घेतली जाते. त्याला 'व्हासा रेक्टा' म्हणतात.

फिल्टर केलेले रक्त डाव्या आणि उजव्या मूत्रपिंडाच्या रक्तवाहिन्यांमधून बाहेर पडते आणि हृदयाकडे जाणाऱ्या 'इन्फिरिअर व्हेना कॅव्हा'मध्ये रिकामे होते.

मूत्रपिंडाचे अंतर्गत विभाग

- **नेफ्रॉन्स (Nephrons) :** हे मूत्रपिंडाचे कार्यशील घटक असतात. एका मूत्रपिंडामध्ये साधारणपणे १३ लाख नेफ्रॉन्स असतात. ट्युब्युल्स (Tubules) आणि कॉर्पसल्स हे नेफ्रॉनचे दोन मुख्य भाग असतात. कपबशीतल्या कपाच्या आकाराच्या कॉर्पसल्समध्ये ग्लोमरुलाय असतात. ट्युब्युल्स या मूत्रपिंडाच्या आतील भागातून प्रवास करणाऱ्या सूक्ष्म नलिका असतात, त्या रक्तातील विविध रसायनांच्या प्रवेशाचे नियमन करतात. त्यांचे तीन भाग प्रॉक्सिमल कन्व्होल्युटेड ट्युब्युल, लूप ऑफ हेन्ले आणि डिस्टल कन्व्होल्युटेड ट्युब्युल या नावाने ओळखले जातात. हे तीन भाग इंग्रजी 'यु' च्या आकाराच्या वक्रतेने नलिकांच्या दोन बाजूंना वेगळे केले जातात.

- **कॉर्टेक्स (Cortex) :** रीनल कॅप्सूलच्या खाली असलेला हा भाग बाह्य रीनल ऊतींनी बनतो. मूत्रपिंडाच्या इतर भागांच्या तुलनेत त्याचा रंग फिकट दिसतो. यात कॉर्पसल्स, प्रॉक्सिमल आणि डिस्टल कन्व्होल्युटेड ट्युब्युल्स आणि कॉर्टिकल कलेक्टिंग डक्टस असतात. त्या आतील मेड्युला या मूत्रपिंडाच्या अंतर्भागापर्यंत पोहोचतात. शंकूच्या आकाराच्या रीनल पिरॅमिड्स नावाच्या एकूण सात भागांमध्ये मेड्युला विभाजित झालेला असतो.

- **रीनल पिरॅमिड्स (Renal Pyramids) :** यामध्ये प्रत्येक रीनल ट्युब्युलचे 'लूप ऑफ हेन्ले' तसेच कलेक्टिंग डक्ट्स असतात. त्या रीनल पिरॅमिडच्या टोकावर किंवा रीनल पॅपिलावर उघडतात. पिरॅमिड्सच्या आत तयार झालेले मूत्र, मायनर कॅलिक्स या नलिकांद्वारे गोळा केले जाते. अनेक किरकोळ

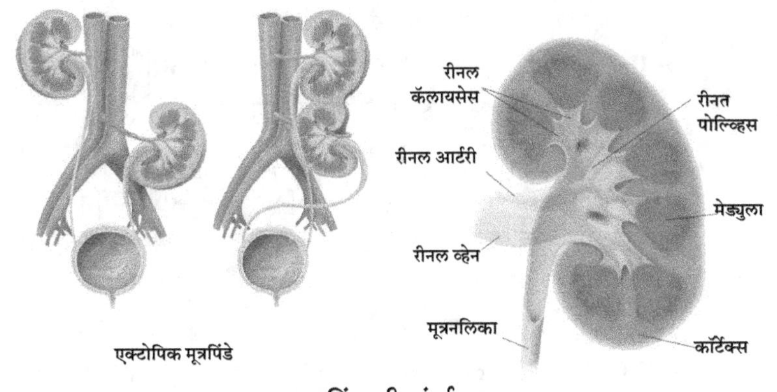

मूत्रपिंडाची अंतर्रचना

कॅलिक्स एकत्रित होऊन मेजर कॅलिक्स तयार होतो. मूत्र मुख्य कॅलायसेसमधून फिरते आणि मूत्रपिंडाच्या पेल्व्हिसपर्यंत पोहोचते. रीनल पेल्व्हिसची रचना फनेलच्या आकाराची असते. सर्व प्रमुख कॅलायसेसच्या एकत्रीकरणाद्वारे तयार होते. या ठिकाणात जमा झालेले मूत्र मूत्रपिंडापासून मूत्रवाहिनीपर्यंत वाहून नेले जाते. रीनल पेल्व्हिस जेथे संपते तेथून मूत्रनलिका सुरू होते.

- **मूत्रनलिका** : प्रत्येक मूत्रपिंडापासून एक मूत्रनलिका सुरू होते. ती शेवटी मूत्राशयामध्ये मागील बाजूस उघडते. प्रौढांमध्ये, मूत्रनलिकेची लांबी २५ ते ३० सें.मी. असते आणि तिचा व्यास सरासरी ३ ते ७ मि.मी. असतो. मूत्रनलिकेच्या बाह्य कडा विविध प्रकारच्या ऊतकांच्या अनेक स्तरांनी बनलेल्या असतात. सर्वांत आतील थर हा विशेष प्रकारचा असतो, त्याला 'ट्रांझिशनल एपिथेलियम' (Transitional Epithelium) म्हणतात. बहुतेक अवयवांच्या एपिथेलियमच्या अस्तराच्या तुलनेत, मूत्रपिंडातील ट्रांझिशनल एपिथेलियम हा ताणला जातो, आकसू शकतो आणि प्रसरणही पावतो.

- **श्लेष्मा स्तर** : मूत्रवाहिन्यांव्यतिरिक्त हे अंतर्गत अस्तर मूत्रपिंडाचे पेल्व्हिस, मूत्राशय आणि मूत्रमार्गाच्या बराचशा भागांना जोडते. ट्रांझिशनल एपिथेलियममुळे या अवयवात मूत्र आल्यावर ते ताणले आणि विस्तारले जात असल्यामुळे मूत्र पुढे जाते. श्लेष्माच्या आतील मूत्रमार्गाच्या भिंतींचा पुढील स्तर सैलसर संयोजी ऊतकांनी बनलेला असतो आणि त्यात लवचीक तंतू, मज्जातंतू, रक्तवाहिन्या आणि रसवाहिन्या असतात.

या थरानंतर गुळगुळीत स्नायूंचे (स्मूथ मसल Smooth Muscle) दोन स्तर असतात, त्यातील एक आतील वर्तुळाकार थर असतो आणि दुसरा लांबीच्या बाजूने पसरणारा (लॉन्गिट्युडिनल) स्तर असतो. स्नायूंचे हे स्तर पेरिस्टॅलिसिसच्या लहरींप्रमाणे आकुंचन-प्रसरण पावतात आणि त्यामुळे मूत्रपिंडातून मूत्र मूत्रनलिकेद्वारे मूत्राशयापर्यंत खाली येऊ शकते. मूत्रवाहिनीच्या कडांमधला सर्वांत बाहेरचा थर तंतुमय ऊतकांचा असतो.

- **मूत्राशय** : मूत्राशय हा एक पोकळ, स्नायूंचा आणि ताणला जाऊ शकणारा पिशवीसारखा अवयव असतो. जो पेल्व्हिक फ्लोरवर विसावलेला असतो. यामध्ये मूत्रपिंडातून येणारे मूत्र जमा केले जाते आणि साठवले जाते आणि लघवीद्वारे बाहेर टाकले जाते.

मूत्राशयाच्या कडांच्या मागील दोन्ही बाजूला असलेल्या दोन छिद्रांतून मूत्र मूत्राशयात प्रवेश करते. मूत्राशयातील मूत्र मूत्रवाहिनीमध्ये (युरेश्रा) इंटरनल युरेश्रल स्फिंक्टर या झडपेच्या नियंत्रणायोगे प्रवेश करते. मूत्राशयापासून सुरू होणाऱ्या मूत्रवाहिनीच्या शरीरांतर्गत भागाला अंतर्गत मूत्रवाहिनी म्हणतात. मूत्राशयाची झडप सैल झाल्यावर मूत्राशयातील मूत्र मूत्रवाहिनीत येऊन मूत्रविसर्जन केले जाते.

मूत्रवाहिन्यांप्रमाणे, मूत्राशयामधील अंतर्गत स्तर ट्रांझिशनल एपिथेलियमचा असतो. त्यामुळे मूत्राशयात मूत्र आल्यानंतर मूत्राशय या एपिथेलियममुळे आवश्यकतेनुसार सपाट होते तसेच ताणलेही जाते.

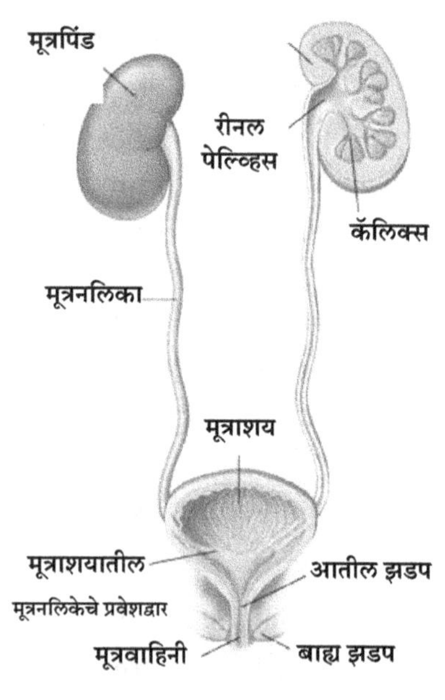

मूत्रपिंड अंतर्गत रचना

मूत्राशयातील त्या पुढचा स्तर लॅमिना प्रोप्रिया (Lamina Propria) सैल संयोजी ऊतक, मज्जातंतू, रक्तवाहिन्या आणि रसवाहिन्यांचा थर असतो. सबम्यूकोसा (Submucosa) हा त्यानंतरचा थर मूत्राशयाच्या कडांमधील डेट्रूझर स्नायू आणि मूत्राशयाच्या अस्तराला जोडतो. मूत्राशयाचे बाह्य आवरण हे पेरीटोनियमचे असते. स्मूथ एपिथेलियल पेशींनी बनलेला हा स्तर पोटातील इतर अवयवांच्या सभोवतालीसुद्धा असतो.

मूत्राशयाच्या कडांमधील डेट्रूसर स्नायू हा गुळगुळीत स्नायूतंतूंनी बनलेला असतो. तो स्वायत्त आणि सोमॅटिक मज्जासंस्था या दोन्हींद्वारे नियंत्रित केला जातो. जसजसे मूत्राशय भरते, तसतसे डेट्रूझर स्नायू आपोआप शिथिल होतात, त्यामुळे जास्त प्रमाणात मूत्र साचवले जाऊ शकते. मूत्राशय अर्धे भरल्यावर मूत्रविसर्जनाची भावना होते. जेव्हा एखादी व्यक्ती मूत्रविसर्जन करू लागते, त्या वेळेस वैचारिक संकेतांच्याद्वारे डेट्रूझर स्नायू आकुंचन पावतात आणि अंतर्गत झडप सैलावते आणि उघडते. परिणामतः मूत्राशयातून आणि मूत्रमार्गातून मूत्र शरीराबाहेर सोडले जाते.

मूत्रवाहिनी (युरेथ्रा) (Urethra)

मूत्राशयातून मूत्रवाहिनी सुरू होते आणि शरीराच्या पृष्ठभागावर उघडते. पुरुषांमध्ये मूत्रवाहिनी पुरुषाच्या लिंगातून प्रवास करते, त्यामुळे स्त्रियांच्या मूत्रवाहिनीपेक्षा ती जास्त लांब असते. पुरुषांमध्ये मूत्रवाहिनीची लांबी सरासरी २० सेमी असते, तर स्त्रियांमध्ये फक्त ४.८ सेमी असते. पुरुषांमध्ये मूत्रवाहिनी वीर्य आणि मूत्र या दोन्हींचे वाहन करते, परंतु स्त्रियांमध्ये फक्त मूत्र वाहून नेले जाते.

मूत्रवाहिनीच्या आतल्या स्तराचा दोन तृतीयांश भाग ट्रांझिशनल एपिथेलियमने व्यापलेला असतो. मूत्रमार्गाचा उर्वरित एक तृतीयांश भाग श्लेष्मा-स्रावी एपिथेलियमने बनलेला असतो. हा श्लेष्मा तीव्र रसायनांप्रमाणे असलेल्या मूत्रापासून एपिथेलियमचे रक्षण करतो. एपिथेलियमच्या खाली स्मूथ मसल्स किंवा गुळगुळीत स्नायू असतात. सैल संयोजी ऊतक असते आणि त्याहीखाली स्मूथ मसल्स किंवा गुळगुळीत स्नायू असतात. हे गुळगुळीत स्नायूंचे स्तर मूत्राशयातील तत्सम स्नायूंचाच पुढील भाग असतो. मूत्राशयातून मूत्र स्वेच्छेने विसर्जित करायचे असते, त्या वेळी मूत्रमार्गाचे गुळगुळीत स्नायू सैलावतात आणि मूत्रवाहिनीच्या बाह्य छिद्रातून, बाह्य मूत्रमार्गातील स्फिंक्टर सैलावल्यावर मूत्राची धार बाहेर पडते.

स्फिंक्टेरिस हा स्ट्राएटेड स्नायू सोमाटिक मज्जासंस्थेद्वारे नियंत्रित केला जातो. त्यामुळे मूत्रविसर्जन जाणीवपूर्वक आणि ऐच्छिक नियंत्रणाने होते. याला लहान मुले, काही वृद्ध लोक, काही विशिष्ट जखम किंवा विकार असलेले रुग्ण अपवाद असतात. मूत्रमार्गातील झडपेचे स्नायू संकुचित अवस्थेत काही काळ दबलेले राहू शकतात आणि व्यक्तीच्या मूत्रविसर्जन करेपर्यंत मूत्र दाबून ठेवू शकतात. मूत्रविसर्जन केल्यानंतर मूत्रमार्गावर अस्तर असलेला गुळगुळीत स्नायूंचा टोन पुन्हा स्थापित करण्यासाठी ते आपोआप आकुंचन पावतात आणि व्यक्तिच्या बाह्य मूत्रमार्गाची झडप जाणीवपूर्वक आकुंचन पावते.

मूत्रपिंडाच्या जन्मजात विकृती

गर्भधारणेदरम्यान सुरुवातीला कायमस्वरूपी मूत्रपिंडे बाळाच्या ओटीपोटाच्या पोकळीत, म्हणजे पेल्व्हिसमध्ये एकमेकांच्या जवळ असतात. जसजसे ओटीपोट वाढते, मूत्रपिंडे डोक्याच्या दिशेने सरकतात आणि हळूहळू ती आणखी वेगळी होऊन दूर जातात. अखेरीस ती ओटीपोटाच्या मागील बाजूस रेट्रोपेरिटोनियममध्ये येऊन विसावतात. पेल्व्हिसमधून वर जाताना त्यांना मोठ्या प्रमाणात महारोहिणीमधून रक्तपुरवठा होतो. त्यातूनच रीनल आर्टरीज या रक्तवाहिन्या बनतात. वर जाणारी मूत्रपिंडे जेव्हा ॲडरीनल ग्लँड्सच्या (अधिवृक्क ग्रंथी) संपर्कात

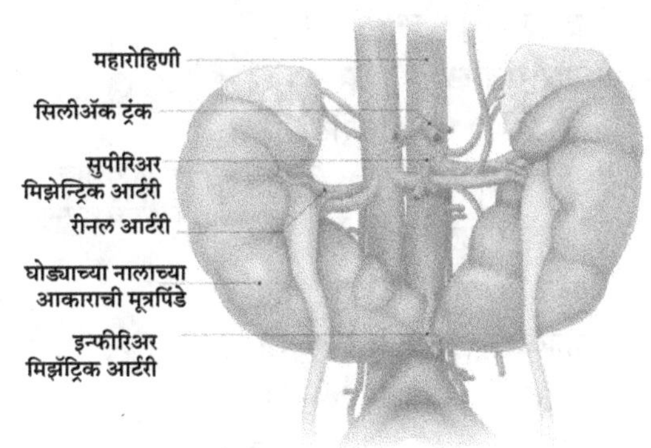

घोड्याच्या नालाच्या आकाराची मूत्रपिंडे

येतात, तेव्हा त्यांचे वरच्या दिशेने जाणे थांबते. मात्र गर्भधारणेदरम्यान काहीवेळा मूत्रपिंड योग्यरीत्या तयार होत नाहीत. परिणामी काही जन्मजात विकृती निर्माण होतात.

- **एक्टोपिक किडनी (Ectopic Kidney)** : मूत्रपिंडे निर्मितीनंतर वर सरकताना त्यांच्या अंतिम स्थानावर पोहोचत नाहीत आणि वेगळ्या ठिकाणी विकसित होतात. यामुळे मूत्राच्या प्रवाहात अडथळा निर्माण होऊ शकतो आणि त्या व्यवस्थित करण्यासाठी शस्त्रक्रिया करावी लागते.

- **मालरोटेशन (Malrotation)** : गर्भधारणेदरम्यान अर्भकाचे मूत्रपिंड योग्य ठिकाणी पोहोचते पण नेहमीच्या योग्य स्थितीत पोहोचत नाही. त्यांच्या अंतिम स्थितीत जाताना रीनल हायलमची दिशा आतील बाजूस न राहता, अन्य दिशेला राहते. त्यामुळे मूत्रपिंडाची दिशा वेगळी राहते. यात डावीकडची बाजू उजवीकडे किंवा अर्धवट फिरलेली दिसते, याला मालरोटेशन म्हणतात. यामुळे मूत्रविसर्जनाच्या कार्यात अडथळेदेखील येऊ शकतात. अशा परिस्थितीत त्यांना दुरुस्तीच्या शस्त्रक्रियेची आवश्यकता भासू शकते.

- **हॉर्स शू/फ्यूज्ड किडनी (Horseshoe Kindney)** : विकासादरम्यान मूत्रपिंडे त्यांच्या कायमस्वरूपी स्थितीत जात असताना, ती वरच्या बाजूने एकत्रित जोडली जातात आणि घोड्याच्या नालेचा आकार बनतो. परिणामतः दोन स्वतंत्र मूत्रपिंडांऐवजी एक मोठे मूत्रपिंड बनते. या व्यक्तींना आयुष्यभरात सहसा काही त्रास होत नाही, त्यामुळे शारीरिक चाचण्यांमध्ये इमेजिंग तपासण्या करताना, योगायोगाने ही स्थिती आढळते. काही व्यक्तींमध्ये मात्र मूत्रपिंडात खडे होणे, मूत्राचा निचरा न होणे अशा अनेक समस्या उद्भवू शकतात,

- **किडनी एजेनेसिस (Kidney Agenesis)** : काही अर्भकांमध्ये एक किंवा दोन्ही मूत्रपिंडे तयार होत नाहीत. एकच मूत्रपिंड असल्यास ते सहसा दोन्ही मूत्रपिंडांचे कार्य करण्यासाठी जुळवून घेते आणि विकसितही होते. परंतु, दोन्ही मूत्रपिंडे नसणे प्राणघातक ठरते.

मूत्रपिंडांची कार्ये

- **रक्ताचे शुद्धीकरण** : रक्त स्वच्छ आणि शुद्ध करणे हे मूत्रपिंडाचे सर्वात महत्त्वाचे काम असते. शरीरात निर्माण होणाऱ्या अनावश्यक आणि विषारी पदार्थांना रक्तातून विलग करून, मूत्र स्वरूपात बनवून

मूत्राशयाद्वारे शरीराबाहेर टाकण्याचे हे कार्य असते.

* **शरीरातील पाण्याचे संतुलन :** शरीरासाठी पाण्याची नितांत आवश्यकता असते. मात्र त्या पाण्याची विशिष्ट मात्रा कायम राहावी लागते. आवश्यतकतेपेक्षा पाणी कमी होऊ नये, तसेच ते अधिकही होऊ नये, यासाठी शरीरात वेगवेगळ्या क्रियांद्वारे उपलब्ध झालेले

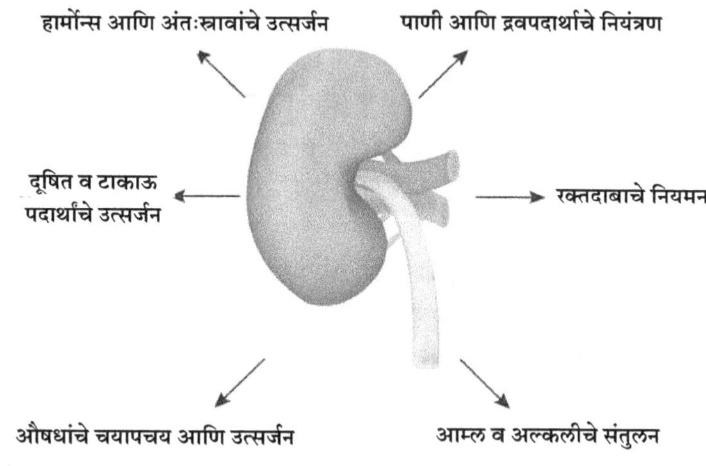

मूत्रपिंडाची कार्ये

अधिकचे पाणी मूत्राद्वारे बाहेर काढून टाकण्याचे कार्य मूत्रपिंड करीत असते. मात्र पाण्याचे प्रमाण कमी झाल्यास मूत्रविसर्जनदेखील कमी होते.

* **आम्ल आणि क्षारांचे संतुलन :** शरीरात सोडियम, पोटॅशियम, मॅग्नेशियम, फॉस्फरस, बायकार्बोनिट आर्दींचे प्रमाण यथायोग्य असणे गरजेचे असते. शरीरात आम्ल, तसेच क्षारांचे प्रमाण योग्य राखण्यासाठी हे सर्व पदार्थ जबाबदार असतात. विशेषतः सोडियमचे प्रमाण शरीरात वाढले किंवा कमी झाले, तर हृदयाच्या आणि स्नायूंच्या हालचालीवर गंभीर परिणाम होऊ शकतो.

* **रक्तदाबावर नियंत्रण :** मूत्रपिंडाकडून अनेक संप्रेरकांची (हार्मोन्स) निर्मिती केली जाते. यात एंजियोटेन्सीन, अल्डोस्टोरेन, प्रोस्टाग्लॅंडिन इत्यादींचा समावेश होतो. या संप्रेरकांच्या साहाय्याने शरीरात रक्तदाब योग्य राखला जातो.

* **लाल रक्तपेशींच्या निर्मितीत मदत :** रक्तात असलेल्या लाल रक्तपेशींची निर्मिती एरिश्रोपोएटीनच्या मदतीने अस्थिमज्जेमध्ये (बोन मॅरो) होते. एरिश्रोपोएटीन मूत्रपिंडात तयार होते. जर काही कारणाने मूत्रपिंडाची कार्यक्षमता कमी झाली, किंवा मूत्रपिंड निकामी झाली, तर स्वाभाविकपणे एरिश्रोपोएटिनची निर्मिती घटते किंवा पूर्णपणे बंदही होऊ शकते. परिणामी लाल रक्तकणांची निर्मिती कमी होते. अशा वेळी रक्ताच्या कमतरतेचा ॲनिमिया हा आजार होतो.

* **हाडांची मजबुती :** शरीरात सक्रिय असलेले 'ड' जीवनसत्त्व निर्माण करण्यास मूत्रसंस्थेची मदत होते. हे जीवनसत्त्व शरीरात कॅल्शिअमचे, तसेच फॉस्फरसचे प्रमाण योग्य राखण्यासाठी उपयोगी पडते. हाडांच्या आणि दातांच्या वाढीसाठी व मजबुतीसाठी 'ड' जीवनसत्त्व महत्त्वाचे असते.

मूत्रपिंडाचे आजार

अनेक प्रकारचे आजार, विकार आणि शारीरिक स्थिती मूत्रपिंडाच्या कार्यावर परिणाम करू शकतात. त्यात काही आनुवंशिक, काही जंतुसंसर्गातून उद्भवणारे आणि काही जीवनशैलीतून निर्माण होणारे असतात.

* **कारणे :** मूत्रपिंड आपल्या शरीरात दूषित पदार्थ आणि रसायने गाळून घेण्याची एक गुंतागुंतीची प्रक्रिया पार

पाडत असतात. रक्तातील दूषित आणि टाकाऊ पदार्थ, मूत्रामध्ये विरघळवून उत्सर्जित करतात. आपल्या शरीरातील चयापचय क्रियेमध्ये निर्माण होणारे बहुतेक टाकाऊ पदार्थ मूत्रपिंडांद्वारे काढून टाकले जातात. तथापि, मूत्रपिंडांना होणाऱ्या रक्तपुरवठ्याला अडथळा झाल्यास, इजा झाल्यास किंवा काही आजारांमुळे मूत्रपिंडे प्रभावीपणे कार्य करत नसल्यास गुंतागुंत निर्माण होऊ शकते. अशा विविध कारणांपैकी काही अशी:

- टाइप-१ किंवा टाइप-२ मधुमेह
- उच्च रक्तदाब
- ग्लोमेरुलोनेफ्रायटिस (Glomerulonephritis)
- इंटरस्टिशियल नेफ्रायटिस (Interstitial Nephritis)
- पॉलीसिस्टिक किडनी डिसीज (Polycystic Kidney Disease)
- मूत्रमार्गातील दीर्घकाळ अडथळा
- व्हजायनल रिफ्लक्स (Vaginal Reflux)
- पायलोनेफ्रायटिस (Pyelonephritis)
- मूत्रपिंडात जाणारा रक्तप्रवाह कमी होणे
- रक्ताची गुठळी
- ल्यूपस (Lupus)

मूत्रपिंडांच्या आजाराची महत्त्वाची कारणे म्हणजे मधुमेह आणि उच्च रक्तदाब. जेव्हा मधुमेहामुळे रक्तातील साखरेची पातळी खूप जास्त वाढते, तेव्हा त्याचा शरीरातील अनेक अवयवांवर परिणाम होतो. त्यात मूत्रपिंडे, हृदय, रक्तवाहिन्या, मज्जातंतू, डोळे यांचा समावेश असतो. रक्तवाहिन्यांचा त्यांच्या बाह्य कडांवरचा रक्ताचा दबाव वाढतो, तेव्हा उच्च रक्तदाब निर्माण होतो. उच्च रक्तदाब अनियंत्रित राहिल्यास हृदयविकाराचा झटका, स्ट्रोक आणि दीर्घकालीन मूत्रपिंडाचे आजार उद्भवतात. उच्च रक्तदाब हे दीर्घकालीन मूत्रपिंडाच्या आजाराचे लक्षणदेखील असू शकते.

- **लक्षणे** : मूत्रपिंडाच्या आजारांची सर्वसामान्य चिन्हे आणि लक्षणे • भूक न लागणे • झोप नीट न लागणे, मध्येच किंवा लवकर जाग येणे • छातीत दुखणे • धाप लागणे • सर्व चेहऱ्यावर सूज येणे • डोके दुखणे • पायांवर सूज येणे • तंद्री • खाज सुटणे • मळमळ आणि उलटी • शौचातून रक्तस्राव होणे • बेशुद्ध होणे कोमात जाणे • अपस्माराचे झटके येणे.

मूत्रपिंडाच्या आजाराच्या चाचण्या

मूत्रपिंड कितपत कार्य करत आहेत हे निर्धारित करण्यासाठी, मूत्रपिंडाच्या आजारात रक्त आणि लघवीच्या अनेक चाचण्या तसेच स्कॅन केले जातात.

- **रक्त चाचण्या** : ग्लोमेरुलर फिल्ट्रेशन रेट (जीएफआर) तपासणे हे ग्लोमेरुलसच्या रक्त गाळण्याच्या क्षमतेचे सर्वोत्तम सूचक असते. सर्वसामान्यपणे जीएफआरचा दर ९० ते १२० मिलीलीटर प्रति मिनिट असतो. मूत्रपिंडाच्या आजाराचा टप्पा या संख्येच्या श्रेणीवर आधारित असतो. १५ मिलि प्रति मिनिटापेक्षा कमी जीएफआर असेल तर मूत्रपिंड निकामी झाले, किंवा मूत्रपिंडाचा आजार शेवटच्या टप्प्यात (एन्ड स्टेज रीनल डिसीज) आहे असे मानले जाते. इतर रक्त चाचण्या ज्या मूत्रपिंडाच्या कार्याचे मोजमाप करण्यास मदत करतात, त्यामध्ये क्रिएटिनिन, ब्लड युरिया नायट्रोजन, सिस्टाटिन सी आणि चयापचय

पॅनेल यांचा समावेश होतो, जे इलेक्ट्रोलाइट्सच्या पातळीची चाचणी करतात.

सिस्टाटिन सी हे एक प्रोटीन असते. शरीरातील पेशींद्वारे ते तयार केले जाते. मूत्रपिंडाचे कार्य योग्य रीतीने होत असेल, तर रक्तातील 'सिस्टाटिन सी'ची पातळी योग्य असते. रक्तातील सिस्टाटिन सीची पातळी खूप जास्त असल्यास मूत्रपिंडाच्या कार्यात दोष निर्माण झाला आहे असे समजले जाते.

- **मूत्र चाचण्या** : लघवीच्या चाचणीमधून मूत्रपिंडाच्या कार्याबद्दल माहिती मिळू शकते. यात लघवीचे विश्लेषण, प्रथिने आणि अल्ब्युमिनची पातळी आणि ऑस्मोलॅलिटी यांचा समावेश असतो.

- **इमेजिंग** : अनेक स्कॅन मूत्रपिंडातील कार्य आणि रोग शोधण्यात मदत करू शकतात. या चाचणीमध्ये एक्स-रे, कॉम्प्युटेड टोमोग्राफी (सीटी स्कॅन), न्यूक्लियर इमेजिंग किडनी स्कॅन किंवा अल्ट्रासाउंड यांचा समावेश असू शकतो. स्कॅनचा वापर किडनीमधून रक्तप्रवाह निर्धारित करण्यासाठी किंवा सिस्ट, खडे किंवा ट्यूमरची कल्पना येण्यासाठी केला जाऊ शकतो.

- **उपचार** : मूत्रपिंडाचे कार्य कमी झाल्यास, शरीर द्रव आणि इलेक्ट्रोलाइट्सचे संतुलन राखू शकत नाही. रक्तातील विषारी पातळीमुळे मेंदू आणि हृदयाशी संबंधित समस्या उद्भवतात. टाइप-२ मधुमेह आणि उच्च रक्तदाब यांसारख्या मूत्रपिंडाच्या आजारासाठी जोखीम घटक टाळावे लागतात. परंतु मूत्रपिंड निकामी झाल्यामुळे अधिक उच्च उपचारांची आवश्यकता भासू शकते. उपचारांमध्ये औषधे किंवा गंभीर केसेसमध्ये डायलिसिसचा समावेश असू शकतो. डायलिसिसमध्ये मूत्रपिंडाच्या जागी रक्त फिल्टर करण्यासाठी डायलिसिस यंत्रणेचा वापर केला जातो. मूत्रपिंडे पूर्ण निकामी झाल्यास प्रत्यारोपणाचा पर्याय स्वीकारावा लागतो. प्रत्यारोपण शक्य होईपर्यंत वरचेवर डायलिसिसच करत राहावे लागते.

- **पॉलीसिस्टिक किडनी डिसीज (Polycystitic Kidney Disease)** : हा मूत्रपिंडांचा जन्मजात आजार असतो. यामध्ये मूत्रपिंडात छोटे कप्पे (सिस्ट्स) तयार होतात आणि त्यामुळे मूत्रपिंडे निकामी होऊ शकतात.

- **किडनी स्टोन (Kidney Stone)** : हे मूत्रपिंडामध्ये तयार होणारे क्षार किंवा खनिजे यांपासून तयार झालेले छोटे खडे असतात. ते शरीरातून आपोआप वाहून बाहेर पडू शकतात. मात्र काही वेळा ते मूत्रमार्गात अडथळा आणतात. तेव्हा त्यावर उपचार करून ते काढून टाकावे लागतात.

- **ॲक्युट रीनल फेल्युअर (Aute Renal Failure)** : यामध्ये मूत्रपिंडे अचानक काम करणे थांबवतात. त्यामुळे द्रव आणि टाकाऊ पदार्थ शरीराबाहेर योग्य प्रमाणात बाहेर टाकले जात नाहीत आणि ते रक्तात साचत राहतात. परिणामतः शरीरात अनेक समस्या निर्माण होतात.

- **क्रॉनिक किडनी डिसीज (Cronic Kidney Disease)** : हा मूत्रपिंडांच्या दीर्घकालीन आजाराचा किंवा त्यांना होत राहणाऱ्या इजांचा परिणाम असतो. यात मूत्रपिंडांची कार्यक्षमता हळूहळू कमी होत जाते. सुरुवातीला कार्यक्षमता थोडी कमी झाली असली तरी फारसे गंभीर परिणाम दिसून येत नाहीत. पण मूत्रपिंडाचे कार्य १० ते १५ टक्क्यांपेक्षा कमी झाल्याने गंभीर समस्या निर्माण होतात, ते २५ टक्क्यांपेक्षा पेक्षा कमी झाल्यास प्राणघातक गुंतागुंत निर्माण होऊ शकते.

- **कर्करोग** : मूत्रपिंडामध्ये अनेक प्रकारचे कर्करोग निर्माण होऊ शकतात. यामध्ये रीनल सेल कार्सिनोमा, युरोथेलियल किंवा ट्रॅन्झिशनल सेल कार्सिनोमा, सार्कोमा, विल्म्स ट्युमर इत्यादींचा समावेश असतो. इतर कर्करोगांच्या उपचारात, तसेच मूत्रपिंडांवर दुष्परिणाम करणारी (नेफ्रोटॉक्सिक) औषधे देखील मूत्रपिंडाचे आरोग्य बिघडवू शकतात.

प्रतिबंधक काळजी

मूत्रपिंडे निकामी होऊ नयेत यासाठी काही काळजी घ्यावी लागते.

ओव्हर-द-काउंटर औषधे टाळणे : कोणतीही नॉन-प्रिस्क्रिप्शन औषधे किंवा वेदनाशामक मनाने घेऊ नयेत. कोणतीही औषधे घेण्यापूर्वी तुमच्या डॉक्टरांचा सल्ला घ्यावा. औषधे सुरू करण्यापूर्वी पॅकेजवर लिहिलेल्या सूचनांचे अनुसरण करावे. पेन किलरचे जास्त सेवन केल्याने मूत्रपिंड खराब होऊ शकते.

- आदर्श वजन ठेवणे
- गंभीर शारीरिक आजारांचा आणि विकारांचा योग्य उपचार करून त्यावर नियंत्रण ठेवावे
- संतुलित आहार
- धूम्रपान टाळणे
- शारीरिक व्यायाम आणि हालचाली
- योग्य प्रमाणात पाणी नियमितपणे पिणे

किडनी निरोगी ठेवण्यासाठी

निरोगी जीवनशैली निरोगी मूत्रपिंड टिकवून ठेवण्यास मदत करू शकते. संतुलित आहार घेऊन आणि तणावमुक्त जीवनशैली जगून मूत्रपिंडाचे कार्य सुधारले जाऊ शकते. तुमचे मूत्रपिंड निरोगी ठेवण्यासाठी

- उच्च कोलेस्टेरॉल असलेले अन्न टाळा
- आपल्या रक्तातील साखर नियंत्रित ठेवा
- क्षारांचे सेवन कमी करा
- संतुलित आहार घ्या
- धूम्रपान करू नका
- अतिरिक्त मद्यपान टाळा

वैद्यकीय सल्ला केव्हा घ्यावा ?

मूत्रपिंडाच्या आजाराचे काही संकेत किंवा लक्षणे आढळल्यास, डॉक्टरांची भेट घ्यावी. मधुमेह, उच्च रक्तदाब असा एखादा आजार असेल, ज्यामुळे मूत्रपिंडाच्या आजाराचा धोका असतो, तर रक्तदाब आणि मूत्रपिंडाचे कार्य नियमितपणे तपासण्यासाठी मूत्र आणि रक्त चाचण्या नेमाने करून घ्याव्यात. चाचण्या नेहमी डॉक्टरांच्या सल्ल्यानेच कराव्यात.

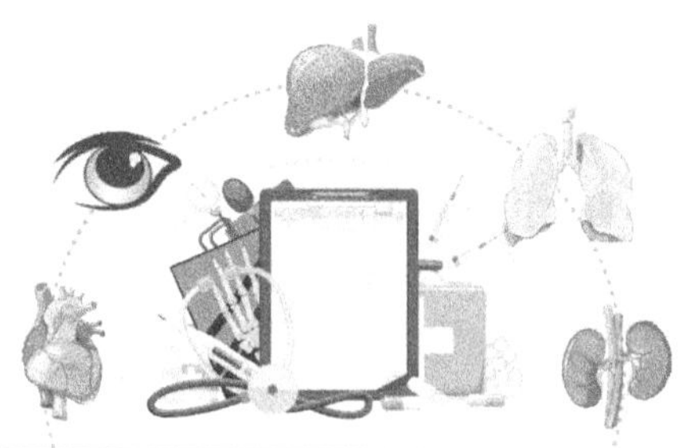

मूत्रपिंडाच्या आजारातील वरदान : डायलिसिस

मूत्रपिंडाच्या आजारांमध्ये सुरुवातीच्या टप्प्यात गोळ्या, औषधे, रक्तदाब नियंत्रणात ठेवणे, हिमोग्लोबिनचे प्रमाण वाढविणे, सोडियम-पोटॅशियम या क्षारांचे प्रमाण नियंत्रणात ठेवणे, वजन नियंत्रणात ठेवणे अशा गोष्टींवर लक्ष केंद्रित केले जाते. या गोष्टी रुग्णाची प्रकृती जास्त प्रमाणात बिघडत नाही तोपर्यंत पाळायच्या असतात.

यानंतरचा टप्पा असतो डायलिसिसचा. मूत्रपिंडे रक्तातील नको असलेले घटक बाहेर काढण्यास असक्षम होऊन त्यांच्या कार्यावर त्याचा परिणाम झालेला असेल, तर डायलिसिसशिवाय अन्य पर्याय उरत नाही.

डायलिसिसमुळे शरीरातील रक्ताच्या शुद्धीकरणाचे मूत्रपिंडाचे महत्त्वाचे कार्य शरीराबाहेरून डायलिसिसद्वारे केले जाते. हे शुद्ध केलेले रक्त, डायलिसिस मशीनच्या मदतीने नंतर शरीरात परत सोडले जाते. या प्रक्रियेमध्ये रक्तातील अशुद्ध घटक, क्षार आणि अतिरिक्त पाणी रक्तातून वेगळे काढले जातात. मूत्रपिंड निकामी झालेल्या रुग्णांसाठी डायलिसिस हीच एक योग्य प्रक्रिया असते. डायलिसिसमध्ये 'हेमोडायलिसिस' (Hemodialysis) व 'पेरिटोनियल डायलिसिस' (Peritoneal Dialysis) असे दोन प्रकार असतात.

डायलिसिसचे कार्यकारण

डायलिसिसची मुख्य कामे खालीलप्रमाणे आहेत-

- रक्तातील अनावश्यक असल्याने उत्सर्जित करण्यायोग्य पदार्थ, म्हणजे क्रिऑटिनिन, युरिया आदी दूर करून रक्त शुद्ध करणे.
- शरीरात जमा झालेले जास्त पाणी काढून द्रवाचा समतोल राखणे.
- शरीरातील सोडियम, पोटॅशियम आणि अन्य क्षारांचे प्रमाण योग्य ठेवणे.
- शरीरातील आम्लाचे प्रमाण अधिक असल्यास ते कमी करून योग्य पातळीत राखणे.

मूत्रपिंडाची कार्यक्षमता अगदीच कमी झाल्यावर किंवा मूत्रपिंडांनी त्यांचे कार्य करणे पूर्णपणे बंद केल्यावर आणि औषधोपचार करूनही मूत्रपिंडाच्या विकारांची लक्षणे उदाहरणार्थ, उलटी होणे, मळमळणे, उमासे येणे, अशक्तपणा वाटणे, श्वास घेण्यास त्रास होणे इत्यादी वाढू लागतात, तेव्हा

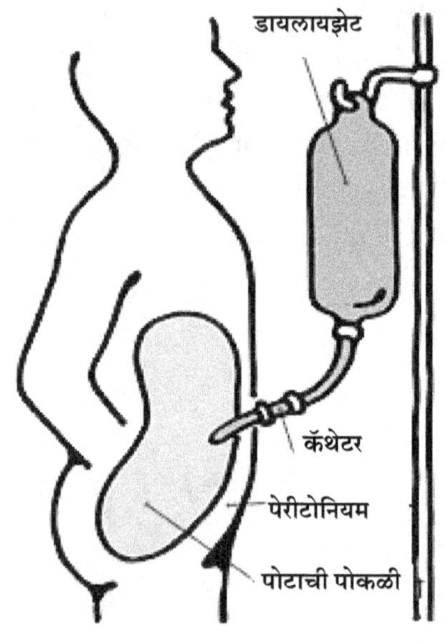

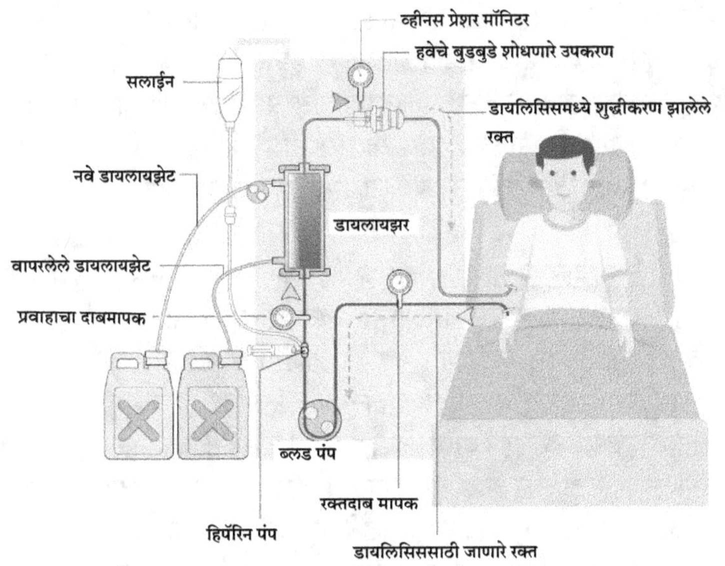

डायलिसिस प्रक्रिया

डायलिसिसची आवश्यकता भासते. सामान्यतः रक्ततपासणीत जर सिरम क्रिऑटिनिनचे प्रमाण आठ मि.ग्रॅ. टक्क्यापेक्षा जास्त आढळले तर डायलिसिस करावे लागते.

डायलिसिस केल्यावर मूत्रपिंडे पुन्हा काम करू लागत नाहीत. कारण मूत्रपिंडे दीर्घकाळ निकामी (क्रॉनिक किडनी फेल्युअर) राहिलेल्या रुग्णांमध्ये डायलिसिस केल्यावरही मूत्रपिंडे पूर्ववत काम करीत नाहीत. अशा रुग्णांमध्ये डायलिसिस हा मूत्रपिंडांचे काम करण्यासाठी असलेला कृत्रिम पर्याय असतो. त्या रुग्णांची शारीरिक अवस्था व्यवस्थित ठेवण्यासाठी नियमितपणे, कायमस्वरूपी डायलिसिस करणे आवश्यक असते.

काही वेळेस, ॲक्यूट किडनी फेल्युअरसारख्या स्थितीत मूत्रपिंडाचे कार्य तात्पुरत्या काळासाठी कमी होते. अशा रुग्णांमध्ये थोडा काळच डायलिसिस करून घेणे गरजेचे असते. या रुग्णांमध्ये काही दिवसांनी मूत्रपिंड पूर्ववत काम करू लागते. त्यामुळे त्यानंतर त्यांना डायलिसिस किंवा औषधांची गरज नसते.

डायलिसिसचे प्रकार : डायलिसिसचे दोन प्रकार असतात.

- **हेमोडायलिसिस (Hemodialysis) :** यामध्ये डायलिसिस मशीन विशेष प्रकारच्या क्षारयुक्त द्रव्यांच्या मदतीने कृत्रिम मूत्रपिंडाद्वारे रक्त शुद्ध करते.

हेमोडायलिसिस मशिनच्या आत असलेल्या पंपाच्या मदतीने शरीरातील २५० ते ३०० मिली रक्त, दर मिनिटाला, शुद्ध करण्यासाठी कृत्रिम मूत्रपिंडात पाठवले जाते. रक्तात गुठळी होऊ नये यासाठी त्यात हिपॅरीन नावाच्या औषधाचा वापर केला जातो. शुद्धीकरणासाठी रक्त डायलिसिस मशिनच्या आत जात नाही. कृत्रिम मूत्रपिंडात रक्ताचे शुद्धीकरण डायलिसिस मशीनद्वारे पाठवण्यात आलेल्या खास प्रकारच्या द्रवाच्या (डायलायझेट) मदतीने होते. शुद्ध केलेले रक्त पुन्हा शरीरात पाठवले जाते.

हेमोडायलिसिसची प्रक्रिया साधारणपणे चार तास चालते. यात शरीरातले सर्व रक्त कमीत कमी १२ वेळा शुद्ध केले जाते. हेमोडायलिसिसच्या क्रियेत नेहमी रक्त देण्याची गरज पडते हा गैरसमज आहे. मात्र रक्तात हिमोग्लोबिनचे प्रमाण कमी झाले असेल तर आणि डॉक्टरांना आवश्यक वाटले तरच रुग्णाच्या शरीरात रक्त भरावे लागते.

- **पेरिटोनियल डायलिसिस (Peritoneal Dialysis)** : अशा प्रकारच्या डायलिसिसमध्ये पोटात एक खास प्रकारची नळी (कॅथेटर) घालून, विशेष प्रकारच्या क्षारयुक्त द्रव्यांच्या मदतीने शरीरात जमा झालेले अनावश्यक पदार्थ दूर करून शुद्धीकरण केले जाते. या डायलिसिसमध्ये मशीनची आवश्यकता नसते.
- **डायलिसिसच्या कार्याचे शास्त्रीय तत्त्व** : हेमोडायलिसिसमध्ये कृत्रिम मूत्रपिंडाचे कृत्रिम पातळ आवरण (सेमीपरमिएबल मेम्ब्रेन) आणि पेरिटोनियल डायलिसिसमध्ये पोटाच्या आतील अस्तर पातळ आवरण म्हणून काम करते.

पातळ आवरणातल्या बारीक छिद्रामधून पाणी, क्षार आणि अनावश्यक युरिया, क्रिऑटिनिनसारखे पदार्थ उत्सर्जित केले जातात. परंतु शरीराला आवश्यक असणाऱ्या रक्तपेशींसारखे मोठे पदार्थ तसेच प्रथिने गाळली जात नाहीत. डायलिसिसच्या क्रियेत पातळ आवरणाच्या एका बाजूला डायलिसिसचा द्रव तर दुसऱ्या बाजूला शरीरातील रक्त असते. ऑस्मोसिस आणि डीफ्युजन सिद्धांतानुसार रक्तातील अनावश्यक पदार्थ आणि अतिरिक्त पाणी, रक्तातून डायलिसिसच्या द्रवाद्वारे शरीरातून बाहेर काढले जातात. किडनी फेल्युअरच्या कारणामुळे सोडियम, पोटॅशियम आणि आम्लाच्या प्रमाणात झालेले बदल सुधारण्याचे महत्त्वपूर्ण कामही या प्रक्रियेदरम्यान होते.

- **डायलिसिस कोणाला करतात ?** : क्रॉनिक मूत्रपिंड फेल्युअरच्या उपचारात दोन्ही प्रकारचे डायलिसिस परिणामकारक ठरतात. रुग्णाला दोन्ही प्रकारच्या डायलिसिसमधून होणाऱ्या फायद्या-तोट्यांबद्दल माहिती दिल्यानंतर, त्याची आर्थिक स्थिती, तब्येत, घरापासून हेमोडायलिसिस करण्याच्या ठिकाणाचे अंतर इत्यादी बाबींवर विचार केल्यानंतर, कोणत्या प्रकारचे डायलिसिस करायचे हे ठरविले जाते. भारतात बहुतेक ठिकाणी हेमोडायलिसिस कमी खर्चात आणि सहज उपलब्ध आहे. त्यामुळे हेमोडायलिसिसद्वारे उपचार घेणाऱ्या रुग्णांची संख्या भारतात अधिक आहे.
- **डायलिसिसनंतर आहारातील पथ्य** : डायलिसिस सुरू केल्यांनतर रोग्याला आहारात पाणी आणि द्रवपदार्थ मोजून मापून, संतुलित प्रमाणात घेणे गरजेचे असते. मीठ कमी खाणे तसेच पोटॅशियम आणि फॉस्फरस वाढू न देण्याचाही सल्ला दिला जातो. मात्र केवळ औषधोपचार घेणाऱ्या रोग्यांच्या तुलनेत डायलिसिस सारखा उपचार घेणाऱ्या रोग्याला खाण्यापिण्यात अधिक सूट दिली जाते. तसेच जास्त प्रथिने आणि जीवनसत्त्वयुक्त आहार घेण्याचा सल्ला दिला जातो.

डायलिसिसमध्ये रक्त काढण्यासाठी पुढील प्रकारच्या पद्धतीचा वापर केला जातो.

- डबल ल्युमेन कॅथेटर (Double Lumen Catheter)
- एव्ही फिस्चुला (AV Fistula)
- ग्राफ्ट (Graft)
- **डबल ल्युमेन कॅथेटर (नळी)** : अत्यावश्यक परिस्थितीत, तत्काळ डायलिसिस करण्याची ही सर्वाधिक प्रचलित पद्धत आहे. यामध्ये रक्तवाहिनीत कॅथेटर घालून त्वरित डायलिसिस केले जाते. हा कॅथेटर गळ्यातल्या इंटर्नल जुगुलर, काखेतल्या सबक्लेव्हियन किंवा जांघेतल्या फीमोरल व्हेनमध्ये घातला जातो. प्रत्येक मिनिटाला ३०० ते ४०० मिली रक्त शुद्धीकरणासाठी काढले जाते. हा कॅथेटर (नळी) बाहेरच्या भागात दोन हिश्श्यांमध्ये वेगवेगळ्या नळ्यांमध्ये विभाजित होतो. नळीचा एक हिस्सा शरीरातून रक्त बाहेर काढण्यासाठी आणि दुसरा हिस्सा रक्त परत पाठवण्यासाठी वापरला जातो. शरीराच्या आत जाण्याच्या नळीचे दोन्ही हिस्से बाहेरून एकत्र दिसतात, पण अंतर्गतरीत्या ते दोन भागांत विभागलेले असतात.

  कॅथेटरमध्ये संसर्ग होऊ नये यासाठी हेमोडायलिसिस ३ ते ६ आठवड्यांसाठी केले जाते.

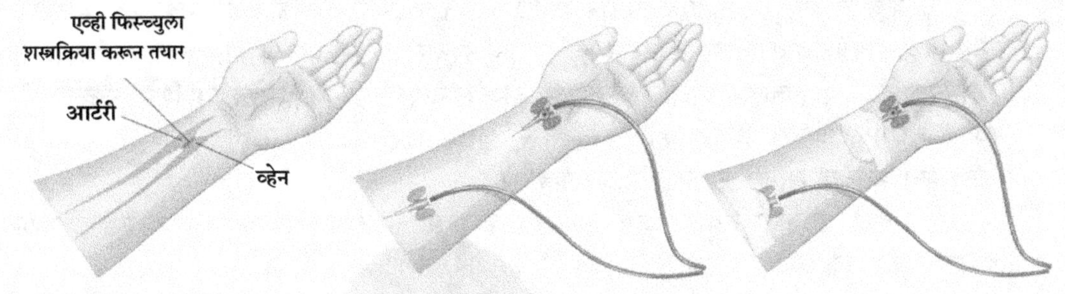

डायलिसिससाठी ए.व्ही. फिस्च्युला

- **एव्ही फिस्च्युला :** काही महिने किंवा वर्षासाठी, दीर्घकाळ हेमोडायलिसिस करण्याकरता ही पद्धत सुरक्षित असते. या पद्धतीत मनगटावरील आर्टरी (शुद्ध रक्तवाहिनी) आणि व्हेन (अशुद्ध रक्तवाहिनी) ऑपरेशनद्वारे जोडण्यात येते. आर्टरीमधून दाबाने आलेले रक्त व्हेनमध्ये जाते, ज्यामुळे हातातल्या सर्व शिरा फुगतात. या शिरा फुगवायला ३ ते ४ आठवड्यांचा वेळ लागतो. त्यानंतरच शिरांचा उपयोग डायलिसिससाठी केला जातो. एव्ही फिस्च्युला तयार होण्यासाठी लागणाऱ्या या दिरंगाईमुळे पहिल्यांदा किंवा त्वरित डायलिसिस करण्यासाठी फिस्च्युलाचा वापर करता येत नाही.

फुललेल्या आर्टरी किंवा व्हेनमध्ये दोन भिन्न ठिकाणी विशेष प्रकारच्या जाड सुया (फिस्च्युला नीडल्स) घातल्या जातात. या सुयांच्या मदतीने डायलिसिससाठी रक्त बाहेर काढले जाते आणि ते शुद्ध केल्यानंतर पुन्हा शरीरात घातले जाते. फिस्च्युलाच्या मदतीने अनेक महिने व वर्षांपर्यंत हेमोडायलिसिस करता येते. फिस्च्युला केलेल्या हातांनी सर्व नैमित्तिक कामे करता येतात.

एव्ही फिस्च्युलाची विशेष देखभाल

क्रॉनिक किडनी फेल्युअरच्या अंतिम अवस्थेतल्या उपचारात रोग्याला हेमोडायलिसिस करावे लागते. नियमित डायलिसिसवरच या रोग्यांचे जीवन अवलंबून असते. एव्ही फिस्च्युला जर योग्य पद्धतीने काम करत असेल, तर यातून डायलिसिससाठी पुरेशा प्रमाणात रक्त घेतले जाऊ शकते. थोडक्यात डायलिसिस करणाऱ्या रोग्यांचे जीवन एव्ही फिस्च्युलाच्या योग्य कार्यक्षमतेवर आधारित असते.

एव्ही फिस्च्युलामुळे फुगलेल्या शिरांमध्ये अधिक दाबाबरोबर मोठ्या प्रमाणात रक्तप्रवाह येतो. जर फिस्च्युलामध्ये अचानक जखम झाली तर फुगलेल्या नसांमधून मोठ्या प्रमाणात रक्तस्राव होण्याची शक्यता असते. अशा स्थितीत रक्तप्रवाहावर त्वरित नियंत्रण ठेवता आले नाही, तर रुग्णाचा मृत्यूही होऊ शकतो.

एव्ही फिस्च्युला दीर्घकाळापर्यंत उपयोग करण्यासाठी खालील गोष्टींकडे लक्ष द्यावे

- **नियमित व्यायाम :** फिस्च्युला तयार केल्यानंतर नस फुगलेलीच राहण्यासाठी आणि त्यातून पुरेशा प्रमाणात रक्त उपलब्ध व्हावे, यासाठी हाताचा नियमित व्यायाम करणे आवश्यक असते. फिस्च्युलाच्या मदतीने हेमोडायलिसिस सुरू केल्यानंतरही हाताचा नियमित व्यायाम करत राहावा लागतो.
- रक्तदाब कमी झाला तर, फिस्च्युलाच्या कार्यक्षमतेवर गंभीर परिणाम होऊ शकतात. परिणामतः फिस्च्युला बंद होण्याची भीती असते. यामुळेच रक्तदाब कमी-जास्त होणार नाही याकडे लक्ष द्यावे लागते.
- फिस्च्युला केल्यानंतर प्रत्येक रुग्णाने सकाळ, दुपार, संध्याकाळ, असे दिवसातून तीन वेळा फिस्च्युला योग्य

रीतीने काम करत आहे की नाही हे तपासून पाहिले पाहिजे. फिस्च्युलाचे काम अचानक बंद पडले, तर ते त्वरित ध्यानात येऊ शकते. त्वरित निदान आणि योग्य उपचारांनी फिस्च्युलाचे काम पुन्हा सुरू करता येते.

- फिस्च्युला केलेल्या हाताच्या शिरेत कधीही इतर इंजेक्शन देता कामा नये. तसेच त्या शिरेत ग्लुकोज किंवा रक्तही देऊ नये. रक्त चाचणीसाठीही तेथून रक्त काढता कामा नये.

- फिस्च्युला केलेल्या हातावर रक्तदाब मोजून पाहू नये.

- फिस्च्युला केलेल्या हातानी वजन उचलू नये. त्या हातावर जास्त भार पडणार नाही याकडे लक्ष द्यावे. झोपताना त्या हातावर दाब पडणार नाही, याकडेही लक्ष दिले पाहिजे.

- फिस्च्युला कुठल्याही प्रकारचा धक्का लागू देऊ नये. त्या हातात घड्याळात, दागिने, कडे किंवा धातूच्या बांगड्या   अशा हातावर दबाव आणणाऱ्या चीजा घालू नये. कोणत्याही कारणांनी फिस्च्युलाला जखम होऊन रक्त वाहू लागले, तर न घाबरता, दुसऱ्या हाताने खूप दाब देऊन रक्त थांबवावे. हेमोडायलिसिस नंतर वापरली जाणारी पट्टी आवळून बांधल्यास रक्त वाहणे थांबवता येते. त्यानंतर त्वरित डॉक्टरांशी संपर्क साधावा. रक्त वाहणे थांबवल्याशिवाय डॉक्टरकडे जाणे जीवघेणे ठरू शकते.

- फिस्च्युला लावलेला हात स्वच्छ ठेवावा. हेमोडायलिसिस करण्यापूर्वी हात जीवाणूनाशक साबणाने स्वच्छ धुवावा.

- हेमोडायलिसिसनंतर फिस्च्युलातून रक्त वाहणे थांबवण्यासाठी हातावर खास पट्टी (टुर्निके) घट्ट बांधली जाते, मात्र ही पट्टी अधिक काळ बांधून ठेवली, तर फिस्च्युला बंद होण्याचा धोका असतो.

ग्राफ्ट : ज्या रुग्णांच्या हाताच्या रक्तवाहिन्यांची स्थिती फिस्च्युलासाठी योग्य नसते, त्यांच्यात ग्राफ्टचा वापर केला जातो. या पद्धतीत प्लास्टिकसारख्या पदार्थांपासून तयार केलेल्या विशेष प्रकारच्या कृत्रिम शिरेच्या मदतीने, हात किंवा पायातील मोठी आर्टरी आणि व्हेन ऑपरेशनद्वारे जोडण्यात येते. फिस्च्युलाच्या सुया ग्राफ्टमध्ये घालून हेमोडायलिसिससाठी रक्त काढले आणि परत पाठवले जाते. ही पद्धत आर्थिकदृष्ट्या खूप महाग असल्याने, ठरावीक रुग्णांमध्ये याचा वापर केला जातो.

हेमोडायलिसिसचे मुख्य फायदे

- कमी खर्चात डायलिसिसचा उपचार.
- रुग्णालयात तज्ज्ञ कर्मचारी आणि डॉक्टरांद्वारे केला जाणारा उपचार असल्याने हेमोडायलिसिस सुरक्षित असते.
- कमी वेळात जास्त परिणामकारक उपचार.
- जंतुसंसर्ग होण्याची शक्यता खूप कमी असते.
- हा उपचार दररोज करण्याची आवश्यकता नसते.
- इतर रुग्णांशी संपर्क आल्याने मानसिक तणाव कमी होतो.

हेमोडायलिसिसचे तोटे

- ही सोय प्रत्येक गावांत किंवा शहरात उपलब्ध नसल्याने वारंवार दुसरीकडे जाण्याचे कष्ट घ्यावे लागतात.
- उपचारासाठी रुग्णालयात जाणे आणि वेळेच्या मर्यादेचे पालन करावे लागते.
- प्रत्येक वेळी फिस्च्युलामध्ये सुई लावणे वेदनादायी असते.
- हेपॅटायटीसचा संसर्ग होण्याची शक्यता असते.
- हेमोडायलिसिस युनिट सुरू करणे प्रचंड खर्चिक असते आणि ते चालविण्यासाठी तज्ज्ञ डॉक्टर आणि

डायलिसिसचे प्रशिक्षण घेतलेल्या कर्मचाऱ्यांची गरज असते.

रुग्णांसाठी आवश्यक सूचना

- दीर्घकाळासाठी निरोगी आयुष्य जगण्याकरिता हेमोडायलिसिस नियमितपणे करणे गरजेचे आहे. उपचाराच्या आखून दिलेल्या कार्यक्रमात अनियमितता आणि बदल शरीरासाठी हानिकारक ठरतात.
- दोन डायलिसिसच्या मधल्या काळात वजन नियंत्रणात ठेवण्यासाठी खाण्यात कमी पाणी आणि मीठ हे पथ्य पाळणे गरजेचे असते.
- हेमोडायलिसिसच्या उपचाराबरोबरच रुग्णाने नियमित औषधे घेणे, रक्तदाब आणि मधुमेहावर नियंत्रण ठेवणे गरजेचे असते.

पेरीटोनियल डायलिसिस (पोटातून डायलिसिस)

किडनी फेल्युअरच्या रुग्णांना, जेव्हा डायलिसिसची गरज भासते, तेव्हा पेरीटोनियल डायलिसिस हा दुसरा पर्यायही असतो. पोटाच्या आतील आतडी आणि इतर अवयवांना त्यांच्या स्थानावर पकडून ठेवणाऱ्या पातळ आवरणाला पेरीटोनियल म्हटले जाते. हे आवरण सेमी-परमीएबल म्हणजे चाळणीसारखे असते. या आवरणाच्या मदतीने होणाऱ्या रक्त शुद्धीकरण प्रक्रियेला पेरीटोनियल डायलिसिस म्हणतात.

पेरीटोनियल डायलिसिसचे प्रकार

- आय.पी.डी. –इन्टरमिटन्ट पेरीटोनियल डायलिसिस (Intermittent Peritonela Dialysis)
- सी.ए.पी.डी. – कन्टीन्युअस अँब्युलेटरी पेरीटोनियल डायलिसिस (Continous Ambulatory Peritoneal Dialysis)
- सी.सी.पी.डी. - कन्टीन्युअस सायक्लिक पेरीटोनियल डायलिसिस (Continuous Cyclic Peritoneal Dialysis)
- **इन्टरमिटन्ट पेरीटोनियल डायलिसिस (आय.पी.डी.) :** रुग्णालयात भरती झालेल्या रुग्णाला जेव्हा कमी काळासाठी डायलिसिसची गरज असते, तेव्हा या प्रकारचे डायलिसिस केले जाते. आय.पी.डी.मध्ये रुग्णाला बेशुद्ध न करता बेंबीखालील पोटाचा भाग विशेष औषधाने बधिर केला जातो. या जागेतून अनेक छिद्रे असलेल्या एका मोठ्या नलिकेतून पेरीटोनियल डायलिसिस फ्लुइड वापरून रक्तातील टाकाऊ आणि अशुद्ध द्रव्ये वेगळी केली जातात. सामान्यपणे डायलिसिसची ही प्रक्रिया ३६ तासांपर्यंत चालते. या दरम्यान ३० ते ४० लिटर द्रवाचा उपयोग शुद्धीकरणासाठी केला जातो. हे डायलिसिस दर ३ ते ५ दिवसांनी करावे लागते. या डायलिसिसमध्ये रुग्णाला कुशीवर न वळता पाठीवर झोपावे लागते. हे डायलिसिस दीर्घ काळासाठी योग्य नसते.
- **कन्टीन्युअस अँब्युलेटरी पेरीटोनियल डायलिसिस (सी.ए.पी.डी.) :**

सी –कन्टीन्युअस –यात डायलिसिसची क्रिया नरंतर चालू असते.

ए –अँब्युलेटरी –या क्रियेदरम्यान रोगी चालू, फिरू शकतो आणि सर्वसाधारण कामही करू शकतो.

पी.डी. –पेरीटोनियल डायलिसिस- ही प्रक्रिया असते.

सी.ए.पी.डी. मध्ये रोगी आपल्या घरी राहून मशीनशिवाय स्वतःचे स्वतः डायलिसिस करू शकतो. जगातल्या विकसित देशांमध्ये क्रॉनिक मूत्रपिंड फेल्युअरचे रोगी जास्त करून या डायलिसिसचा उपयोग करतात.

- **सी.ए.पी.डी.ची प्रक्रिया :** या प्रकारच्या डायलिसिसमध्ये अनेक छिद्रे असलेली नळी बेंबीखाली छोटीशी चीर पडून पोटात घातली जाते. ही नळी सिलिकॉनसारख्या विशेष पदार्थांनी बनवलेली असते. ती मऊ आणि लवचीक असते आणि पोट किंवा आतील भागांना इजा न करता पोटात व्यवस्थितपणे राहते. या नळीद्वारे दिवसात ३ ते ४ वेळा दोन लिटर डायलिसिस द्रव पोटात सोडला जातो आणि विशिष्ट तासानंतर हा द्रव बाहेर काढला जातो. या डायलिसिसचा द्रव जेवढा वेळ पोटात असतो त्याला, ड्वेल टाईम म्हणतात. या क्रियेदरम्यान रक्तातील अशुद्ध आणि टाकाऊ द्रव्ये डायलिसिसच्या द्रवात गाळली जाऊन रक्ताचे शुद्धीकरण होते. डायलिसिससाठी प्लॅस्टिकच्या मऊ पिशवीत ठेवलेले दोन लिटर द्रव पोटात घातल्यानंतर रिकामी पिशवी कमरेला पट्ट्याने बांधून आरामात चालता-फिरता येते. ही डायलिसिस क्रिया पूर्ण दिवसभर चालते आणि दिवसात ३ ते ४ वेळा द्रव बदलले जाते. द्रव बदलण्याच्या व्यतिरिक्त उर्वरित वेळेत रुग्ण हिंडू फिरू शकतो. तसेच छोटी मोठी कामे किंवा नोकरीही करू शकतो.

- **आहारात परिवर्तन :** सी.ए.पी.डी.च्या या क्रियेत पोटातून बाहेर निघणाऱ्या द्रवासोबत प्रथिनेही शरीराबाहेर पडतात. त्यामुळे, निरोगी राहण्यासाठी जास्त प्रथिनयुक्त आहार नियमितपणे घेणे अत्यावश्यक असते. रुग्ण किती मीठ, पोटॅशियमयुक्त पदार्थ किंवा पाणी घेऊ शकतो याचे प्रमाण त्याचा रक्तदाब, शरीरावरील सुजेचे प्रमाण आणि प्रयोगशाळेतील चाचण्यांचा अहवाल बघून ठरवले जाते.

- **जोखमीच्या मुख्य गोष्टी :** सी.ए.पी.डी.मध्ये मुख्य धोका पेरीटोनायटीसचा (Peritonitis) असतो. कॅथेटर जेथून बाहेर येतो तेथे संसर्ग होणे आणि जुलाब होणे इत्यादी धोके असतात.

सी.ए.पी.डी.चे फायदे

- डायलिसिससाठी रोग्याला हॉस्पिटलमध्ये जावे लागत नाही. रोगी घरच्या घरी हे डायलिसिस करू शकतो.
- स्थळ आणि काळाचा त्रास होत नाही. रोगी दैनंदिन काम करू शकतो आणि घराच्या बाहेर पडून दुसऱ्या ठिकाणीही जाऊ शकतो.
- खाण्यापिण्यात कमी पथ्य पाळावे लागते.
- ही क्रिया मशीनशिवाय होते, इंजेक्शनच्या त्रासापासून रोग्याची सुटका होते.
- उच्च रक्तदाब, सूज आदींवर उपचार सुलभपणे करता येतात.

सी.ए.पी.डी.चे तोटे

- हा इलाज सध्यातरी खूप महाग आहे.
- यात पेरीटोनायटीस होण्याचा धोका असतो.
- प्रत्येक दिवशी न चुकता ३ ते ४ वेळा काळजीपूर्वक द्रव बदलावे लागते. रुग्णाच्या कुटुंबावर याची जबाबदारी असते. अशा प्रकारे प्रत्येक दिवशी योग्य वेळी काळजीपूर्वक सी.ए.पी.डी. करण्यामध्ये मानसिक तणाव निर्माण होतो.
- पोटात कॅथेटर आणि द्रव कायम राहणे ही नेहमीची समस्या होते.
- सी.ए.पी.डी. साठी लागणाऱ्या द्रवाची जड पिशवी सांभाळणे व त्यासोबत फिरणे सहज सोपे नसते.

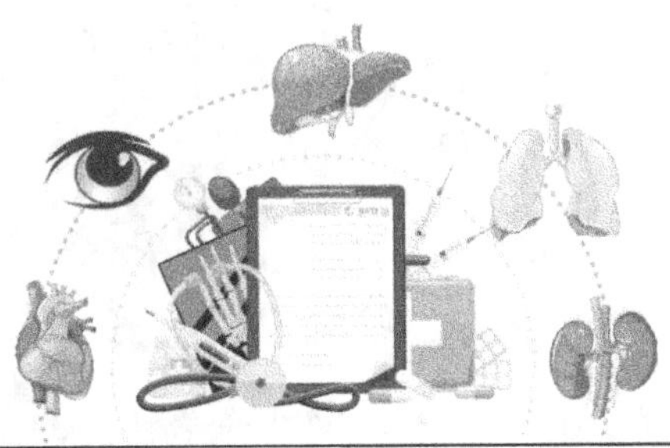

मूत्रपिंड प्रत्यारोपण : का ? केव्हा ? कसे ?

मूत्रपिंड प्रत्यारोपण ही एक महत्त्वाची शस्त्रक्रिया आहे यात रोगग्रस्त किंवा निकामी मूत्रपिंडे जिवंत किंवा मृत दात्याच्या निरोगी मूत्रपिंडांनी बदलली जातात. एंड-स्टेज रीनल डिसीजसाठी (इएसआरडी) सर्वोत्तम उपचार पर्याय मानला जातो. यामुळे रुग्णाच्या जीवनाची गुणवत्ता सुधारली जाते आणि आयुर्मान वाढवू शकते. दान केलेली मूत्रपिंड शस्त्रक्रियेने प्राप्तकर्त्याच्या खालच्या ओटीपोटात रोपण केली जातात आणि नवीन मूत्रपिंडाच्या रक्तवाहिन्या आधीच्या रक्तवाहिन्यांशी जोडल्या जातात. नंतर नवीन मूत्रपिंडाची मूत्रवाहिनी प्राप्तकर्त्याच्या मूत्राशयाशी जोडली जाते, ज्यामुळे मूत्र सामान्यपणे वाहू शकते.

शेवटच्या टप्प्यातील मूत्ररोग असलेल्या रुग्णांसाठी ही प्रक्रिया अखेरचा पर्याय म्हणून वापरली जाते. त्यांची मूत्रपिंडे योग्यरित्या कार्य करत नसल्याने रक्तातील टाकाऊ पदार्थ आणि अतिरिक्त द्रव काढून टाकला जात नाही. यशस्वी किडनी प्रत्यारोपणामुळे किडनीचे सामान्य कार्य पुनश्च सुरु होऊ शकते. त्या रुग्णांची डायलिसिसची गरज दूर होते आणि रुग्णाच्या जीवनाची गुणवत्ता लक्षणीयरीत्या सुधारते. किडनी प्रत्यारोपणाच्या प्रक्रियेमध्ये अनेक पायऱ्यांचा समावेश होतो, ज्यामध्ये योग्य दाता शोधणे, प्राप्तकर्त्याच्या आरोग्याचे मूल्यमापन करणे आणि शस्त्रक्रिया करणे समाविष्ट असते.

किडनी देणारे दाते जिवंत किंवा मृत असू शकतात आणि प्राप्तकर्त्याशी संबंधित किंवा असंबंधित असू शकतात. दात्याने आणि प्राप्तकर्त्याने सुसंगतता सुनिश्चित करण्यासाठी आणि गुंतागुंत होण्याचा धोका कमी करण्यासाठी वैद्यकीय चाचण्यांच्या मालिकेतून जाणे आवश्यक असते. त्यानंतर योग्य दात्याची ओळख पटवून शस्त्रक्रिया होऊ शकते.

या शस्त्रक्रियेत सामान्यतः कार्य न करणारी मूत्रपिंड काढून टाकणे आणि निरोगी मूत्रपिंड त्याच्या जागी ठेवणे समाविष्ट असते. किडनी प्रत्यारोपणानंतर, रुग्णाला इम्युनोसप्रेसिव्ह औषधे घेणे आवश्यक असते, त्यामुळे शरीराला नवीन मूत्रपिंड नाकारण्यापासून प्रतिबंध होतो. ही औषधे प्राप्तकर्त्याच्या उर्वरित आयुष्यासाठी घ्यावी लागतात. नवीन मूत्रपिंडाच्या कार्यावर लक्ष ठेवण्यासाठी आणि संभाव्य गुंतागुंत शोधण्यासाठी डॉक्टरांकडून नियमित तपासणी करून घेणे आवश्यक असते. योग्य काळजी आणि देखरेखीसह, मूत्रपिंड प्रत्यारोपण

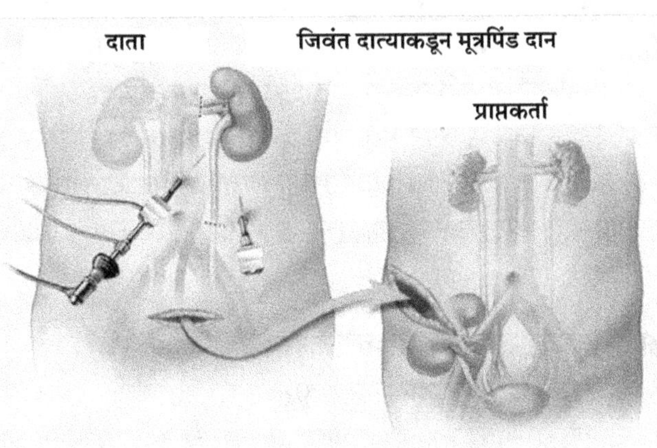

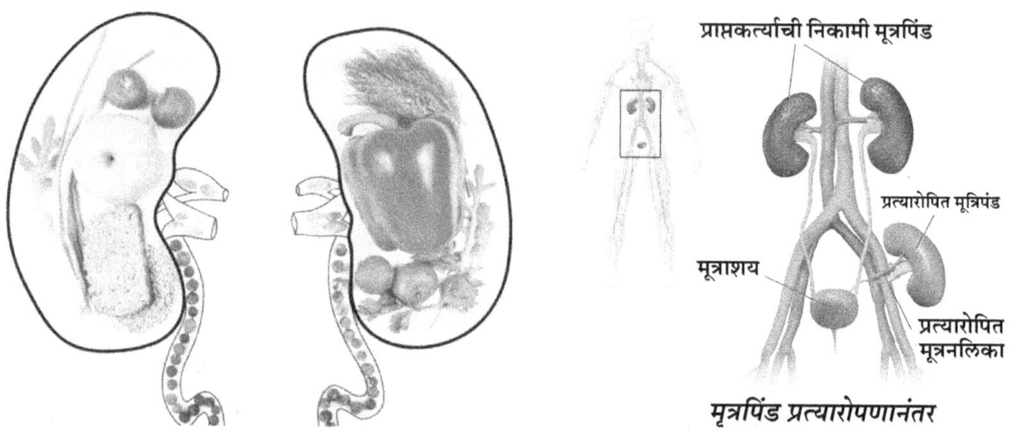

मूत्रपिंड प्रत्यारोपणानंतर

प्राप्तकर्त्याच्या जीवनाची गुणवत्ता लक्षणीयरीत्या सुधारली जाऊन त्यांना नॉर्मल निरोगी जीवन जगता येते.

मूत्रपिंड प्रत्यारोपणाचे प्रकार

मूत्रपिंड प्रत्यारोपणासाठी अवयव दोन स्रोतांकडून येतात: जिवंत दाते आणि मृत दाता.

जिवंत दात्याचे मूत्रपिंड प्रत्यारोपण

- किडनी जिवंत व्यक्तीद्वारे दान केली जाते, सामान्यतः कुटुंबातील सदस्य किंवा प्राप्तकर्त्याचा जवळचा मित्र.
- किडनी दान करण्यासाठी ते पुरेसे निरोगी आहेत आणि त्यांची किडनी प्राप्तकर्त्याशी जुळते हे सुनिश्चित करण्यासाठी दात्याने वैद्यकीय चाचण्यांच्या मालिकेतून जाणे आवश्यक आहे.
- शस्त्रक्रिया सामान्यतः आगाऊ नियोजित केली जाते, ज्यामुळे दाता आणि प्राप्तकर्ता दोघांनाही प्रक्रियेची तयारी करता येते.
- मृत दात्याच्या प्रत्यारोपणाच्या तुलनेत जिवंत दात्याच्या प्रत्यारोपणाचा यशाचा दर जास्त असतो, ज्यामुळे प्राप्तकर्त्याला अधिक लवकर किडनी मिळू शकते.

मृत दात्याचे मूत्रपिंड प्रत्यारोपण

मृत दाता ही अशी व्यक्ती असते, की जिचे नुकतेच निधन झाले आहे. प्रत्यारोपणासाठी हे अवयव, योग्य ती काळजी घेऊन वेळेवर वापरल्यास ते उपयुक्त ठरतात. मृत दात्याचे अवयव सामान्यतः अशा लोकांकडून येतात, ज्यांनी अवयव दाता कार्डवर स्वाक्षरी करून मृत्यूपूर्वी त्यांचे अवयव दान करण्याचा निर्णय घेतलेला असतो. पण तरीही मृत्यूच्या वेळी मृत व्यक्तीच्या कुटुंबाकडून ते अवयव दान करण्याची परवानगी घेतली जाते.

मृत दात्याच्या मूत्रपिंडाचे प्रत्यारोपण करताना, मृत दात्याचे मूत्रपिंड घेतले जाते आणि त्याच्याशी सर्व गुणधर्म जुळणाऱ्या, स्वतःचे नैसर्गिक मूत्रपिंड निकामी झालेल्या प्राप्तकर्त्याच्या शरीरात ते शस्त्रक्रिया करून प्रत्यारोपित केले जाते.

अवयव दानासाठी पात्रतेचे निकष

मृत दात्यांच्या अवयवदानासाठी वयाची मर्यादा नाही. अगदी सहा आठवड्यांपर्यंतचे बालक अवयवदान करू शकते. फक्त आवश्यक गोष्ट म्हणजे अवयवांचे आरोग्य आणि स्थिती. सर्व अवयव आणि ऊती - हृदय, मूत्रपिंड,

फुप्फुसे, कॉर्निया, स्वादुपिंड इ. दान केले जाऊ शकतात. जिवंत अवयवांचे प्रत्यारोपण देखील शक्य असते. विशेषत: मूत्रपिंडाच्या बाबतीत जेथे एकाच मूत्रपिंडासह निरोगी जीवन जगणे शक्य आहे.

अवयवदानाबाबत भारताची कायदेशीर स्थिती

भारतात, अवयव दान हे मानवी अवयव प्रत्यारोपण कायदा-१९९४ (ट्रान्सप्लान्टेशन ऑफ ह्युमन ऑर्गन्स अँड टिश्यू ऑक्ट-१९९४) अंतर्गत कायदेशीर आहे, या कायद्यान्वये 'ब्रेन डेथ' ही संकल्पना कायदेशीर बनली. ब्रेन डेथ म्हणजे मेंदूचे कार्य पूर्ण थांबणे. अशा व्यक्तीचे हृदयाचे स्पंदन आणि अन्य कार्ये सुरु असतात, पण मेंदूच्या मृत्यूमध्ये, जीवन टिकवून

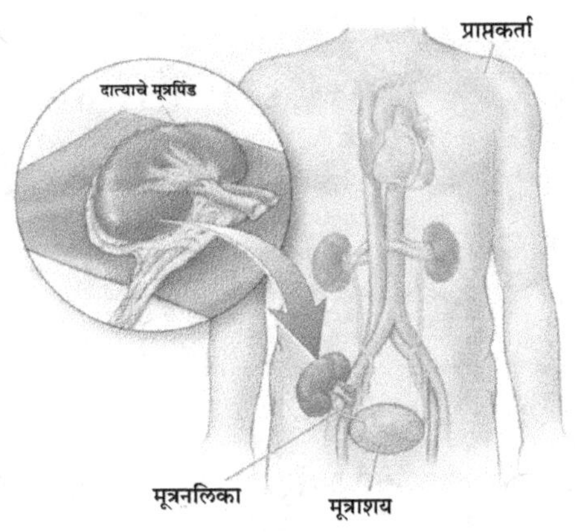

मूत्रपिंडाचे प्रत्यारोपण

ठेवता येत नाही, परंतु शरीराची इतर महत्त्वपूर्ण कार्ये आयसीयूमध्ये राखली जाऊ शकतात. अशा रुग्णांना कृत्रिम जीवन-आधारावर ठेवले जाते जेणेकरून इतर अवयव निरोगी स्थितीत राहावेत.

मेंदूचा मृत्यू हा कोमासारखा नसतो. कोमा म्हणजे खोल बेशुद्धीची एक अवस्था असते, त्यामध्ये मेंदू बाह्य मदतीशिवाय कार्य करत राहतो. मेंदूमध्ये कोणतीही क्रिया होत असल्यास, त्या व्यक्तीला मेंदू मृत घोषित केले जात नाही. भारतीय कायद्याप्रमाणे, एखाद्या व्यक्तीची ब्रेन डेथ जाहीर करण्यासाठी चार डॉक्टरांच्या पॅनेलची आवश्यकता असते. त्यात एक वैद्यकीय प्रशासक, एक अधिकृत तज्ज्ञ, एक न्यूरोलॉजिस्ट आणि रुग्णावर उपचार करणारे डॉक्टर यांचा समावेश असावा लागतो. प्रत्यारोपणासाठी एखाद्या व्यक्तीचे अवयव काढून घेण्या आधी, त्याला 'ब्रेन डेड' म्हणून या चौघांनी एकमताने घोषित करणे आवश्यक असते. त्यानंतर मेंदूच्या मृत्यूची घोषणा करण्यापूर्वी त्यासंबंधातल्या सर्व चाचण्या केल्या जातात.

- **अवयवदानासाठी नोंदणी :** अवयव दान ही एक ऐच्छिक प्रक्रिया असते. ज्यात तुम्ही तुमचा मृत्यू झाल्यास तुमचे अवयव दान करण्यासाठी संमती फॉर्म भरू शकता. तुम्हाला नॅशनल ऑर्गन अँड टिश्यू ट्रान्सप्लांट ऑर्गनायझेशनच्या वेबसाइटवर ऑनलाइन उपलब्ध असलेला संमती फॉर्म भरावा लागतो.

अवयव काढण्यासाठी ज्या हॉस्पिटलशी संपर्क साधला जातो, तिथूनही हा फॉर्म मिळवता येतो. मृतव्यक्तीच्या अवयवदानाबाबतीत, शरीराच्या कायदेशीर संबंधितांकडून संमती फॉर्म भरून घेणे आवश्यक असते. संभाव्य दात्याला अवयवदान संस्थांकडून डोनर कार्ड देखील मिळू शकते. हे कायदेशीररित्या बंधनकारक नसले, तरी कार्ड एखाद्या व्यक्तीची देणगी देण्याची इच्छा दर्शवते.

- **अवयवदान का करावे ?** : वैद्यकीय क्षेत्रातील आजच्या प्रगतीमुळे, सर्व वयोगटातील आणि कोणताही वैद्यकीय इतिहास असलेले लोक दाता बनू शकतात. तथापि, डॉक्टरांनी दात्याच्या वैद्यकीय स्थितीचे विश्लेषण केल्यानंतर अंतिम निर्णय घेतला जातो.

जीवन जगण्यासाठी अनेकांना महत्त्वाच्या अवयवांची नितांत गरज असते. दररोज मृत पावणाऱ्या व्यक्तींची संख्या पाहता, अवयवदात्यांची अनुपलब्धता टाळता येऊ शकते. 'आपल्या मरणातही दुसऱ्या व्यक्तीला जीवन देण्याचा विचार करा - आणि एक जीव वाचवा' हा संदेश सर्व नागरिकांपर्यंत पोचला पाहिजे.

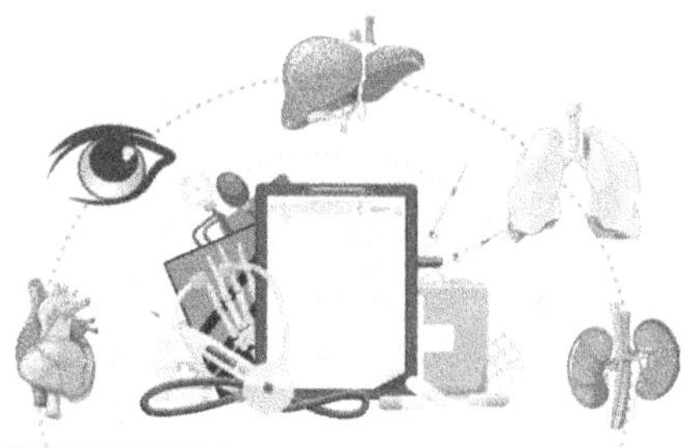

स्वादुपिंड : दुर्लक्षित पण महत्त्वाची ग्रंथी

स्वादुपिंड ही मानवी शरीरातील एक अत्यंत महत्त्वाची ग्रंथी आहे. जठराच्या मागे ओटीपोटात असलेली ही ग्रंथी, शरीराच्या चयापचय आणि एकूण आरोग्यासाठी आवश्यक असलेले पाचक रस आणि हार्मोन्स (संप्रेरके) तयार करते आणि स्रावित करते. शरीरातील रक्तातील साखरेची पातळी आणि पचन नियंत्रित करण्यात स्वादुपिंड महत्त्वपूर्ण भूमिका बजावते.

स्वादुपिंडाचे कार्य : स्वादुपिंडाची दोन प्राथमिक कार्ये असतात

- **अंतःस्रावी कार्य:** रक्तातील साखरेची पातळी नियंत्रित करणारे हार्मोन्स स्वादुपिंड रक्तप्रवाहात स्रावित करते. या संप्रेरकात इन्सुलिन आणि ग्लुकॅगॉन ही दोन संप्रेरके असतात. रक्तातील ग्लुकोज शर्करेची पातळी स्थिर ठेवण्यासाठी ते एकत्रितपणे काम करतात. इन्सुलिन रक्तातील साखरेची पातळी कमी करण्यास मदत करते, तर ग्लुकॅगॉन ती पातळी वाढवते. ही दोन्ही संप्रेरके मधुमेह नियंत्रणासाठी महत्त्वपूर्ण असतात. जेव्हा शरीर पुरेसे इन्सुलिन तयार करू शकत नाही किंवा त्याचा प्रभावीपणे वापर करू शकत नाही, तेव्हा मधुमेह होतो.

- **एक्झोक्राइन फंक्शन (Exocrine Function) :** अमायलेज (Amylase), लायपेज

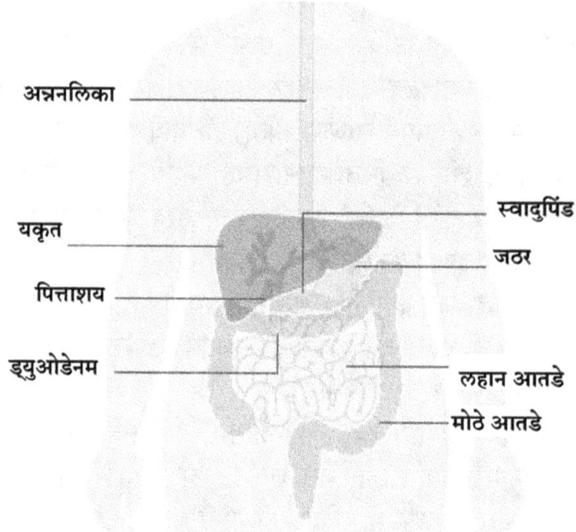

पचनसंस्थेत स्वादुपिंडाचे स्थान

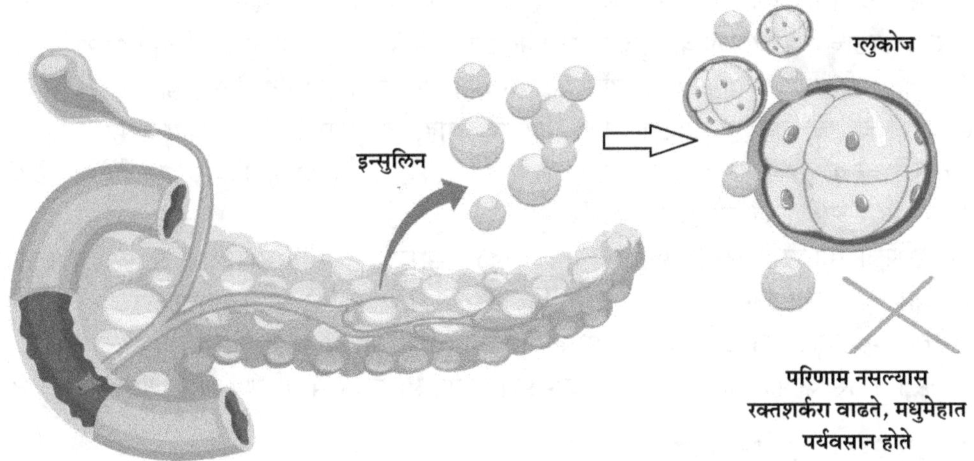

(Lipase) आणि प्रोटीएज (Protease) हे पाचक रस स्वादुपिंडात तयार होतात. यांना एकत्रितपणे पॅन्क्रिऑटिन (Pancreatin) किंवा पॅन्क्रिलायपेज (Pancrelipase) म्हणतात. स्वादुपिंड हे पाचक रस तयार करून स्रावित करते. त्यांच्यायोगे लहान आतड्यात अन्नाचे विभाजन होते. यामध्ये अमायलेज कर्बोदकांचे, लायपेज स्निग्ध पदार्थ आणि चरबीचे, तर प्रोटीएज प्रथिनांचे विभाजन करते. हे पाचक रस शरीरातील मुख्य पोषक तत्त्वांचे पचन आणि अभिशोषण करण्यासाठी महत्त्वपूर्ण असतात.

स्वादुपिंडाची रचना

स्वादुपिंड या ग्रंथीचा आकार एखाद्या माशासारखा असतो. त्याचे वजन सुमारे ८० ते १०० ग्रॅम असते. ते ओटीपोटात, जठराच्या मागील बाजूस असते आणि पाठीच्या मणक्याच्या पुढे असते. डोके, मान, धड आणि शेपूट असे स्वादुपिंडाचे रचनात्मकदृष्ट्या चार मुख्य भाग असतात. डोके पोटाच्या उजव्या बाजूला, तर शेपूट डाव्या बाजूला असते.

स्वादुपिंड दोन प्रकारच्या ऊर्तींनी बनते. एक्झोक्राइन (Exocrine) आणि एंडोक्राइन (Endocrine). स्वादुपिंडाचा सुमारे ९५ टक्के एक्झोक्राइन ऊर्तींनी बनलेला असतो. त्यात पाचक रस तयार होतात आणि लहान आतड्यात सोडले जातात. एंडोक्राईन (अंतःस्रावी) ऊती स्वादुपिंडाचा उर्वरित पाच टक्के भाग बनवतात. रक्तप्रवाहात सोडले जाणारे हार्मोन्स त्या तयार करतात.

स्वादुपिंडाचे आजार

विविध आजारांमुळे स्वादुपिंडाच्या कार्यावर आणि रचनेवर परिणाम होऊ शकतात. स्वादुपिंडाशी संबंधित काही सर्वात सामान्य रोग खालीलप्रमाणे असतात.

- **स्वादुपिंडाचा दाह** : स्वादुपिंडाचा दाह तीव्र (ऑक्युट) किंवा दीर्घकालीन (क्रॉनिक) अशा दोन प्रकारात होतो. हे स्वादुपिंडाच्या नलिकेतील अडथळ्यामुळे ते निर्माण होतात. त्यामुळे स्वादुपिंडातील पाचक रसांना स्वादुपिंडातून बाहेर पडण्यात अडथळा येतो. स्वादुपिंडाच्या दाहामध्ये ओटीपोटात तीव्र दुखणे, मळमळणे, उलट्या होणे आणि ताप येणे ही लक्षणे दिसतात.
- **मधुमेह** : मधुमेह हा खरं तर एक विकार आहे. शरीरात पुरेसे इन्सुलिन तयार होत नसल्यास किंवा

त्याचा प्रभावीपणे वापर होऊ शकत नसल्यास मधुमेहाची स्थिती उद्भवते. इन्सुलिन तयार करणाऱ्या, स्वादुपिंडाच्या बीटा पेशी कमकुवत किंवा नष्ट झाल्याने हे घडते. मधुमेहामुळे रक्तातील साखरेची पातळी वाढत जाते आणि त्यामुळे शरीरातील अवयव आणि ऊतींच्या कार्यात बिघाड होतो.

स्वादुपिंडाचा कर्करोग हा एक प्रकारचा कर्करोग आहे, जो स्वादुपिंडात विकसित होतो. हे बऱ्याचदा उशिराच्या अवस्थेत आढळून येते, ज्यामुळे उपचार करणे कठीण होते. स्वादुपिंडाच्या कर्करोगामुळे पोटदुखी, वजन कमी होणे आणि कावीळ होऊ शकते.

- **सिस्टिक फायब्रोसिस (Cystic Fibrosis)** : सिस्टिक फायब्रोसिस हा एक आनुवंशिक विकार आहे. स्वादुपिंड आणि इतर अवयवांवर त्याचे परिणाम दिसून येतात. शरीरातील सीएफटीआर या जनुकातील उत्परिवर्तनामुळे सिस्टिक फायब्रोसिस होतो. जे पाचक एंझाइम आणि श्लेष्माच्या उत्पादनावर परिणाम करते. सिस्टिक फायब्रोसिसमुळे पचन समस्या, फुफ्फुसांचा जंतुसंसर्ग आणि इतर गुंतागुंती होतात.

स्वादुपिंड आजाराची लक्षणे

स्वादुपिंडाच्या आजारामध्ये आजाराचा प्रकार आणि तीव्रतेनुसार विविध लक्षणे दिसू शकतात.

- **ओटीपोटात दुखणे** : वरच्या ओटीपोटात दुखणे सुरू होऊन ते पाठीकडे पसरू शकते.
- **कावीळ** : त्वचा आणि डोळे पिवळसर होतात.
- **वजन घटणे** : कोणत्याही इतर विशेष कारणाशिवाय वजन लक्षणीयरीत्या कमी होते.
- **पचन समस्या** : अतिसार, मळमळ, उलट्या, पोटात गोळा येणे.
- **शौचाच्या सवयीत बदल** : फिकट, स्निग्ध, दुर्गंधीयुक्त किंवा शौचालयात तरंगणारे शौच निर्माण होते.
- **मधुमेह** : स्वादुपिंडाच्या काही आजारांमध्ये मधुमेह होऊ शकतो, यात तहान वाढणे, वारंवार लघवी होणे आणि दृष्टी अंधुक होणे अशी लक्षणे आढळतात.
- **थकवा** : थकवा किंवा गळून गेल्यासारखे जाणवणे.

ही लक्षणे इतर आजारांमुळे किंवा विकारांमुळेदेखील उद्भवू शकतात, त्यामुळे अचूक निदानासाठी डॉक्टरांना भेटून चाचण्या करणे गरजेचे ठरते.

उपचार

स्वादुपिंडाच्या आजारांचे उपचार करताना रुग्णांच्या आजाराची विशिष्ट स्थिती आणि त्याची तीव्रता यांचा विचार करावा लागतो. स्वादुपिंडाच्या आजारांवरील उपचारांमध्ये-

- **औषधे** : वेदना नियंत्रित करण्यासाठी, दाह कमी करण्यासाठी आणि स्वादुपिंडाच्या आजाराशी संबंधित लक्षणांचे नियंत्रण करण्यासाठी औषधे लिहून दिली जाऊ शकतात. काही औषधांमध्ये स्वादुपिंड एंझाइम, पूरक औषधे, वेदनाशामक औषधे आणि इन्सुलिन यांचा समावेश असू शकतो.
- **जीवनशैलीत बदल** : जीवनशैलीत काही बदल केल्याने स्वादुपिंडाच्या आजाराशी संबंधित लक्षणे कमी होण्यास मदत होऊ शकते. अशा बदलांमध्ये धूम्रपान सोडणे, मद्यसेवन टाळणे आणि संतुलित आहाराचा अवलंब करणे समाविष्ट असते.
- **शस्त्रक्रिया** : गंभीर प्रकरणांमध्ये, स्वादुपिंडाचा काही भाग काढून टाकण्यासाठी, पित्ताशयातील खडे काढून टाकण्यासाठी किंवा स्वादुपिंडाचा आजार निर्माण करणारी गाठ काढून टाकण्यासाठी शस्त्रक्रिया आवश्यक असू शकते.

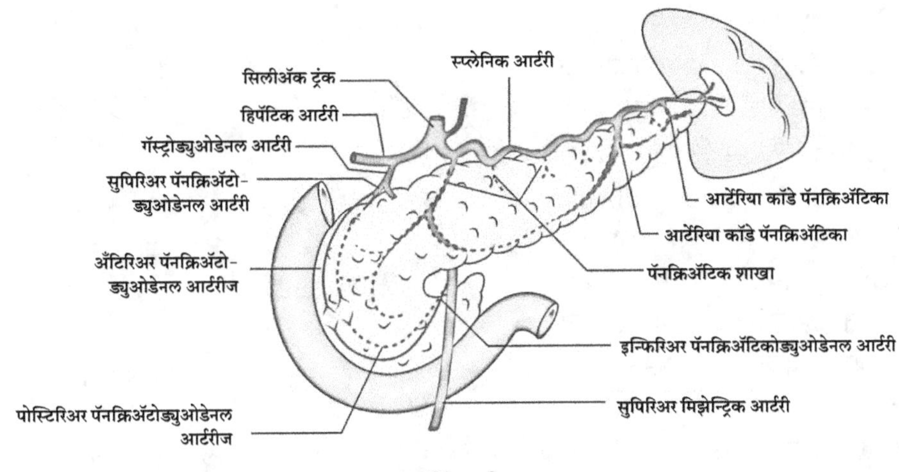

स्वादुपिंडाची रचना

- **एंडोस्कोपिक शस्त्रक्रिया आणि प्रोसीजर्स :** एन्डोस्कोपिक प्रोसिजर्समध्ये, एन्डोस्कोपिक रेट्रोग्रेड कोलांजियो-पॅन्क्रिएटोग्राफी (इआरसीपी) स्वादुपिंडाच्या विशिष्ट स्थितीचे निदान आणि उपचार करण्यासाठी वापरली जाऊ शकते. इआरसीपी ही एक प्रोसीजर असते, यात स्वादुपिंडाची तपासणी करण्यासाठी आणि कोणतेही अडथळे दूर करण्यासाठी दुर्बिण असलेला, लवचीक फायबर ऑप्टिक स्कोप वापरला जातो.

- **केमोथेरपी आणि रेडिएशन थेरपी :** या उपचारांचा उपयोग ट्यूमर कमी करण्यासाठी आणि स्वादुपिंडाचा कर्करोग असलेल्या रुग्णांमध्ये कर्करोग पसरण्यापासून रोखण्यासाठी केला जाऊ शकतो. स्वादुपिंडाच्या आजारांकरिता असलेले उपचारांचे पर्याय, प्रत्येक वैयक्तिक केसवर अवलंबून असतात आणि बदलू शकतात. वैयक्तिक उपचार पर्यायांसाठी आरोग्यसेवा व्यावसायिकांशी, डॉक्टरांशी सल्लामसलत करणे उत्तम ठरते.

स्वादुपिंडाचा दाह ही एक वैद्यकीय स्थिती असते, त्यात स्वादुपिंडाला सूज येते. त्यातून पचनाच्या समस्या आणि पोटात तीव्र वेदना होतात. स्वादुपिंडाचा दाह झाल्याचे निदान झाले असेल, तर विशिष्ट आहाराचे पालन केल्याने लक्षणे कमी होण्यास आणि आजार बरा होण्यास मदत होऊ शकते.

स्वादुपिंडाचा दाह टाळण्यासाठी काही मार्गदर्शक तत्त्वे

- **थोडे थोडे पण वारंवार जेवण :** तीन मोठ्या जेवणांऐवजी, दिवसभरात थोडे थोडे पण अनेकदा खाण्याचे लक्ष्य ठेवावे, त्यामुळे स्वादुपिंडावरील कामाचा भार कमी होतो.

- **चरबीचे सेवन मर्यादित :** चरबीयुक्त पदार्थ पचायला काहीसे जड असतात. त्यामुळे स्वादुपिंडाचा दाह वाढू शकतो आणि लक्षणे विकोपाला जाऊ शकतात. तळलेले, तेलातुपाचे किंवा स्निग्ध पदार्थ टाळावेत. तसेच प्राण्यांचे मांस टाळावे, त्याऐवजी त्वचाविरहित चिकन किंवा मासे, मोड आलेली धान्ये आणि शेंगा अशी पचायला हलकी प्रथिने निवडावीत.

- **मद्यसेवन टाळावे :** स्वादुपिंडाच्या दाहामध्ये अतिरेकी मद्यपान हे सर्वांत महत्त्वाचे कारण असते, त्यामुळे ते पूर्णपणे टाळले पाहिजे.

- **कॅफीन आणि मसालेदार पदार्थ मर्यादित :** कॅफीन आणि मसालेदार पदार्थ या दोन्हींमुळे पोटात ॲसिडची निर्मिती वेगाने वाढते. त्यामधून स्वादुपिंडाचा दाह वाढून लक्षणे विकोपाला जाऊ शकतात.

- **कमी फायबर असलेले खाद्यपदार्थ निवडा :** फायबर किंवा तंतुमय पदार्थ, हे सामान्यत: आरोग्यदायी समजले जातात. पण स्वादुपिंडाचा दाह असलेल्यांना ते पचवणे कठीण जाते. त्यामुळे पालेभाज्या,

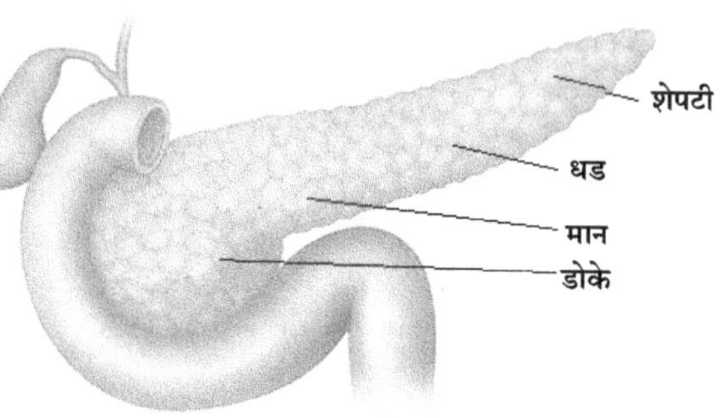

स्वादुपिंडाचे विभाग

फळे, ब्राऊन ब्रेड, ब्राऊन राईस यांना मर्यादित ठेवावे आणि पांढरा ब्रेड, पास्ता आणि तांदूळ यासारखे कमी फायबरचे पर्याय निवडावेत.

- **पाणी :** भरपूर पाणी प्यायल्याने शरीराचे निर्जलीकरण (डिहायड्रेशन) टाळता येते. स्वादुपिंडाच्या दाहामध्ये पाणी कमी पडल्यास काही गुंतागुंत होऊ शकते. त्यामुळे दररोज किमान १० ते १२ ग्लास पाणी पिण्याचे लक्ष्य ठेवावे.

- **आहारतज्ज्ञांचा सल्ला :** नोंदणीकृत आहारतज्ज्ञ रुग्णाच्या वैयक्तिक गरजा, आवडीनिवडी आणि आजाराची स्थिती यांचा सकल विचार करून वैयक्तिक आहार योजना तयार करण्यात मदत करू शकतात.

एकंदरीत, स्वादुपिंडाचा दाह असलेल्या रुग्णांनी, आहारात कमी चरबीयुक्त, पचण्यास सोप्या पदार्थांवर लक्ष केंद्रित केले पाहिजे. मद्यसेवन, कॅफीन आणि मसालेदार पदार्थ टाळले पाहिजे. दिवसभर हायड्रेटेड राहणे आणि थोडे थोडे पण जास्त वेळा खाणेदेखील महत्त्वाचे आहे.

स्वादुपिंड हा एक महत्त्वाचा अवयव आहे, जो शरीराच्या चयापचय आणि एकूण आरोग्यामध्ये महत्त्वपूर्ण भूमिका बजावतो. स्वादुपिंड पाचक रस आणि हार्मोन्स तयार करते. त्यायोगे अन्नपचन आणि रक्तातील साखरेची पातळी नियंत्रित केली जाते. स्वादुपिंडाचा दाह, मधुमेह, स्वादुपिंडाचा कर्करोग आणि सिस्टिक फायब्रोसिससारखे आजार स्वादुपिंडाच्या कार्यावर आणि रचनेवर दूरगामी परिणाम करू शकतात.

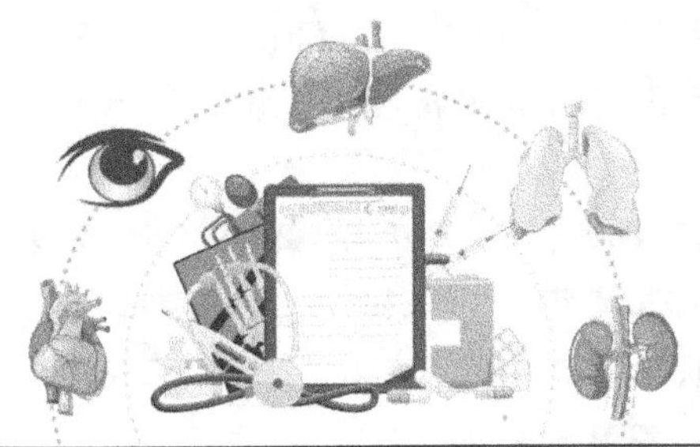

मधुमेहाशी तोंडओळख

विसाव्या शतकाच्या अखेरच्या टप्प्यात जीवनशैलीचे फलित म्हणून जे आजार जगभरात मोठ्या प्रमाणात फोफावले, त्यात मधुमेहाचा क्रमांक खूप वर लागतो. आज जगामध्ये अंदाजे ४० कोटी मधुमेहाचे रुग्ण आहेत, आपल्या भारतामध्ये साडेसहा कोटी रुग्णांना मधुमेह आहे. तीस वर्षांवरील दर दहा व्यक्तींमागे एक जण मधुमेहाचा रुग्ण नक्की असतो. त्यामुळेच भारताला 'मधुमेहाची' जागतिक राजधानी म्हणून गणले जात आहे.

मधुमेह म्हणजे काय ?

पेशींनी बनलेल्या मानवी शरीरातील प्रत्येक पेशीस, विशेषतः स्नायू, शरीरातील चयापचय क्रियेत भाग घेणारे अवयव यांना ऊर्जेची गरज असते. ही ऊर्जा त्या पेशींना ग्लुकोज या साखरेतून मिळते.आहारामधील पिष्टमय पदार्थांचे पचन होऊन त्याचे ग्लुकोजमध्ये रूपांतर होते. ही ग्लुकोज रक्तामध्ये मिसळते आणि शरीराच्या सर्व पेशींना त्यांच्या जरुरीप्रमाणे उपलब्ध होते.

पोटातील स्वादुपिंडामध्ये इन्सुलिन आणि ग्लुकॅगॉन हे दोन हार्मोन्स (संप्रेरके) तयार होतात. यातल्या इन्सुलिनची दोन कार्ये असतात.

- इन्सुलिनमुळे पेशी ग्लुकोजचा वापर त्यांच्या कार्यासाठी लागणाऱ्या ऊर्जेसाठी करू शकतात.
- पेशींनी वापरल्यावर रक्तात शिल्लक राहणाऱ्या ग्लुकोजचे रूपांतर ग्लायकोजेनमध्ये होऊन ते यकृतात साठवले जाते.

साहजिकच इन्सुलिनच्या या वैशिष्ट्यामुळे रक्तातील साखरेच्या पातळीचे नियंत्रण होते. यकृतात साठवल्या जाणाऱ्या ग्लायकोजेनचा वापर शरीरात पुरेशी ग्लुकोज नसल्यास केला जातो. स्वादुपिंडातून निर्माण होणारे ग्लुकॅगॉन हे दुसरे हार्मोन यासाठी उपयोगी पडतो. ग्लुकॅगॉनद्वारे यकृतात साठविलेल्या ग्लायकोजेनचे ग्लुकोजमध्ये रूपांतर होऊन ते शरीरातील पेशींना वापरायला मिळते.

शरीरात पुरेसे इन्सुलिन नसल्यास रक्तामधील उपलब्ध ग्लुकोज पेशींना न मिळता पडत जाते. अशा रीतीने रक्तातील इन्सुलिनच्या अभावामुळे रक्तातील ग्लुकोजचे प्रमाण खूप वाढते, तेव्हा रुग्णाला मधुमेह होतो.

मधुमेहाचे प्रकार

- **टाईप १ :** काही व्यक्तींच्या शरीरात स्वादुपिंडामध्ये इन्सुलिन तयार होण्याचे कार्य पूर्ण थांबते. जेव्हा इन्सुलिनचा असा पूर्ण अभाव असतो, तेव्हा रक्तातील साखरेचे प्रमाण खूप वाढलेले राहते. अशा मधुमेहाला 'टाईप १'चा मधुमेह म्हणतात. एकुणातल्या १० टक्के रुग्णांना अशा प्रकारचा मधुमेह असतो. याच प्रकारात काही बालकांच्या शरीरात जन्मजात दोषामुळे इन्सुलिन तयार होत नाही, त्यामुळे त्यांना 'जन्मजात मधुमेह' असतो. या प्रकारच्या मधुमेही व्यक्तीमध्ये जनुकीय (जेनेटिकल) कारणांमुळे स्वादुपिंडातून

इन्सुलिन तयार होत नाही असे मानले जाते. त्याचप्रमाणे ऑटोइम्युन कारणांमुळे मधुमेह होतो असेही मानले जाते. या प्रकारात शरीराची प्रतिकार यंत्रणा विषाणू किंवा जीवाणूच्या प्रतिकारासाठी कार्यान्वित होऊन स्वतःच्या स्वादुपिंड पेशी नष्ट करत राहते.

- **टाईप २ :** काही रुग्णांमध्ये तयार झालेले इन्सुलिन शरीरातील साखर कमी करण्यास अपुरे पडते. याचे कारण शरीरातील काही पेशींमुळे इन्सुलिनच्या कार्यांना अडथळा निर्माण होत असतो. या अडथळ्याला 'इन्सुलिन रेझिस्टन्स' (इन्सुलिन अवरोध) म्हणतात. या अवरोधामुळे इन्सुलिनचे कार्य कमी पडते आणि रक्तातील साखर वाढत जाते. याला 'टाईप २'चा मधुमेह अशी संज्ञा आहे.

इन्सुलिनचा अवरोध वाढण्यास मुख्यत्वे शरीरात वाढलेली चरबी किंवा मेदाचे थर, म्हणजेच वाढलेले स्थूलत्व कारणीभूत असते. जगात आज या प्रकारचे वजनवाढ झालेले रुग्ण मोठ्या प्रमाणात वाढत आहेत.

- **उतारवयातील मधुमेह :** अनेकदा वाढत्या वयानुसार शरीरातील सर्वच अवयवांचे कार्य मंदावत जाते. यामध्ये स्वादुपिंडाचेही कार्य कमी होऊन त्यातून इन्सुलिन कमी प्रमाणात निर्माण होते, त्यामुळे साहजिकच मधुमेह होतो. हा प्रौढ किंवा उतारवयातील मधुमेह असतो. काही व्यक्तींमध्ये विशिष्ट आजार, जंतुसंसर्ग, काही औषधांचा अतिरिक्त वापर, पोटावरील काही शस्त्रक्रिया यामुळे इन्सुलिनची निर्मिती घटते आणि या प्रकारचा मधुमेह होतो.

- **गर्भवती स्त्रियांचा मधुमेह :** काही स्त्रियांमध्ये दिवस गेल्यानंतर दुसऱ्या किंवा तिसऱ्या तिमाहीत इन्सुलिनचे प्रमाण घटून मधुमेह होतो. याला 'जेस्टेशनल डायबीटीस' म्हणतात. साधारणतः दोन टक्के गरोदर महिलांना या प्रकारच्या मधुमेहाचा त्रास होतो. मात्र बहुतेक सर्वांना प्रसूती झाल्यावर हा दोष निघून जातो. गेल्या दहा वर्षांमध्ये या प्रकारच्या मधुमेहाचे प्रमाण वाढले आहे. २००४मध्ये अमेरिकेतील ३५ टक्के महिलांना गरोदरपणातील मधुमेहाचे निदान झाले होते. गर्भावस्थेतील मधुमेहाचे (GDM) प्रमाण जागतिक स्तरावर २ ते १४ टक्के आहे. भारतातही गेल्या १०-१५ वर्षांत जेस्टेशनल डायबीटीसच्या रुग्णांची संख्या वेगाने वाढताना आढळत आहेत. आणि सार्वजनिक आरोग्याची मोठी समस्या म्हणून उदयास येत आहेत. २०२२च्या आकडेवारीनुसार भारतात जेस्टेशनल डायबीटीसचा प्रसार शहरी लोकसंख्येमध्ये १७.८ टक्के मध्यम गटातील शहरात १३. ८ टक्के आणि ग्रामीण भागात ९.९ टक्के आहे,

मधुमेहाची संभाव्यता

टाईप २ प्रकारचा मधुमेह होण्याची शक्यता खालील प्रकारात उद्भवते.

सरासरी वजनापेक्षा २० टक्के किंवा अधिक वजन असणे (स्थूल), पोट सुटणे, कंबर आणि पोटाभोवती चरबी वाढलेली असणे. (कंबर-नितंब यांचे गुणोत्तर किंवा वजन आणि उंची गुणोत्तर जास्त असणे.)

- जवळच्या नातेवाइकांमध्ये मधुमेह असणे. आई,वडील,आजोबा-आजी,भाऊ-बहीण,काका-मामा यांच्यापैकी कोणालाही मधुमेह असल्यास मधुमेह होण्याची शक्यता वाढते. टाईप १ आणि २ या दोन्ही प्रकारात हा वारसा महत्त्वाचा ठरतो.

- आफ्रिकन अमेरिकन, स्थानिक अमेरिकन, हिस्पनिक, स्थानिक हवाई बेटावरील आणि भारतीय उपखंडातील व्यक्ती.

- स्थूल आणि बैठे काम करणाऱ्या व्यक्ती. शारीरिक हालचाल किंवा व्यायाम नसणे, सर्व काम बसून करणे.

- जंक फूड खाण्यामुळे आणि पुरेसा व्यायाम न करणाऱ्या व्यक्ती.

- गरोदरपणात मधुमेह झालेल्या ज्या स्त्रियांना चार किलोहून अधिक वजनाचे बाळ झाले आहे अशा स्त्रिया.
- १४०/९० आणि यापेक्षा उच्च रक्तदाब.
- एच डी एल कोलेस्टेरॉल ३५ मि.ग्रॅ. / १०० मिलीच्या जवळ, ट्रायग्लिसराइड पातळी २५० मिग्रॅ /१०० मिली.
- जी.टी.टी. (ग्लुकोज टॉलरन्स टेस्ट) या रक्त तपासणीत रक्तात अतिरिक्त साखर दिसणे.
- **इतर आजारांवरील औषधांचे सेवन :** उच्च रक्तदाबावरील औषधे- फ्युरोसेमाइड, क्लोनिडिन, आणि थायझाइड डायय्युरेटिक, तोंडावाटे घेण्याच्या गर्भप्रतिबंधक गोळ्या, थायरॉइड हार्मोन, प्रोजेस्टिन, स्टीरॉइड्स, दाहप्रतिबंधक इंडोमेथॅसिन, मनःस्थितीवर परिणाम करणारी हॅलोपेरिडॉल, लिथियम कार्बोनेट, फेनोथायझिन्स, ट्रायसायक्लिक अँटिडिप्रेसंट्स, मधुमेहासारखी स्थिती आणणारी औषधे, आयसोनिआझिड, निकोटिनिक अॅसिड, सिमेटिडिन, हिपॅरिन.

लक्षणे

१. खूप तहान लागणे.

२. वारंवार विशेषतः रात्री झोपल्यानंतर लघवी करण्यासाठी उठावे लागणे.

३. भूक जास्त लागूनदेखील जेवण न जाणे, किंबहुना वजन घटणे आणि अशक्तपणा जाणवणे.

४. निरनिराळ्या अवयवांना जंतुसंसर्ग होत राहणे- उदाहरणार्थ, त्वचेवर पुरळ, गळवे, खाज येणे, डोळ्यांना सतत रांजणवाडी होणे, लघवीला जळजळ किंवा आग होणे, लघवीच्या जागी खाज येणे, लघवीच्या जागी लाल होणे तसेच तिथे पांढरा बुरशीजन्य पदार्थ निर्माण होणे, श्वसनमार्ग व फुप्फुसे यांचे आजार होणे, क्षयरोग होणे.

५. इतर अवयवांवर परिणाम-दृष्टी मंदावणे, अचानक अंधत्व येणे, मूत्रपिंडांचे कार्य कमी होणे आणि परिणामतः ती निकामी होत जाणे.

६. अर्धांगवायू, हृदयविकाराचा झटका येणे.

७. स्त्रियांच्या बाबतीत गर्भपात, अर्भकाचा गर्भाशयातच मृत्यू, मुलांमध्ये विकृती, जास्त वजनाचे बाळ जन्मणे.

८. एफ.सी.पी.डी. (फायब्रो-कॅल्क्युलस पॅनक्रिऑटिक डायबिटीस) या विशेष प्रकारात पोटात दुखणे, शौचाला जास्त प्रमाणात आणि तेलकट होणे, अन्नघटकांचे पचन तसेच शोषण अपूर्ण होणे अशी लक्षणे दिसून येतात.

निदान

- **मूत्रपरीक्षा :** मूत्रातील ग्लुकोजची पातळी रक्तातील ग्लुकोजचे प्रमाण दर्शवते. मूत्र परीक्षणावरून केलेले निदान अचूक नसते. तरीही ग्लुकोजचे रक्तातील प्रमाण ठरविण्याचे ही सोपी आणि जलद पद्धत आहे. मूत्रपरीक्षेत अल्ब्युमिन तपासल्यास मधुमेहाची तीव्रता जास्त असून त्याचा मूत्रपिंडावर आणि मूत्रपिंडांच्या कार्यावर परिणाम होत आहे, हे समजते. या तपासणीत मूत्रात कीटोन्स आढळल्यास मधुमेहाचे प्रमाण जास्त असून शरीरातील चयापचय क्रियांवर त्याचा विपरीत परिणाम होत आहे असे लक्षात येते.
- **रक्त परीक्षण :** रुग्णामध्ये रिकाम्या पोटी तपासलेली रक्तातील पातळी १०० मिलीग्रॅमपेक्षा जास्त असेल,

किंवा भोजनानंतर दोन तासांनी तपासलेली रक्तातील साखर १४० मिलीग्रॅमपेक्षा जास्त असेल, तर मधुमेह आहे असे समजले जाते. दिवसाच्या इतर कोणत्याही वेळी तपासलेली रक्तातील ग्लुकोजची पातळी (रॅन्डम शुगर) जर २०० मिलीग्रॅमपेक्षा जास्त असेल तर मधुमेहाची शक्यता नक्की असते.

- **ग्लुकोज टॉलरन्स टेस्ट :** जेव्हा सौम्य मधुमेहात उपाशीपोटी साखरेची पातळी सहसा वाढलेली नसते आणि रॅन्डम ग्लुकोजसुद्धा निश्चित माहिती देऊ शकत नाही, अशा वेळेस ग्लुकोज टॉलरन्स टेस्ट करून मधुमेहाचे निदान केले जाते. यामध्ये उपाशी पोटी एकदा रक्त तपासले जाते, त्यानंतर रुग्णाला ७५ ग्रॅम ग्लुकोज साखर दिली जाते आणि दर अर्ध्या तासाने दोन किंवा तीन तासांपर्यंत त्याच्या रक्तातील ग्लुकोजचे प्रमाण तपासले जाते. ग्लुकोजच्या या तपासणीचा एक आलेख काढला जातो आणि त्यातल्या पातळीवरून रुग्णाला मधुमेह आहे किंवा होण्याची शक्यता आहे, याचे निदान केले जाते.

- **एचबीए १ सी :** या तपासणीत रक्तातील तांबड्या रक्तपेशींच्या आवरणावरील ग्लुकोज तपासली जाते. तांबड्या रक्तपेशींचे आयुष्य साधारणतः १२० दिवसांचे असते, त्यामुळे या तपासणीत रक्तातील ग्लुकोजची तीन महिन्यांची सरासरी पातळी लक्षात येऊन मधुमेह नियंत्रणात आहे का हे समजते. ही पातळी सहा किंवा त्यापेक्षा कमी असल्यास तो गेले तीन महिने नियंत्रणात आहे असे कळते. जर ती पातळी यापेक्षा जास्त असेल तर रुग्णाला मधुमेह ताब्यात ठेवण्यासाठी उपचारात वाढ करावी लागते. आजमितीला मधुमेह नियंत्रणात या चाचणीला अनन्यसाधारण महत्त्व आहे.

उपचार आणि उपाय

मधुमेह पूर्णपणे बरा होईल असे एकही 'प्रमाणित औषध', कुठल्याही शाखेच्या वैद्यकीय शास्त्रामध्ये आज तरी उपलब्ध नाही. पण औषधांचा उपयोग करून मधुमेह आटोक्यात ठेवला, तर रुग्ण सर्वसामान्य आयुष्य उत्तम प्रकारे जगू शकतो.

मधुमेहाच्या उपचाराचे आहार, व्यायाम आणि औषधोपचार हे तीन मुख्य घटक आहेत. शस्त्रक्रिया हा चौथा विकल्प काही रुग्णांमध्ये आजकाल वापरला जातो.

- **आहार** : मधुमेहामध्ये आहारातून मिळणाऱ्या उष्मांकांवर नियंत्रण ठेवणे ही मुख्य मेख असते. प्रत्येकाच्या शरीरास लागणारे उष्मांक त्याचे वय, वजन आणि दैनंदिन जीवनात होणारे काम यावर अवलंबून असतात. साधारणतः बैठे काम करणाऱ्या मध्यमवयीन व्यक्तीला १४०० ते १५०० आणि शक्तीचे काम करणाऱ्याला २००० ते २५०० कॅलरीज लागतात.

हे उष्मांक फक्त एक किंवा दोन वेळेच्या जेवणामधून घेण्याऐवजी ४-५ वेळा समप्रमाणात मिळणे योग्य असते. म्हणजे सकाळची न्याहारी, दुपारचे जेवण, संध्याकाळचे खाणे आणि रात्रीचे भोजन यातून विभागून कॅलरीज मिळाव्यात. आहारात घेण्यात येणारे उष्मांक दिवसभर विभागले गेले म्हणजे एका वेळी शरीरातील ग्लुकोजची पातळी वाढत नाही. म्हणजे १४०० कॅलरीज आवश्यक असलेल्या व्यक्तीने प्रत्येक वेळेस ३५० कॅलरीज घ्याव्यात आणि २५०० कॅलरीज लागणाऱ्याने ५०० कॅलरीज घ्याव्यात. या कॅलरीज ज्या आहारातून मिळतील त्यामध्ये आहारघटकांच्या प्रकाराप्रमाणे ते खालील पद्धतीने मिळणे आरोग्यास आवश्यक असते. म्हणजे-

- ५०-६० टक्के उष्मांक पिष्टमय पदार्थ किंवा कर्बोदकामधून,
- १०-२० टक्के उष्मांक प्रथिनांमधून
- ३० टक्के उष्मांक स्निग्ध पदार्थ किंवा मेदाम्लामधून यावेत.
- **व्यायाम** : शरीरात असलेली अतिरिक्त ग्लुकोज व्यायामाच्या साहाय्याने खर्च होऊ शकते. त्यामुळे रक्तातील साखरेचे प्रमाण तर कमी होतेच, पण अतिरिक्त मेद कमी होऊन वजनसुद्धा आटोक्यात यायला लागते. यासाठी मधुमेही व्यक्तींनी नियमितपणे रोजच्या रोज व्यायाम करणे नितांत गरजेचे ठरते. मात्र हा व्यायाम एरोबिक स्वरूपाचा म्हणजे सपाटीवर भरभर चालणे, जॉगिंग, धावणे, पोहणे किंवा सायकल चालवणे यापैकी असावा लागतो. सामान्यतः मध्यमवयीन मधुमेही व्यक्तीने रोज ३० मिनिटे भरभर चालण्याचा व्यायाम रोज करणे योग्य ठरते.
- **औषधोपचार** : टाईप १च्या रुग्णांच्या शरीरात इन्सुलिनचा पूर्ण अभाव असल्यामुळे त्यांना इन्सुलिन घेण्याशिवाय पर्याय नसतो. आज विविध प्रकारची इन्सुलिन उपलब्ध आहेत. रुग्णाच्या मधुमेहातील साखरेच्या प्रमाणानुसार डॉक्टरांच्या सल्ल्याने ती घ्यावी लागतात.

टाईप २च्या रुग्णांमध्ये विविध गटाची औषधे, विविध मार्गांनी शरीरावर परिणाम करून रक्तशर्करा कमी करतात. ती गोळ्यांच्या स्वरूपात, स्वतंत्र किंवा एकत्रितपणे दिली जातात. यामध्ये-

१. सल्फोनिलयुरिआ २. मेग्लीटीनाइड्स -स्वादुपिंडाच्या पेशींना उत्तेजित करून इन्सुलिन स्रवण्याचे प्रमाण वाढवतात ३. बायग्वानाइड्स ४. थायाझोलिडाइनडायोन्स - ही औषधे शरीरातील स्नायू आणि इतर पेशींमध्ये निर्माण झालेला इन्सुलिन रेझिस्टन्स कमी करतात, तसेच यकृतातून रक्तात सोडल्या जाणाऱ्या साखरेचा वेग कमी करतात. ५. अल्फा ग्लुकोसायडेज इनहिबिटर्स- आहारातील पिष्टमय पदार्थांपासून तयार होणाऱ्या साखरेच्या निर्मितीचा वेग कमी करतात. त्यामुळे जेवणानंतरची रक्तशर्करा कमी वाढते. ६. डीपीपी ४. इनहिबिटर्स ७. जीएलपी१ रिसेप्टॉर ऑन्टॅगॉनिस्ट - या प्रकारातली औषधे इन्सुलिन आणि ग्लुकॅगॉन या दोन्हीचे स्रवणे वाढवतात आणि त्यायोगे रक्तशर्करा जास्त चांगल्यारीतीने नियंत्रणात येते.

- **पर्यायी औषधोपचार** : काही वनस्पतिजन्य औषधींमुळे रक्तातील साखर थोड्या प्रमाणात कमी होऊ शकते. मेथ्या- एका अभ्यासात मेथीच्या बिया आणि पूड रक्तातील साखरेचे प्रमाण कमी करते असे आढळून आले आहे. बिलबेरी नावाचे इंग्लिश फळ, लसूण, कांदा, गिंको बायलोबा, टोकाकडे पिवळी

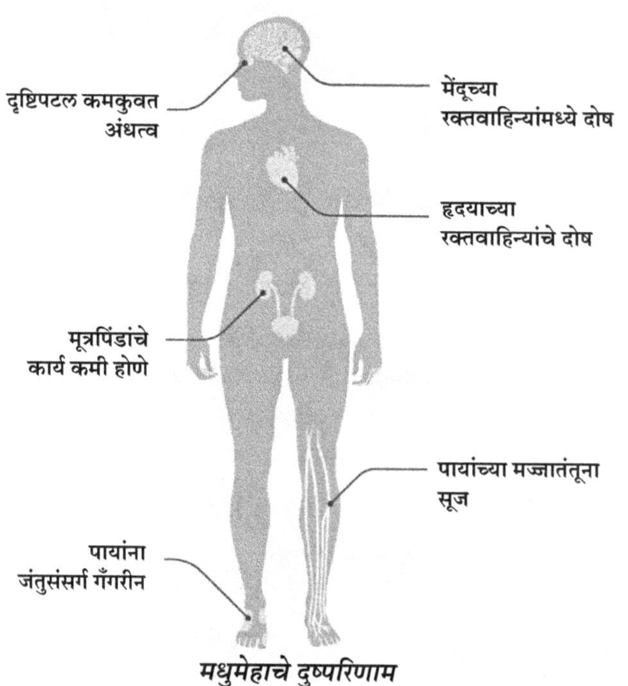

मधुमेहाचे दुष्परिणाम

आणि दुसरीकडे तांबडी अशा रंगाची आफ्रिकन मिरची, अशा काही नैसर्गिक गोष्टींनी रक्तातील साखर थोडी कमी होते असे काही संशोधनात आढळून आलेले आहे.

मधुमेहातल्या समस्या

आधुनिक जीवनशैलीमधल्या दोषांमुळे वाढणाऱ्या मधुमेहाचे आजमितीला जगभरात ३८ कोटी रुग्ण आहेत. त्यातील निम्मे म्हणजे १९ कोटी रुग्ण त्याबाबतीत काहीही काळजी घेत नाहीत. कारण, 'मला काही त्रास होत नाही, मग मी कशाला औषधे घ्यायची?' असा त्यांचा प्रश्न असतो. मात्र वरवर काहीही त्रास होत नाही, म्हणून मधुमेहावर व्यवस्थित उपचार न घेतल्यास, किंवा अर्धवट उपचार घेऊन तो अनियंत्रित ठेवल्यास, रुग्णाचे शरीर तो आतून पोखरत राहतो. मधुमेह नियंत्रणात न राहिल्याने रक्तातील वाढत राहिलेली साखर शरीरातील अवयवांवर आणि विविध कार्यसंस्थांवर छुप्या रुस्तुमप्रमाणे हल्ले करत राहते आणि काही कालांतराने अनेक गंभीर आरोग्यसमस्या उभ्या ठाकतात. यामुळेच मधुमेहाला 'सायलेंट किलर' अशी उपाधी आहे.

मधुमेहामुळे उद्भवणारे आजार

१. **हृदयविकार :** अनियंत्रित मधुमेहामुळे रक्ताभिसरण संस्थेमध्ये करोनरी आर्टरी डिसीज, अन्जायना, अथेरोस्क्लेरोसिस, हृदयविकाराचा झटका येणे, अर्धांगवायू होणे अशा दुर्धर समस्या संभवतात.

हृदयविकाराचा झटका येऊन गेलेल्या रुग्णाची जशी बारकाईने काळजी घ्यावी लागते, तशीच मधुमेहाच्या रुग्णाचीसुद्धा घ्यावी लागते. कारण एखाद्या रुग्णाला मधुमेह असणे हे हृदयविकाराचा एक झटका येऊन गेल्यासमान मानावे असा वैद्यकशास्त्राचा संकेत आहे.

२. **मज्जासंस्था :** रक्तातील साखर जर नियंत्रित नसेल, तर मज्जातंतूंना पोषण पुरवणाऱ्या सूक्ष्म रक्तवाहिन्यांना इजा होते. हा परिणाम विशेषतः पायांच्या मज्जातंतूंवर जाणवतो. त्यामुळे पायांना मुंग्या येणे, ते बधिर

होणे, पायांची आग होणे असे त्रास जाणवतात. पायाच्या अंगठ्यापासून वेदना सुरू होतात आणि त्या वरपर्यंत पसरतात. याही स्थितीत जर उपचार केले गेले नाहीत तर संपूर्ण पाय बधिर होऊ शकतो.

पोटाच्या आतील पचनसंस्थेशी संबंधित मज्जातंतूंना अशाच प्रकारची इजा होऊन सतत मळमळ-उलट्या होणे, जुलाब किंवा बद्धकोष्ठ उद्भवते. पुरुषांच्या प्रजनन संस्थेतील मज्जातंतूंवर असाच परिणाम झाल्यास स्तंभनदोष (इरेक्टाइल डिसफंक्शन) होऊ शकतो.

३. **मूत्रपिंडे** : रक्तातील दूषित घटक आणि चयापचय क्रियेतून निर्माण होणारे टाकाऊ पदार्थ मूत्रपिंडावाटे उत्सर्जित होतात. यासाठी मूत्रपिंडात लक्षावधी रक्तवाहिन्यांचे जाळे असते. या रक्तवाहिन्यांमधून हे दूषित आणि टाकाऊ पदार्थ गाळले जाऊन मूत्रावाटे शरीराबाहेर सोडले जातात. मधुमेहात जर रक्तातली साखर सतत वाढलेली असेल, तर या रक्तवाहिन्या निकामी होऊ लागतात आणि या दूषित आणि टाकाऊ पदार्थांची रक्तातील पातळी वाढायला लागते. यालाच 'मूत्रपिंडे निकामी होणे' किंवा 'किडनी फेल्युअर' म्हणतात. हा त्रास वाढत गेला तर रुग्णाला डायलिसिस करावे लागते. मूत्रपिंडे पूर्ण निकामी झाल्यास मूत्रपिंडारोपण करण्याची वेळ येते.

४. **डोळे** : मधुमेहाच्या रुग्णांमध्ये मोतीबिंदू (कॅटरॅक्ट) आणि काचबिंदू (ग्लॉकोमा) या आजारांचे प्रमाण जास्त असते. शिवाय रक्तशर्करा नियंत्रित न राहिल्यास दृष्टिपटलातील रक्तवाहिन्यांवर परिणाम होऊन अंधत्व येण्याची शक्यता असते. यालाच 'डायबेटिक रेटिनोपॅथी' (Diabetic Retinopathy) म्हणतात.

५. **पाय** : मधुमेहामुळे पायांच्या मज्जातंतूंवर परिणाम होतो. त्याचप्रमाणे पायाच्या रक्तवाहिन्या अरुंद होऊन पायांचा रक्तपुरवठा मंदावतो. पाय बधिर आणि संवेदनाहीन होतात. या कारणांमुळे पायांना जखमा झाल्यास त्यामध्ये जंतुसंसर्ग होतो आणि त्या जखमा हाताबाहेर जातात. याचा परिणाम म्हणून पायाचा अंगठा, गुडघ्याखाली किंवा मांडीपर्यंत पाय कापावा लागू शकतो.

६. **त्वचा** : त्वचेवर पुरळ, सतत खाज येणे, बुरशीजन्य जंतुसंसर्ग, पुळ्या, बेंड अशा गोष्टी वरचेवर होतात.

७. **कान** : मधुमेहाचा कानाच्या श्रवणशक्तीवर परिणाम होऊन ती मंदावू शकते.

८. **अल्झायमर्स** : टाईप २च्या मधुमेहाच्या प्रकारात अल्झायमर्स होण्याची शक्यता असते. रक्तशर्करा जितकी अनियंत्रित तितकी ही शक्यता जास्त समजली जाते.

९. **गर्भारपणातील मधुमेह** : गर्भवती स्त्रियांच्या मधुमेहात, बाळाची गर्भातली वाढ जास्त होऊन त्याचे वजन खूप जास्त भरते. यामुळे मातेचे सिझेरियन करण्याची वेळ येऊ शकते, प्रसूतीदरम्यान बाळाचा मृत्यूदेखील ओढवू शकतो. या मातांच्या पायावर सूज येते, त्यांचा रक्तदाब शेवटच्या तीन महिन्यात खूप वाढून त्यांना झटके येऊ शकतात तसेच मातेच्या जिवावरही बेतू शकते. ज्या स्त्रियांना पहिल्या गर्भारपणात हा मधुमेह होतो, त्यांना पुढील प्रत्येक गर्भावस्थेत मधुमेह होण्याची शक्यता असते. त्यातील २० टक्के महिलांना पुढील आयुष्यात कायमचा मधुमेह होऊ शकतो.

मधुमेहातील जीवनशैली

मधुमेह हा जरी एक गंभीर आजार असला, तरी काही महत्त्वाच्या गोष्टी काटेकोरपणे सांभाळल्या तर मधुमेही रुग्ण कुठल्याही सामान्य व्यक्तीप्रमाणे उत्तम आयुष्य जगू शकतो.

१. **मनोभूमिका** : पक्का निश्चय करा की 'मी माझा मधुमेह कायमस्वरूपी नियंत्रणात ठेवेन.' त्यासाठी आहारतज्ज्ञ, वैद्यकीय तज्ज्ञ, व्यायामाचे प्रशिक्षक यांच्याशी सल्लामसलत करून आपला आहार,

व्यायाम आणि औषधे यांचे वेळापत्रक बनवून त्याचे शिस्तबद्धतेने पालन करावे. मधुमेहावरील शास्त्रीय मार्गदर्शक पुस्तकांचे वाचन करून ज्ञानात भर घालावी.

२. **आहार :** आहारात आरोग्यजनक आणि आरोग्यवर्धक गोष्टींचा समावेश असू द्या. आहारात ठरावीक फळे, पालेभाज्या, शेंगांच्या भाज्या, होलग्रेन या गोष्टी असाव्यात. अतिगोड, तिखट गोष्टी खाऊ नका.

३. **व्यायाम :** व्यायामामुळे रक्तशर्करा खर्च होऊन मधुमेह नियंत्रणात राहतोच ; पण ज्यांना आनुवंशिकतेमुळे मधुमेहाचा धोका आहे, त्याचप्रमाणे ज्यांची रक्तशर्करा या प्रमाणित पातळीपेक्षा किंचित जास्त आहे, अशांनी जर नियमित व्यायाम केला तर त्यांना मधुमेह होण्याचा धोका टाळता येतो. आणि जरी त्यांना उतारवयात मधुमेह झाला तरी मधुमेहातल्या समस्या उद्भवत नाहीत. ज्या रुग्णांना मधुमेह आहे, अशांनीसुद्धा नियमितपणे व्यायाम करण्याची सवय ठेवली तर त्यांचा मधुमेह बळावण्याची आणि त्यात गंभीर समस्या उभ्या ठाकण्याचा धोका कमी होतो.

साधारणपणे, रोज ३० मिनिटे सपाटीवर जलद चालणे, हातापायांचे कसरतीचे काही व्यायाम प्रकार करणे उत्तम असते. याच्या जोडीला वजन उचलणे, योगासने केल्यास रक्तशर्करा कमी व्हायला लागते. व्यायामामध्ये चालणे आणि वजने उचलणे असे दोन्ही व्यायामप्रकार करणाऱ्यांची रक्तशर्करा, यापैकी फक्त एक व्यायाम प्रकार करत राहणाऱ्यांपेक्षा जास्त चांगल्यारीतीने नियंत्रित राहू शकते असे विशेषज्ञांचा सल्ला-अनुभव आहे.

४. **वजन नियंत्रण :** मधुमेही व्यक्तींनी आहार आणि व्यायामाच्या साहाय्याने जर वजन नियंत्रित ठेवल्यास रक्तशर्करा उत्तम नियंत्रणात राहते. मधुमेहींचा बीएमआय २५ किंवा त्याच्या जितक्या जवळ राहील तितके त्यांच्या नियंत्रणाचा दर्जा उत्तम राहतो. यामध्ये वजनाबरोबरच पोटाचा आणि कंबरेचा घेर कमी करणे हेदेखील महत्त्वाचे असते.

५. **ओळखपत्र :** मधुमेहात क्वचितप्रसंगी साखर कमी होऊन बेशुद्ध होण्याची म्हणजे 'हायपोग्लायसेमिया' (Hypoglycemia) होण्याची शक्यता असते. मधुमेही व्यक्तींनी नातेवाइकांचे फोन नंबर आणि पत्ते असलेले ओळखपत्र स्वतःजवळ नेहमी बाळगावे. तसेच ग्लुकोज साखरेच्या पुड्या जवळ ठेवाव्यात.

६. **लसीकरण :** मधुमेहात रोगप्रतिकार शक्ती कमी होत असल्याने, या रुग्णांनी हिपॅटायटिस बी, ट्रिपल फ्लू व्हॅक्सीन अशा लशी घ्याव्यातच.

७. **तपासण्या :** रक्तशर्करा दर दोन-तीन महिन्यांनी, एचबीए१सी दर चार-सहा महिन्यांनी, कोलेस्टेरॉल, इसीजी, मूत्रातील अल्ब्युमिन, मूत्रपिंडाच्या कार्यासंबंधी तपासण्या दर सहा महिन्यांनी करणे आवश्यक असते. याचप्रमाणे डोळे, पाय, दात, हिरड्या यांची तपासणी काहीही त्रास नसला तरी दरवर्षी करून घ्यावी. स्वतःजवळ ग्लुकोमीटर बाळगावा. काही त्रास किंवा शंका वाटल्यास रक्तातील साखर तपासावी. मात्र डॉक्टरांच्या सल्ल्याशिवाय दररोज सतत तपासण्या करून स्वतःला आणि कुटुंबाला अकारण चिंताग्रस्त करू नये.

८. **व्यसने :** मद्यपान, धूम्रपान, तंबाखूसेवन अशा सवयी सोडून द्याव्यात.

९. **पादत्राणे :** मधुमेही व्यक्तींनी कुठेही अनवाणी जाऊ नये. पायातली पादत्राणे वापरताना खूप घट्ट नसावीत. तसेच पादत्राणांमुळे पायांना जखमा होत नाहीत ना, याकडे व्यवस्थित लक्ष पुरवावे.

१०. **ताणतणावांचे नियोजन :** प्रदीर्घ तणावामुळे शरीरात काही संप्रेरके निर्माण होतात. त्याचा परिणाम इन्सुलिनच्या कार्यावर होऊन रक्तातील साखरेची पातळी वाढते. आजच्या जीवनशैलीचा ताणतणाव हा अविभाज्य घटक आहे. तो टाळता येऊ शकत नाहीच, मात्र त्याचे नियोजन करून आपली चित्तवृत्ती

प्रसन्न ठेवण्याचा प्रयत्न करायला हवा. याकरिता मेडीटेशन, रिलॅक्सेशन टेक्निक्स, ध्यान, खेळ, व्यायाम, छंद जोपासणे यांचा उपयोग होऊ शकतो. आपल्या मित्रमैत्रिणी किंवा नातेवाईक, नातवंडे, एवढेच नव्हे तर पाळीव प्राणी; यांच्यासोबत जर उत्तम पद्धतीने वेळ व्यतीत केला, तरीही मनाला प्रसन्नता मिळू शकते.

मधुमेहाविषयी काही शंका...

मधुमेही व्यक्तींना आणि त्यांच्या नातेवाइकांना काही प्रश्न नेहमीच पडत असतात. त्याविषयी...

● मधुमेहामध्ये रक्तशर्करेची आदर्श पातळी किती असावी ?

उपाशीपोटी ८० ते १०० मिलीग्रॅम आणि जेवणानंतर १४० ते १५०, ही आदर्श पातळी धरतात, पण व्यावहारिकदृष्ट्या यामध्ये १० टक्के कमी जास्त असणे चालू शकते.

● मधुमेहामध्ये इन्सुलिन घ्यावेच लागते का ?

मधुमेहाच्या टाईप-१ प्रकारात इन्सुलिन घ्यावेच लागते. टाईप-२ प्रकारात रुग्णाला गोळ्या दिल्या जातात. मात्र एखादी शस्त्रक्रिया करायची असल्यास किंवा रुग्णाला काही गंभीर आजाराने रुग्णालयात दाखल करावे लागले, तसेच मधुमेही स्त्री गर्भवती असेल; तर काही ठरावीक कालमर्यादिपर्यंत इन्सुलिन घ्यावे लागते. त्यानंतर रुग्णाला पुन्हा गोळ्या सुरू केल्या जातात.

आहार, व्यायाम आणि औषधे या तिन्ही गोष्टी आणि त्या जोडीला नियमित रक्त तपासणी व डॉक्टरांचा सल्ला पाळल्यास टाईप-२ प्रकारात सहसा इन्सुलिन घ्यावे लागत नाही. मात्र या गोष्टींचे पालन न केल्यास, शरीरात तयार होणारे इन्सुलिन हळूहळू कमी होते. अशा वेळेस गोळ्यांचा प्रभाव कमी झाल्याने गोळ्या आणि इन्सुलिन दोन्ही घ्यावे लागतात. यानंतरही शरीरातील इन्सुलिन पूर्णरीत्या कमी झाल्यास टाईप-२च्या रुग्णाचे टाईप-१ मध्ये रूपांतर होऊन, त्याला कायमस्वरूपी इन्सुलिन घ्यावे लागते.

● मला आत्ता कुठलाही त्रास नाही, पण तपासण्या केल्या आणि मला मधुमेह निघेल अशी भीती वाटते, म्हणून मी तपासण्या टाळतो. मग त्रास नसताना मी का रक्त तपासून घ्यावे ?

मधुमेह कुणाला होऊ शकेल याबद्दल काही शास्त्रीय अटकळी आहेत. उदाहरणार्थ, आनुवंशिकता, बेसुमार वजनवाढ, बैठी जीवनशैली, व्यायामाचा पूर्ण अभाव वगैरे. अशा व्यक्तींनी वेळेत तपासण्या केल्या आणि सुरुवातीच्या काळात मधुमेहाचे निदान झाले, तर त्याचे नियंत्रण सोपे जाते. तसेच मधुमेहातील गंभीर समस्या निर्माण होत नाहीत. अशा तपासण्या टाळल्यामुळे, बऱ्याचदा रुग्णाला भरून न येणाऱ्या जखमा झाल्यावर, किंवा अंधत्व आल्यावर, मूत्रपिंडे निकामी झाल्यावर मधुमेहाचे निदान होते. अशा गंभीर गोष्टी टाळण्यासाठी, त्रास असो वा नसो, मधुमेहाची चाचणी प्रत्येकाने करायला हवी.

● एकदा मधुमेह आहे असे समजल्यावर तो बरा होत नाही का ? आयुष्यभर गोळ्या घ्याव्या लागतात का ?

मधुमेह ही एक शारीरिक अवस्था आहे. आपल्या शरीरात इन्सुलिन कमी पडल्यामुळे रक्तातली साखर वाढून तो होतो. त्यासाठी आपल्याला इन्सुलिनचे स्रवण वाढवणारी औषधे घ्यावी लागतात. ही अवस्था कायमची टिकणारी असते. त्यामुळे आयुष्यभर उपचार घ्यावेच लागतात.

मलेरिया, टायफॉईड अशा जंतुसंसर्गनि होणाऱ्या आजारांप्रमाणे मधुमेह कायमचा बरा होत नाही. टाईप-

१च्या रुग्णांना कायमचे उपचार घ्यावेच लागतात. मात्र टाईप-२च्या रुग्णांपैकी काहींना मधुमेहाच्या सुरुवातीच्या काळातच आहार, व्यायाम उत्तमरीतीने सांभाळल्यास आणि वजन कमी केल्यास रक्तशर्करा नियंत्रित होऊन औषधे कमी किंवा काही काळापर्यंत बंद ठेवता येतात. मात्र आहारावरील नियंत्रण, व्यायाम या गोष्टी उपचार म्हणून चालू ठेवायलाच लागतात. अन्यथा पुन्हा साखर वाढल्यास औषधे चालू करायची वेळ येतेच.

अनियंत्रित मधुमेहामध्ये गंभीर समस्या उद्भवणे ही काळ्या दगडावरची रेघच असते. जिवाला धोकादायक असणारी ही कॉम्प्लिकेशन्स टाळण्यासाठी आयुष्यभर औषधोपचार करावाच लागतो.

● मधुमेही व्यक्तींना औषधांमुळे हायपोग्लायसेमिया (Hypoglycemia) होऊन चक्कर येते. अशांनी औषधे का घ्यावीत ?

हायपोग्लायसेमिया म्हणजे रक्तातील साखर खूप कमी होणे. ज्यांना औषधे सुरू असतात अशांनाच तो होतो. मात्र ज्यांची रक्तशर्करा कायम नियंत्रणात असते अशांना असा 'हायपो' होण्याची शक्यता जास्त असते. याचे खरे कारण म्हणजे अशा व्यक्तींनी आहाराची तत्त्वे योग्य पद्धतीने नीट न सांभाळल्यामुळे हे घडते.

मधुमेहाच्या औषधांचा परिणाम ती घेतल्यावर सहा ते बारा तास राहतो. मात्र आहारातून मिळणारी ऊर्जा आणि शर्करा फक्त चार तासच प्रभावी राहते. त्याकरिता मधुमेहींनी दर चार ते सहा तासानंतर थोडा थोडा आहार घेणे अपेक्षित असते. असा आहार घ्यायला रुग्ण विसरला किंवा आवश्यकतेपेक्षा कमी खाणे झाले तर साखर कमी होते. सकाळी नाश्ता, दुपारी जेवण, संध्याकाळी थोडे खाणे आणि रात्रीचे जेवण या पद्धतीने आहार घ्यावा लागतो. मात्र अनेकदा संध्याकाळचे खाणे विसरते आणि रुग्णांना सायंकाळी चक्कर येते. सकाळचा नाश्ता किंवा दुपारचे जेवण उशिरा झाले तरी हे घडते.

याकरिता रुग्णांनी आहारतज्ज्ञांचा किंवा आपल्या डॉक्टरांचा सल्ला घ्यावा आणि आपल्याला सांगितलेला आहार, सांगितलेल्या वेळी घ्यावा. याशिवाय घरात, ऑफिसमध्ये किंवा स्वतःबरोबर ग्लुकोज साखरेची एक पुडी ठेवावी. हायपो होतोय असे लक्षात आल्यावर दोन-तीन चमचे साखर तोंडात टाकून पाणी प्यावे. त्यानंतर १० मिनिटांत बरे न वाटल्यास पाच-सहा चमचे ग्लुकोज पाण्यात विरघळवून प्यावे. अनेकदा रात्रीचे जेवण टाळले गेल्यास किंवा योग्य प्रमाणात न झाल्यास, रुग्ण मध्यरात्री बेशुद्ध होतो. यासाठी रुग्णांच्या नातेवाइकांनीदेखील ग्लुकोज देण्याचे लक्षात ठेवावे. याप्रकारे उपचार करूनही रुग्ण शुद्धीवर न आल्यास त्वरित जवळच्या रुग्णालयात हलवावे. तसेच रुग्णाला जरी बरे वाटले तरी तुमच्या डॉक्टरांना ही गोष्ट सांगून रुग्णाच्या उपचारात बदल किंवा आहाराच्या योग्यायोग्यतेचा सल्ला घ्यावा. 'हायपो' होणे हा मधुमेहाच्या उपचारातला एक टप्पा असतो, अशा वेळेस भीतीमुळे औषधे कायमची बंद करणे धोक्याचे असते. त्याकरिता डॉक्टरांच्या सल्ल्याने त्यात बदल करावा.

● ॲलोपॅथिक औषधांपेक्षा पर्यायी औषधांचा वापर करावा का ?

आपण कुठले औषधोपचार करावेत हा रुग्णांचा हक्क आहे. मात्र पर्यायी औषधोपचार करताना त्या पर्यायी वैद्यकीय शाखेची मान्यताप्राप्त पदवी घेतलेल्या विश्वासार्ह डॉक्टरांकडूनच उपचार घ्यावा. 'अमुक खा, तमुक करा आणि मधुमेह बरा करा' असे सांगणाऱ्या जाहिराती आणि सांगीवांगीच्या गोष्टींवर विसंबून राहू नये. योगोपचार, पर्यायी जीवनपद्धती, प्राणायाम या गोष्टी औषधोपचाराच्या जोडीने केल्यास मधुमेह नियंत्रित राहतो. केवळ त्या केल्याने मधुमेह ताब्यात राहील याची खात्री नसते.

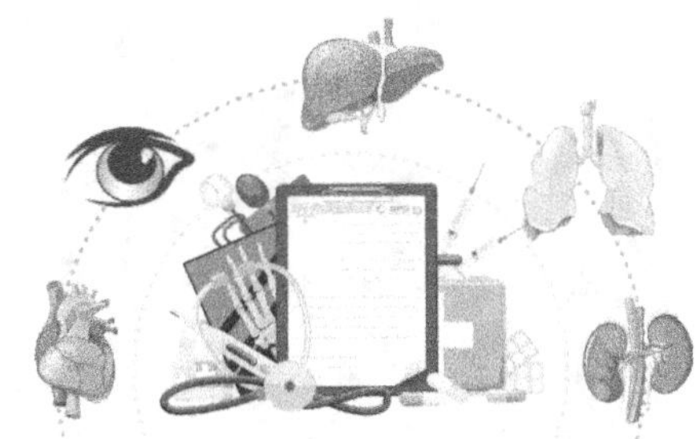

पित्ताशय

पित्ताशय म्हणजे पिअर फळासारख्या आकाराचा एक लहान अवयव असतो. पोटामध्ये उजव्या बाजूला यकृताखाली असलेले पित्ताशय, यकृतात तयार होणाऱ्या पित्तरसाचा साठा करते आणि आवश्यकतेप्रमाणे लहान आतड्यात सोडते. पित्तरस आहारातील चरबी पचवण्यास मदत करते.

पित्ताशयाचे कार्य

पित्ताशय हे पचनसंस्थेचा हिस्सा असते. त्याचे मुख्य कार्य पित्त साठवणे असून, अन्नपचनात चरबीचे पचन करण्यासाठी ते मदत करते.पित्त हे प्रामुख्याने कोलेस्टेरॉल, बिलीरुबिन आणि पित्त क्षारांचे मिश्रण असते.

पित्ताशय तुमच्या पाचन तंत्राच्या इतर भागांशी पित्तनलिकांच्या मालिकेद्वारे जोडलेले असते, ज्याला पित्तमार्ग म्हणतात. हा पित्तमार्ग (कधीकधी पित्तविषयक प्रणाली किंवा पित्तविषयक वृक्ष म्हणतात) म्हणजे एखाद्या पाईपसारखा असतो. या पित्तमार्गातून यकृतातील पित्त लहान आतड्यात वाहून नेले जाते.

पित्ताशयाची पिशवी काय करते

खायला सुरू करण्यापूर्वी पित्ताशय पित्ताने भरलेले असते. खायला सुरुवात केल्यावर संचयित पित्त आकुंचन आणि अन्न पिळून काढण्याचे संकेत पित्तविषयक मार्गांद्वारे पित्ताशयाला मिळतात. सरते शेवटी, सर्व पित्तरस मोठ्या पित्तनलिकेकडे म्हणजे सामान्य पित्तनलिकेकडे (Common Bile Duct) जातो. पित्तरस सामान्य पित्तनलिकेतून लहान आतड्याच्या पहिल्या भागात (Duodenum) जातो. पचनक्रियेच्या कार्यामध्ये भाग घेण्यासाठी तो अन्नात मिसळतो. खाण्याची क्रिया पूर्ण झाल्यावर पित्ताशयाची पिशवी पुन्हा रिकामी होते. पुन्हा आहार घेईपर्यंत, ती हवा गेलेल्या फुग्यासारखी आकुंचित पावल्यासारखी राहते.

पित्ताशयावर परिणाम करणाऱ्या सामान्य समस्या

अनेक कारणांमुळे पित्ताशयात पित्ताचे खडे तयार होतात. तसे पाहिले तर, सर्वसाधारणपणे पित्ताच्या खड्यांचा विशेष त्रास होत नाही, परंतु काही वेळा त्यातून पित्ताशयाच्या पिशवीला, पित्तनलिकांना सूज येण्यास ते कारणीभूत ठरतात.

पित्ताशयाच्या समस्यांमध्ये सामान्यतः खालील विकार उद्भवतात.

- **पित्ताशयाचे खडे :** पित्तरसापासून बनणारे पित्ताशयाचे खडे एखाद्या गारगोटीसारखे असतात. ते पित्ताशयात किंवा पित्तनलिकांमध्ये तयार होतात. त्यांचा आकार अगदी वाळूच्या कणांइतका लहान किंवा गोल्फबॉल एवढा मोठाही असू शकतो. रुग्णांना सहसा त्यांचा त्रास जाणवत नाही, पण वेळप्रसंगी त्यांच्यामुळे पोटात दुखणे, मळमळणे किंवा छातीत जळजळ होणे असे त्रास होऊ शकतात.

* **पित्ताशयाचा दाह :** पित्ताशयाचा दाह म्हणजे पित्ताशयाला सूज येणे. यामध्ये पित्ताशयाचा खडा पित्ताशयातून बाहेर पडताना पित्तनलिकेत किंवा पित्ताशयात अडकतो. यामुळे पित्ताशयाचा दाह उद्भवतो. या विकारात रुग्णाला ताप येणे आणि पोटात तीव्र वेदना होणे अशी लक्षणे दिसून येतात. अशा रुग्णांमध्ये शस्त्रक्रिया करण्याशिवाय पर्याय नसतो.

* **गॉलस्टोन्स आणि स्वादुपिंडाचा दाह :** गॉलस्टोन्समुळे स्वादुपिंडामध्ये दाह निर्माण होतो. यामध्ये पित्ताशयाचा खडा सामान्य पित्तनलिकेत पुढे सरकत, नलिकेच्या शेवटापर्यंत जातो आणि लहान आतड्यात त्याचा निचरा होण्यापूर्वी स्वादुपिंडाच्या नलिकेला एका सामायिक ठिकाणी अवरोधित करतो. परिणामतः स्वादुपिंडाला सूज येते.

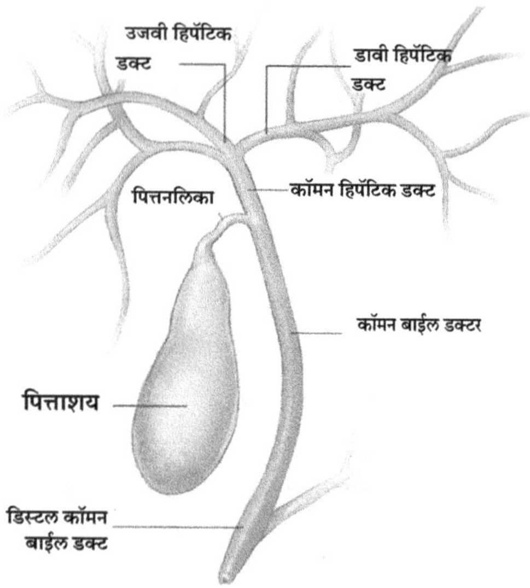

पित्ताशय आणि पित्तनलिका

* **पित्ताशयाचा कर्करोग :** पित्ताशयाचा कर्करोग तसा दुर्मीळ असतो, यामध्ये ओटीपोटाच्या वरच्या भागातील उजव्या बाजूच्या चतुर्थांश भागामध्ये तीव्र वेदना होतात. क्वचितप्रसंगी अशीच वेदना काही इतर विकारांमध्येही उद्भवू शकते.

पित्ताशयाच्या समस्यांची चिन्हे आणि लक्षणे

पित्ताशयाच्या समस्यांची लक्षणे वेगवेगळी असतात. काही लोकांना पित्त खडे जाणवत नाहीत किंवा त्यांना ते आहेत हे त्यांच्या लक्षातही येत नाही, परंतु जेव्हा पित्ताशयातील खडे पित्ताचा प्रवाह रोखतात, तेव्हा त्यांचा पित्ताशयावर किंवा स्वादुपिंडावर परिणाम होतो. यात खालील लक्षणे दिसू शकतात :

* ओटीपोटाच्या वरच्या बाजूला उजव्या भागात दुखणे.
* ओटीपोटात मध्यभागी वेदना होणे.
* वरच्या बाजूला उजव्या भागात होणाऱ्या ओटीपोटातल्या वेदना उजव्या खांद्यापर्यंत किंवा पाठीपर्यंत पसरणे.
* चरबीयुक्त जेवण जेवल्ल्यानंतर पोट दुखणे.
* कावीळ(डोळे स्वच्छ राहून त्वचा पिवळी पडणे) होणे.
* मळमळ आणि उलट्या.
* ताप.
* थंडी वाजून येणे.
* सौम्य तपकिरी रंगाची लघवी किंवा शौचाला होणे.

पित्ताशयाची समस्या कशी हाताळली जाते ?

पित्ताशयाच्या बहुतेक समस्यांमध्ये शस्त्रक्रिया करून पित्ताशय काढून टाकणे हाच इलाज असतो. पित्ताशय

काढून टाकण्याच्या शस्त्रक्रियेला कोलेसिस्टेक्टोमी (Cholecystectomy) म्हणतात. पित्ताशय हा जीवनावश्यक अवयव नाही, म्हणजेच शस्त्रक्रियेनंतर पित्ताशयाशिवाय सामान्य जीवन जगता येते. पित्ताशय काढून टाकल्यावर, घडणारा बदल म्हणजे, पित्तरस पित्त नलिकांमधून पित्ताशयाच्या पिशवीत साठवला जाण्याऐवजी थेट पचनसंस्थेत वाहून नेला जातो.

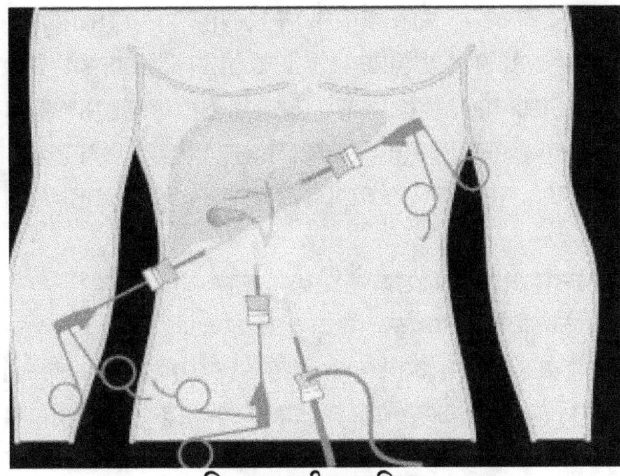

पित्ताशयाची शस्त्रक्रिया

कोलेसिस्टेक्टोमी तीन प्रकारे करता येते.

- **ओपन कोलेसिस्टेक्टोमी :** या प्रकारामध्ये पोटावर एक मोठा छेद घेऊन शस्त्रक्रिया केली जाते. पित्ताशयाला सूज असल्यास किंवा जखमा झाल्या असल्यास, पोटावर छेद घेऊन, पोट उघडून खुली शस्त्रक्रिया केली जाते.
- **लॅप्रोस्कोपिक कोलेसिस्टेक्टोमी :** लॅप्रोस्कोपिक शस्त्रक्रियेमध्ये, काही छोटे छेद घेऊन शस्त्रक्रिया केली जाते. लॅप्रोस्कोपिक शस्त्रक्रियेमुळे रुग्ण लवकर बरा होतो, त्याला होणाऱ्या वेदनाही कमी प्रमाणात होतात आणि शस्त्रक्रियेनंतर पोटावर अगदी न दिसेल असा छोटा व्रण राहतो. आजमितीला कोलेसिस्टेक्टोमी करताना, खुल्या शस्त्रक्रियेऐवजी बहुतेक रुग्णांमध्ये, लॅप्रोस्कोपिक पद्धतीचाच अवलंब केला जातो.
- **रोबोटिक कोलेसिस्टेक्टोमी :** डिजिटल तंत्रज्ञानातून आलेली ही एक अगदी अलीकडील पद्धत आहे. सध्या काही ठरावीक हॉस्पिटल्समध्येच होते.

शंका निरसन

पित्ताशयातील खड्यांबद्दल काही शंका नेहमीच विचारल्या जातात.

वजन जास्त असल्यास पित्ताशयात खडे होण्याची शक्यता जास्त असते का ?

ज्या लोकांचे वजन जास्त आहे, विशेषतः स्त्रियांमध्ये, पित्ताशयात खडे होण्याची शक्यता जास्त असते. कारण वजन जास्त असेल, तर पित्तरसामध्ये कोलेस्टेरॉलचे प्रमाण जास्त असते. साहजिकच पित्तामधल्या या अतिरिक्त कोलेस्टेरॉलमुळे पित्ताचे खडे होऊ शकतात. ज्यांचे वजन जास्त असते, त्यांच्या पित्ताशयाचा आकार मोठा होऊन ते निकामी बनते. खूप झटपट वजन कमी केल्याने पित्ताचे खडे बनण्याची शक्यतादेखील वाढू शकते. परंतु हळूहळू वजन कमी केल्याने ते टळण्यास मदत होऊ शकते.

पित्ताशयाच्या शस्त्रक्रियेनंतर माझा आहार कसा बदलावा ?

तसे पाहिले तर, पित्ताशय हा अवयव म्हणून पचनक्रियेसाठी नितांत आवश्यक नसतो. पित्ताशयातील पित्तरसामुळे चरबीयुक्त पदार्थांचे पचन होत असते. पित्ताशयात केवळ अतिरिक्त बनलेला पित्तरस साठवला जात असतो. पित्ताशय काढून टाकल्यानंतर यकृतातून पित्तरसाची निर्मिती होतच असते. त्यामुळे चरबीयुक्त

पदार्थांचे पचन होतच राहते. फक्त शस्त्रक्रियेनंतर साधारणतः दीड महिन्यापर्यंत तळलेले आणि स्निग्ध पदार्थ खाण्याचे टाळावे. शस्त्रक्रियेनंतर, चरबीतून मिळणाऱ्या कॅलरीज आपल्या आहाराच्या ३० टक्क्यांपेक्षा पेक्षा जास्त नसाव्यात. संपूर्ण धान्य, नट्स, बिया आणि भाज्या असे उच्च फायबरयुक्त पदार्थ जास्त प्रमाणात घेणे आवश्यक असते. शस्त्रक्रियेनंतर लगोलग चरबीयुक्त पदार्थ खाण्यात येत राहिले तर, अपचन होणे, पोटाला सूज येणे आणि पोटात गुबारा धरणे असे त्रास उद्भवू शकतात.

पित्ताशयाच्या खड्यांचे निदान कसे केले जाते ?

तुम्हाला पित्तविषयक पोटदुखीची लक्षणे जाणवत असल्यास, रक्ताच्या चाचण्या, सोनोग्राफी, एक्सरे, सिटीस्कॅन, एमआरआय अशा इमेजिंग चाचण्यांतून रुग्णाचे निदान केले जाते. रक्त तपासणीतून सूज, दाह, संसर्ग किंवा कावीळ शोधता येते. कोणत्या अवयवांवर परिणाम होत आहेत याचे संकेतदेखील मिळतात. इमेजिंग चाचण्यांमुळे ब्लॉकेजचा स्रोत शोधण्यात मदत होते.यात प्रथम अल्ट्रासाऊंडने तपासणी केली जाते.

पित्ताशयाचे निदान करण्यासाठी कोणत्या चाचण्या वापरल्या जातात ?

अल्ट्रासाऊंड : पोटाचा अल्ट्रासाउंड ही एक साधी आणि नॉन-इनव्हेझिव्ह चाचणी आहे ज्यासाठी कोणत्याही पूर्वतयारीची किंवा औषधोपचाराची आवश्यकता नसते. त्यातून पित्ताशयातील खडे शोधणे एवढीच गरज असते. तथापि, अल्ट्रासाऊंडमध्ये सामान्य पित्तनलिका चांगल्या प्रकारे दृश्यमान होत नाही, साहजिकच त्या नलिकेत पित्ताचा खडा दडला असल्याची शंका असल्यास, अन्य इमेजिंग चाचण्या कराव्या लागतात.

एमआरसीपी (MRCP) : मॅग्नेटिक रेझोनन्स कोलान्जिओ-पॅन्क्रिएटोग्राफी (MRCP) हाMRIचा एक प्रकार असतो. त्यात विशेषतः पित्तनलिकांमधील संभाव्य त्रासांचे निदान होऊ शकते. हे गैर-आक्रमक तंत्र आहे आणि यात सामान्य पित्तनलिकेसह आपल्या एकूणातल्या पित्तविषयक प्रणालीच्या प्रतिमा अगदी स्पष्टपणे तयार होतात. संशयास्पद पित्ताशय संसर्ग शोधण्यासाठी प्रथम ही चाचणी केली जाते, पण पित्ताशयातील आजाराचे खात्रीलायक निदान आधीच झाल्यास, थेट ERCP करता येते.

इआरसीपी (ERCP) : ERCP म्हणजे एंडोस्कोपिक रेट्रोग्रेड कोलांजिओपॅन्क्रिएटोग्राफी. ईआरसीपीद्वारे पित्ताशयाच्या खड्यांचे निदान त्याप्रमाणेच उपचारही करता येतात. ही चाचणी थोडी अधिक आक्रमक असली, तरी पित्ताशयातील खडे शोधण्यासाठी ती अतिशय उपयुक्त असते. कारण पित्ताशयाच्या नलिकेत अडकलेले पित्ताचे खडे त्या नलिकांमधून बाहेर काढण्यासाठीदेखील ही पद्धत वापरता येते.

ईआरसीपीमध्ये क्ष-किरण आणि एंडोस्कोपीचे एकत्रित संयोजन केले जाते. यात एक लांब आकाराची नलिका (एंडोस्कोप), पचनसंस्थेच्या वरच्या भागात, घशातून सोडली जाते. या नळीच्या शेवटी एक छोटा कॅमेरा असतो. जेव्हा हा कॅमेरा तुमच्या लहान आतड्याच्या सुरुवातीच्या भागात पोहोचतो, तेव्हा

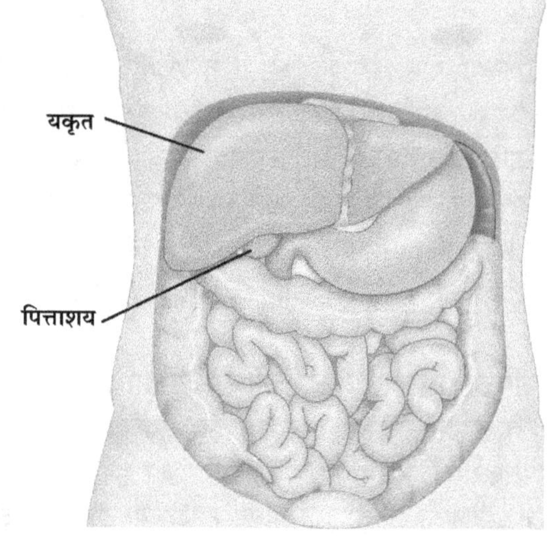

दुसरी एक लहान नलिका, पहिल्या नलिकेच्या आतून सरकवली जाते. ही दुसरी नलिका लहान आतड्यात असलेल्या पित्तनलिकांच्या छिद्रातून पित्तनलिकेच्या तोंडापर्यंत सरकवली जाते. त्या नलिकेतून एक विशेष प्रकारचा अपारदर्शी द्राव (डाय) आत टोचला जातो. त्यानंतर व्हिडीओ संचालित एक्स-रे (फ्लोरोस्कोपी) सुरु केला जातो. हा टोचलेला डाय पित्तनलिकेतून पित्ताशयाच्या दिशेने पुढे सरकत जातो. यामध्ये पित्तनलिकेतील खडे दृश्यमान होऊ शकतात. या एंडोस्कोपच्या शेवटाशी असलेल्या अन्य उपकरणाद्वारे पित्ताचे खडे काढता येतात.

व्यवस्थापन आणि उपचार

शस्त्रक्रियेची आवश्यकता : पित्ताशयाचा खडा असलेल्या बहुतेक रुग्णांना सहसा उपचारांची आवश्यकता भासत नाही.परंतु जर तुमच्या पित्ताशयाच्या खड्यांमुळे समस्या निर्माण झाल्या, तर पित्ताच्या खड्यांसहित पित्ताशयदेखील शस्त्रक्रिया करून काढून टाकावे. एक किंवा एकापेक्षा जास्त खडे असतील तरी शस्त्रक्रियेचा पर्याय स्वीकारावा लागतो.

शस्त्रक्रियेशिवाय पित्त खडे निघून जाऊ शकतात का ?

पित्तनलिकेतील पित्ताचे न अडकलेले खडे, पित्तनलिकेतून आणि आतड्यांमध्ये सहजगत्या जाऊ शकतात. ते पुढे शौचातून बाहेर टाकले जातात. मात्र पित्ताचे खडे, काहीही उपचार न करता, नैसर्गिकरीत्या बाहेर पडतीलच याची खात्री नसते. त्यामुळे पित्ताचे खडे झाल्यावर ते छोटे असले, तरी त्यांचा त्रास उद्भवण्यापूर्वीच ते काढून टाकण्याचा सल्ला दिला जातो. अन्यथा पित्ताशयात हे खडे कालांतराने मोठे होत जातात आणि नंतर त्रासदायक परिस्थिती उद्भवू शकते. काही औषधांनी पित्ताचे लहान आकाराचे खडे विरघळू शकतात, पण त्यासाठी ती औषधे दीर्घकाळ घ्यावी लागतात. साहजिकच पित्ताच्या खड्यांमुळे त्रासदायक लक्षणे दिसून येत असतील, तर औषधे घेणे हा फारसा व्यावहारिक पर्याय ठरत नाही. पण ज्या रुग्णांमध्ये, काही आजारांमुळे शस्त्रक्रिया होऊ शकत नसेल, रुग्णाची आरोग्यस्थिती शस्त्रक्रियेला अनुकूल नसेल किंवा पित्ताशयामध्ये खडे आहेत; परंतु अद्याप काही लक्षणे नाहीत तरच असा पर्याय वापरावा.

पित्ताचे खडे कसे काढले जातात ?

पित्ताशयातील खडे काढण्याचे काही वेगवेगळे मार्ग आहेत.

- एन्डोस्कोपी
- पित्तनलिकांमधील पित्ताचे खडे एंडोस्कोपी (ERCP) द्वारे काढता येतात. यात कोणताही छेद घेतला जात नाही. घशातून अन्ननलिकेतून पोटात सोडल्या जाणाऱ्या लांब नलिकेतून (एंडोस्कोप) पित्ताशयाचे खडे बाहेर काढले जातात.

लॅपरोस्कोपी

लॅपरोस्कोपिक कोलेसिस्टेक्टोमीमध्ये, लॅपरोस्कोप नावाच्या नलिकेला जोडलेल्या एका छोट्या कॅमेऱ्याच्या मदतीने पित्ताशयातील किंवा पित्तनलिकेतील खडा प्रत्यक्ष पाहून, त्यावाटे पित्ताशयाची शस्त्रक्रिया केली जाते. ओटीपोटात एक लहान छेद घेतला जातो.या छेदातून लॅपरोस्कोप आणि दुसरी एक नलिका आत टाकून आणि दुसऱ्या नलिकेद्वारे पित्ताशय काढून टाकतात. लहान छेदांमुळे शस्त्रक्रियेनंतरच्या वेदना कमी होतात. पोटावर मोठा छेद घेऊन केल्या जाणाऱ्या, पारंपरिक खुल्या शस्त्रक्रियेपेक्षा यामध्ये रुग्ण लवकर बरा होऊन हिंडूफिरू लागतो.

खुली शस्त्रक्रिया

रुग्णांमध्ये पित्ताशयाच्या आजाराबाबत थोडी अधिक क्लिष्ट परिस्थिती असल्यास, किंवा रुग्ण जास्त स्थूल असल्यास त्याचा उपचार करण्यासाठी खुली शस्त्रक्रिया केली जाते. या शस्त्रक्रियेमध्ये पोटावर वरच्या भागाच्या उजव्या भागात, शेवटच्या बरगड्यांना समान असा तिरपा छेद घेतला जातो. खुली शस्त्रक्रिया झाल्यावर रुग्णाला रुग्णालयात जास्त काळ राहावे लागते. पण ऑपरेशनसाठी घेतलेल्या पोटावरील छेदावर टाके घेतलेले असतात. त्यामुळे तो बरा होण्यास, सुमारे ८ ते १५ दिवस लागू शकतात. एवढा काळ रुग्णाला हॉस्पिटलमध्ये ठेवले जात नाही. रुग्णाला घरी पाठवल्यावर साधारणतः आठ दिवसानंतर टाके काढण्यासाठी हॉस्पिटलमध्ये बोलावले जाते. टाके काढल्यावर रुग्ण बरा होतो; परंतु शस्त्रक्रियेच्या जागेवर कायमचा मोठा व्रण राहतो. काही वेळेस लॅपरोस्कोपिक कोलेसिस्टेक्टोमींमध्ये काही गुंतागुंत झाल्यास, ती शस्त्रक्रिया खुल्या शस्त्रक्रियेत बदलली जाते.

पित्ताशयाच्या शस्त्रक्रियेची गुंतागुंत किंवा साइड इफेक्ट्स काय आहेत ?

लॅपरोस्कोपिक शस्त्रक्रियेनंतर, पोट फुगणे, पोटात गुबारा धरणे असे त्रास होऊ शकतात.असाच त्रास इआरसीपी (ERCP) नंतरदेखील होऊ शकतो. दोन्ही पद्धतीत पोटात दबावाखाली वायू भरला जातो, जेणेकरून पोटातील अवयव विस्तारित होतात आणि त्यांच्या प्रतिमा अधिक ठळक दिसू शकतात. ऑपरेशननंतर पोटात भरलेली हवा काढून टाकली जाते. पण पोटात गुबारा धरला जाण्याचा त्रास एक-दोन दिवसात पूर्ण कमी होतो. या शस्त्रक्रियेत सहसा काही ऑपरेशन गुंतागुंत होत नाही. परंतु रक्तस्त्राव, जंतुसंसर्ग आणि जवळच्या अवयवांना दुखापत होण्याची थोडीफार शक्यता नाकारता येत नाही.

गॉलस्टोन शस्त्रक्रियेतून बरे होण्यास रुग्णाला किती वेळ लागतो ?

लॅपरोस्कोपिक कोलेसिस्टेक्टोमीमध्ये २४ तासांच्या आत रुग्ण घरी पाठवता येतो आणि रुग्ण सुमारे दोन आठवड्यांत बरा होतो. खुल्या शस्त्रक्रियेमध्ये शस्त्रक्रियेनंतर तीन ते पाच दिवस रुग्णालयात राहावे लागते. त्यानंतर रुग्ण पूर्ण बरा व्हायला सहा ते आठ आठवडे लागू शकतात. शस्त्रक्रियेनंतर पचनसंस्था पूर्वीच्या स्थितीत यायला दोन ते आठ आठवडे लागू शकतात.

ऑपरेशननंतर पित्ताशयाची पिशवी काढून टाकल्यावर काय होते ?

मानवी पचनसंस्था पित्ताशयाशिवाय पचनाचे कार्य पूर्ण व्यवस्थितपणे करू शकते. पित्ताशय मुख्यत्वेकरून यकृतात तयार होणाऱ्या पित्ताचा साठा करण्याचे ठिकाण असते. पचनादरम्यान लहान आतड्यात पित्त वितरीत करून ते पचनकार्यात मदत करत असते. पित्ताशय काढून टाकल्यावर पित्तनलिका पुन्हा व्यवस्थितपणे कार्य करू लागतात आणि त्यांच्या योगे यकृतात निर्माण होणारा पित्तरस थेट लहान आतड्यापर्यंत वाहून नेला जातो.

पित्ताशयाच्या शस्त्रक्रियेनंतर मला माझा आहार बदलावा लागेल का ?

पचनसंस्थेला पित्ताशयाच्या कमतरतेशी जुळवून घेण्यासाठी काही आठवडे लागू शकतात. या मधल्या काळात काही रुग्णांना अपचनाचे किंवा अतिसाराचे तात्पुरते त्रास होतात. या काळात अतिशय तेलकट, तुपकट किंवा चरबीयुक्त खाद्यपदार्थ घेऊ नयेत. काही आठवड्यांनंतर पुन्हा नेहमीचा आहार कुठलाही त्रास नसेल तर सुरू करता येतो.

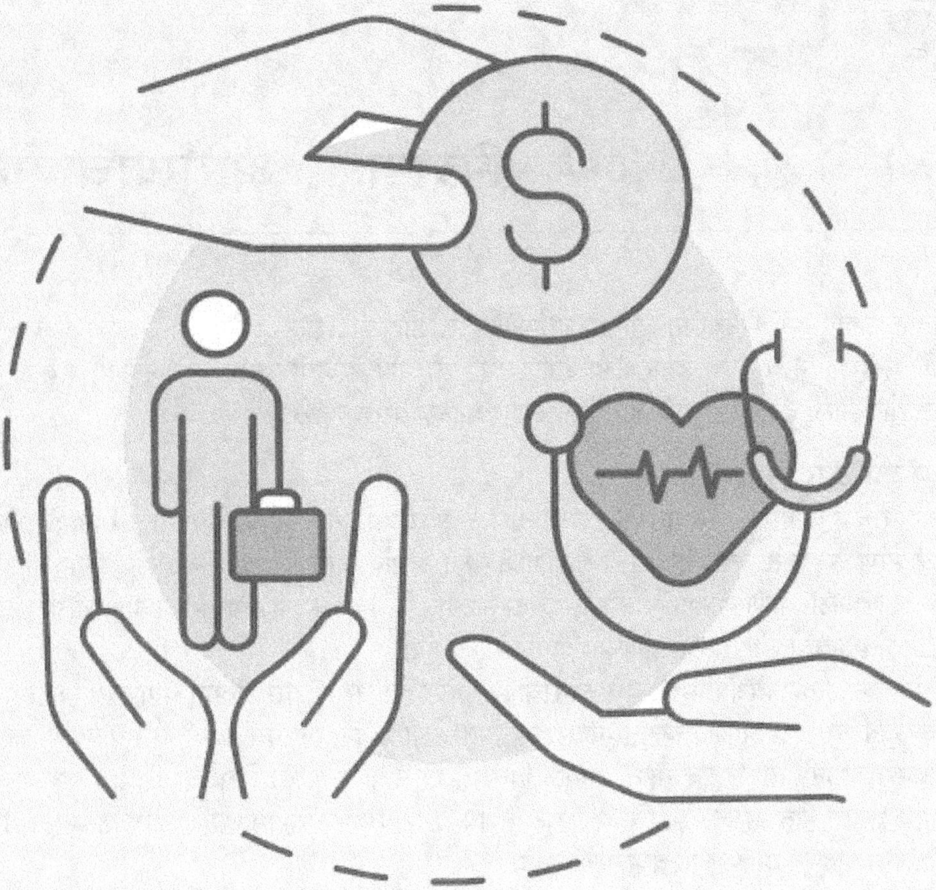

परिशिष्ट

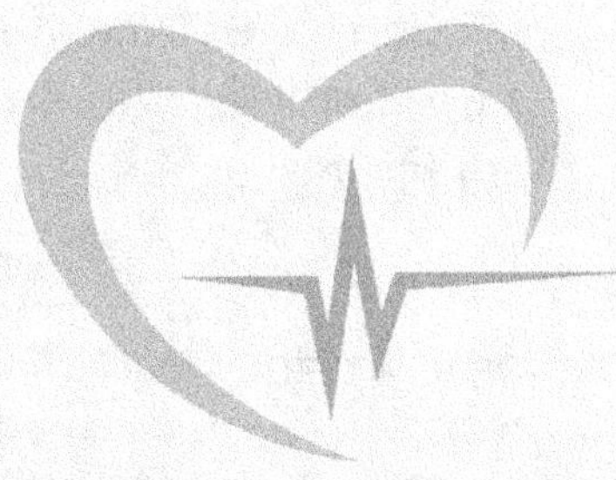

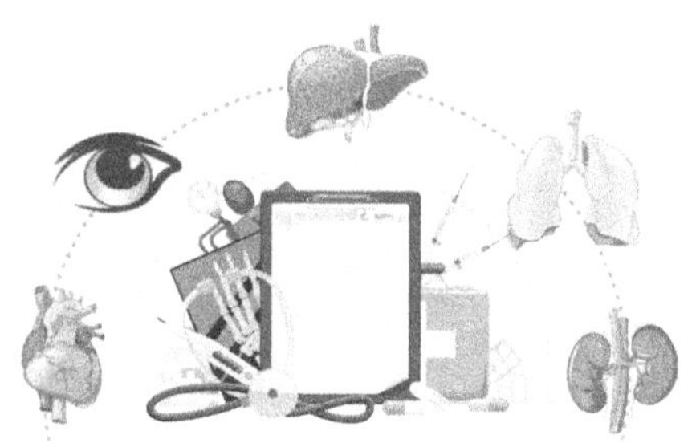

निद्रानाश : आरोग्याचा सर्वनाश

समतोल आहार आणि नियमित व्यायाम याप्रमाणे पुरेशी झोप हीदेखील आरोग्याला आवश्यक असते. शरीराच्या आणि मनाच्या नित्य नव्या उभारणीला आणि उभारीला झोप गरजेची असते. म्हणूनच योग्य वेळी आणि योग्य काळ झोप झाली की शरीरामध्ये जोम येतो आणि मनाला प्रसन्न वाटते.

झोप का आवश्यक ?

दिवसभराच्या कामाने, हालचालींमुळे शरीरातील चयापचय क्रियेत अनेक दूषित पदार्थ निर्माण होतात. त्यांचे एकत्रीकरण करून ते उत्सर्जित करायला झोपेची गरज असते. जागेपणीच्या उलाढालीत स्नायूंची झीज होते ती भरून काढायला आणि छोट्या-मोठ्या अवयवातील मृत पेशी दूर करून त्याजागी नव्या पेशींची भरती करायला एक निवांत अवधी लागतो, तो झोपेच्या योगाने साध्य होतो.

योग्य काळाच्या विश्रांतीमध्ये जरी शरीराची हालचाल होत नसली तरी अंतर्गत चयापचय क्रिया सुरूच असते. या काळात शरीराला आणि विशेषतः मेंदूला उपयुक्त अशी प्रथिने, पिष्टमय पदार्थ, स्निग्ध पदार्थ, हार्मोन्स आणि पाचकरसांची निर्मिती चालूच राहते. यामुळे दिवसभरातील झीज भरून निघतेच, शिवाय दुसऱ्या दिवसाचीही आगाऊ तयारी होत असते. झोपेचे विज्ञान अतिशय शिस्तबद्ध, कार्यक्षम आणि उपयुक्त असते. निद्रेचे शास्त्र खरोखरीच अद्भुत आणि आश्चर्यकारक आहे.

दिवसभर होणाऱ्या बौद्धिक कामात नवीन काही शिकणे आणि त्यांचे स्मृतीमध्ये रूपांतर करणे तीन टप्प्यांत होते. मेंदू आधी नवीन माहिती संपादन करतो. नंतर ही माहिती एकत्रित आणि दृढ केली जाऊन आपल्या स्मृतीत स्थिर होते. पण संपादन केलेली आणि दृढ झालेली माहिती आठवण्याची क्रिया जाणीवपूर्वक किंवा अभावितपणे करायची असते.

पहिले दोन टप्पे म्हणजे माहिती संपादन आणि दृढ करणे जागृतावस्थेत होतात, तर आठवणीत साठवून ठेवण्याचे कार्य निद्रावस्थेत होते. या झोपेच्या काळात आपल्या मज्जासंस्थेतील मज्जापेशींचे एकमेकांशी असलेले संधान अधिक बळकट केले जाते.

झोपेचा कालावधी

नवजात बालके सुरुवातीला काही दिवस सतत झोपतात आणि अधूनमधून अगदी थोड्या वेळासाठी जागी होतात. एक-दोन वर्षानंतरची लहान मुले दुपारी २ ते ३ तास आणि रात्री १० ते १२ तास झोपतात. थोडी मोठी मुले ८ ते १० तास झोपतात. किशोर वयानंतर ७ ते ८ तासांची झोप आवश्यक असते, तर तिशीनंतरच्या प्रौढांना ६ ते ७ तासांची झोप पुरते. जसजसे वय वाढत जाते तसतसा झोपेचा कालावधी घटतो आणि उतारवयात ४ ते ५ तास झोप पुरेशी वाटते.

रात्री जेवणानंतर अध्यार्एक तासाने बहुतेकांना सुस्ती येते आणि काही व्यक्ती लगेच झोपतात, तर बरेच जण २ ते ३ तासांनी झोपी जातात. कित्येकांना स्वप्नामुळे किंवा बाहेरील खडबडाटाने कधीतरी मधेच जागही येते, पण थोड्या वेळाने परत झोप लागते. सकाळी ६ ते ७ तासांनी सवयीच्या वेळेला जाग येते. अशा दीर्घ विश्रांतीनंतर समाधानाने आणि हुरूपाने दिनचर्या सुरू होते.

निद्रानाशाची कारणे

१. **उतारवय** : वयाच्या साठी-सत्तरीनंतर शरीराच्या अनेक क्रिया मंदावत जातात. त्यामुळे होणाऱ्या बदलात भूक कमी होते, स्मृती कमी होते, त्याचप्रमाणे झोपेचा कालावधी कमी होत जातो. पूर्वी ७-८ तास झोपणाऱ्या व्यक्तीला या वयात ४-५ तासच झोप येते. काहींची झोप त्याहूनही कमी होते.

२. **जीवनशैली** : आजच्या जीवनशैलीमधील काही गोष्टी झोपेवर परिणाम करून निद्रानाशाला कारणीभूत ठरतात.

- **उत्तेजक पेये** : झोपेच्या वेळेपूर्वी चार तास चहा, कॉफी सेवन करण्याने मज्जासंस्थेमध्ये झोपेसाठी कार्य करणारे अॅडेनोसिन हे रसायन दबले जाते. त्यामुळे मेंदू उत्तेजित राहून झोप येण्याचा काळ लांबतो.

- **भोजन** : दिवसभर नीट खायचे नाही आणि रात्री उशिरा आणि तडस लागेपर्यंत जेवण घेणे हा आजचा परिपाठ झाला आहे. त्यामुळे पोट गच्च होणे, छातीत जळजळणे असे त्रास होऊन झोपेचे खोबरे होते.

- **आहाराचा प्रकार** : शुष्क आणि कोरडे पदार्थ, अपुरे अन्न, वेळी-अवेळी घाईगडबडीत जेवण करणे, ब्रेड, बिस्किट, कुरमुरे, वेफर्स, भेळ, सँडविचेस, कोल्ड्रिंक्स असे तात्पुरते पोट भरणारे; पण आहारमूल्ये कमी असणारे घटक पोटात आम्लता आणि गॅसेस वाढवतात. परिणमतः झोप अपुरी होते.

- **दुपारी झोपणे** : दुपारी जेवण करून तास-दोन तास झोपणे हा अनेकांचा विशेषतः निवृत्त व्यक्ती आणि गृहिणींच्या रोजच्या दिनचर्येचा भाग असतो. पण २०-३० मिनिटांपेक्षा जास्त काळ घेतलेली वामकुक्षी रात्रीच्या झोपेवर आक्रमण करते आणि रात्री उशिरा आणि कमी झोप होते.

- **अतिरिक्त मद्यपान** : मद्यपान जास्त प्रमाणात केल्याने येणारी झोप ही मर्यादित काळासाठी असते. मात्र त्यानंतर वारंवार होणारी लघुशंका झोप उडवते. मद्यपानाचे व्यसन लागल्यावर झोप येण्याची क्रिया लोप पावते. नशेने येणारी गुंगी ही गाढ झोप नसते. आरोग्याच्या दृष्टीने ती कुचकामी ठरते. मद्यपान करून झोपल्यावर दुसऱ्या दिवशी येणारा 'हॅनोव्हर' ही त्या झोपेच्या काळात शरीराची झीज भरून काढण्यात अपयशी झाल्याची पावती असते.

३. **काही औषधे** : काही अॅन्टिडीप्रेसंट्स, उच्च रक्तदाबासाठी वापरली जाणारी बीटा ब्लॉकर्स, सर्दी खोकल्याची काही औषधे, कॉर्टिकोस्टीरॉइड्स यामुळे झोपेवर परिणाम होऊन झोप उशिरा येते किंवा पूर्ण होत नाही.

४. **काही आजार** : काही ठरावीक आजार हे झोपेचे गणित बिघडवून टाकतात. यात बहुधा दीर्घकालीन शारीरिक आणि मानसिक आजार असतात.

- **चिंता आणि नैराश्य** : चिंतेने आणि नैराश्याने ग्रासलेल्या व्यक्तीला झोप येतही नाही आणि आली तरी फार काळासाठी येत नाही. झोपेतून लवकर जागे होणे किंवा सतत झोप 'डिस्टर्बड' होणे ही या आजारांची व्यवच्छेदक लक्षणेच असतात.

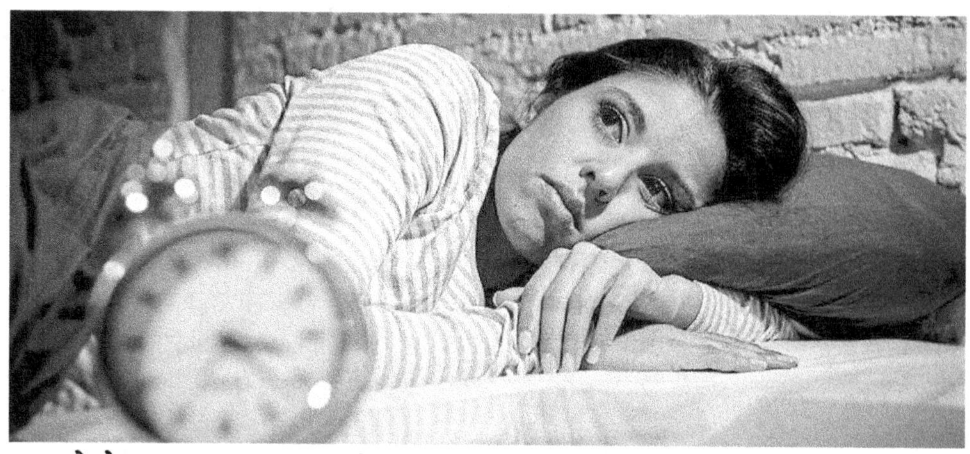

- **प्रोस्टेटचा आजार :** पुरुषांमधील पन्नाशीनंतरच्या या आजारात रुग्णाला सतत थोडी थोडी लघवीला होते. हा प्रकार रात्रभर चालतो. साहजिकच प्रदीर्घ झोप लागत नाही.

- **वेदनामय आजार :** अपघात, हाडांची फ्रॅक्चर्स, पोटाच्या आजारातील पोटदुखी, अनेक आजारातील डोकेदुखी, संधिवात, सांध्यांचे आणि हाडांचे काही आजार यामधील वेदना रात्रीची झोप न येण्यास कारणीभूत ठरतात आणि झोप न झाल्याने दुसऱ्या दिवशी त्या अधिक वाढतात.

- **मज्जासंस्थेचे विकार :** यामध्ये हातांना, पायांना मुंग्या येणे, हातापायांची आग होणे, पाय थंड पडणे असे त्रास होत राहतात आणि झोप येत नाही.

- **घोरणे :** या प्रकारात मधेच श्वास बंद पडतो आणि त्या व्यक्तीची झोप उडते.

५. **नवी कारणे :** आजच्या युगात झोपेची व्यथा निर्माण करणारी काही नवी कारणे लक्षात येऊ लागली आहेत.

टीव्ही, संगणक, मोबाईल यांच्यावर रात्री झोपण्यापूर्वी काम करण्याने होणाऱ्या किरणोत्सर्गामुळे झोप लागणे दुरापास्त होत जाते.

- **जेट लॅग :** टाइम झोन बदलल्यामुळे हा त्रास होतो. शरीराचे घड्याळ आणि बाहेरील जगाचे घड्याळ त्यांच्या वेळेत तफावत निर्माण होते. आंतरराष्ट्रीय प्रवाशांना हा त्रास होतो. यामुळे योग्य वेळी झोप न येणे, वेळेवर जाग न येणे, डोकेदुखी, दिवसभर झोप न येणे, आळस अशी लक्षणे दिसतात.

निद्रानाशाचे दुष्परिणाम

- **अकाली मृत्यू :** अपुऱ्या झोपेमुळे उच्च रक्तदाब आणि हृदयविकार जडतात. अशा व्यक्तींचा अकाली मृत्यू होण्याची शक्यता असते. जगभरातील अनेक सर्वेक्षणात आणि संशोधनात सिद्ध झाले आहे की नियमित झोप घेणाऱ्या व्यक्तींपिक्षा निद्रानाशाने पछाडलेल्या व्यक्तींचे आयुर्मान कमी असते.

- **अपघात :** अपुरी झोप झालेल्या व्यक्ती वाहन चालवताना अपघातप्रवण असतात. वाहन चालवताना आवश्यक असणारी सतर्कता आणि झटकन घ्यायचे निर्णय अपुऱ्या झोपेने व्यवस्थित घेता येत नाहीत. निद्रानाशाने ग्रस्त व्यक्तीचे ड्रायव्हिंग मद्यपानाने मस्त झालेल्या चालकाइतकेच धोकादायक असते. केवळ वाहनच नव्हे तर कारखान्यात महत्त्वाच्या यंत्रांवर काम करणाऱ्या व्यक्तींनाही अपघात होण्याची शक्यता जास्त असते.

निद्रनाशावरील उपाय

झोप व्यवस्थित होण्यासाठी जीवनशैलीत बदल करणे आवश्यक असते. सकाळी ठरावीक वेळी उठणे, ७ ते ८ तास झोप होईल अशा योग्य वेळी झोपणे, त्या आधी चहा, कॉफी, मद्यपान न करणे. योग्यवेळी आणि योग्य प्रमाणात चौरस आहार घेणे. नियमित आवश्यक तेवढा व्यायाम करणे, ताणतणाव दूर करण्यासाठी मेडिटेशन करणे असे बदल करावे लागतात. झोपेसाठी गोळ्या घेणे टाळावे.

कमी झोप किंवा जागरणाच्या समस्येवरचा उपाय आपल्या निश्चयात आहे. आपला कॉम्प्युटर, टीव्ही, मोबाईल झोपण्याच्या अर्धा तास आधी बाजूला ठेवून द्यावा. कारण झोपण्यापूर्वी मन शांत असणे खूप महत्त्वाचे आहे. मोबाईल, टीव्ही इत्यादी बंद केल्यावर लगेच झोपायचा प्रयत्न केल्यास झोप येत नाही. कारण आपले मन शांत झालेले नसते. याशिवाय खोलीत लाईट किंवा चमकणारी वस्तू ठेवणे टाळावे. यामुळे आपल्या झोपेत अडथळे येतात. याशिवाय झोपण्यापूर्वी अनुलोमविलोम इत्यादी दीर्घ तसेच सावकाश असे श्वसनाचे व्यायाम करावेत. त्यामुळेही शांत झोप लागते.

विश्रांती आणि त्यासाठी लागणारी झोप ही माणसाला श्रमपरिहारासाठी मिळालेली सर्वांत मोठी नैसर्गिक सोय आहे. त्यामुळे या सोयीचा आदर करून आपल्या शारीरिक आणि मानसिक आरोग्यासाठी आवश्यक तेवढी आणि तेवढीच झोप घ्यावी. याचा आपल्या बुद्धिमत्तेसहित आपल्या आरोग्यावर सकारात्मक परिणाम होतो आणि आपल्याला आपल्या कार्यात अधिकाधिक प्रगती करता येते.

- **आजार बळावणे :** अपुऱ्या झोपेने उच्च रक्तदाब, मधुमेह, हृदयाचे ठोके नीट न पडणे, असे आजार बळावतात. यामुळे या व्यक्तीत हृदयविकाराचा किंवा अर्धांगवायूचा झटका येण्याची शक्यता जास्त असते.

- **नैराश्य :** अपुरी झोप असलेल्या व्यक्तींना वैद्यकीयदृष्ट्या नैराश्य येण्याची शक्यता जास्त असते. निद्रानाश आणि नैराश्य या एकप्रकारे एकाच नाण्याच्या दोन बाजू असतात.

- **बौद्धिक विकास :** अपुऱ्या झोपेमुळे शाळा-कॉलेजातील मुलांच्या ग्रहणशक्तीवर विपरीत परिणाम होतो. वर्गात शिकवले जाणारे विषय, अभ्यास करताना वाचले जाणारे पाठ समजून घेणे आणि त्याचे आकलन होणे यात ती कमी पडतात. याच कारणाने प्रौढ व्यक्ती त्यांच्या कामातील नवनवीन असाईनमेंट्स समर्थपणे पेलण्यास अपुऱ्या पडतात.

- **निर्णयक्षमता :** आयुष्यातील अनेक प्रसंगात, अडचणीत असताना खंबीर निर्णय घेणे निद्रानाशामुळे दुरापास्त होते. आजच्या कार्पोरेट जगात, कार्यालयीन कामकाजात आणि अनेक बिकट प्रसंगात, आव्हानात योग्य निर्णय त्वरित घेणे आवश्यक असते. निद्रानाशाने ते शक्य होत नाही.

- **त्वचा आणि डोळे :** सततच्या अपुऱ्या झोपेने डोळे सुजणे, डोळ्याखाली काळी वर्तुळे निर्माण होणे, त्वचेला सुरकुत्या पडणे, वयाने वृद्ध दिसणे अशा गोष्टी घडतात. निद्रानाशामुळे शरीरातील नैसर्गिक कॉर्टिसॉल हार्मोन जास्त प्रमाणात तयार होतो. त्यामुळे त्वचेच्या नितळपणाला आणि स्थितिस्थापकत्वाला आवश्यक असलेली प्रथिने नष्ट होतात. त्यामुळे त्वचा राठ होऊ लागते. डोळ्यांमधील पांढरा दर्शनी भाग मळकट दिसू लागतो.

- **वजनवाढ :** आपली भूक वाढवणारा ग्रेलिन नावाचा हार्मोन निद्रानाशामुळे उत्तेजित राहतो. त्याचवेळेस लेप्टीन नावाचा भूक दबवणारा हार्मोन दबला जातो. यामुळे अपुऱ्या झोपेने ग्रासलेल्या व्यक्तींना सतत

भूक लागत राहते आणि ते काहीतरी चरत राहतात. याचा परिणाम होऊन अतिरिक्त वजनवाढ होते. साहजिकच वजन ताब्यात राखण्यासाठी आहार आणि व्यायाम जसे आवश्यक असतात, तशीच पुरेशी झोपही गरजेची असते.

- **लैंगिक असमर्थता :** निद्रानाशामुळे स्त्री-पुरुषातील लैंगिक वासना कमी होते. यामध्ये लैंगिक असमर्थतादेखील निर्माण होते.

- **विसराळूपणा :** वाचलेल्या, अभ्यास केलेल्या, अनुभवलेल्या गोष्टींचे स्मृतीत रूपांतर होण्यासाठी गाढ झोपेची आवश्यकता असते. ज्या व्यक्तींना अपुऱ्या झोपेचा त्रास असतो अशांमध्ये नजीकच्या भूतकाळात घडलेल्या गोष्टींची विस्मृती तर होतेच, पण खूप पूर्वींच्या आठवणी साठवणाऱ्या दीर्घकालीन स्मृतींवरही परिणाम होतो.

- एकाग्रता नष्ट होणे, सतत चिडचिड होणे, वर्तनात अस्थिरता येणे असे अनेक प्रकार दीर्घकालीन निद्रानाशामुळे दिसून येतात.

- **रेस्टलेस लेग सिंड्रोम :** झोप येण्याच्या वेळी पायाला खूप जळजळ होणे, दुखणे, खाज येणे असे प्रकार होतात. व्यक्तीला उठून थोडे चालल्यानंतर बरे वाटते. त्यातून झोप बिघडते. हेदेखील आनुवंशिक असते. या प्रकारच्या निद्रानाशाचे प्रमाण मध्यमवयीन व्यक्तींत जास्त दिसते.

- **झोपेत चालणे :** साधारणपणे लहान मुलांना हा त्रास होतो. वय वाढल्यानंतर तो कमी कमी होत जातो. ताण, ताप, औषधे, झोपेचे अनियमित वेळापत्रक ही यामागची काही कारणे असतात.

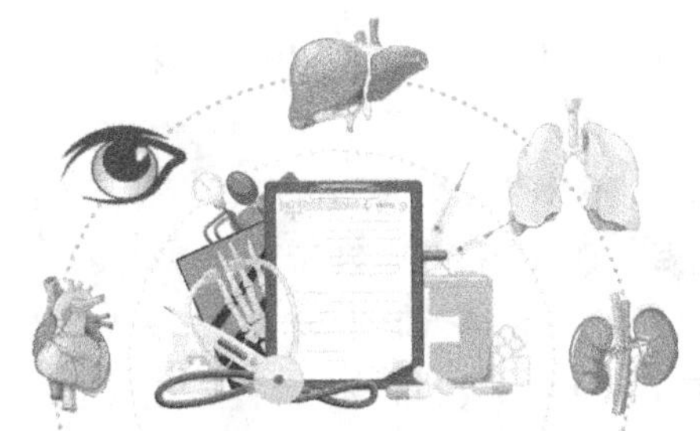

नाईट स्वेट : रात्री दरदरून घाम येतो ?

काही शारीरिक लक्षणांची अनेकांना भीती वाटते. त्यात छातीत दुखणे, दरदरून घाम येणे, अचानक चक्कर येणे ही लक्षणे मुख्य असतात. अनेक रुग्णालयातल्या रात्रीच्या आत्यंतिक तातडीच्या सेवेसाठी सज्ज असलेल्या इमर्जन्सी रूममध्ये अगदी दररोज या लक्षणांचे अनेक रुग्ण हजेरी लावत असतात. त्यातही एखाद्याला रात्री झोपेत असताना जर घाम फुटला, तर त्याचे संपूर्ण कुटुंब धावपळ करत जवळच्या डॉक्टरांचे दरवाजे ठोठावतात किंवा रुग्णालयात भरती होतात.

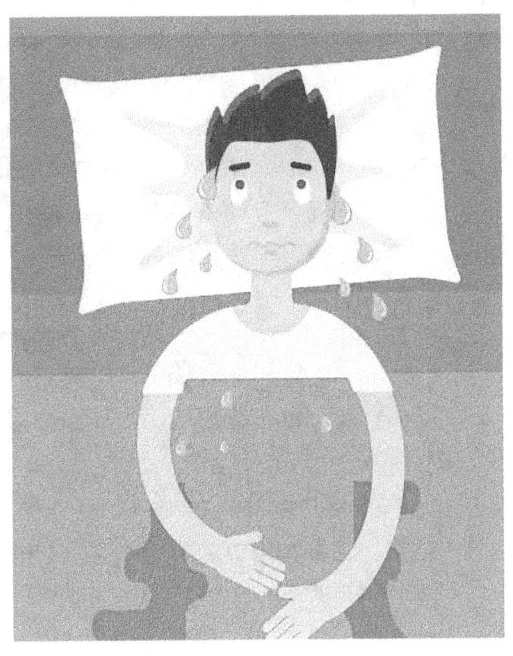

झोपताना जर तुम्ही दोन-तीन जाडजूड ब्लॅंकेट्स घेऊन झोपला असाल किंवा पंखा, एसी बंद असल्याने तुमचे शयनगृह जास्त उबदार बनले असेल, उन्हाळ्यात खूप उकडत असेल, तर अशा घाम आला तरी काळजीचे काही कारण नसते. मात्र या दोन्ही गोष्टी व्यवस्थित असतील आणि झोपेत तुमचे अंगातले कपडे आणि गादीवरची चादर ओली होईपर्यंत तुम्हाला घाम फुटला आणि त्यामुळे गाढ झोपेतून तुम्ही दचकून जागे झालात, तर ते एखादवेळेस महत्त्वाच्या आजारांचे लक्षण असू शकते. याला वैद्यकीय लक्षणांमध्ये 'नाईट स्वेट' म्हणतात.

घाम येणे ही शरीरातील उत्सर्जनाची क्रिया असून नैसर्गिक परिणामाव्यतिरिक्त अन्य वेळी घाम येणे हे वेगवेगळ्या कारणांमुळे घडत असते. शरीराचे तापमान नियंत्रित होण्याचे कार्य घाम येण्याच्या यंत्रणेमार्फत होत असते. जास्त घाम येण्याच्या स्थितीला सामान्यपणे 'हायपर हायड्रोसिस' (Hyperhodrosis) म्हटले जाते. घाम येणे ही शरीराची एक सामान्य प्रक्रिया आहे. पण घाम आल्यावर अनेकांची प्रतिक्रिया अगदी टोकाची असते. तसे पाहायला गेले तर जास्त घाम आल्याने याचा शरीरावर काहीही विपरीत परिणाम होत नाही. पण त्या व्यक्तीला अनेकदा बऱ्याच त्रासांचा सामना करावा लागतो.

'नाईट स्वेट'चे कमी गांभीर्याचे आजार

रात्री घाम फुटला म्हणजे हार्ट अॅटॅक आला असे समजायचे कारण नसते. कारण कित्येकदा काही सर्वसामान्य

आणि जिवाला धोकादायक नसलेल्या आजारातही हा अनुभव येऊ शकतो. अशा आजारात घाम फुटण्यासमवेत इतरही काही त्रासदायक लक्षणे असतात.

- **ॲसिडिटी :** ॲसिडिटी किंवा वैद्यकीय भाषेत गॅस्ट्रो इसोफेजीयल रीफ्लक्स डिसीजमध्ये (Gastroesophageal Reflux Disease) (जीआरडी) हा त्रास होऊ शकतो. यामध्ये घाम फुटण्याच्या लक्षणासमवेत जेवणानंतर छातीत खूप जळजळ होते, अन्ननलिका मधेच आकुंचन पावते आणि त्यामुळे छातीत दुखते, अन्न गिळायला त्रास होतो, खाल्लेले अन्न घशाशी येते. दम्याच्या रुग्णांना असा त्रास असल्यास खोकल्याची उबळ येणे, दम लागणे अशी तीव्र लक्षणेदेखील उद्भवतात.

- **मानसिक तणाव, चिंता :** एखादी व्यक्ती कमालीची तणावग्रस्त असेल, कसल्यातरी भीतीचे प्रचंड सावट त्याच्यावर असेल तर त्याला असा त्रास होऊ शकतो. अशा व्यक्तीला रात्री घाम तर फुटतोच पण शांत झोपही लागत नाही, त्याची दिवसभर सातत्याने चिडचिड होत असते, त्याचे हातपाय, सांधे, अंग सारखे दुखत असते, आपल्या चिंतेच्या कारणाशिवाय तो कशाचाच विचार करू शकत नाही.

- **हार्मोन्स संबंधित विकार :** रजोनिवृत्ती काळातील स्त्रिया, हायपरथायरॉइडीझम, फीओक्रोमोसायटोमा तसेच कार्सिनॉइड सिंड्रोम असलेल्या व्यक्ती, टेस्टोस्टेरॉनची पातळी कमी असलेले पुरुष यांच्याबाबत रात्री अचानक असे घामाघूम होण्याचे प्रसंग येतात. पण या व्यक्तींमध्ये वजन भरभर घटणे, डोके दुखणे, लैंगिक निष्क्रियता येणे, उत्साह न वाटणे, स्त्रियांमध्ये मासिक पाळी येण्याचे बंद होणे अशी लक्षणे आढळतात.

- **काही औषधे :** स्टीरॉइड्स, मानसिक विकाराची ट्रायसायक्लिक आणि एसएसआरआय प्रकारची तसेच फीनोथायाझिन गटातील औषधे, ॲस्पिरीन आणि पॅरासिटॅमॉलसारखी वेदनाशामक औषधे, मधुमेहाची औषधे, कर्करोग निवारण करणारी काही औषधे, काही हार्मोन्स रुग्णाला दिली गेली असताना, काही ठरावीक व्यक्तींमध्ये असा अचानक घाम सुटण्याचे प्रसंग येतात. अशा व्यक्तींना ज्या डॉक्टरांनी ती औषधे दिली असतील, त्यांचा सल्ला घेतल्यास ते त्यात फेरफार करून रुग्णाचा उपचार करू शकतात.

- **इडिओपाथिक हायपरहायड्रोसिस (Indiopathic Hyperhidrosis) :** या प्रकारात रुग्णामध्ये इतर कोणताही आजार नसतो. मात्र त्याच्या शरीरातील स्वेदग्रंथी अकारण खूप प्रमाणात घाम निर्माण करत असतात.

'नाईट स्वेट'चे गंभीर स्वरूपाचे आजार

काही गंभीर स्वरूपाच्या आजारातही रात्री घाम फुटतो. पण यात त्या आजाराच्या बाबतीत असलेल्या विशेष आणि इतर व्यवच्छेदक लक्षणांचादेखील विचार करावा लागतो.

- **स्लीप ॲप्निया :** झोपेत घोरणे आणि मध्येच १०-२० सेकंद श्वास थांबणे किंवा नाक चोंदणे असे त्रास स्लीप ॲप्नियामध्ये होतात.

- **क्षयरोग :** क्षयरोगाच्या रुग्णांना दीर्घकाळ बारीक ताप येतो, खोकला येणे, खोकल्यातून श्लेष्म पडणे असे त्रासही त्यांना होतात. या व्यक्तींमध्ये ताप उतरताना खूप घाम येऊन तो उतरतो. वेळेवर निदान केल्यास क्षयरोग पूर्ण बरा होऊ शकतो.

- **जंतुसंसर्ग (इन्फेक्शन्स) :** क्षयरोगाप्रमाणेच इतर काही विशेष जंतुसंसर्गापासून होणाऱ्या आजारांमध्ये रुग्णांना रात्री खूप घाम येतो. यामध्ये गुरांपासून आणि निर्जंतुक न केलेल्या प्राणिजन्य उत्पादनांपासून होणारा ब्रुसेल्लोसिस, (Brucellosis) हृदयाच्या झडपांना होणारा एंडोकार्डायटिस, (Endocarditis)

हाडांना होणारा ऑस्टीओमायलायटिस (Osteomyelitis) अशा जंतूंच्या संसर्गाने होणाऱ्या आजारात ताप, थंडी, अंग, हाडे, स्नायू दुखणे, दम लागणे, वजन कमी होणे असे त्रास होतात. तज्ज्ञ डॉक्टरांच्या सल्ल्याने योग्य प्रतिजैविके वापरून यांचा उपाय त्वरित केल्यास रुग्ण अत्यवस्थ होत नाही आणि पूर्ण बरा होऊ शकतो.

- **कर्करोग :** काही रुग्णांना दीर्घकाळ सर्दी, खोकला, ताप, थंडी भरून येणे, वजन कमी होणे, छाती, पोट, हाडे दुखणे, मानेवर किंवा काखेत गाठी येणे असे त्रास होतात. हे त्रास नेहमीच्या इलाजाने दूर होत नसल्यास कर्करोगाच्या शक्यतेचा विचार करावा लागतो. रक्ताचा कर्करोग (ल्युकेमिया), हॉजकिन्स लिम्फोमा, नॉन हॉजकिन्स लिम्फोमा यामध्ये अशी लक्षणे दिसून येतात.

- **मज्जासंस्थेचे आजार :** अर्धांगवायू, मज्जासंस्थेतील ऑटोनॉमस संस्थेच्या काही आजारात विशेषतः ऑटोनॉमिक न्युरोपाथी (Autonomic Neuropathy) या मज्जातंतूंच्या विकारात आणि ऑटोनॉमिक डिसरीफ्लेक्सिया (Autonomic Dysreflexia) या मज्जारज्जूशी संबंधित आजारात, मज्जारज्जूमध्ये द्रव पदार्थाने भरलेल्या गुठळ्या तयार होऊन गंभीर त्रास होणाऱ्या सिरिंगोमायलिया (Syringomyelia) या आजारात थरथर सुटणे, हातपाय बधीर आणि संवेदनाशून्य होणे, स्नायूंचा अशक्तपणा जाणवणे, चक्कर येणे, बेशुद्ध होणे अशी लक्षणे दिसून येतात. या रुग्णांनाही अचानक खूप घाम येऊ शकतो.

- **मधुमेह :** रक्तातील साखरेची पातळी खूप कमी झाल्यास खूप घाम येतो. अशावेळेस रुग्ण बेशुद्ध पडू शकतो. दीर्घकाळ उपाशी राहिलेल्या व्यक्तीत मधुमेह नसेल तरी असा घाम येतो.

- **व्यसने :** काही व्यसनांमध्ये रुग्णाने ते व्यसन अचानक सोडल्यास किंवा त्याला त्याच्या व्यसनाची 'वस्तू' न मिळाल्यास होणाऱ्या शारीरिक त्रासात अचानक खूप घाम येतो. विशेषतः रात्री असे होण्याची शक्यता जास्त असते. या व्यसनात मद्यसेवन आणि काही नशील्या गोष्टींचा समावेश होतो.

'नाईट स्वेट'वरील प्राथमिक उपाय

तुम्हाला किंवा तुमच्या घरात कुणाला असा कपडे ओलेचिंब करणारा घाम आला तर अगोदर काही प्राथमिक उपाय करावे लागतात.

१. झोपण्याची खोली थंड व्हावी या उद्देशाने पंखा, कूलर, एसी वापरावा. खिडक्या उघड्या ठेवाव्यात.

२. अंगावर जाड ब्लँकेट घेण्याऐवजी पातळशी चादर किंवा दुलई, रजई पांघरावी.

३. नेहमी घाम येत असल्यास उशीखाली आईसपॅक ठेवावा.

४. झोपण्यापूर्वी थंड पाणी प्यावे. घाम येऊ लागल्यावर आणि त्यानंतरही डीहायड्रेशन होऊ नये म्हणून भरपूर पाणी पीत राहावे.

५. झोपण्यापूर्वी व्यायाम करणे टाळावे.

६. झोपायच्या आधी थोडावेळ थंड पाण्याने अंघोळ करावी.

७. झोपण्यापूर्वी मसालेदार जेवण, धूम्रपान, मद्यपान टाळावे.

८. ताणतणाव कमी करण्यासाठी मेडिटेशन, योगा, रीलॅक्सेशन टेक्निक्स अशा पद्धतींचा वापर करावा.

वैद्यकीय सल्ला केव्हा घ्यावा ?

जर तुम्हाला कधीतरी असा घाम येत नसेल आणि आला तरी तुमची झोप विचलित होत नसेल तर तुम्ही डॉक्टरांना लगेच दाखवण्याची अजिबात गरज नाही. मात्र त्यानंतरच्या काळात तुम्ही जेव्हा कधी डॉक्टरांकडे जाल तेव्हा

त्यांच्या कानावर ही गोष्ट जरूर घाला, आणि आवश्यक वाटल्यास तपासण्या करून घ्या.

मात्र जर अशा घामाघूम होण्याचे लक्षण इतर गंभीर लक्षणांसमवेत उद्भवत असेल आणि घामाने चिंब होऊन तुमची झोप उडत असेल तर डॉक्टरांना लगेच दाखवून घ्यावे. जर काही विशेष लक्षणे आढळत असतील तर वैद्यकीय सल्ला त्वरित घ्यावा. उदाहरणार्थ,

- अचानकपणे काही प्रयत्न न करता वजनात खूप घट होत असेल
- सतत हातपाय, स्नायू, सांधे, अंग दुखत असेल
- कमी पातळीचा किंवा खूप तीव्र ताप आठवडाभर येत असेल
- खोकल्यातून लालसर कफ किंवा रक्त पडत असेल
- सतत पोट बिघडणे, पोटात दुखणे, जुलाब होणे अशी लक्षणे उद्भवत असतील तर तज्ज्ञ डॉक्टरांचा सल्ला घेणे अत्यावश्यक ठरते.
- रजोनिवृत्ती झाल्यानंतर सुरुवातीला असा घाम येण्याचा कुठलाही त्रास नसेल, पण काही काळाने तो सुरू झाला तर स्त्रीरोगतज्ज्ञांचा सल्ला घेणे योग्य असते.

थोडक्यात काय तर रात्री घाम आला आणि दरदरून घाम फुटला तर घाबरून जाऊ नका. अगोदर वर उल्लेखिलेल्या काही प्रतिबंधक गोष्टी करा. त्यानंतर बरे न वाटल्यास डॉक्टरांचा सल्ला घ्या. मधुमेह, कर्करोग, उच्च रक्तदाब, हृदयविकार असे आजार अगोदरपासूनच असल्यास त्वरित रुग्णालयात भरती व्हा.

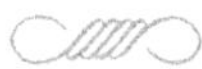

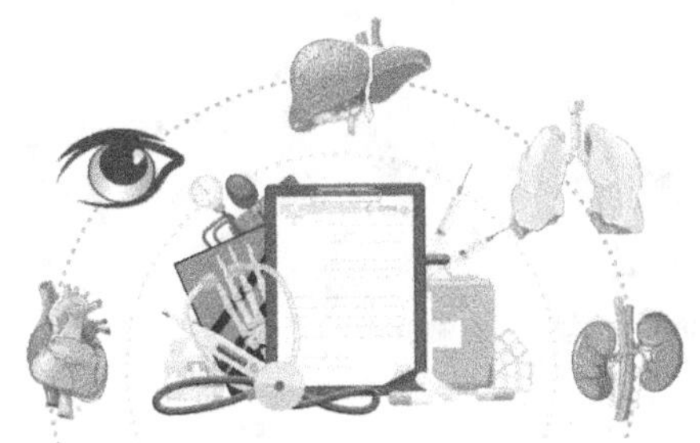

शरीरातला पाण्याचा दुष्काळ : डीहायड्रेशन

उन्हाळा सुरू झाला की दुष्काळाची हाकाटी सुरू होते. पाण्याचे महत्त्व, त्याचे नियोजन, वॉटर हार्वेस्टिंग वगैरे चर्चा सुरू होतात. वाढलेल्या तापमानाला बळी पडणाऱ्या उष्माघाताच्या रुग्णांच्या बातम्या येऊ लागतात. पाण्याशिवाय मनुष्य जगूच शकत नाही. म्हणूनच पाण्याला जीवन म्हणतात. मानवी शरीर म्हणजे एकुणात ७५ टक्के पाणी आणि तत्सम द्रवपदार्थ असते. आपल्या शरीरातल्या प्रत्येक पेशीत, दोन पेशींमध्ये असलेल्या रिक्त भागात, रक्तवाहिन्यांमधून धावणाऱ्या रक्तामध्ये पाणीच असते. आपल्या शरीरातील सर्व संस्थांचे कार्य यथायोग्य होण्यासाठी दैनंदिन तत्त्वावर ठरावीक प्रमाणात द्रवपदार्थ घ्यावेच लागतात.

शरीरांतर्गत क्रियांसाठी रोज किमान २ ते ३ लिटर पाणी पिण्याची आपल्याला आवश्यकता असते. प्रत्येकाच्या दैनंदिन कामाच्या स्वरूपानुसार आणि वयानुसार ही गरज वेगवेगळी असते. शारीरिक कष्ट करणाऱ्या, उन्हातान्हात फिरणाऱ्या व्यक्तींना, खेळाडू आणि व्यायामपटूंना जास्त पाण्याची गरज असते. आपली शरीरातील सामान्य कार्ये करण्यासाठी आणि कामात खर्च झालेले द्रवपदार्थ भरून काढण्यासाठी पाणी आवश्यक असते.

काही कारणांमुळे आपल्या शरीरातून पाण्याचा निचरा जास्त झाल्यास किंवा गरजेपेक्षा कमी पाणी प्यायल्यास शरीरात पाण्याचा तुटवडा निर्माण होतो. यालाच 'डीहायड्रेशन' किंवा निर्जलीकरण म्हणतात. पाऊस कमी पडल्याने जसा देशात दुष्काळी परिस्थिती उद्भवते, तसाच हा शरीरात निर्माण होणारा दुष्काळच असतो.

डीहायड्रेशनची कारणे

- **जुलाब :** आपल्या खाण्यापिण्यातून शरीरात जुलाबाचे विषाणू किंवा जिवाणू गेल्यास आतड्याला सूज येते आणि त्यात शरीरातील पाणी जमा होते. परिणामतः शौचाला पातळ होते, म्हणजेच जुलाब होतात. जुलाबावाटे शरीरातील पाण्याचा शौचावाटे अतिरिक्त निचरा होतो. जुलाब जास्त प्रमाणात झाल्यास शरीरातील सर्व भागातील पाणी शोषले जाते आणि पाण्याचे प्रमाण खालावते. व्हायरल डायरिया, पटकी, गॅस्ट्रो अशा आजारात मोठ्या प्रमाणात जुलाब होऊन डीहायड्रेशन होते.

- **उलट्या :** विविध विषाणू, जिवाणू किंवा आम्लता वाढल्याने, तसेच काही आजारात जठराला सूज येऊन, उलट्या होतात. यातून शरीरातील पाण्याचे प्रमाण कमी होते. उलट्या होत असल्याने पाणी पिणेही शक्य नसते आणि डीहायड्रेशन होते.

- **ताप :** शरीराचे तापमान खूप जास्त वाढल्यास आणि ते दिवसभर जास्त काळ टिकल्यास शरीरातील पाणी कमी होते. ताप जेवढा जास्त दिवस राहील, तेवढ्या प्रमाणात डीहायड्रेशन जात होते.

- **घाम येणे :** शरीराचे तापमान वाढल्यावर ते कमी करण्यासाठी आपल्या शरीरात एक शीत प्रणाली (कूलिंग सिस्टीम) असते. तिच्याद्वारे कोणत्याही कारणाने शरीराचे तापमान वाढल्यास घाम येऊन शरीराचे तापमान कायम राखण्याचा प्रयत्न केला जातो. त्यामुळे वातावरणातील तापमान जास्त वाढल्यावर, हवा

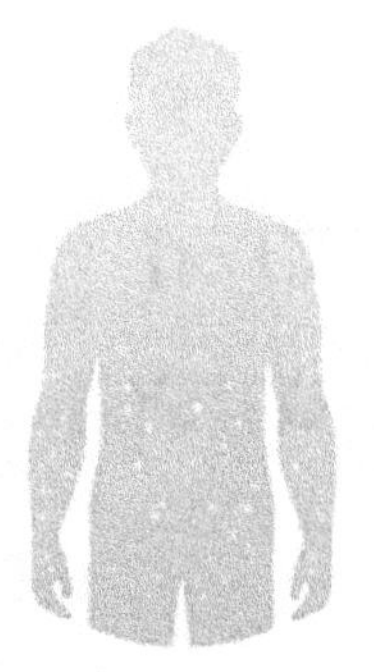
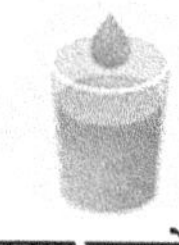

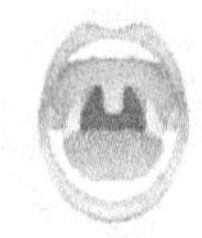

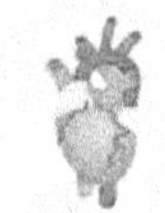

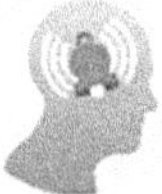

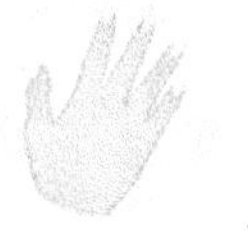

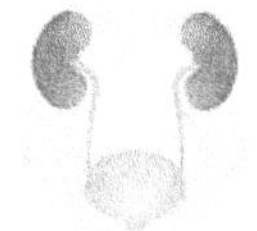

डीहायड्रेशनची लक्षणे

दमट असल्यावर खूप घाम येत राहतो. अतिश्रमाचे काम केल्यास, खूप व्यायाम केल्यासदेखील भरपूर घाम येतो. ताप उतरतानाही घाम येऊन उतरतो. अशा कुठल्याही कारणाने सतत घाम येण्याने शरीरातील पाणी कमी होऊन डीहायड्रेशन होते.

- **मूत्रविसर्जन :** कधी कधी काही आजारांमध्ये, तर काही औषधांनी मूत्राचे प्रमाण वाढते. त्यामुळेही शरीरांतर्गत पाणी घटते.
- **मधुमेह :** रक्तातील साखर सामान्य पातळीपेक्षा जास्त वाढल्यास मूत्रप्रवृत्ती वाढते. त्यामुळे मधुमेही व्यक्तींना उष्ण आणि दमट हवामानात डीहायड्रेशन होऊ शकते.
- **भाजणे :** एखाद्या व्यक्तीला जेव्हा भाजते, तेव्हा अग्नीच्या उष्णतेमुळे पाणी कमी होतेच, पण त्यात त्वचेखालील रक्तवाहिन्यांना इजा होऊन त्यातील द्रव पदार्थ मोठ्या स्वरूपात शरीरातील पेशींच्या बाहेर पडून डीहायड्रेशन उद्भवते.
- **शस्त्रक्रिया :** शस्त्रक्रियेच्या दरम्यान किंवा नंतर रक्तस्राव झाल्यास पाण्याची कमतरता निर्माण होते.

डीहायड्रेशनची लक्षणे

कुठल्याही कारणाने शरीरातील पाणी कमी होताना शरीराला आवश्यक असलेले क्षार, म्हणजे सोडियम, पोटॅशियम, क्लोराईड्सदेखील कमी होतात. क्षार आणि पाण्याची किमान आवश्यक पातळी २ ते ३ टक्क्यांनी कमी झाल्यास काही विवक्षित लक्षणे दिसू लागतात.

- तोंडाला आणि जिभेला कोरड पडणे.
- गळून गेल्यासारखे वाटणे.
- स्नायूंमध्ये कमजोरी वाटणे. पायात शक्ती नसल्यासारखे वाटणे, उभेसुद्धा राहता न येणे. हातांनी थोड्या जड वस्तू उचलायला त्रास होणे.
- लघवीचा रंग पिवळा होणे.
- उन्हाळी लागणे म्हणजेच लघवी करताना जळजळ आगआग होणे.
- डोके दुखणे.
- गरगरणे, चक्कर आल्यासारखे वाटणे.

जेव्हा शरीरातील पाण्याचे प्रमाण १० ते १५ टक्क्यांपेक्षाही कमी होते, त्यावेळेस वरील लक्षणांसोबत इतरही लक्षणे आढळून येतात.

- डोळे खोल जाणे, निस्तेज होणे.
- पायांना विशेषतः पोटरीमध्ये वेठ येणे. (क्रॅम्प्स)
- त्वचा शुष्क पडणे आणि उकलणे.
- लघवी लाल होणे.
- मूत्राचे प्रमाण खूप कमी होणे किंवा लघवी बंद होणे.
- घाम येण्याचे बंद होणे.
- रक्तदाब उतरणे.
- हृदयाचे ठोके वेगाने पडणे, छातीत धडधडणे.
- शरीराचे तापमान वाढून खूप ताप भरणे.
- असंबद्ध बोलणे.
- बेशुद्ध पडणे.

लहान मुलांमध्ये डीहायड्रेशन झाल्यास काही विशेष लक्षणे दिसून येतात. ही लक्षणे त्वरित ध्यानात घेणे अत्यंत गरजेचे असते. यामध्ये-

- टाळू खोल जाणे, किंवा टाळूला खड्डा पडल्यासारखे दिसणे.
- तोंड आणि जीभ खूप कोरडी पडणे. जीभ पांढरट दिसणे.
- डोळे खोल जाणे.
- गाल सुकल्यासारखे दिसणे.
- खूप रडणे, चिडचिड किंवा सतत किरकिर करणे.
- लघवीचे प्रमाण अचानकपणे खूप कमी होणे.
- रडताना डोळ्यातून पाणी न येणे.

कुणाला होऊ शकते

मानवी आरोग्याला विघातक डीहायड्रेशन कोणालाही होऊ शकते, मात्र काही व्यक्तींना ते होण्याची जास्त शक्यता असते.

- **भूप्रदेश :** दुष्काळी भागात राहणाऱ्या व्यक्तींना पिण्यासाठी पाण्याचा पुरवठाच पुरेसा नसतो. त्यामुळे त्यांना डीहायड्रेशन सहजरित्या होते. समुद्रसपाटीपासून खूप उंचावरील दुर्गम आणि डोंगराळ भागात राहणाऱ्या लोकांनासुद्धा पाण्याच्या दुर्भिक्ष्यामुळे हा त्रास होऊ शकतो.
- **खेळाडू :** शारीरिक फिटनेसची परीक्षा घेणारे काही विशिष्ट खेळ म्हणजे एन्ड्युरन्स इव्हेंट्स, मॅरॅथॉन, ट्रायथलॉन, सायकलिंग, फुटबॉल या खेळामध्ये वेगवान शारीरिक हालचाली कमालीच्या उच्च पातळीवर होतात. त्यामुळे डीहायड्रेशन होते.
- **दीर्घकालीन आजार :** मधुमेह, मूत्रपिंडाचे विकार, सिस्टिक फायब्रोसिस, अतिमद्यपान, ॲड्रीनल ग्रंथीचे आजार
- **लहान बालके :** नवजात अर्भकांना आणि लहान मुलांना एखादा दिवस जरी उलट्या-जुलाब झाले, तरी त्यांना डीहायड्रेशन होते. अनेकदा अशा छोट्या बालकात फक्त एका मोठ्या जुलाबाने त्यांच्या

इवल्याशा शरीरातले पाण्याचे प्रमाण एवढे घटते की बिचारी एकदम मलूल होऊन जातात.

- काही ज्येष्ठ नागरिक, कामावर असलेले स्त्री-पुरुष, लघवीला लागल्यास मध्येच उठावे लागते, या संकोचाने पाणी अगदी कमी पितात. अनेकदा लांब पल्ल्याच्या प्रवासामध्ये असणारे लोकही हा विचार करतात. अशांना डीहायड्रेशन झाले नाही तर नवलच.

शरीरावरील गंभीर दुष्परिणाम

- **रक्तदाब :** शरीरातले पाण्याचे आणि क्षारांचे प्रमाण वाजवीपेक्षा कमी झाले की द्रावरूप रक्ताचे घनफळ किंवा आकारमान कमी होते. त्यामुळे रक्तदाब उतरतो. परिणामतः रक्तातून शरीराला मिळणाऱ्या प्राणवायूचे प्रमाण घटते. यातून गंभीर अवस्था निर्माण होऊ शकते.

- **झटके येणे :** मेंदू आणि मज्जासंस्थेच्या कार्याला लागणारे पाणी, क्षार आणि प्राणवायूचे प्रमाण आवश्यकतेपेक्षा घटल्यास रुग्णाला अपस्मारासारखे झटके येतात.

- **मूत्रपिंडे :** पाणी कमी पडल्यामुळे मूत्रपिंडात खडे होणे, मूत्रमार्गामध्ये जंतूंचा प्रादुर्भाव होणे (युरिनरी ट्रॅक्ट इन्फेक्शन), किडनी फेल्युअर म्हणजेच मूत्रपिंडाचे कार्य मंदावणे असे आजार उद्भवू शकतात.

- **उष्माघात :** उन्हाळ्यामध्ये उन्हात काम करणाऱ्या किंवा फिरणाऱ्या व्यक्तींच्या शरीरातील पाणी भराभर कमी होऊन त्यांना उष्माघात (हीट स्ट्रोक) होऊ शकतो. यात रक्तदाब कमी होणे, भोवळ येऊन पडणे, झटके येणे, श्वास गुदमरणे, हृदयाचे स्पंदन बिघडणे असे त्रास होऊन रुग्ण बेशुद्ध होतो. तो कोमामध्ये जाऊन दगावण्याची शक्यता असते.

निदान

दवाखान्यात येणाऱ्या रुग्णाची चिकित्सा करताना त्याचा पूर्वेतिहास, त्याच्या लक्षणांची छाननी करतानाच निदान होऊ शकते. त्याचा कमी झालेला रक्तदाब, नाडीची वेगवान गती, ताप, त्याची कोरडी पडलेली जीभ, सुकलेले ओठ आणि त्वचा, बाळांची टाळू, सैलावलेले स्नायू यातून डॉक्टरांना प्राथमिक अंदाज येतो.

रुग्णाच्या रक्ताच्या 'सीरम इलेक्ट्रोलाईट'सारख्या तपासण्यांमधून रक्तामध्ये क्षाराचे कमी झालेले प्रमाण ध्यानात येते. मूत्रतपासणीत मूत्राचा रंग, त्याची आम्लता, कीटोन्ससारखे काही घटक, जंतूंचा प्रादुर्भाव यातून पाण्याची कमतरता आणि तदनुषंगिक दोष लक्षात येतात.

उपचार

एखाद्या प्रदेशात दुष्काळ पडला तर बाहेरून पाण्याचे टँकर मागवून भागवावे लागते. त्याप्रमाणे शरीरातील पाणी कमी पडल्यावर शिरेतून 'सलाईन'द्वारे द्रव पदार्थ द्यावे लागतात. हे देताना रुग्णाचा रक्तदाब, त्याच्या लघवीचे प्रमाण आणि रक्तातील क्षार यावर विशेष लक्ष पुरवावे लागते.

त्याचबरोबर जागतिक आरोग्य संघटनेने प्रमाणित केलेल्या 'ओरल रीहायड्रेशन'ची पावडर पाण्यात योग्य प्रमाणात मिसळून दिल्यास उपयुक्त ठरते. यामध्ये सोडियम, पोटॅशियम अशा विविध क्षारांचा समावेश असतो. आजकाल असे तयार द्राव बंद टेट्रापॅकमध्येही उपलब्ध आहेत. त्यांचा वापर अवश्य करावा. हे शक्य नसल्यास एक ग्लास पाण्यात एक चमचा साखर, एक चिमूट मीठ, एक चिमूट खायचा सोडा आणि चवीला थोडे लिंबू पिळल्यास ते पर्यायी ठरू शकते. याशिवाय तोंडाने पाणी, सरबते, पन्हे, कोकम सरबत, ताज्या फळांचे रस, शहाळे, ताक, लस्सी असे नेहमीचे परिचित द्राव घ्यावे. हे द्रवपदार्थ मुबलक स्वरूपात घेणे गरजेचे असते. म्हणजे पाणी आणि ओरल रीहायड्रेशन किंवा त्याचे पर्याय दिवसभरात २ ते ३ लिटर एवढे जाणे अपेक्षित आहे.

जागतिक आरोग्य संघटनेच्या सूचनेप्रमाणे कित्येक प्रकारच्या जुलाबांवर, विशेषतः लहान बालकांमधील जुलाबात फक्त ओरल रीहायड्रेशन योग्यरित्या केल्यास अन्य औषधांची गरजही भासत नाही.

पाण्याच्या उपलब्धते समवेत रुग्णाला असणारे शारीरिक त्रास म्हणजे ताप, उलट्या, जुलाबाचा जंतूसंसर्ग, मूत्रमार्गातील इन्फेक्शन, काही इतर आजार यांचा इलाज करणे अत्यावश्यक असते.

प्रतिबंधक उपाय

कोणत्याही आजाराचा प्रतिबंध करणे ही सर्वात महत्त्वाची गोष्ट असते. डीहायड्रेशनचा त्रास त्याला अपवाद नाही. त्यासाठी दिवसातून दोन लिटर पाणी पिण्याची सवय लावावी. म्हणजे दर तासाला एक ग्लास पाणी प्यावे. शिवाय ताजी फळे, कच्च्या भाज्या यामध्येही पाणी भरपूर असते. कलिंगडे, द्राक्षे, आवळा, काकडी, डाळिंब, कांदा, टोमॅटो, मुळा यामध्ये मुबलक पाणी असते. त्यांचा आहारात नियमितपणे समावेश असावा.

उन्हाळ्यात उन्हात फिरणे, व्यायाम करणे किंवा शक्य असल्यास उन्हात काम करण्याचे टाळावे. उन्हाळ्यात सुट्ट्या असल्याने मुले उन्हात खेळतात. ते शक्यतो टाळावे. या दिवसात सुटीतील प्रवासाचे बेत आखले जातात, अशा प्रवासात पिण्याच्या पाण्याचा साठा भरपूर ठेवावा. उन्हापासून संरक्षण करण्यासाठी छत्री किंवा टोपी वापरावी.

वृद्ध व्यक्ती आणि बालके यांना डीहायड्रेशनचा त्रास होण्याची शक्यता जास्त असते. त्यामुळे त्यांची योग्य ती काळजी घ्यावी.

लेखक परिचय

डॉ. अविनाश भोंडवे

एम.बी.बी.एस., १९८३ ए.सी.जी.पी. (HON), २०१६

१९८४ पासून शिवाजीनगर, पुणे येथे फॅमिली डॉक्टर म्हणून कार्यरत

लेखन

- विद्यार्थीदशेत १९७५ सालापासून वृत्तपत्रीय आणि ललित लेखन
- एकूण एकोणीस पुस्तके प्रकाशित, विविध वृत्तपत्रात, मासिकात आणि नियतकालिकात ५००० पेक्षा जास्त आरोग्यविषयक लेख प्रकाशित, आरोग्य विश्लेषक म्हणून मराठी आणि इंग्रजी वृत्तवाहिन्यांवर २००० पेक्षा जास्त मुलाखती, सुमारे २५०० पेक्षा जास्त आरोग्यविषयक भाषणे आणि कार्यशाळा, तारुण्यात पदार्पण करणाऱ्या किशोरवयीन मुलांसाठी सुमारे १५०० पेक्षा अधिक कार्यशाळा.
- विविध मासिकांमध्ये एकूण ७ एकांकिका आणि २७ कथा प्रसिद्ध
- 'तारुण्याच्या उंबरठ्यावर' ही तारुण्यात पदार्पण करणाऱ्या किशोरवयीन मुलांसाठी दृकश्राव्य सीडी

सार्वजनिक संस्था

- राष्ट्रीय डीन- आय.एम.ए. कॉलेज ऑफ जनरल प्रॅक्टिशनर्स- (२०२१-२०२२)
- इंडियन मेडिकल असोसिएशन, महाराष्ट्र राज्य- अध्यक्ष (२०१९-२०)
- युनेस्को इंटरनॅशनल चेअर फॉर बायोएथिक्स- (२०१९-२०)
- इंडियन मेडिकल असोसिएशन, महाराष्ट्र राज्य- ज्येष्ठ उपाध्यक्ष (२०१५-१६)
- इंडियन मेडिकल असोसिएशन, पुणे शाखा- अध्यक्ष (२००८-०९)
- जनरल प्रॅक्टिशनर्स असोसिएशन, पुणे, अध्यक्ष- (२००६-०७)
- असिस्टंट गव्हर्नर, रोटरी डिस्ट्रिक्ट ३१३१- (२०१५-१६)
- रोटरी क्लब ऑफ पुणे शनिवारवाडा, अध्यक्ष (२००४-०५)
- राज्य सचिव- इंडियन मेडिकल असोसिएशन-कॉलेज ऑफ जनरल प्रॅक्टिशनर्स (२००९-१०)

पुरस्कार

- 'डॉक्टर ऑफ द इयर' पुरस्कार, जी.पी.ए.,पुणे- २०१३
- राष्ट्रीय पातळीवर सर्वोत्तम राज्य अध्यक्ष- आयएमए नॅशनल- डिसेंबर २०२०
- राज्यस्तरीय 'डॉ.सुरेश नाडकर्णी मित्र मंडळ पुरस्कार'- आय.एम.ए. महाराष्ट्र -२०१५
- पुणे मराठी ग्रंथालयातर्फे, 'ना.के.बेहेरे पुरस्कार-२०१५' 'आरोग्यातील अंधश्रद्धा' या पुस्तकासाठी
- मराठी विज्ञान परिषद, मुंबई- उत्कृष्ट लेखन पारितोषिक-२०१६- 'तारुण्यगान' या पुस्तकासाठी
- ग्रंथभारती, नागपूर- उत्कृष्ट लेखक पारितोषिक- २०१६
- उत्कृष्ट एकांकिका लेखक पुरस्कार –रोटरी क्लब एकांकिका स्पर्धा- २००३

'कोरोना वॉरिअर' पुरस्कार

- म.गांधी इंटरनॅशनल मिशन, नेपाळ; मे २०२०
- छत्रपती संभाजी राजे- शिवराज्याभिषेक सोहळा- ६ जून २०२०
- महाराष्ट्र राज्य राज्यपाल कोरोना सन्मान-१३ डिसेंबर २०२०
- सुसंगत प्रतिष्ठान- कोरोना योद्धा पुरस्कार- १६ जुलै २०२१